Ulrich Merkl

Die unglaubliche Welt genialer Menschen mit Autismus

Ulrich Merkl

Die unglaubliche Welt genialer Menschen mit Autismus

Patmos Verlag

VERLAGSGRUPPE PATMOS

PATMOS
ESCHBACH
GRÜNEWALD
THORBECKE
SCHWABEN
VER SACRUM

Die Verlagsgruppe
mit Sinn für das Leben

MIX
Papier | Fördert gute Waldnutzung
FSC www.fsc.org FSC® C014496

Klimaneutral
Druckprodukt
ClimatePartner.com/14549-2003-1001

Die Verlagsgruppe Patmos ist sich ihrer Verantwortung gegenüber unserer Umwelt bewusst. Wir folgen dem Prinzip der Nachhaltigkeit und streben den Einklang von wirtschaftlicher Entwicklung, sozialer Sicherheit und Erhaltung unserer natürlichen Lebensgrundlagen an. Näheres zur Nachhaltigkeitsstrategie der Verlagsgruppe Patmos auf unserer Website www.verlagsgruppe-patmos.de/nachhaltig-gut-leben

Bibliografische Information der Deutschen Nationalbibliothek
Die Deutsche Nationalbibliothek verzeichnet diese Publikation in der Deutschen Nationalbibliografie; detaillierte bibliografische Daten sind im Internet über http://dnb.d-nb.de abrufbar.

Verlagsgruppe Patmos in der Schwabenverlag AG, Ostfildern
www.verlagsgruppe-patmos.de

Umschlaggestaltung: Finken & Bumiller, Stuttgart
Gestaltung, Satz und Repro: Schwabenverlag AG, Ostfildern
Druck: GGP Media GmbH, Pößneck
Hergestellt in Deutschland
ISBN 978-3-8436-1523-5 (Print)
ISBN 978-3-8436-1542-6 (eBook)

„Alles, was ich als junger Mensch vom Leben wünschte und erwartete, war, ruhig in einer Ecke zu sitzen und meine Arbeit zu tun, ohne von den Menschen beachtet zu werden. Und jetzt schaut bloß, was aus mir geworden ist.“

Albert Einstein

INHALT

ANHANG

Bemerkung zum Thema Gendern:
Es wurden geschlechtsneutrale Bezeichnungen, männliche und weibliche Formen sowie die »klassische« Form des generischen Maskulinums im Wechsel verwendet, um Konstruktionen mit Doppelpunkt, Sternchen oder Ähnlichem zu vermeiden, die in erzählerischen Texten oft den Lesefluss stören. Selbstverständlich gelten sämtliche Personenbezeichnungen immer gleichermaßen für alle Geschlechter und Geschlechtsidentitäten.

WORUM GEHT ES IN DIESEM BUCH?

Als einmal ein Interviewer den Pop Art-Künstler Andy Warhol nach dessen Herkunft fragte, bekam er eine überraschende Antwort. »Ich stamme von einem anderen Planeten und weiß nicht, wie ich auf die Erde gelangt bin«[1], meinte der Maler und Grafiker, von dem das Einwohnermeldeamt bis dahin immer gedacht hatte, er stammte aus Pittsburgh, Pennsylvania.

Warhol war nicht der einzige Prominente, den der Storch in der falschen Galaxie abgeliefert hatte. Viele bekannte Persönlichkeiten aller Zeiten und Länder behaupteten, nicht etwa von der Erde, sondern aus dem Weltall oder von einem fremden Planeten zu stammen:

Der Komponist Anton Bruckner, laut Taufbucheintrag geboren am 4.9.1824 im oberösterreichischen Ansfelden, beklagte sich mehr als einmal: »Ich weiß nicht, wie ich auf diesen miserablen Planeten gelangt bin.«[2]

Der Dramatiker Bernard Shaw, laut Wikipedia geboren am 26.7.1856 in Dublin, sprach von einer »Fremdheit, die mich mein Leben lang mehr zu einem Gast als zu einem Einwohner unseres Planeten gemacht hat.«[3]

Albert Einstein, nach Angaben seiner Eltern zur Welt gekommen am 14.3.1879 in der Bahnhofstraße B135 in Ulm, »stand der Gesellschaft gegenüber, als sei er auf einem anderen Planeten geboren.«[4]

Auch der Philosoph Ludwig Wittgenstein war »wie aus einer fremden Welt herabgeschneit«.[5]

Ebenso Bill Gates, der einem Journalisten zufolge »als Marsmensch« auf die Erde kam.[6]

Und Elon Musk war die Frage, ob er womöglich ein Alien sei, nur ein »Selbstverständlich!« wert.[7]

Wenn aber alle diese Personen nicht von der Erde stammten, woher kamen sie dann?

Seit wenigen Jahren wissen wir es: Sie stammen vom Planeten Asperger.

Im Jahr 1944 beschrieb der österreichische Kinderarzt Hans Asperger (1906–1980) eine psychische Besonderheit: eine leichte Form von Autismus, die man heute »Asperger-Autismus«, »Asperger-Syndrom« oder »Hochfunktionaler Autismus« nennt.[8] Obwohl mindestens ein Prozent der Bevölkerung betroffen ist, in Deutschland also 800.000 und weltweit achtzig Millionen Menschen[9], ist Asperger-Autismus in der öffentlichen Wahrnehmung noch zu wenig bekannt oder wird oft falsch verstanden.

Noch weniger bekannt als das Phänomen selbst ist, dass auch viele bedeutende Künstler, Wissenschaftlerinnen, Politiker und andere Prominente von dieser Art der Gehirnprogrammierung betroffen sind oder gewesen sein müssen: Isaac Newton, Thomas Jefferson, Wolfgang Amadeus Mozart, Ludwig van Beethoven, Kaiserin Elisabeth von Österreich (»Sisi«), Vincent van Gogh, Marie Curie, Albert Einstein, Franz Kafka, Alfred Hitchcock, Andy Warhol, Karl Lagerfeld, Bill Gates, Steve Jobs, Julian Assange, Elon Musk, Mark Zuckerberg, Greta Thunberg und viele andere, die uns in diesem Buch begegnen werden.

»Autismus«, abgeleitet vom griechischen Wort *autós* (›selbst‹), bedeutet »Selbstbezogenheit« oder »Selbstgenügsamkeit« oder »Ganz-bei-sich-sein«. Gemeint ist ein auf sich selbst bezogenes Verhalten und die mangelnde Befähigung zu sozialer Interaktion.

Wer sich heute mit Autismus beschäftigt, muss mit vielen falschen Vorstellungen aufräumen, vor allem mit der, Autismus sei immer gleichbedeutend mit einer geistigen Behinderung. Die Wahrheit ist viel komplizierter: Kein Autist gleicht dem anderen und die Symptome innerhalb des weiten autistischen Spektrums könnten unterschiedlicher nicht sein. Die Spannbreite reicht von Menschen mit schwerer geistiger Behinderung bis hin zu außerordentlich Begabten.[10]

Asperger-Autismus, mit dem sich dieses Buch befasst, ist eine leichte Form von Autismus am äußeren »hellen« Rand des autistischen Spektrums. Keine schwere Krankheit, keine schwere Behinderung im klassischen Sinn, sondern eine ungewöhnliche Art, zu denken, zu fühlen, zu leben[11], immer einhergehend mit einer sozial-kommunikativen Störung, die gravierende Auswirkungen auf die Betroffenen hat, oft aber auch mit außergewöhnlichen Talenten auf bestimmten Spezialgebieten.

Das Hauptproblem von Asperger-Autisten und -Autistinnen liegt darin, dass ihr Gehirn zwar nicht schlechter, aber anders funktioniert. Sie haben viele Talente, aber meist nicht diejenigen, die für das »echte« Leben entscheidend sind. Außerdem nehmen sie die Welt ganz anders wahr als »normale« Menschen und ihr Verhalten wirkt für Nicht-Autisten oft befremdlich. Von solchen autistischen Besonderheiten werden wir in diesem Buch immer wieder hören: zwanghafte Fixierung auf kuriose Spezialinteressen zum Beispiel, starres Festhalten an Routinen und Ritualen, rein logisch-rationales Denken, Fokussierung auf Details zulasten des Gesamtbildes, Egozentrik und Nonkonformität, Hypersensibilitäten und körperliche Schwächen. Aus diesen und vielen anderen Gründen ecken Autisten und Autistinnen überall an, gelten als eigensinnig, arrogant, kompliziert, verpeilt, weltfremd, als Sonderlinge, Exzentrikerinnen, Außenseiter, »wie von einer gläsernen Mauer umgeben«, eben wie von einem anderen Planeten.

Trotzdem sind Menschen mit Asperger-Autismus etwas völlig anderes als ›Rain Man‹. Der Protagonist des gleichnamigen Films ist für die meisten Menschen noch immer die einzige Assoziation zum Thema Autismus, obwohl nur etwa ein Drittel aller Betroffenen an diesem äußersten »dunklen« Ende des Spektrums liegt, wo sich Autismus als schwere geistige Behinderung manifestiert. Mit der leichteren Art von Autismus, die in diesem Buch besprochen wird und von der etwa zwei Drittel aller Autisten betroffen sind, hat Rain Man nichts zu tun.[12]

Die Fokussierung dieses Buches auf berühmte Persönlichkeiten unter Asperger-Verdacht oder mit einer Asperger-Diagnose könnte den Eindruck entstehen lassen, dass diese Art der Gehirnprogrammierung immer automatisch mit Hochbegabung oder Genialität oder beruflichem Erfolg einhergeht. Das wäre genauso einseitig und falsch wie die Tendenz der Filmindustrie, Menschen mit Autismus als »gestört« oder »leidend« darzustellen.[13] Wie immer liegt die Wahrheit in der Mitte. Die meisten Asperger-Autisten erbringen keine revolutionären Leistungen und gewinnen keine Nobelpreise. Sie sind unauffällige, introvertierte Einzelgänger, oft überdurchschnittlich intelligent, oft hochbegabt, aber meist vom Berufs- und Sozialleben ausgeschlossen, immer aufgrund ihrer sozialen und kommunikativen Defizite, zusätzlich häufig auch noch aufgrund von Begleiterkrankungen wie Angststörungen,

Zwangsstörungen, Sozialphobie, Depressionen, Störungen des Immunsystems.[14]

Unumstritten ist aber auch, dass viele autistische Züge dem wissenschaftlichen oder künstlerischen Erfolg dienlich sein können. So hatten die in diesem Buch vorgestellten prominenten Personen das Glück, meist nicht von schweren Begleiterkrankungen betroffen zu sein und im Randbereich des autistischen Spektrums zu liegen, wo sich die Störung nicht als schwere Behinderung, sondern als Anderssein manifestiert. Die enormen kreativen Leistungen dieser Menschen basierten auf einer Kombination typisch autistischer Stärken, dazu gehören zum Beispiel Zähigkeit, Askese und Perfektionismus, fehlender Respekt vor Autoritäten und gesellschaftlichen Normen, überdurchschnittliche Fähigkeiten im logischen und sprachlichen Bereich, ein Blick für versteckte Systeme und Muster.

Von den skurrilen, traurigen und großartigen Lebenswegen, die sich aus dieser ungewöhnlichen Art der Gehirnstrukturierung ergeben haben, handelt dieses Buch.

Der Verdacht, dass manche bekannte Persönlichkeiten von einer leichten Form von Autismus betroffen gewesen sein könnten, ist nicht neu. Wer die Autismus-Literatur durcharbeitet, stößt immer wieder auf Sätze wie »Angeblich war auch Ludwig van Beethoven von Autismus betroffen«, oder »Auch Albert Einstein soll auf dem autistischen Spektrum gelegen haben«. Dass es in dieser Frage bis heute keine klare Antwort gibt, liegt daran, dass jeder Forscher- und Autorengruppe ein Teil des Gesamtbildes fehlt:

Die Menschen mit Autismus beschreiben in ihren Autobiografien immer nur ihre eigenen Erfahrungen. Nicht ohne Grund bedeutet Autismus »Selbstbezogenheit«.

Die Verfasser historischer Biografien, die eigentlich dankbar wären für jede neue Facette ihrer Hauptfigur, wissen nichts von Autismus.

Und die Psychotherapeutinnen und Psychologen befassen sich nicht mit historischen Persönlichkeiten, weil sie Ferndiagnosen skeptisch gegenüberstehen. Sie halten es für unseriös, einen Menschen zu diagnostizieren, dem sie nie persönlich begegnet sind.

Alle forschen und publizieren aneinander vorbei.

Dass bei Beethoven und Einstein zu Lebzeiten nie Autismus diagnostiziert wurde, liegt auf der Hand, weil damals weder das Wort noch das Konzept »Autismus« existierten. Niemand achtete auf die Symptome, weil sie unbekannt waren. Zweihundert Jahre später geboren, müsste Beethoven heute aber – auf der Basis all der zufällig überlieferten Indizien – zwingend die Diagnose »Asperger-Autismus in geradezu lehrbuchartiger Ausprägung« bekommen. Auch Einstein, etwas weniger stark betroffen als Beethoven, bekäme heute von jeder deutschsprachigen Psychotherapeutin mit Sicherheit die Diagnose »Asperger-Autismus« beziehungsweise in den USA (wo er die letzten 22 Jahre seines Lebens verbrachte) die Diagnose »High-Functioning Autism«.

Ähnliches gilt für alle in diesem Buch vorgestellten Persönlichkeiten. Während die zeitgenössischen Vertreter und Vertreterinnen dieser Form von Gehirnprogrammierung oft eine offizielle Diagnose haben, wie zum Beispiel Anthony Hopkins, Philippe Starck, Julian Assange, Elon Musk oder Greta Thunberg, weisen auch die historischen Persönlichkeiten, die unter dringendem Asperger-Verdacht stehen, eine überwältigende Vielzahl der typischen Symptome auf, die eine deutliche Sprache sprechen. Detaillierte Belege und Hinweise zu den einzelnen porträtierten Personen in Bezug auf den Autismusverdacht oder die Autismusdiagnose finden sich im Anhang.

Zugegebenermaßen ist die posthume Ferndiagnose einer psychischen Besonderheit ein heikles Unterfangen. Es ist schon kompliziert genug, einen lebenden Menschen zu diagnostizieren. Eine Diagnose ist auch keine mathematische Formel, die entweder ganz richtig oder ganz falsch ist, und natürlich werden die Biografen und die Autismus-Forscherinnen nie einen vollständigen Einblick in Beethovens und Einsteins Seelenleben haben – den diese vermutlich nicht einmal selbst hatten. Entsprechend heftig wird um diese Fragestellung gestritten. Jeder »Einstein war Autist«-Aufsatz wird umgehend mit einem »Einstein war kein Autist«-Aufsatz beantwortet, auf jeden »Bill Gates ist Autist«-Artikel folgt sofort ein »Undiagnosing Bill Gates«-Artikel.

Niemand will, dass Autismus als Massenphänomen entwertet wird, zum Schaden der schwerer Betroffenen. Wenn man aber die typischen Symptome verstanden hat, wenn man das Gesamtpaket kennt, wenn man weiß, wonach zu suchen ist, dann ist Autismus gar nicht so schwer zu erkennen. Tatsächlich liegen bei kaum einer anderen psychischen Besonderheit die Symptome so deutlich auf dem Tisch. Es sind immer die gleichen Muster, es ist immer der gleiche Typus Mensch: Mozarts kindisches Benehmen. Immanuel Kants durchgetakteter Tagesablauf. Alfred Hitchcocks Pokerface. Mark Zuckerbergs ewig graues T-Shirt. Für jemanden, der das Phänomen Autismus kennt, beginnen diese Fakten im Kontext zu leuchten, fügen sich mit unzähligen anderen Puzzleteilchen zu einem Bild, aus dem sich etwas Größeres ablesen lässt. Und wenn man mit Autismus-Wissen die Biografien von Thomas Jefferson, Ludwig van Beethoven, Vincent van Gogh, Nikola Tesla, Marie Curie, Franz Kafka, Patricia Highsmith, Andy Warhol durchkämmt, dann ist offensichtlich, dass hier Asperger-Autisten und Asperger-Autistinnen beschrieben werden. Es kann überhaupt kein Zweifel bestehen.

Autismus wird heute glücklicherweise viel früher diagnostiziert als noch vor einigen Jahren. In den vergangenen 25 Jahren sind Hunderte von Büchern zum Thema Asperger-Autismus erschienen. Viele Erzieher und Lehrerinnen wissen inzwischen Bescheid, Betroffene und ihre Familien können sich im Internet informieren. Bis um 1995/2000 jedoch war Asperger jenseits psychologischer Fachkreise praktisch unbekannt, weshalb die meisten vor 1990 geborenen Betroffenen, wenn überhaupt, erst in ihrem fünften oder sechsten Lebensjahrzehnt diagnostiziert werden. Dabei wäre es für diese Menschen und ihre Umwelt unendlich wichtig gewesen, so früh wie möglich zu verstehen, dass sie ein riesiges Problem haben. Die Information »Achtung, du bist von Autismus betroffen und darum anders programmiert!« hätte ihnen geholfen, ihre Einschränkungen zu erkennen, den inneren autistischen Schweinehund auszubremsen, besser zu kommunizieren, sich selbst und ihre Mitmenschen besser zu verstehen, es hätte ihr Leben sehr viel einfacher und erfolgreicher gemacht. Nur wer sein unsichtbares Problem kennt und weiß, wo er suchen muss, braucht nicht ständig das Rad neu zu erfinden. Nur mit einer Autismus-Diagnose erweist sich vermeintliches Nicht-Wollen als Nicht-Können. Nur mit einer Autismus-Diagnose werden bizarre Spleens zu Symptomen eines bekannten Störungsbildes, werden »schwierige«, »egozentrische«, »weltfremde« Menschen zu unschuldigen Opfern einer psychischen Abweichung.

Und manchmal sehen Menschen mit Autismus die Dinge durch ihr Anderssein vielleicht sogar ein bisschen rationaler und kreativer als die »normalen« Menschen:

Im August 2018 rief die damals fünfzehnjährige Greta Thunberg ihre freitäglichen »Schulstreiks für das Klima« ins Leben, die inzwischen zur globalen Bewegung »Fridays for Future« gewachsen sind. Vom *Time Magazine* wurde die Klimaaktivistin in die Liste der hundert einflussreichsten Persönlichkeiten des Jahres 2019 aufgenommen, im gleichen Jahr erhielt sie den Alternativen Nobelpreis.

Wäre Greta Thunberg dreißig Jahre früher geboren, dann hätte das alles nicht stattgefunden. Nicht wegen des damals noch unterentwickelten Umweltbewusstseins, sondern wegen der Unkenntnis des Asperger-Syndroms. Greta, die sich mit acht Jahren für den Klimawandel zu interessieren begann, erfuhr schon als Elfjährige (2014), dass sie von Autismus betroffen ist. So verstand sie frühzeitig, warum sie anders ist, warum sie anders denkt: »Ich sehe die Welt etwas anders, aus einer anderen Perspektive«, erklärte sie staunenden Journalisten, die die kindlich wirkende Revolutionärin nicht recht einzuordnen wussten, »ich habe ein Spezialinteresse. Es ist sehr verbreitet, dass Menschen im Autismus-Spektrum ein Spezialinteresse haben.«[15] Was dazu führte, dass sie *nicht* versuchte, sich anzupassen, stillzuhalten, ihre autistischen Instinkte zu unterdrücken, ein »normaler« Mensch zu werden, dass sie *nicht* von ihren Eltern und ihrer Umgebung dazu gedrängt wurde. Weil sie wusste, weil die anderen wussten, dass sie nicht falsch ist, sondern nur anders. Dass sie so sein darf, dass sie so sein muss. Hätte eine dreißig Jahre früher geborene Greta Thunberg ihre Eltern aufgefordert, kein Fleisch mehr zu essen und nicht mehr Auto zu fahren, dann hätten sie nur müde gelächelt: »Wieder einer deiner komischen Spleens …« Als aber die 2003 geborene Greta Thunberg im Alter von zwölf Jahren ihren Eltern vorschlug, sich vegan zu ernähren und auf Flugzeug und Auto zu verzichten, stieß sie auf Verständnis: »Wir wissen, dass du Autistin bist, dass du darum die Welt anders siehst, dass du mit deiner logisch-rationalen Denkweise und mit deiner radikalen Konsequenz oft recht hast« – und ließen sich konvertieren. Nicht, weil ihre Eltern toleranter oder intelligenter gewesen wären als Eltern dreißig Jahre zuvor, sondern weil sie Bescheid wussten über Autismus. Gleiches gilt für Gretas Lehrer, die sich sogar dem Schulstreik anschlossen, weil sie sich mit Asperger-Autismus auskannten.

Menschen mit Asperger-Autismus sind nicht rebellisch – Sie widersetzen sich Missständen und Ungerechtigkeiten.
Sie sind keine gefühllosen Eisklötze – Sie sind nüchtern und sachlich.
Sie sind nicht langweilig – Sie sind diszipliniert.
Sie sind nicht unhöflich – Sie sind ehrlich.
Sie sind nicht stur – Sie haben klare Vorstellungen von Richtig und Falsch.
Sie sind nicht umständlich – Sie sind sorgfältig.
Sie sind nicht egozentrisch – Sie sind unabhängig und eigenständig.

Die Gesellschaft ist viel diverser als in den Medien dargestellt. Die Kluft zwischen der Realität und der öffentlichen Wahrnehmung ist riesig. Trotz aller Fortschritte sind Minderheiten noch immer viel zu wenig sichtbar. Andersartigkeit ist weder falsch noch bedrohlich, sondern eine Chance. Definieren wir Menschen mit Autismus und anderen Abweichungen nicht über ihre Fehler und Schwächen, sondern über ihre Begabungen. Lassen wir sie die Stärken ihres atypischen Geistes in die Gesellschaft einbringen und so beitragen zu einer bunteren, gelingenderen Welt!

Das vorliegende Buch ist der erste Versuch einer Synthese aus dem aktuellen Stand der Autismus-Forschung, aus eigenen und fremden Erfahrungen über autistisches Leben in einer nicht-autistischen Welt und aus den in Biografien versteckten autistischen Special Effects berühmter Persönlichkeiten.
Eingeflossen sind:
160 Bücher über Asperger-Autismus,
80 Bücher über verwandte Themen, vor allem psychische Störungen,
120 Autobiografien von Asperger-Autisten und -Autistinnen,
80 Stunden TV-Dokumentationen über Autismus,
430 Biografien historischer Persönlichkeiten, die unter Autismus-Verdacht stehen,
viele Gespräche mit auf Autismus spezialisierten Psychotherapeuten
und 57 Jahre Leben als Asperger-Autist.

DER KAMPF GEGEN DEN MIEF

Jonathan Swift und das qualmfreie Löschen von Kerzen

London
28. Oktober 1726

Im Verlag von Benjamin Motte in der Londoner Fleet Street erscheint das Buch *Travels into Several Remote Nations of the World, in Four Parts.* Der Verfasser und Ich-Erzähler ist ein gewisser Lemuel Gulliver. Offensichtlich ein Pseudonym, denn wer heißt schon Lemuel, außerdem eine Anspielung auf das Wort *gullible*, das so viel wie »leichtgläubig« oder »einfältig« bedeutet.

Der Verfasser ist gut beraten, unter einem Pseudonym zu publizieren, denn das Werk ist voller Seitenhiebe, Gehässigkeiten und Parodien, eine Generalabrechnung mit der englischen Politik und Gesellschaft. Selbst die in Sachen Pressezensur relativ liberale britische Justiz hat Autoren und Verleger schon aus geringeren Anlässen hinter Gitter geschickt.

Gullivers Reisen ist aber nicht nur eine Gesellschaftssatire – und schon gar kein harmloses Kinderbuch –, sondern auch das erste autistische Manifest der Weltliteratur. Lemuel Gulliver, im echten Leben bekannt als Jonathan Swift, Dekan der Kathedrale St. Patrick zu Dublin, hat nämlich, wie nach ihm so viele andere Kreative auf dem autistischen Spektrum, seine lebenslangen eigenen autistischen Beobachtungen, Erfahrungen, Probleme und Spleens unbewusst in sein Hauptwerk hineingeschrieben – ohne die geringste Vorstellung von Autismus, weder vom Phänomen an sich noch von der Tatsache, dass er selbst betroffen ist.

Swifts *Alter Ego* Gulliver ist durch seinen Schiffbruch zu einem Leben als Fremdkörper in einer Gesellschaftsordnung verurteilt, deren bizarre Sitten er weder kennt noch versteht: So schlagen die Einwohner von Liliput ihre Eier ausschließlich am spitzen Ende auf, sie schreiben schräg von einer Ecke zur anderen, vergeben politische Ämter nach Geschicklichkeit im Seiltanzen und bestatten ihre Toten mit den Köpfen nach unten. Das ist satirische Reflexion und Überhöhung von Swifts eigenen autistischen Problemen in einer Welt von Nicht-Autisten. Genau wie Gulliver wurde nämlich auch sein Schöpfer in eine Welt hineingestoßen, deren merkwürdige Regeln er nicht verstand und gegen die er ständig verstieß: Swift sagte immer die Wahrheit und seine ehrliche Meinung; er fürchtete die Nähe anderer Menschen und kommunizierte fast nur schriftlich; er folgte einem streng ritualisierten, auf die Minute durchgetakteten Tagesablauf; er zählte beim Laufen die Schritte, warf bei jeder Gelegenheit mit Wortspielen und Kalauern um sich und vieles mehr.[16] Soziale Erfolgsmodelle sehen anders aus.

Gullivers Abenteuer sind also auch als Allegorie auf das Leben als Autistin oder Autist in einer nicht-autistischen Gesellschaft und auf die damit verbundenen Kommunikations- und Integrationsprobleme zu lesen, von denen wir in diesem Buch immer wieder hören werden.

Eine der vielen autistischen Eigenarten, die Gulliver mit seinem Schöpfer Jonathan Swift teilt, ist olfaktorische Hypersensibilität, also die Überempfindlichkeit gegenüber Gerüchen, die sich wie ein roter Faden durch *Gullivers Reisen* zieht: Auf dem Rückweg nach Europa wird Gulliver von einem Schiff aufgelesen, doch kaum ist er an Bord, beginnt er über Duftstress zu klagen: »Schon der Geruch des Kapitäns und der seiner Leute brachte mich einer Ohnmacht nahe.« Zurück in der Zivilisation hat er dann große Probleme, sich wieder einzugliedern: »Schließlich wurde ich kühn genug … auf die Straße zu gehen, verstopfte mir aber die Nase gehörig mit Raute [einer duftenden Gewürzpflanze] oder mit Tabak.« Und der Gipfel der olfaktorischen Martern: »Während des ersten Jahres konnte ich es nicht ertragen, dass mein Weib oder meine Kinder in meine Nähe kamen; ihr bloßer Geruch war mir unerträglich.«

Fünf Jahre nach *Gullivers Reisen* verfasste Swift ein satirisches Handbuch für den Umgang mit Dienstpersonal. Auch hier zieht sich das Thema »Geruch« beziehungsweise »Gestank« als Leitmotiv durch die Lebensweisheiten des leidgeprüften Dienstherrn: »Trage, während du das Essen servierst, auf keinen Fall Socken, denn Damen lieben den Geruch männlicher Zehen, und außerdem ist das ein hervorragendes Mittel gegen andere Gerüche.« Höhepunkt dieses olfaktorischen Kriegsberichts ist eine ausführliche Liste mit Anweisungen, wie man Kerzen qualmfrei löscht, damit sie keinen Geruch verströmen. Der originellste Vorschlag: »Wenn du zu Bett gehst und gerade Wasser gelassen hast, tauche die Kerze in den Nachttopf.« Oder, wenn es anderweitig zu sehr stank: »Gehst du zu Bett, dann sieh zu, dass kein Feuer mehr brennt. Blase also auch die Kerze aus und stelle sie unter dein Bett. Der Qualmgeruch überdeckt dann deinen ganzen anderen Mief.«[17]

Einerseits wirken Menschen mit Autismus unnahbar und unzugänglich, andererseits sind sie sehr sensibel und reagieren höchst empfindlich auf physikalische Reize. Im Gegensatz zu Einwirkungen auf der emotionalen Ebene nehmen Autisten diejenigen Reize, die man hören, riechen, fühlen, schmecken kann, extrem stark wahr. Wie es scheint, fehlt eine Art Firewall. Das autistische Filtersystem lässt zu viele Reize durch, darum ist den meisten Autisten alles zu hell, zu heiß, zu laut, zu kratzig – und zu stark riechend, zu stinkend. Parfum, Deo, Weichspüler, Küchengerüche, künstlich beduftete Luft im Supermarkt, der Chlorgeruch im Hallenbad – für die meisten Autisten unerträglich:

»Als Kind musste ich mein Zimmer mit vier Geschwistern teilen«, schreibt eine Betroffene. »Als meine Brüder in der Pubertät mit ihrem Testosterongestank die Luft verpesteten, tat ich nachts kein Auge zu. Fleisch esse ich nicht, weil ich den Geruch von Verderbnis, Fäulnis und Aas wahrnehme.«[18] Eine andere Autistin schreibt, dass sie riechen kann, ob jemand raucht oder Knoblauch gegessen hat – im Auto vor ihr, bei geschlossenen Fenstern.[19] Eine andere kann sich nicht auf einen Stuhl setzen, auf dem kurz zuvor ein anderer Mensch gesessen hat, weil der Stuhl den Geruch angenommen hat, darum muss sie meistens stehen.[20]

Auch viele berühmte Autisten und Autistinnen berichten von ihrem Kampf gegen die Gerüche. So schreibt zum Beispiel Jean-Jacques Rousseau über seine kurze Karriere als Sekretär: »Beim Kataster war ich täglich acht Stunden lang … in einem öden Bureau eingeschlossen gewesen, das von den Ausdünstungen und dem Schweiß all dieser Tölpel … so verpestet war, daß ich mich bisweilen durch … den Geruch … bis zum Schwindel ermattet fühlte.«[21]

Ein Zeitgenosse erinnert sich an Outdoor-Freak Henry David Thoreau: »Sein Leben im Freien machte ihn sehr sensibel gegenüber der Atmosphäre in geschlossenen Räumen. Er sagte immer, Wohnhäuser verströmten Ausdünstungen wie ein Schlachthof.«[22] Der Beobachter verwechselt allerdings Ursache und Wirkung: Thoreaus Leben an der frischen Luft war eine *Reaktion* auf seine autistische Hypersensibilität für Gerüche.

Und Kaiserin Elisabeth von Österreich (»Sisi«) lehnte, ganz gegen die Regeln der Zeit und ihrer Gesellschaftsschicht, Schminke und Parfüm kategorisch ab.[23] Nicht aber, wie es immer heißt, wegen ihrer grundsätzlichen Abneigung gegen alles Künstliche, sondern wegen ihrer autistischen Hypersensibilität. Dass sie ihre ersten drei Kinder nicht selbst erzog, war für die damalige Zeit zwar nichts Ungewöhnliches – man nahm ihr die Kinder einfach ungefragt weg –, sie unternahm aber auch nichts dagegen, weil sie den Geruch von Säuglingen und Kleinkindern ohnehin nicht ertragen konnte.[24]

Patricia Highsmith war berüchtigt dafür, ihren Besuchern die Kleidung vom Leib zu reißen, in die Waschmaschine zu stecken und ihnen Kleidung aus eigenen Beständen zu verpassen. Kein Waschzwang, wie es immer heißt, sondern autistische Hypersensibilität gegen Gerüche. Bevor ihre Liebhaberinnen zu ihr ins Bett schlüpfen durften, mussten sie ein Bad nehmen, um ihr Parfum abzuwaschen.[25]

Und wenn Andy Warhol einen Stadtbummel beschreibt, könnte man beinahe glauben, da spricht ein Hund: »Wenn ich in New York herumspaziere, nehme ich immer ganz intensiv all die Gerüche um mich herum wahr: die Gummimatten in den Bürohäusern; Polstersitze im Kino; Pizza … Espresso-Knoblauch-Oregano; Hamburger; Baumwoll-T-Shirts … Hot-dogs- und Sauerkraut-Imbisswagen; der Geruch vom Eisenwarengeschäft; der Geruch vom Schreibwarengeschäft; Souvlaki … das gegerbte marokkanische Leder an den Straßenständen; neue Illustrierte; alte Illustrierte; Schreibmaschinengeschäfte; chinesische Importläden (der Modergeruch vom Frachter) … Schallplattengeschäfte … Friseurläden; die Holzstühle und -tische in der Bibliothek; das Papier und die Druckerschwärze in der Buchhandlung … die Eisenbahnschienen am Bahnhof … der Bananengeruch von chemischen Reinigungen …«[26]

Dieser olfaktorische Dauerkriegszustand ist einer der Gründe für die Zurückgezogenheit von autistischen Menschen. Wer jeder Person im Raum auf mehrere Meter Distanz das Haarspray, die Handcreme, das Waschmittel, die letzte Mahlzeit und die Haustiere anriecht, begibt sich nicht gerne in Gesellschaft.

Als Jonathan Swifts Abhandlung über das qualmfreie Löschen von Kerzen nach seinem Tod im Nachlass gefunden wurde, entdeckte man auch eine Liste guter Vorsätze, die er als 32-Jähriger verfasst hatte. Die meisten Punkte auf dieser Liste sind relativ unspektakulär: »Nicht mürrisch werden oder verdrossen oder seltsam«; »Nicht habgierig werden«; »Nicht denselben Leuten die immergleichen Geschichten erzählen«.

Einer von Swifts Vorsätzen lässt allerdings aufhorchen: »Keine Kinder mögen oder sie überhaupt in meine Nähe lassen.«[27] Ein autistisches Problem, mit dem auch Jean-Jacques Rousseau bestens vertraut war …

DINOSAURIEREXKREMENTE UND ANDERE LEIDENSCHAFTEN

Warum Jean-Jacques Rousseau seine Kinder aussetzte

Paris, Faubourg Saint-Antoine, Hôpital des Enfants-Trouvés
Dezember 1746

Im Pariser Findelhaus wird ein Neugeborenes abgegeben. Ein ganz normales Mittel der Familienplanung in einer Zeit vor der Erfindung zuverlässiger Verhütungsmittel. Fast jedes vierte Kind wird ausgesetzt, im Kloster, im Spital, im Findelhaus.

Die Mutter des Babys: Marie-Thérèse Levasseur (1721–1801), Wäscherin, Näherin, Hausfrau.

Der Vater: Jean-Jacques Rousseau (1712–1778), Schriftsteller und Philosoph.

Auch die vier später geborenen Kinder des Paares verschwinden sofort nach der Geburt in Waisenhäusern – immer gegen den massiven Widerstand der Mutter: »Nur nach undenklichen Mühen gelang es mir«, schreibt Rousseau, »sie zur Annahme dieses einzigen Mittels zu bewegen ... Nur schluchzend gehorchte sie.«[28]

Man muss es sich auf der Zunge zergehen lassen: Der Verfasser eines der wichtigsten Pädagogik-Bücher aller Zeiten, *Émile oder Über die Erziehung* (1762), der einflussreichste Reformpädagoge des 18. Jahrhunderts, setzt seine eigenen Kinder aus. Nach außen hin begründete Rousseau diese Maßnahmen immer mit seiner prekären finanziellen Situation – was auch stimmte –, allerdings war hier auch ein gehöriges Maß an Autismus im Spiel: Rousseau konnte als Autist einfach nicht das Geringste mit Kindern anfangen.

Diese groteske Diskrepanz zwischen Theorie und Praxis ist eines der vielen mit Autismus einhergehenden Paradoxa. Die meisten Autisten sind gebildet, intelligent, kreativ, haben höchste moralische Werte und die besten Absichten – allerdings scheitert die praktische Umsetzung dann allzu oft an der autistischen Gehirnverkabelung und an den gesundheitlichen Defiziten. So haben manche Betroffene tausend Bus- und U-Bahn-Streckennetze im Kopf, verlaufen sich aber in der kleinsten Fußgängerzone. Ludwig van Beethoven, der genialste Komponist seiner Zeit, konnte nie die einfachsten Tanzschritte lernen – weil motorische Unbeholfenheit fester Bestandteil des Autismus-Paketes ist. Und Rousseau, der mit seinen Schriften die Pädagogik auf den Kopf stellte, sah sich außerstande, eigene Kinder zu erziehen. Theorie: Eins plus. Praxis: Sechs minus.

Es ist auch nicht gut, Kinder zu haben, wenn man weder sich selbst noch die Welt versteht. Kinder bringen große Unruhe ins Leben, einem autistischen Menschen bleiben dann kaum noch Rückzugsmöglichkeiten. Jemand, der jede Sekunde damit beschäftigt ist, sein eigenes merkwürdiges Leben zu meistern, der körperlich wenig belastbar ist und der eigentlich selbst Hilfe bräuchte, sollte nicht für Kinder verantwortlich sein. Rousseau war so ein typischer Fall. Obwohl einer der klügsten und kreativsten Köpfe des 18. Jahrhunderts, scheiterte er im echten Leben auf ganzer Linie: wegen seiner Kommunikationsstörung (mehr dazu im nächsten Kapitel), seiner radikalen Wahrheitsliebe, seiner Passivität, seiner Gleichgültigkeit gegenüber der eigenen Außenwirkung, seiner Ablehnung gesellschaftlicher Konventionen – alles typische Folgen autistischer Hirnprogrammierung.

Viele Menschen mit Autismus – die wie Rousseau nichts von ihrem Handicap wissen –, lassen sich aber zu Kindern überreden, von ihrer Umwelt, ihrer Familie, ihrer Partnerin oder ihrem Partner, ohne zu wissen, was sie da anrichten. Da Autisten in dieser Frage nie von sich aus die Initiative ergreifen, übernehmen eben andere die Regie. Eine Asperger-Spezialistin schreibt hierzu: »In Selbsthilfegruppen für Menschen mit Autismus wird aber auch deutlich, dass viele Betroffene deshalb heiraten und Kinder bekommen, weil sie das Gefühl haben, dass die eigene Lebensplanung dies beinhalten müsste. Sie beschreiben sich in der Anfangszeit der Ehe als äußerst naiv, waren froh, dass der Partner eine Struktur vorgab, die Sicherheit bot, ließen es aber auch zu, sich nach seinen Vorstellungen ›formen‹ zu lassen.«[29]

Ein autistischer Vater – wie Rousseau – ist in der Regel nicht glücklich, wenn ein Kind geboren wird. Er ist wohl froh, wenn technisch alles gutgeht, wenn Mutter und Kind wohlauf sind. Aber glücklich ist er nicht. Er weiß, dass man in einer solchen Situation glücklich zu sein hat, aber er spürt es nicht. Glücklich machen ihn nur seine Spezialinteressen, seine Bücher, seine Forschungen, seine Sammlungen. Ein Vater mit Autismus hat nicht das Bedürfnis, sein Baby auf den Arm zu nehmen, zu knuddeln, zu küssen und es strahlen zu sehen. Von ihm als Vater erwartet man das aber. Und natürlich bemüht er sich, wie in allen Lebensbereichen, diese Anforderungen zu erfüllen. Aber das kostet ihn Kraft, weil er nicht automatisch mit positiven Gefühlen auf ein Kinderlächeln reagiert. Es ist anstrengend, den begeisterten Vater zu spielen, wenn man gar nicht begeistert ist. Jede Zuwendung, jeder Blick, jedes Streicheln, jeder Moment, den ein Autist seinen Kindern – oder anderen Menschen – widmet, ist eine willentliche Handlung. Der Autist tut das, um seine Pflicht zu erfüllen und anderen Gutes zu tun, ohne dass er dabei selbst ein gutes Gefühl hätte. Wie soll man seinen Kindern ein Gefühl weitergeben, das man selbst gar nicht kennt? Nestwärme, Zuneigung, Nähe, alles Fremdwörter für Menschen mit Autismus.

Autistische Eltern sind immer nur wie zu Besuch. Alles, was sie ihren Kindern geben, tun sie vom Kopf aus. »All my love is based in intellect«, formulierte es eine Betroffene.[30]

Die Frau eines Asperger-Autisten schreibt: »Er konnte mehr Begeisterung für versteinerte Dinosaurierexkremente empfinden als für das Lachen eines Kindes – und selbst dieser ›Gefühlsausbruch‹ hielt sich noch in Grenzen.«[31]

Nicht nur Rousseau, auch viele andere prominente Autisten hatten Riesenprobleme mit Familie und Kindern:

Franz Kafka, als hypersensibler Neurotiker ohnehin ständig am Rande des Nervenzusammenbruchs, war glücklicherweise Logiker genug, um nie Kinder in die Welt zu setzen: »Heiraten, eine Familie gründen, alle Kinder, welche kommen, hinnehmen, in dieser unsicheren Welt erhalten und gar noch ein wenig führen, ist meiner Überzeugung nach das Äußerste, was einem Menschen überhaupt gelingen kann.«[32] Und an anderer Stelle bemerkte er: »Ich lebe in meiner Familie, unter den besten liebevollsten Menschen fremder als ein Fremder … Für die Familie fehlt mir jeder mitlebende Sinn.«[33]

Auch Albert Einstein gab seine Tochter weg. Erst dreißig Jahre nach seinem Tod tauchten Briefe auf, aus denen hervorgeht, dass seine erste Frau Ende 1901 in ihre serbische Heimat reiste, dort ein Mädchen zur Welt brachte und ein Jahr später ohne das Kind zurückkehrte. Das

Schicksal dieser Tochter blieb trotz intensiver Recherchen im Dunkeln, weil die Einsteins alle Dokumente vernichteten. Als wahrscheinlichste Erklärung gilt, dass das Kind behindert war und zur Adoption freigegeben wurde.[34] Die beiden hatten dann noch zwei Söhne, die nach der Scheidung bei der Mutter aufwuchsen und vom Vater hin und wieder mit mahnenden Briefen bedacht wurden. »Ich bin ein richtiger Einspänner«, schreibt Einstein, »der dem Staat, der Heimat, dem Freundeskreis, ja, selbst der engeren Familie nie mit ganzem Herzen angehört hat, sondern all diesen Bindungen gegenüber ein nie sich legendes Gefühl der Fremdheit und des Bedürfnisses nach Einsamkeit empfunden hat.«[35]

Und Patricia Highsmith bemerkt stellvertretend für viele kinderlose Autisten: »Eine Situation – vielleicht eine einzige – könnte mich dazu bringen, einen Mord zu begehen: Familienleben. Ich könnte aus lauter Wut zuschlagen und möglicherweise ein zwei- bis achtjähriges Kind töten. Für die über Achtjährigen würde ich zwei Schläge brauchen.«[36]

Ganz so radikal wie Patricia Highsmith, eine Misanthropin härtesten Grades, sind die meisten Autisten natürlich nicht. Sie haben nie erwogen, ihre Kinder im Waisenhaus abzugeben oder im Wald auszusetzen. Sie hatten aber auch nie das ehrliche Bedürfnis, sich mit ihren Kindern zu befassen oder etwas mit ihnen zu unternehmen. Das ist autistische Familienliebe: freundlich und hilfsbereit, aber distanziert. Selbst zu den eigenen Kindern. Rein technisch gesehen sind autistische Eltern Chauffeur, Einkäuferin, Windelwechsler, Hausaufgabenbetreuerin, Vorleser, Zu-Bett-Bringer, das zweifellos – aber Eltern im sozialemotionalen Sinn? Wohl eher nicht. Eltern vom Planeten Asperger wären sehr überrascht, zu erfahren, dass Erziehung mehr bedeutet, als Kinder am Leben zu erhalten.

So merkwürdig das für »normale« Menschen klingen mag: Autisten haben emotional nichts von einer Familie und von Kindern. Familie ist für sie Stress, Familie kostet Zeit und Energie, Familie ist eine reine Einbahnstraße, eine riesige Investition ohne Gegenleistung. Autisten wüssten nicht zu sagen, worin für sie der positive Gegenwert einer Familie liegen sollte. Familie ist für einen Autisten so, als würde er in seinem Job zwölf Stunden täglich bis an den Rand der Erschöpfung arbeiten, dafür aber nie einen Cent Gehalt bekommen. Eine Familie ist für

Autisten eine Art Wohngemeinschaft mit Synergie-Effekten, sie verstehen nicht, dass man das auch anders sehen kann.

Rousseau hat die Abgabe seiner fünf Kinder nie verheimlicht, im Gegenteil, er ging geradezu damit hausieren. In seiner Autobiografie schreibt er mit der für ihn – und alle anderen Autisten – typischen Offenheit: »Diese Maßregel erschien mir so gut, so vernünftig und so rechtlich, dass ich sie … allen, denen ich mein Verhältnis mit Thérèse anvertraut hatte, mitteilte. Ich sprach Diderot, Grimm … davon, und zwar freiwillig und offen, ohne jede Notwendigkeit, denn es wäre mir durchaus ein leichtes gewesen, es vor allen zu verheimlichen … Ich machte aus meiner Handlungsweise nicht nur kein Geheimnis, weil ich meinen Freunden niemals etwas habe verbergen können, sondern weil ich darin in der Tat nichts Böses erblickte. Alles erwogen, wählte ich für meine Kinder das Beste … Ich hätte gewollt und ich wollte noch heute, ich wäre wie sie aufgezogen und herangebildet worden.«[37]

Diese eiskalte Logik, mit der Nicht-Autisten nicht einmal die Unterbringung einer Katze im Tierheim beschreiben würden, wurde von Rousseaus Gegnern immer als das stärkste Argument gegen seinen Charakter ins Feld geführt. Doch was Rousseaus Kritikern und den meisten anderen »normalen« Menschen herzlos oder sarkastisch erscheint, ist aus autistischer Sicht einfach nur logisch-nüchtern, die autistischen Angeklagten können den Vorwurf der Gefühlskälte überhaupt nicht verstehen. Autisten haben kein Verständnis für Trauer, weil das eine emotionale Situation ist, die sie erstens selbst noch nicht durchlebt haben und die zweitens nicht zur Lösung des Problems beiträgt, also ist Trauer aus ihrer Sicht unlogisch und kontraproduktiv:

»Mich erschreckt Weinen ganz besonders«, schreibt zum Beispiel Franz Kafka. »Ich kann nicht weinen. Weinen anderer kommt mir wie eine unbegreifliche fremde Naturerscheinung vor.«[38] Moderne Autisten schlagen in die gleiche Kerbe, wenn sie Tränen als »Platzregen aus den Augen« oder als »Nasses im Gesicht« bezeichnen.[39]

Als ein guter Freund Andy Warhols unter Drogeneinfluss aus dem fünften Stock sprang, bemerkte Warhol nur: »Warum hat er mir nicht gesagt, dass er's tun will? Dann hätten wir hinfahren und es filmen können!«[40] Menschen sterben eben, das ist nun einmal so, warum soll man das als leidenschaftlicher Filmemacher nicht festhalten?

Man muss es nicht gleich so weit treiben wie die Mitglieder der Addams Family (lupenreine Asperger-Autisten), die einen Friedhof im Garten haben und sich gegenseitig lebendig begraben, aber rein rational denkende Autistinnen und Autisten können diese emotionalen Erschütterungen um etwas Unvermeidbares, das die Menschen sowieso alle einholt, nicht verstehen. Ein anderer Betroffener meint autistisch-nüchtern zu diesem Thema: »Wenn ich an der Beerdigung eines geliebten Menschen teilnehme, dann kommt das unangenehmste Gefühl, das ich empfinde, von meinem Anzug.«[41]

Ebenso sinnlos erscheint es Menschen mit Autismus, sich Sorgen über Probleme zu machen, die *vielleicht* eintreten könnten. Thomas Jefferson meinte hierzu: »Wie viel Kummer haben uns doch die Katastrophen bereitet, die niemals eingetreten sind.«[42] Und Albert Einsteins Kommentar zu sinnlosen Grübeleien: »Ich sorge mich nie um die Zukunft. Sie kommt früh genug.«[43]

Auf dem Planeten Asperger gibt es nur zwei starke Emotionen: Begeisterung – für geliebte Spezialinteressen – und Ärger, wenn aufgrund der autistischen Hirnprogrammierung wieder alles schiefläuft. Andere Emotionen, alle Arten von Zwischentönen, sind praktisch unbekannt. Menschen mit Autismus wissen kaum, wie sich Glück anfühlt oder Trauer, Freude oder Wut, Angst, Verzweiflung. Sie beobachten es bei anderen und versuchen sich vorzustellen, wie es sich anfühlen mag, aber selbst gespürt haben sie es noch nicht.[44]

Verständlich, dass Autisten mit dieser emotionalen Unerschütterlichkeit häufig anecken. Doch auch hier hat die Medaille wieder eine Kehrseite:

Wolfgang Amadeus Mozart konnte noch unter widrigsten Bedingungen komponieren, unbekümmert von emotionalen Belastungen und äußeren Ablenkungen, an denen in seinem Leben kein Mangel herrschte. Er komponierte, während seine Frau im Nebenzimmer ihre Kinder zur Welt brachte;[45] er komponierte, während diese Kinder ein paar Monate später wieder starben; er komponierte, nachdem ihn die feine Wiener Gesellschaft fallen gelassen hatte; er komponierte, während die Familie beinahe verhungerte; er komponierte in Gesellschaft von Freunden, in der Reisekutsche, beim Kegeln, beim Billardspiel. Mozart war als in sich selbst ruhender Autist einfach nicht aus dem Gleichgewicht zu bringen. »Ich habe in meinem Leben Mozart nie aufbrausend und viel weniger zornig gesehen«, schreibt seine Schwägerin. Und seine Witwe: »Ich hatte nie ernstlichen Streit mit ihm. Er war von so milder Veranlagung, dass man nicht mit ihm streiten konnte.«[46]

Nikola Tesla, physikalisches Superhirn mit Asperger-Syndrom, berichtet, wie er als Kind immer wieder in lebensgefährliche Situationen geriet, sich aber jedes Mal am eigenen Schopf aus der Schlinge zog. Als er zum Beispiel einmal beim Schwimmen über eine Staustufe gespült wurde, schaffte er es gerade noch, sich mit beiden Händen an der Mauer festzuhalten. »Der Druck gegen meinen Brustkorb war enorm und ich schaffte es gerade so, meinen Kopf über dem herabstürzenden Wasser zu halten ... Langsam verlor ich meine Kraft, die Belastung war kaum noch auszuhalten. Kurz bevor ich loslassen musste, um auf den Felsen in der Tiefe zu zerschellen, hatte ich eine Eingebung: Ich sah vor mir ein Diagramm, die Illustration des hydraulischen Prinzips, wonach der Druck einer strömenden Flüssigkeit sich proportional zur ausgesetzten Fläche verhält, und drehte mich automatisch auf die Seite. Sofort ließ der Druck nach; in dieser Position war es viel einfacher, der Kraft des strömenden Wassers zu widerstehen.« Mit letzter Kraft schaffte er es, sich ans Ufer zu ziehen.[47] Die meisten »normalen« Menschen wären in einer solchen Situation in Panik geraten und ertrunken. Nicht so der Autist Tesla: Er durchblättert seine Gedächtnisbibliothek, findet die Lösung (in typisch autistischer Manier als Bild, S. 187–193), ergreift eiskalt die entsprechenden Maßnahmen und überlebt.

Ein schöner Zufall, dass Elon Musk gerade den Namen Teslas adoptierte – als hätte er instinktiv den gemeinsamen Autismus und die damit einhergehende gemeinsame Superkraft herausgespürt: »Die meisten Leute, die unter Druck geraten, bekommen Angst«, schreibt ein Weggefährte über Musk. »Sie treffen dann falsche Entscheidungen. Elon dagegen wird hyperrational und kann weiterhin sehr klare Entscheidungen treffen.«[48]

Auch Max Brod attestierte seinem Freund Albert Einstein diese »Beharrlichkeit sondergleichen, die ihn nach außen hin völlig absperrte, ihn unverletzlich machte ... Solange er in eine Arbeit vergraben war, hatte er kein Bewußtsein seiner selbst und lebte in der vollkommensten Ruhe. Diese Ruhe besaß etwas Außermenschliches, unbegreiflich Gefühlloses, aus einer fernen Eisregion Herwehendes.«[49] Einsteins Stieftochter: »Er lebte in seiner eigenen Welt, und das beschützte ihn.«[50]

Die Versicherungsgesellschaft, für die Franz Kafka arbeitete, schickte den studierten Juristen immer wieder als letzte Geheimwaffe an die Front. War eine Angelegenheit total verfahren, konnte nur noch Kafka helfen, denn er schlichtete im Büro und vor Gericht die aussichtslosesten Fälle. Einerseits durch sprachliche Brillanz, virtuose Beherrschung der Fakten, messerscharfe Argumentation und unerbittliche Logik, andererseits aber vor allem durch seine sanfte Beharrlichkeit und unerschütterliche Ruhe. Es war unmöglich, ihn aus der Reserve zu locken, er bot keine emotionalen Angriffspunkte. Als höflicher, korrekter, unerschütterlicher, eiskalter, rein logikgesteuerter Autist ließ Kafka seine wutschnaubenden Prozessgegner so lange gegen die Wand rennen, bis sie sich seinen Argumenten beugten. »Was immer man gegen ihn vorbrachte«, schreibt sein Biograf, »es verschwand wie ein Geräusch im schalltoten Raum.«[51]

In den Prologen zu seiner Fernsehserie *Alfred Hitchcock präsentiert* trug Hitchcock mit steinerner Miene die makabersten und antisozialsten Ungeheuerlichkeiten vor. War das wirklich, wie es immer heißt, schwarzer Humor und Marketing-Attitüde – oder nicht einfach Autismus pur? Interviews beweisen: Es war seine natürliche Art zu sprechen: statuengleich, monoton, wie in Trance.

Andy Warhol hatte die gleiche Hirnprogrammierung: »Von Andy tropfte alles ab wie Wasser von einer Ente«, erinnert sich ein Freund. »Er saß meist da wie in einer Zen-Trance oder wie ein Buddha, und nichts, aber auch gar nichts konnte ihn aus der Fassung bringen.«[52]

Nils Melzer, UN-Sonderberichterstatter für Folter, der den Fall Julian Assange kennt wie kein Zweiter, schreibt: »[Zu Assanges Durchhaltevermögen in siebenjähriger Einzelhaft auf fünf Quadratmetern] trug sicherlich auch eine Charaktereigenschaft Assanges bei, die man in Ermangelung eines besseren Wortes vielleicht ›Resilienz‹ nennen könnte. Er war es gewohnt, ein genügsames Leben zu führen … Dazu kam die starke Fokussierung auf die eigene Arbeit, die eigene Person, die eigenen Gedanken. Dass er in der Lage ist, die Außenwelt ein Stück weit von sich fernzuhalten, hat Assange mit Sicherheit dabei geholfen, einigermaßen unbeschadet durch [die Zeit der Isolation und der psychischen

Folter] zu kommen.«[53] Seit wenigen Jahren wissen wir: Assanges »Resilienz« ist nichts anderes als Autismus.[54]

Zu Rousseaus Ehrenrettung sei gesagt, dass er die Aussetzung seiner Kinder im Alter aufrichtig bedauerte und sogar mit großem Aufwand nach ihnen suchen ließ – freilich ohne Erfolg. »Mein Vergehen ist groß«, schrieb er schließlich ein paar Jahrzehnte zu spät, »ich habe meine Pflichten vernachlässigt, aber den Wunsch zu schaden hat meine Seele niemals gekannt« – wobei er es sich nicht verkneifen konnte, auch hier wieder den eiskalten autistischen Logiker von der Kette zu lassen: »Für Kinder, die man niemals gesehen hat, kann das Vaterherz nicht allzulaut sprechen.«[55]

GIBT'S WAS NEUES IM SCHLOSS?

Jean-Jacques Rousseau verzichtet auf eine königliche Pension

Gästehaus von Schloss Fontainebleau (60 km südlich von Paris)
Nacht vom 18. auf den 19. Oktober 1752

Jean-Jacques Rousseau wälzt sich schlaflos im Bett. Nicht aus Gram über die gerade erfolgte Aussetzung seines fünften Kindes, sondern wegen seines Termins beim König.

Multitalent Rousseau hat eine kleine Oper mit dem Titel *Le devin du village* (*Der Dorfwahrsager*) komponiert, die wenige Stunden zuvor, am Abend des 18. Oktober, auf Schloss Fontainebleau in Gegenwart von König Louis XV. und dessen Hofstaat uraufgeführt worden war. »Am selben Abend«, schreibt Rousseau in seiner Autobiografie, »ließ mir der Herzog von Aumont sagen, ich möchte mich am nächsten Morgen um elf Uhr auf dem Schloß einfinden, wo er mich dem Könige vorstellen würde. Herr von Cury, der mir diese Botschaft überbrachte, fügte hinzu, man glaube, es handele sich um eine Pension, deren Bewilligung mir der König selber mitteilen wolle.«[56]

Diese Aussicht auf ein Vier-Augen-Gespräch mit seinem königlichen Fan löste bei Rousseau allerdings keinen Freudentaumel aus, sondern tiefste Verzweiflung: »Darauf versetzte ich mich [in Gedanken] vor den König, wie ich Seiner Majestät, die stehenzubleiben und an mich das Wort zu richten geruhte, vorgestellt wurde … Würde mich meine verwünschte Schüchternheit, die mich vor dem geringsten Unbekannten befiel, vor dem König von Frankreich verlassen, oder würde sie es mir erlaubt haben, im Augenblick gerade auf das zu verfallen, was zu sagen not tat? … Was würde in einem solchen Augenblick und unter den Augen des gesamten Hofes aus mir werden, wenn mir … irgendeine meiner gewöhnlichen Tölpeleien entschlüpfen sollte? Diese Gefahr versetzte mich in solche Angst, solches Entsetzen, solches Beben, daß ich beschloß, mich ihr um keinen Preis auszusetzen, mochte daraus entstehen, was da wollte.«[57]

Rousseau reiste gleich am nächsten Morgen unter dem Vorwand gesundheitlicher Probleme ab – was er in solchen Fällen immer tat – und brachte sich damit um eine lebenslange Pension, die er weiß Gott dringend gebraucht hätte. »Meine Abreise erregte großes Aufsehen«, schreibt er, »und wurde allgemein getadelt, denn meine Gründe konnte nicht jeder nachempfinden.«[58] Rousseau verweigerte das Treffen mit dem König also nicht, wie es in der Literatur immer heißt, wegen seiner antiroyalistischen und aufklärerischen Gesinnung, sondern wegen seiner Kommunikationsbehinderung. Der Großmeister der Feder war im Gespräch von Angesicht zu Angesicht derart blockiert, dass er keinen vernünftigen Satz herausbrachte.

Rousseau konnte vor Publikum Vorträge halten, er konnte Opern dirigieren, alles nicht schlimm, denn wer vor vielen Menschen spricht oder agiert, muss mit niemandem persönlich kommunizieren, sich nicht auf ein Gegenüber einstellen, nicht auf Mimik, Gefühle, Stimmungen reagieren. Man zieht sein Ding durch und spuckt gut formulierte Fakten aus. Menschen mit Autismus können das. Das Schlimme ist das, was nach dem Vortrag kommt, denn Konversation in kleinen Gruppen ist für Autisten kaum zu bewältigen. Ein zweiminütiges Mensch-zu-Mensch-Gespräch kostet mehr Energie als fünf Stunden Holzhacken. Der Autist weiß nicht, ob er auf seine oder auf fremde Füße starren soll, ob er zu laut oder zu leise redet, ob er besser auf sein Gegenüber achten soll, ob er sich ungeschickt anstellt. Sein Denkvolumen ist nach Sekunden verbraucht, er steht da wie ein Reh, das von einem Autoscheinwerfer erfasst wurde. Die guten sprachlichen Fähigkeiten und die Sachkompetenz verblassen im Schatten der Kommunikationsbehinderung.

Superstar Andy Warhol zum Beispiel war unter Menschen, die er nicht gut kannte, derart schüchtern und blockiert, dass er zu Empfängen und Ausstellungseröffnungen oft ein Double schickte: »Er musste nur den Mund halten, genau wie ich.«[59]

Auch Starpianist Glenn Gould kannte das: Er gab Live-Konzerte vor Tausenden von Zuhörern, Radiokonzerte für Millionen, brillierte als Stimmenimitator, hielt aus dem Stegreif stundenlange druckreife Vorträge, drehte fürs Fernsehen die irrsinnigsten One-Man-Shows – aber ein Gespräch von Angesicht zu Angesicht war ihm ohne schriftliche Skizzen und ohne Beruhigungsmittel nicht möglich. Seine Konzertveranstalter flehte er immer an, ihm Empfänge und Partys zu ersparen.[60]

»Auf der Bühne ist man ja nur ein Darsteller«, meint selbst ein alter Hase wie Woody Allen, »auch wenn man vor 20.000 Menschen auftritt. Aber sobald die Show vorbei ist, mag ich mit niemandem mehr reden.«[61]

Und Greta Thunberg, die nicht zuletzt dadurch bekannt wurde, dass sie als fragile Fünfzehnjährige auf Klimakonferenzen und Weltwirtschaftsforen den Delegierten gnadenlos den Kopf wusch, bestätigt: »Im Alltag bin ich sehr schüchtern, sage fast nichts, mache keinen Small Talk, rede nur, wenn es unbedingt sein muss. Aber wenn ich vor Publikum spreche, kenne ich keine Nervosität – weil ich weiß, dass ich etwas zu sagen habe, weil ich eine Botschaft vermittle.«[62]

Autisten haben riesige Probleme mit Small Talk, denn sie können Kontakte nur über gemeinsame Interessen und Ziele aufbauen. Ein Mensch ist für sie nur dann interessant, wenn man sich mit ihm über harte Fakten unterhalten kann. Eine oberflächliche Unterhaltung ohne Sachbezug, nur so zum Spaß? Wozu sollte das gut sein? Alles, was über technischen Informationsaustausch hinausgeht, ist für Autisten ein großes Fragezeichen. Eine Betroffene formuliert es so: »Mir erschließt sich nicht, warum man miteinander spricht, ohne dabei wirklich relevante Informationen auszutauschen. Es kommt mir vor wie eine Verschwendung von Wörtern, ein Verpulvern von Energie und Zeit.«[63]

Warren Buffett, der berufsbedingt an unzähligen Dinnerpartys teilnehmen musste, ist der gleichen Meinung: »In Wahrheit sitzt man doch zwischen zwei Menschen, die man vorher noch nie gesehen hat und die man nach dem Ende der Party auch nie wieder sehen wird … Ich hatte nicht die leiseste Ahnung, worüber ich mich mit ihnen unterhalten sollte … Was soll man Prinzessin Di denn bitte fragen – ›Gibt's was Neues im Schloss?‹«[64]

Und wenn ein Autist keine Lust und Kraft mehr hat, aus reiner Höflichkeit seine Zeit mit Gesprächen zu vergeuden, die ihn nicht interessieren, dann steht er einfach auf und geht:

»Viele fanden ihn schwierig«, erinnert sich Lewis Carrolls Nichte, »und seine Marotten hatte er in der Tat. Wenn er zum Beispiel merkte, dass der Tee, zu dem er eingeladen war, gar kein Tee war, sondern eine Party, auf der Leute etwas von ihm wollten, dann hatte er die unangenehme Eigenart, einfach aufzustehen und zu gehen, eine peinlich berührte Gastgeberin und Nichte zurücklassend.«[65]

Genau wie Albert Einstein, der berüchtigt dafür war, zu Einladungen entweder gar nicht erst zu erscheinen oder, falls ihn seine Frau dann doch mit sanfter Gewalt hingezwungen hatte, sich einfach zu verkrümeln, wenn er keine Lust mehr hatte.[66]

Genau wie Elon Musk, der bei gesellschaftlichen Anlässen manchmal aufsteht und ohne ein Wort der Erklärung vor die Tür geht, »einfach, weil er nicht bereit ist«, schreibt ein Biograf, »sich mit Dummköpfen oder Small Talk aufzuhalten.«[67]

Rousseau ist also mit seinem autistischen Vermeidungsverhalten in bester Gesellschaft, wenn er erklärt: »Vom Wetter und der Fliege an der Wand reden oder, was noch schlimmer ist, sich in gegenseitigen Artigkeiten erschöpfen, das ist eine unerträgliche Marter für mich.«[68]

AUS DEM LEBEN EINES TAUGENICHTS

Mozart und der Tritt in den Hintern

Salzburg, Alte Fürsterzbischöfliche Residenz
8. Juni 1781

Manchmal ist es gar nicht so schwer, Unsterblichkeit zu erlangen. Man muss nur einem Genie in den Hintern treten.

Am 9. Juni 1781 schreibt Wolfgang Amadeus Mozart an seinen Vater: »Das ist also die Art die leute zu bereden, sie an sich zu ziehen. – daß man aus angebohrner dummheit die Bittschriften nicht annimmt … jemand vier Wochen herum zieht, und endlich da derjenige gezwungen ist die Bittschrift selbst zu überreichen, anstatt ihm wenigstens den zutritt zu verstatten … einen bey der thüre durch einen tritt im arsch hinaus wirft … das ist also der Hof, wo ich dienen soll.«[69]

Der Tretende war Carl Joseph Maria Felix Graf von Arco, seines Zeichens Oberstküchenmeister des Salzburger Fürsterzbischofs Hieronymus von Colloredo, und als solcher zuständig für die Disziplin der Dienerschaft. Sein Tritt in den Hintern des 25-jährigen Komponisten war nur der Schlussakkord eines lange schwelenden Konflikts, in dem Mozart ohnehin schon unter Bewährung stand. Bereits 1772 hatte ihm sein Vater Leopold unter großen Mühen eine Festanstellung als Hofkapellmeister verschafft. Aber Wolfgang war nicht das, was sich ein absolutistischer Fürst unter einem loyalen Domestiken vorstellte. Der hyperaktive Wunderknabe unternahm weiterhin monatelange Auslandsreisen, vernachlässigte seine Pflichten bei Hofe, arbeitete für andere Auftraggeber und reichte schließlich 1777 die Kündigung ein.

Nach einer katastrophal verlaufenen Tournee blieb Wolfgang dann aber nichts anderes übrig, als 1779 gesenkten Hauptes in die Dienste des Erzbischofs zurückzukehren, dieses Mal degradiert zum Hof-Organisten. Doch schon nach 20 Monaten platzte die Bombe zum zweiten Mal. Wolfgang arbeitete wieder für fremde Fürsten, ersuchte ständig um Urlaub, verlängerte gewährten Urlaub eigenmächtig (angeblich hatte er keinen Platz in der Postkutsche bekommen), verletzte wiederholt seine Dienstpflicht, und lebte mit seiner Freundin in wilder Ehe.

Im Mai 1781 kam es zu mehreren heftigen Wortwechseln zwischen dem erzürnten Arbeitgeber und dem »elenden Buben« Mozart, der schließlich erneut seine Kündigung einreichte: »Ich hasse den Erzbischof bis zur raserey!« Als der Dienstherr dann auch auf das fünfte Entlassungsgesuch (die »Bittschrift« im oben zitierten Brief) nicht reagierte und Mozart bei seinem direkten Vorgesetzten, Graf Arco, vorsprach, eskalierte der Konflikt in einem handgreiflichen Disput und dem berühmten Tritt in den Hintern des »flegels und schurcken und liederlichen kerls« Mozart – was dieser zu Recht als fristlose Kündigung interpretierte.[70]

Nach diesem Zwischenfall schaffte es Mozart dann nie wieder, eine feste Stelle zu ergattern und musste sich als Freischaffender durchschlagen. Sein völliger Mangel an Diplomatie wird daran nicht unbeteiligt gewesen sein. War er von Musikerkollegen enttäuscht, verscherzte er es sich nämlich mit ihnen, wie es sich für ein autistisches *enfant terrible* gehört, durch den unverhohlenen Ausdruck seiner Überlegenheit:

»Er ist ein Narr, der sich einbildet, daß nichts besseres und vollkommeners seye als er …«

»So bin ich unter lauter vieher und bestien was die Musique anbelangt …«

»die grobe, lumpenhafte und liederliche Hof-Musique …«

»Das sind 2 Elende Notenschmierer – und spieller – Säuffer – und hurrer …«

»ein entsezliches Hackwerk … er hat nicht den geringsten vortrag, noch geschmack …«[71]

Das war wohl alles nicht falsch in der Sache, aber unklug im Ton. Und war ihm sein Publikum zu unaufmerksam, »fing er an – erst ganz leise, dann immer lauter auf das umbarmherzigste auf sein Auditorium los zu ziehen und fast zu schmähen. Zum Glück war die Sprache, welche ihm zuerst in den Mund kam … die italienische.«[72] Und wurde es Mozart endgültig zu bunt, dann konnte es durchaus vorkommen, dass er, genau wie später Lewis Carroll, Albert Einstein und Elon Musk, »mitten im Spiele unwillig von dem Klavier aufstand, und die unaufmerksamen Zuhörer verließ. Dieses hat man ihm vielfältig übel genommen«, schreibt sein erster Biograf.[73] Was heute als künstlerische Freiheit und Exzentrik durchginge, war in der verkrusteten Ständegesellschaft des

18. Jahrhunderts ein No-Go. Anfangs in Wien hoch gehandelt, stürzte Mozarts Aktie bald jäh ab, und bei Stellenbesetzungen wurde er bis zu seinem Lebensende konsequent übergangen.

Dass Mozart, einer der genialsten und produktivsten Komponisten aller Zeiten, nie einen festen Job ergatterte, seine Familie mit Klavierstunden über Wasser halten musste und seiner Witwe einen Schuldenberg hinterließ, hat sechs Ursachen, die alle in seinem Autismus begründet liegen:

1. Mozart neigte dazu, seinen Mitmenschen die Wahrheit (beziehungsweise das, was er für die Wahrheit hielt) ungefiltert an den Kopf zu werfen – weshalb er sich von einem Shitstorm zum nächsten hangelte: »Verstellung und Schmeicheley war seinem arglosen Herzen gleich fremd … Freymüthig und offen in seinen Aeußerungen und Antworten, beleidigte er nicht selten die Empfindlichkeit der Eigenliebe, und zog sich dadurch manchen Feind zu.«[74]

2. Er hatte nicht das geringste Gespür für soziale Regeln, Konventionen, Rangordnungen – im starren gesellschaftlichen Umfeld seiner Zeit alles andere als geschäftsfördernd. Jedes nicht-autistische Kind weiß, dass man eine potenzielle Mäzenin nicht mit »Allerliebste, Allerbeste, Allerschönste, Vergoldete, Versilberte und Verzuckerte Gnädige Frau Baronin«[75] anreden sollte – Mozart dachte sich nichts dabei.

3. »Unter guten Freunden war er vertraulich wie ein Kind, voll munterer Laune; diese ergoß sich dann meistentheils in den drolligsten Einfällen«[76], erinnert sich ein Zeitzeuge. Diese jugendliche Unverdorbenheit machte Mozart zwar zu einem liebenswerten Kumpel, wurde ihm aber beruflich zum Verhängnis. Wer seine Musik nicht kannte, unterschätzte ihn dramatisch, wodurch selbst mittelmäßige Konkurrenten an ihm vorbeizogen.

4. Mozart schuf Kunstwerke in erster Linie um ihrer selbst willen, nicht mit dem Ziel der finanziellen Verwertbarkeit: »Er wusste das Geld nicht einzutheilen, kannte seinen Werth gar nicht«.[77]

5. Mozart hatte einen bizarren Humor, der sich in unglücklichen Bemerkungen und Grenzüberschreitungen niederschlug. Seine verbalen Obszönitäten sind legendär und bis heute für viele Menschen die einzige Assoziation zum Thema Mozart. Und Hand aufs Herz: Selbst heute, um 250 Jahre toleranter und mit all dem überlegenen historischen Wissen im Kopf – Wer von uns würde einen Komponisten engagieren, der den Kanontext »Leck mir den Arsch fein recht schön sauber« auf dem Kerbholz hat?

6. Mozart hatte viele Tics und Spleens – ein früher Biograf spricht von »Possirlichkeiten« –, was seine Zeitgenossen irritierte und auf Abstand hielt, zum Beispiel sprach er, wenn es ihn gerade packte, in Reimen – leider auch in der Öffentlichkeit und vor Publikum.[78]

Das ist nicht das Holz, aus dem Karrieretypen geschnitzt sind. Das Thema »Autisten im Berufsleben« ist demnach auch ein sehr trauriges. Eigentlich sind Asperger-Autisten überdurchschnittlich gut gebildet und ausgebildet: 52 Prozent haben Abitur, 39 Prozent haben einen Hochschulabschluss, 80 Prozent haben eine abgeschlossene Berufsausbildung (Lehre oder Studium). Trotzdem sind sie überdurchschnittlich oft arbeitslos: 58 Prozent sind nicht berufstätig, 10 Prozent sind deutlich unter ihrem Ausbildungsniveau beschäftigt und nur 30 Prozent gehen einer regelmäßigen Berufstätigkeit nach, die ihrem Ausbildungsniveau entspricht.[79]

Viele scheitern schon im Vorstellungsgespräch. Zum einen haben schüchterne und ehrliche Menschen in der Casting-Show namens Leben generell schlechte Karten. Laute, selbstbewusst auftretende Persönlichkeiten werden automatisch als kompetenter wahrgenommen, stille Denker werden überhört oder an die Wand geredet. Zweitens ist Kommunikation, wie bereits beschrieben, für Autisten und Autistinnen Schwerstarbeit: Gleichzeitig zuhören, reden, den eigenen Gesichtsausdruck und Tonfall kontrollieren, auf versteckte Zeichen des anderen achten, alles was man selbst sagt, mehrfach filtern, das Gehörte um mehrere Ecken herum interpretieren, dabei die richtige Körperhaltung einnehmen, nur nicht auf den Boden starren, das sind Dinge, die Menschen mit Autismus komplett überfordern. Die erstklassige fachliche

Qualifikation verschwindet hinter dem sonderbaren Verhalten jenes Menschen, der da an der Personalchefin vorbei aus dem Fenster starrt, in jedes Fettnäpfchen tritt und eine etwas merkwürdige Krawatte trägt – das gibt gewaltige Abzüge in der B-Note.

Teamfähigkeit? Kommunikationsfähigkeit? Mobilität? Flexibilität? Soziale Netzwerkbildung? Keine Ahnung, wovon die redet.

Unbekannter Gesprächspartner, unbekannte Umgebung, unbekannter Lärm von draußen, flirrende Neonröhren – unüberwindliche Hürden.

Aus diesen Gründen fürchten Autisten ein Vorstellungsgespräch wie Donald Trump eine Bibliothek. Dabei wären sie theoretisch sehr gute Mitarbeiter. Autisten sind oft überdurchschnittlich intelligent, denken häufig schneller und präziser als andere, haben in der Regel ein hervorragendes Gedächtnis, verfügen über exzellente Fachkenntnisse, arbeiten systematisch, methodisch und hochkonzentriert, sind emotional stabil, ehrlich, zuverlässig, verantwortungsbewusst, lösen Probleme auf kreative und originelle Weise. Das funktioniert aber nur, wenn sie ihr Arbeitstempo kontrollieren, Sozialkontakte und Störungen vermeiden können. Zu viel »eigentlich«, zu viel »trotzdem«, zu viel »aber« für eine erfolgreiche Karriere, denn all die fraglos vorhandenen autistischen Stärken und Kompetenzen zerschellen immer krachend an den sozialen Defiziten und körperlichen Schwächen, zum Beispiel an der Angst vor Menschen und Berührungen, an der undiplomatischen Wahrheitsliebe und am Hang zu nachlässiger bis exzentrischer Kleidung.

Hier ein paar Beispiele, die alle recht harmlos klingen, aber ausreichten, um Karrieren zu beenden: Eine Frau mit Autismus verlor ihren Job als Modeverkäuferin, weil sie ihre Kunden immer ehrlich darauf hinwies, wenn ihnen ein Kleidungsstück nicht stand,[80] – genau wie hundert Jahre vor ihr der junge Vincent van Gogh, der als Verkäufer in einer Kunsthandlung immer die Kunden beschimpfte, weil sie keine Ahnung von Kunst hätten und die falschen Bilder kauften.[81] Ein anderer Autist teilte seinen Kunden immer wahrheitsgemäß mit, dass das Produkt bei der Konkurrenz nur halb so teuer war.[82] Eine Autistin scheiterte als Kellnerin, weil sie sich die Gesichter der Gäste nicht merken konnte und das Klappern von Besteck und Geschirr nicht ertrug.[83]

Eine andere autistische Arbeitnehmerin berichtet: »Meinen Exchef … konnte ich nicht riechen. Sein Rasierwasser roch genauso laut wie der rohe Gestank des Kopierers. Die Lage meines Schreibtisches, die Lichtverhältnisse – nichts passte zu meinen Bedürfnissen. Nach zwei Wochen war ich krank, konnte nicht mehr.«[84] Ein anderer: »Ich musste mich von Geschäftskonferenzen entschuldigen, um mich auf der Herrentoilette umzuziehen, weil sich meine Unterwäsche zusammengeschoben hatte, weil sich die Socken um meine Schienbeine herumgewickelt hatten, oder weil mein Hemd elektrostatisch aufgeladen war.«[85] Nicht minder skurril wirkt die Angewohnheit eines Autisten, jeden Tag genau um 17:51 die Arbeit einstellen zu müssen – wegen seiner Abhängigkeit von festen Routinen, weil 17 eine Primzahl ist und die 51 dreimal die 17 enthält.[86] Keine guten Voraussetzungen für eine Karriere.

Von den 56 prominenten Persönlichkeiten auf dem autistischen Spektrum, denen wir in diesem Buch begegnen, arbeiteten etwa 40 freischaffend zu Hause im stillen Kämmerchen. Die anderen, die in einem Angestelltenverhältnis standen oder aufgrund ihrer Tätigkeit zu sozialer Interaktion gezwungen waren, hatten damit immer Riesenprobleme:

Genau wie Mozart verscherzte es sich auch Ludwig van Beethoven – von ihm wird noch öfter die Rede sein – in schöner Regelmäßigkeit mit allen Freunden, Schülerinnen, Gönnern, Verlegern, Musikerkollegen. Durch sein beißendes und rücksichtsloses Urteil, seine Egozentrik, seine Sturheit und seine »derbe Geradheit, mit der er«, so ein Bekannter, »wohl mitunter das Kindlein sammt dem Bade verschüttete.«[87] Goethe resümierte zum Thema Beethoven: »Er ist leider eine ganz ungebändigte Persönlichkeit.«[88]

Auch Albert Einstein konnte ein Lied davon singen: Er nahm Professuren nur an, wenn er ausdrücklich von Lehrverpflichtungen befreit war. Nicht, um mit minimalem Aufwand durchzukommen, sondern weil er aus schmerzhafter Erfahrung wusste, dass er sozial-kommunikativ komplett unbegabt war.

Franz Kafka musste große Teile seines kurzen Lebens in den Räumen einer Versicherungsgesellschaft zubringen, wo ihn der Sozialstress und das Schreibmaschinengeklapper in den Wahnsinn trieben: »Ich kann nicht mit Menschen leben … Ich halte es in den Zimmern mit ihnen nicht aus. Dort im Bureau ist die wahre Hölle, eine andere fürchte ich nicht mehr.«[89]

Warren Buffett ist die komplette Verneinung des Klischees vom hyperaktiven, sozial bestens vernetzten, omnipräsenten Finanzjongleur: Er sitzt seit über fünfzig Jahren im selben Büro im abgelegensten aller US-Bundesstaaten und wartet, bis das Telefon klingelt. Kein Wall-Street-Trubel, keine Connections nach Washington, kaum Mitarbeiter.

Die Philosophie Elon Musks klingt ähnlich: »Wer etwas allein erledigt, braucht keine Meetings, muss keine Kompromisse suchen und keine Kollegen zur Eile anhalten. Er arbeitet einfach und arbeitet und arbeitet.«[90]

Und so endete denn auch Mozarts Karriere, wenn auch unfreiwillig, als unabhängiger Freiberufler. Hätte er für die Aufführungen seiner Werke Tantiemen bezogen, wäre er der Michael Jackson des 18. Jahrhunderts geworden. Doch die Zeitumstände und der Autismus-Teufel waren gegen ihn.

ROCK ME AMADEUS

Beethoven ist wie Mozart, nur anders

Wien, Am Tiefen Graben 10
Sommer 1786

Fünf Jahre nach seinem Tritt in den Hintern und der anschließenden Übersiedlung von Salzburg nach Wien sorgt Mozart wieder einmal für Aufsehen. Dass Genies zur Exzentrik neigen, ist Ehrensache, aber an diesem Tag im literarisch-musikalischen Salon von Franz und Charlotte Greiner tippt Mozart in der Kategorie Fettnapftreten sechs Richtige mit Superzahl.

Die Tochter der Gastgeber erinnert sich später: »Als ich einst am Flügel saß, und das *Non più andrai* aus ›Figaro‹ spielte, trat Mozart, der sich gerade bei uns befand, hinter mich, und ich mußte es ihm wohl Recht machen, denn er brummte die Melodie mit und schlug den Tact auf meine Schultern; plötzlich aber rückte er sich einen Stuhl heran, setzte sich, hieß mich im Basse fortspielen und begann so wunderschön aus dem Stegreife zu variiren, daß Alles mit angehaltenem Atem den Tönen des deutschen Orpheus lauschte. Auf einmal aber ward ihm das Ding zuwider, er fuhr auf und begann in seiner närrischen Laune, wie er es öfters machte, über Tisch und Sessel zu springen, wie eine Katze zu miauen und wie ein ausgelassener Junge Purzelbäume zu schlagen.«[91]

Allerdings war Mozart damals kein kleiner Junge mehr, diese Episode ereignete sich in seinem 31. Lebensjahr. Und die Bemerkung »wie er es öfters machte« zeigt, dass es sich um keinen einmaligen Impuls, sondern um eine bekannte Gewohnheit handelte.

Mozarts merkwürdiges Verhalten beruht auf zwei Phänomenen, die häufig mit Autismus einhergehen: ADHS und Stimming.

Dass Mozart von einer *Aufmerksamkeitsdefizit-/Hyperaktivitätsstörung* betroffen gewesen sein muss, geht aus vielen Quellen hervor. Er war immer auf Achse, gab jeden Tag Klavierstunden und Konzerte, veranstaltete spontane Jam-Sessions, traf sich andauernd mit Freunden zum Billardspielen und Kegeln, verbrachte zehn seiner 35 Lebensjahre auf Reisen. Er brauchte immer jemanden um sich, konnte nur komponieren, wenn im Hintergrund jemand redete oder wenn ihm seine Frau Geschichten vorlas, er war extrovertiert und impulsiv, und seine innere und äußere Unruhe war für jedermann evident.

So erinnert sich zum Beispiel seine Schwägerin: »Selbst wenn er sich in der Frühe die Hände wusch, ging er dabey im Zimmer auf und ab, blieb nie ruhig stehen, schlug dabey eine Ferse an die andere und war immer nachdenkend. Bey Tische nahm er oft die Ecke seiner Serviette, drehte sie fest zusammen, fuhr sich damit unter der Nase herum und schien in seinem Nachdenken Nichts davon zu wissen … Auch sonst war er immer in Bewegung mit Händen und Füssen, spielte immer mit Etwas, z. B. mit seinem Chapeau, Taschen, Uhrband, Tischen, Stühlen, gleichsam Clavier.«[92]

Autismus und ADHS ist eine gar nicht so seltene Kombination. Weitere ADHS-Kandidaten unter unseren autistischen Kronzeugen sind zum Beispiel Jean-Jacques Rousseau, Elisabeth von Österreich, Thomas A. Edison, Bernard Shaw, Nikola Tesla, Karl Lagerfeld, Anthony Hopkins, Elon Musk.[93]

Der Begriff *Stimming* kommt von englisch »self stimulating«, eine unterbewusste Schutzreaktion auf Überstimulation, eine Kompensationsstrategie, um sich selbst zu beruhigen. Da autistische Gehirne neuronal übermäßig vernetzt sind und darum zu viele Informationen speichern und verarbeiten, werden Autisten von Reizen überflutet und empfinden die Welt als schmerzhaft intensiv. Um die vielen Umweltreize zu blockieren oder zu übertönen, reagieren sie mit intensivem Stimming. Eine Betroffene erklärt es so: »[Stimming-Reize] scheinen ein Aufräumsystem zu aktivieren, das neben diesen selbst gewählten Reizen auch die unangenehmen Reize mitverarbeitet.«[94]

Typische Stimming-Techniken von Autisten und Autistinnen sind: Hin- und Herwippen (belegt zum Beispiel für Bill Gates), mit den Fingern spielen, an den Fingern riechen, mit den Händen flattern, Berühren von Gegenständen (zum Beispiel für Isaac Asimov belegt), mit dem Stift auf den Tisch klopfen, Augenzwinkern, Grimassen schneiden (zum Beispiel für Mozart belegt), Schulterzucken, Räuspern, Hüsteln, auf die Lippen beißen, Haare um die Finger drehen (zum Beispiel für Albert Einstein belegt), Schnüffeln, vor sich hinmurmeln, Wiederholung gehörter Wörter (zum Beispiel für Mozart belegt), Melodien summen (zum Beispiel für Thomas Jefferson belegt) – und eben die Imitation von Tierlauten wie Miauen oder Grunzen (zum Beispiel auch für Glenn Gould belegt, der Hunde und Kühe imitierte).

Sowohl Mozart, der im Dezember 1791 starb, als auch Ludwig van Beethoven, der das Wiener Mozart-Vakuum ab November 1792 füllte, lagen beide auf dem autistischen Spektrum, allerdings auf ganz unterschiedlichen Positionen, denn jeder Autist hat seine eigenen Besonderheiten, keine zwei Autisten gleichen einander:

Beethoven war ein Asperger-Autist wie aus dem Lehrbuch: sozial extrem unbeholfen, exzentrisch, zurückgezogen, weltfremd, depressiv, menschenscheu – noch zusätzlich gefördert durch seine Schwerhörigkeit –, abhängig von Routinen, motorisch unbeholfen, völlig desinteressiert an Kleidung und äußerer Erscheinung, besessen von Wortspielen und anderen kuriosen Spezialinteressen, mit höchsten moralischen Ansprüchen, null Respekt vor Standesunterschieden, lebenslangen Darmproblemen.[95]

Auch Mozarts autistische Züge liegen auf der Hand: Stimmungsschwankungen, Geistesabwesenheit, Nonkonformismus, kolossale Defizite im sozialen Umgang, absichtliche Vernachlässigung, kindliche Naivität und Weltfremdheit, verletzende Direktheit, Neigung zu Obszönitäten, Faszination für Wortspiele, schwächliche Konstitution.[96]

Der große Unterschied: Mozart war, wie erwähnt, zusätzlich von ADHS betroffen. Während sich Beethoven in seiner Wohnung verbarrikadierte, Sozialkontakte nur zähneknirschend duldete und Reisen vermied, war Mozart sozial sehr aktiv und hüpfte durch die Wiener Gesellschaft wie ein Pingpongball. Im Film *Amadeus* von Miloš Forman ist das authentisch zu sehen.

Und darum gibt es keinen vergleichbaren Film über Beethoven: Ein misanthropischer Stubenhocker, der zwischen verschimmelnden Essensresten, zerbrochenen Möbeln und ungeleerten Nachttöpfen dahinvegetiert[97], ist der Albtraum jeder Film-Marketing-Abteilung.

EIN BOTSCHAFTER IN HAUSSCHLAPPEN

Thomas Jeffersons Alienbonus

Paris, Ecke Champs Élysées/Rue de Berri,
Hôtel de Langeac (Residenz des US-Botschafters)
16. Juli 1789

Am 16. Juli 1789, Mozart hat immer noch keine feste Anstellung, berichtet der Botschafter der Vereinigten Staaten aus Paris: »Die Tumulte hier in der Stadt, die Toten bei der Erstürmung der Bastille, und die Enthauptung ihres Kommandanten erfüllten den König mit großer Sorge, so dass er gestern früh ganz alleine, nur begleitet von seinen beiden Brüdern, zu Fuß zur Generalversammlung ging, ihnen sein Herz ausschüttete, fragte, was er tun könne, um die öffentliche Ordnung wiederherzustellen, und erklärte, dass er bereit sei, alles Erforderliche zu tun, insbesondere die Truppen fortzuschicken.«[98]

Am 19. Juli: »Der König begab sich erneut in die Stadt, eine bestürzte Königin zurücklassend, die nicht wusste, ob er lebend zurückkehren würde. Seine Kutsche fuhr in der Mitte, zu Fuß flankiert von Vertretern der Generalstände, angeführt vom Marquis de La Fayette zu Pferd, mit bürgerlichen Wachen am Anfang und Ende. Etwa 60.000 Bürger, zum Teil bewaffnet mit den in der Bastille und im Hôtel des Invalides erbeuteten Musketen, der Rest mit Pistolen, Schwertern, Spießen, Sicheln und Sensen, flankierten die Straßen, durch die sich die Prozession ihren Weg zum Hôtel de Ville bahnte … [wo der Bürgermeister im Namen des Königs eine kurze Ansprache hielt] In Paris ist wieder Ruhe eingekehrt, die Geschäfte sind wieder geöffnet, die Menschen gehen wieder ihrer Arbeit nach, und hoffentlich bleibt es so.«[99]

Der Name des US-Botschafters, der nach der amerikanischen Revolution von 1776 nun auch die Französische Revolution von 1789 aus nächster Nähe miterlebte: Thomas Jefferson.

Was nicht unbedingt zu erwarten war, denn Jefferson war ein Asperger-Autist wie aus dem Lehrbuch: Er war schweigsam und zurückgezogen, hatte null rhetorisches Talent, bei Gesprächen ging sein Blick ins Leere, er machte linkische und unbeholfene Gesten, hatte einen steifen Gang, vermied Berührungen und körperliche Nähe. Er nahm alles wörtlich und verstand keine Ironie, interessierte sich nicht für soziale Konventionen, summte ständig Melodien vor sich hin, hatte starre tägliche Routinen, kam recht verwildert daher, trug dreißig Jahre lang jeden Tag dieselben roten Kniebundhosen und dieselbe rote Weste und erschien zu offiziellen Anlässen in Hausschlappen.[100]

Warum aber begab sich ein Autist wie Jefferson freiwillig in eine derart problematische Situation?

Viele Menschen mit Autismus schreiben, dass ihnen Auslandsaufenthalte trotz ihrer Handicaps relativ leichtfallen, weil sie es ohnehin gewohnt seien, sich als Fremdling zu fühlen, da sie auch zu Hause ständig auf Kommunikationsprobleme stießen.[101] Es mache keinen großen Unterschied, ob man sich in Deutschland oder anderswo auf dem Globus als Außerirdische fühlt, wie das Beispiel dieser autistischen Auslandsstudentin zeigt: »Ich war [in England] die unwissende Ausländerin, der man alles geduldig und mehrfach erklärte und zeigte. Mir ging es zum ersten Mal in meinem Leben gut, auch und gerade weil mir das Kopieren der anderen Halt und Sicherheit gab.«[102]

Eine andere autistische Reisende berichtet: »Die Kombination meiner Schwierigkeiten im sozialen und kommunikativen Bereich war damals, als ich ein mehrmonatiges Praktikum in Uganda machte, aufgrund der völlig fremden Kultur längst kein so großes Problem wie zu Hause. Natürlich bemerkten die Einheimischen mein zurückhaltendes und schüchternes Wesen, gingen aber ganz selbstverständlich davon aus: Die Deutschen sind eben so.«[103]

Eine Autistin fühlt sich auf einer ugandischen Party viel weniger unwohl als auf einer deutschen. Wenn sie in Uganda merkwürdiges Zeug stammelt, schieben es die Leute nämlich auf ihre mangelhaften Sprachkenntnisse. Und wenn sich die Autistin in der ugandischen Straßenbahn beim Fahrkartenkauf ungeschickt anstellt, dann hat sie, wie es ein Betroffener formulierte, den »Alienbonus per Pass«[104]: Die Einheimischen helfen ihr, weil sie es als Deutsche in der fremden Sprach- und Kulturwelt ja gar nicht besser können kann. Dass sie sich in der Berliner S-Bahn genauso dusselig anstellt, wissen sie ja nicht.

Im Ausland haben Autisten also einen Freibrief für ihr merkwürdiges Verhalten, dort dürfen sie ganz offiziell die Außenseiter und Sonderlinge sein, als die sie zu Hause immer belächelt werden. Aus dem gleichen Grund leben Menschen mit Asperger-Autismus überdurchschnittlich häufig mit ausländischen Partnerinnen und Partnern zusammen: weil ihre soziale Auffälligkeit und gestörte Kommunikationsfähigkeit für Partner mit anderer Muttersprache und anderem kulturellen Hintergrund nicht so offensichtlich sind.[105]

Obwohl er auf jeder Reise wegen der Hitze zusammenbrach – Hitzeunverträglichkeit ist ein unter Autisten häufiges Problem –, war Hans Christian Andersen der am weitesten gereiste Däne seiner Zeit. Aber durchstreifte er Europa und den Nahen Osten tatsächlich auf der Jagd nach neuen Ideen für seine Geschichten, wie es immer heißt, oder war er nicht vielmehr auf der Flucht? Im Ausland war Andersen nämlich nicht wie in Kopenhagen das hässliche Entlein, über das sich alle lustig machten, sondern der berühmte Dichter, der von Botschaftern, Opernstars und Verlegern hofiert wurde.

Auch Vincent van Gogh und Rainer Maria Rilke führten ein Vagabundenleben aus dem Koffer. Und selbst der hypersensible Neurotiker Franz Kafka, schon in seiner vertrauten Prager Umgebung ständig am Rande des Nervenzusammenbruchs, hatte erstaunlicherweise die ganz ernst gemeinte »Hoffnung selbst auf den Sesseln sehr entfernter Länder einmal zu sitzen, aus den Bureaufenstern Zuckerrohrfelder oder mohammedanische Friedhöfe zu sehn«.[106]

Vielleicht liegt hierin der Grund dafür, dass der sozial extrem unbeholfene Thomas Jefferson vier Jahre als amerikanischer Botschafter in Paris lebte. Vielleicht brauchte er eine Auszeit von den Regeln der amerikanischen Gesellschaft, gegen die er zu Hause ständig verstieß?

Und auch seine rote Weste und seine roten Kniebundhosen, mit denen er in seiner Heimat auffiel wie ein bunter Hund, entlockten den Parisern vermutlich nur ein Schulterzucken: »Was soll's, die Amerikaner tragen eben gerne Rot …«

EHRLICH WÄHRT'S AM LÄNGSTEN

Immanuel Kants Obelix-Methode

Berlin
6. September 1797

In der Zeitschrift *Berlinische Blätter* erscheint Immanuel Kants 14-seitiger Aufsatz »Über ein vermeintes Recht aus Menschenliebe zu lügen«. Kant pocht in dieser Abhandlung darauf, dass es grundsätzlich kein Recht auf eine Lüge gibt: »Wahrhaftigkeit [Ehrlichkeit] … ist formale Pflicht des Menschen gegen Jeden, es mag ihm oder einem Andern daraus auch noch so großer Nachtheil erwachsen … Die Lüge also … bedarf nicht des Zusatzes, daß sie einem Anderen schaden müsse … Denn sie schadet jederzeit einem Anderen, wenn gleich nicht einem andern Menschen, doch der Menschheit überhaupt … Es ist also ein heiliges, unbedingt gebietendes, durch keine Konvenienzen einzuschränkendes Vernunftgebot: in allen Erklärungen wahrhaft [ehrlich] zu sein.«

Kants Argumentation ist typisch autistisch[107]: Entweder-Oder, alles oder nichts, ohne Rücksicht auf Verluste. Lügen ist grundsätzlich unethisch, also sind auch Notlügen verboten, selbst bei Gefahr für Leib und Leben.

Es heißt immer, Autistinnen und Autisten könnten nicht lügen. Das stimmt nicht. Wenn sie unbedingt wollten, könnten sie. Es ist ihnen aber zu anstrengend und passt nicht zu ihrer Art der Gehirnverkabelung. Lügen ist nämlich eine enorme kognitive Leistung, die Autisten überfordert. Eine Lüge gelingt nur, wenn man weiß, was andere als die Wahrheit anzunehmen bereit sind, und das würde bedeuten, sich in die Denkweise der anderen hineinzuversetzen.

Weil Menschen mit Autismus nicht wissen, wie man lügt, weil sie nicht verstehen, warum andere auf die Wahrheit ständig beleidigt reagieren, und weil sie die geheimen Spielregeln sozialer Interaktion nicht verstehen, ist die Wahrheit die einfachste Lösung. Darum sind Autisten immer ehrlich.

Manchmal auch etwas *zu* ehrlich. »Direct to the point of rudeness« sagt man im Englischen. Autisten verschwenden keine Zeit mit Formalitäten, sie neigen dazu, anderen die Wahrheit – oder das, was sie für die Wahrheit halten – ungefiltert mit derselben Zartheit aufs Butterbrot zu schmieren, mit der Obelix dem Römer einen Hinkelstein an den Kopf schmeißt. Nach ein paar Jahrzehnten stellen die ahnungslosen Besucher vom Planeten Asperger dann fest: Das Zusammenleben mit nicht-autistischen Menschen wird unkomplizierter, wenn man die Obelix-Methode vermeidet.

Falls sie überhaupt jemals zu dieser Erkenntnis gelangen. Normale Menschen sammeln Erfolg, Ansehen und Vermögen, Autisten sammeln Mobbing und blaue Flecken. So resümiert zum Beispiel Jean-Jacques Rousseau in seiner Autobiografie: »Einsam, fremd, abgesondert, ohne Stützen, ohne Familie, nur auf meine Grundsätze und meine Pflichten bedacht, schritt ich unerschrocken gerade Pfade und schmeichelte niemandem und schonte auch keinen auf Kosten der Gerechtigkeit und der Wahrheit.«[108] Seine Zeitgenossen schätzten die »geraden Pfade« nicht: Diffamierungen, Bücherverbrennungen, Verbannungen, Haftbefehle, Attentate waren die Folge, 22 Jahre lebte Rousseau auf der Flucht und im Exil.

Da auch Wolfgang Amadeus Mozart keine Ahnung von seinem autistischen Obelix-Problem hatte, musste er ordentlich Federn lassen, wir haben es gehört. Und auch Arthur Schopenhauer hinterließ, wo er auftauchte, eine Schneise der Verwüstung. Obwohl die Umstände immer günstig und die Menschen ihm gewogen waren, verdarb er es sich mit allen: mit seinen Kommilitonen, mit seinen Verlegern, mit der deutschen Künstlerkolonie in Rom, mit seinen Professorenkollegen, mit seinen Studenten, mit seiner eigenen Mutter – durch seine Kompromisslosigkeit, seine gnadenlose intellektuelle Überheblichkeit, seine bissige Polemik, seine unerbittliche Wahrheitsliebe. »Du bist kein böser Mensch«, schreibt Schopenhauers Mutter nach ihrer endgültigen Kapitulation, »Du bist nicht ohne Geist und Bildung, Du hast alles was Dich zu einer Zierde der menschlichen Gesellschaft machen könnte … aber dennoch bist du überlästig und unerträglich … alle Deine guten Eigenschaften werden durch deine Superklugheit verdunckelt und für die Welt unbrauchbar gemacht.«[109]

Auch ein anderer beherzter Autist versuchte, das Wahrheits-Experiment konsequent durchzuziehen: »Er ist absolut unfähig zu lügen … Er ist ohne die geringste Zuflucht, ohne Obdach. Darum ist er allem ausgesetzt, wovon wir geschützt sind. Er ist wie ein Nackter unter Angekleideten.«[110] Der Beschriebene war ein schüchterner Versicherungsjurist aus Prag und hieß Franz Kafka.

… Aber könnte es sein, dass nicht nur die Autisten ein Kommunikationsproblem haben, sondern auch die Nicht-Autisten? Würden alle Menschen immer die Wahrheit sagen, dann gäbe es doch viel weniger Probleme und Missverständnisse?

»Die Frauen laufen dir scharenweise davon, weil du zur Aggression und zur Intoleranz neigst.«
– »Meinst du? Danke für den Hinweis, ich werde an mir arbeiten.«

»Aus Ihnen wird nie ein guter Klavierspieler, weil Sie nicht mit den nötigen Voraussetzungen geboren sind.«
– »Oje, ich hatte schon so etwas befürchtet.«

»Sie haben da ein Stück Spinat zwischen den Zähnen. Darf ich mal …«
– »Nur keine Umstände, das mache ich selbst. Aber danke, da hätte ich mich bei meinem Vortrag ja schön blamiert.«

Warum bekommen wir solche Wortwechsel so selten zu hören? Warum sprechen Nicht-Autisten die Dinge nicht so aus, wie sie sind? Warum vertragen sie nicht die Wahrheit, sachlich und ohne Kritik vorgetragen? Auf dem Planeten Asperger sind solche Unsitten unbekannt, dieses notorische Um-die-Ecke-Reden, dieses Bloß-nicht-sagen-was-man-meint. Die Wahrheit ist doch keine Provokation, sondern einfach nur die Wahrheit. Wer die Wahrheit sagt, ist doch nicht rücksichtslos, arrogant oder besserwisserisch – er ist ehrlich, schnörkellos und effizient.

Eine Autistin wundert sich: »Sie [die »normalen« Menschen] möchten nicht die Wahrheit hören, sie möchten keine Tatsachen, sondern lieber eine sanfte, bearbeitete und gefilterte Version davon. Sie machen also etwas, das einfach sein kann, sehr kompliziert.«[111]

Eine andere Betroffene bringt es autistisch-unverblümt auf den Punkt: »Ich habe eine äußerst niedrige Toleranz für Bullshit.«[112]

Dieses Zitat könnte auch von Jonathan Swift stammen, der schon dreihundert Jahre zuvor nicht müde wurde, bitter über die notorische Lügerei seiner Zeitgenossen zu klagen, die ihn als wahrheitsliebenden Autisten zur Verzweiflung trieb. Im vierten Buch von *Gullivers Reisen* trifft Swifts *Alter Ego* Gulliver auf die Rasse der hochintelligenten Houyhnhnms, die weder das Böse noch die Lüge kennen und auf Gullivers Erklärung des Prinzips Lüge, »die unter menschlichen Geschöpfen so ausnehmend gut verstanden und so allgemein angewandt wird«, mit völligem Unverständnis reagieren. So spricht ein weiser Houyhnhnm: »Der Zweck der Rede besteht darin, dass wir uns gegenseitig verstehen und Auskunft über Tatsachen erhalten. Sagt nun jemand ›etwas, was nicht ist‹ [so umschreiben die Houyhnhnms eine Lüge], so sind diese Ziele vereitelt, weil man genaugenommen nicht mehr sagen kann, dass ich ihn verstehe, und ich bin so weit davon entfernt, eine Auskunft zu erhalten, dass er mir vielmehr Schlimmeres antut, als mich in Unkenntnis zu lassen, denn ich werde dazu verleitet, etwas für schwarz zu halten, während es weiß ist, und für kurz, während es lang ist.«[113]

Swift ist also der Ansicht: Bevor man lügt, wäre es besser, gar nichts zu sagen, weil durch die Lüge Fehlinformationen in Umlauf gelangen, die der Hörer erst mühsam wieder herausfiltern muss. Kein Problem für normale, nicht-autistische Menschen, für die sowohl das Lügen als auch das Lügen-Erkennen eine der leichtesten Übungen ist. Aber für einen Autisten wie Swift, der immer die Wahrheit sagt und davon ausgeht, dass das auch alle anderen tun, ist der Umgang mit der Lüge eine kaum zu meisternde Herausforderung. Kein Wunder, dass mehrmals Kopfgelder auf ihn ausgesetzt waren und er sich zeitweise nur mit Bodyguards auf die Straße wagen konnte. Ganz ähnlich wie sein *Alter Ego* Gulliver, der aus Liliput fliehen musste, weil er dort wegen seiner ständigen Regelverstöße zum Tode verurteilt wurde.

Autistinnen und Autisten pochen also gar nicht so sehr aus moralischen Gründen auf die Wahrheit, sondern einfach nur, weil ihnen der soziale Autopilot fehlt. Wer sich ohne Gebrauchsanweisung durchs Leben schlägt und keine Ahnung hat, warum alles so ist, braucht klare Informationen und Regeln. »Die Wahrheit ist der einzige Weg, um weiterzukommen«, meinte auch Julian Assange, damals noch ganz am Anfang seines Leidensweges. »Eine Entscheidung, die auf Lügen oder Unwissenheit basiert, kann nicht zu einem guten Ende führen.«[114]

Und wer dächte hier nicht an Greta Thunberg: Die schüchterne, kindlich wirkende Fünfzehnjährige hatte bekanntlich keine Hemmungen, bei Klimakonferenzen den anwesenden Regierungsvertretern die ungeschminkte Wahrheit ins Gesicht zu schleudern: »Wenn Sie immer noch behaupten, wir würden wertvolle Unterrichtszeit vergeuden, dann lassen Sie mich daran erinnern, dass unsere führenden Politiker durch Verleugnung und Untätigkeit Jahrzehnte vergeudet haben. Und da uns die Zeit ausgeht, haben wir beschlossen, aktiv zu werden. Wir haben angefangen, Ihren Mist aufzuräumen. Und wir werden nicht aufhören, bis wir damit fertig sind.«[115]

Keine Besserwisserei, keine Respektlosigkeit. Nur knallharte, unwiderlegbare Fakten. Klar, deutlich, kompromisslos, objektiv und ungeschönt. Das ist auch einer der Gründe, warum Autisten viel besser mit Kindern zurechtkommen als mit Erwachsenen (mit fremden Kindern; eigene haben sie oft nicht). Kinder, noch unerfahren in der Kunst der Lüge und der Verschleierung, sind sehr ehrlich und direkt. Eine Wohltat für Menschen, die klare Kommunikation brauchen.

Auf dem Planeten Asperger gibt es nur eindeutige Aussagen und harte Fakten. Andeutungen »durch die Blume«, »zwischen den Zeilen« sind unbekannt. Warum sollte man umständlich herumreden und in die Kommunikation ein ständiges Rauschen einbauen, wenn man ebenso ohne Umschweife zum Kern der Sache kommen kann? Ist die Welt denn nicht schon kompliziert genug? Muss man alles noch zusätzlich verkomplizieren? Dieser klare Ausdruck ist – neben Fleiß, Zuverlässigkeit, Höflichkeit, Ehrlichkeit – eine der wenigen autistischen Tugenden, die die nicht-autistischen Mitmenschen ohne Wenn und Aber als solche anerkennen und wertschätzen. »Echt« seien die Autisten, »vertrauenswürdig«, »wahrhaftig«, »authentisch«, »ungekünstelt«, »unprätentiös«.

So wie Henry David Thoreau: »Er war immer ganz klar und eindeutig und ohne irgendwelche Sperenzchen, das war sehr angenehm.« »Er war immer absolut geradeheraus.«[116]

Emily Dickinsons Nichte erinnert sich: »Herumgerede verabscheute sie. Was sie sagte, traf immer haargenau ins Ziel, wie ein Pfeil. Sie stieß auf kürzestem Weg und blitzschnell zum Kern der Sache vor.«[117]

Ein Bekannter schreibt über Albert Einstein: »Er beantwortete immer jede Frage, auch die indiskreteste, absolut offen und ehrlich. So etwas wie Geheimnistuerei, Getuschel, List, Ausflüchte gab es für ihn nicht. Er sagte immer exakt das, was er dachte oder fühlte.«[118]

Auch Stanley Kubrick, gefürchtet als Perfektionist und Workaholic, wurde umso mehr für seine Direktheit geschätzt: »Die Zusammenarbeit mit ihm war ganz unkompliziert, weil er immer klar sagte, was er meinte. Er spielte nie irgendwelche Spielchen, wollte nie in Wirklichkeit etwas anderes als das, was er sagte. Man musste einfach nur exakt das tun, worum er einen bat, das war alles.«[119]

Leider funktioniert diese logisch-sachlich-nüchterne Kommunikation meistens nur als Einbahnstraße von autistisch nach nicht-autistisch. Sich-autistisch-klar-ausdrücken bewirkt nämlich noch lange kein Von-nicht-Autisten-klar-angesprochen-werden: Viele Menschen sagen »das Gleiche«, wenn sie »dasselbe« meinen, und umgekehrt – für Autisten ein Riesenproblem. Wer zu einem Autisten sagt: »Hast du eine Uhr?«, bekommt als Antwort wahrscheinlich »Ja«, aber nicht die Uhrzeit; die korrekte Formulierung wäre: »Wie spät ist es bitte?«. Die Frage »Kommst du mit, einen Kaffee trinken?« muss von einem Autisten, der nur Tee trinkt, verneint werden.

Und wenn Immanuel Kants Mittagsgäste nicht pünktlich am gedeckten Tisch saßen, rastete er aus. Schließlich war 13:00 Uhr vereinbart, nicht 12:59 oder 13:01.

MISTER SPOCK IM WEISSEN HAUS

Wie Thomas Jefferson trotz seines Autismus US-Präsident wurde

Washington, D.C., U.S. Capitol, Senate Chamber
4. März 1801

Am 4. März 1801, Immanuel Kant im fernen Königsberg ist mittlerweile aufgrund seiner Altersdemenz unter Vormundschaft gestellt, legt Thomas Jefferson in Washington seinen Amtseid als dritter Präsident der Vereinigten Staaten ab.

Was durchaus überrascht, denn Jefferson war ein Asperger-Autist wie aus dem Lehrbuch. Er war schweigsam und zurückgezogen, ohne rhetorisches Talent, sozial unbeholfen, wir haben es gehört. Ein Biograf – ohne jede Kenntnis von Autismus – fasst zusammen: »In Situationen, die eine öffentliche Präsenz erforderten, war er nicht einsetzbar.«[120] Träte Jefferson in der heutigen Zeit an, wäre seine politische Karriere nach dem ersten Interview beendet.

Aber wie konnte Jefferson trotz seiner massiven autistischen Handicaps Kongressabgeordneter werden, Gouverneur, Botschafter, Minister, Vizepräsident und schließlich sogar Präsident?

Er gewann die Wahlen, weil es zu seiner Zeit noch keine Talkshows gab. Jeffersons Welt kannte noch keine anderen Massenmedien als Bücher, Flugblätter und Zeitungen. Alles, was die Zeitgenossen über ihn wussten, stammte aus gedruckten Quellen: aus Jeffersons Schriften, aus seinen Gesetzesentwürfen als Kongressabgeordneter, aus schriftlichen Berichten über seine Leistungen als Gouverneur von Virginia und als Botschafter in Paris. So hatte der sozial unbeholfene Autist die Chance, durch Können, Wissen, Fleiß und Leistung zu überzeugen, als Autor und Denker im Hintergrund, als Superhirn der amerikanischen Revolution, als Staatstheoretiker und Gründervater der USA. Weil ihn kaum einer seiner Wähler *in persona* erlebte, stand er nicht unter dem Druck, autistisches Verhalten kompensieren zu müssen, sich »normal« zu verhalten, auf Stimme und Tonlage zu achten, auf Körpersignale, soziale Interaktion, Blickkontakt, äußere Erscheinung, also all jene Aspekte, deren mangelnde Beherrschung den Inhalt autistischer Aussagen und autistische Talente überdeckt. Auch in den acht Jahren seiner Präsidentschaft trat Jefferson nie öffentlich auf, hielt nie eine Rede und kommunizierte ausschließlich schriftlich.[121]

Genau wie Jefferson wären viele bedeutende Persönlichkeiten der vor-medialen Ära aufgrund ihrer körperlichen und rhetorischen Defizite nie in Führungspositionen gelangt, hätten sie sich den modernen Massenmedien stellen müssen.[122] Denn spätestens seit der Erfindung des Fernsehens beurteilt die Gesellschaft Menschen weniger nach dem, was sie tun, sondern hauptsächlich danach, wie sie sich verkaufen, wie sie aussehen, sich benehmen und sprechen. Für autistische Menschen, die nur durch Begabung und Leistung überzeugen können, ist das eine Katastrophe. Und für die Menschheit, die seit hundert Jahren medienwirksamen Psychopathen auf den Leim geht, ist es auch alles andere als vorteilhaft.

Asperger-Autistinnen sind kreativ, haben eine enorme Konzentrationsfähigkeit und intellektuelle Ausdauer, halten sich eisern an Regeln und Gesetze, sagen immer die Wahrheit, haben ausgeprägte geistige und moralische Werte, sind unaggressiv, friedfertig, unvoreingenommen, uneitel, selbstlos, nicht nachtragend. Sie schikanieren, betrügen, manipulieren nicht, sind in der Lage, Emotionen auszuklammern und entscheiden ausschließlich auf der Basis von Fakten und Logik. Trotzdem haben sie wegen ihrer Defizite im sozial-kommunikativen Bereich heute kaum eine Chance, in Führungspositionen zu gelangen. Und das schadet uns als Gesellschaft.

Was tun?

Der Fall Jefferson enthält auch den Weg zur Lösung: Der Mister Spock an der Staatsspitze hat Situationen zu meiden, in denen soziale Defizite die autistischen Talente überdecken. Die autistische Führungskraft darf nach außen hin nicht mit ihren merkwürdigen Eigenheiten sichtbar werden, sondern hat sich auf Sachfragen, Inhalt und Qualität zu beschränken. Dem müsste eine Änderung der Regierungsform vorausgehen, die etwa so aussehen könnte: Ein Asperger-Autist oder eine Asperger-Autistin, der/die als Kanzler/Ministerpräsidentin mit weitreichenden Entscheidungsbefugnissen im Zentrum der Macht steht, tritt nach außen kaum in Erscheinung. Um sie/ihn herum wirkt ein Team aus Fachleuten, Wissenschaftlerinnen und Kommunikatoren, die die Inhalte vermitteln und umsetzen.

Es fehlte wenig, und in den zweihundert Jahren nach Thomas Jeffersons Tod wäre die Vision eines autistisch regierten Musterstaates beinahe noch dreimal Wirklichkeit geworden:

Nach ihrer Krönung zur Kaiserin von Österreich im Jahr 1854 begann sich Elisabeth (»Sisi«) – ohne jeden Zweifel von Asperger-Autismus betroffen – sofort aktiv in die Politik einzumischen. Ohne ihr Engagement wäre es weder zur Begnadigung der ungarischen Freiheitskämpfer von 1848 gekommen noch zu einer friedlichen Verständigung mit Ungarn oder zur österreich-ungarischen Doppelmonarchie. Und dass sich Österreich von einer erbarmungslosen absolutistischen Diktatur innerhalb weniger Jahre zu einem relativ liberalen Musterstaat mauserte, war ebenfalls ihrem mäßigenden Einfluss zu verdanken. Nach diesen Anfangserfolgen wurde die nonkonformistische Reformatorin dann aber rasch von der Hofmeute hinausgemobbt[123], um sich traumatisiert und desillusioniert ins Privatleben zurückzuziehen – zum großen Schaden ihres Ehemannes, ihrer Kinder, des Hofes, ihres Reiches, der Welt.[124]

Die zweite verpasste Chance: Als der erste Staatspräsident Israels, Chaim Weizmann, am 9. November 1952 starb, wurde vorgeschlagen, Albert Einstein in dieses Amt zu wählen. Einstein und Weizmann waren seit den 1920er-Jahren enge Verbündete gewesen, Einstein – wenn auch im Privatleben komplett areligiös – war der berühmteste Jude der Welt, man schätzte ihn für seinen kompromisslosen Pazifismus, er war eine moralische Instanz. Der israelische Botschafter fragte also beim 73-jährigen Einstein an, ob eventuell Interesse am Amt des Staatspräsidenten bestünde. Einstein lehnte – wie nicht anders erwartet – dankend ab. Er wusste zwar nichts von seinem Autismus, aber sein Instinkt warnte ihn: »Mein Leben lang mit objektiven Dingen beschäftigt«, begründete er die Absage, »habe ich weder die natürlichen Fähigkeiten noch die Erfahrung im richtigen Verhalten zu Menschen.« Und im privaten Kreis meinte er hellsichtig: »Wenn ich Präsident wäre, würde ich dem israelischen Volk manchmal Dinge sagen müssen, die die Menschen nicht gerne hören würden.«[125]

Die dritte verpasste Chance: Bei den US-Präsidentschaftswahlen am 7. November 2000 unterlag der demokratische Bewerber Al Gore ganz knapp dem Republikaner George W. Bush.

Al Gore liegt höchstwahrscheinlich auf dem autistischen Spektrum. Darum wirkte er zwanzig Jahre jünger als er war, beherrschte mit seiner starren Rhetorik und roboterhaften Körperhaltung keine coolen Alpha-Männchen-Posen und machte durch seine lakonisch-intellektuelle Art einen besserwisserischen und überheblichen Eindruck. Das kostete ihn Millionen von Stimmen.

Zu allem Unglück trat ausgerechnet bei dieser Wahl auch ein Kandidat der Grünen Partei an, der nie eine Chance hatte, aber durch seine Teilnahme fast drei Millionen Stimmen vernichtete, die ansonsten überwiegend Al Gore bekommen hätte.

Obwohl Gore trotz dieser Handicaps seinen Rivalen landesweit immer noch um eine halbe Million Stimmen übertroffen hatte, wurden die Wahlmännerstimmen aus fünf Bundesstaaten mit hauchdünner Mehrheit Bush zugeschlagen, trotz missverständlicher Wahlzettel, trotz fehlerhafter Auszählungen, trotz offenkundiger Manipulationen, trotz höchstrichterlicher Bedenken.

Und weil Gore als von Autismus geleiteter Mensch nicht ausschließlich an seinen eigenen Vorteil dachte, traf er schließlich die Fehlentscheidung seines Lebens. Um Regierung und Verwaltung nicht noch länger lahmzulegen, überließ er Bush nach einem vierwöchigen Rechtsstreit leichtfertig den Sieg.

Eine Jahrhundertkatastrophe. Denn als einer der leidenschaftlichsten Umweltaktivisten auf diesem Planeten hätte Al Gore schon vor Jahrzehnten die richtigen Weichen in Sachen Klimaschutz gestellt.[126]

WIEN SUCHT DEN SUPER-STAR

Beethovens gefiederte Musen

Wien, Theater an der Wien
22. Dezember 1808

Am 22. Dezember 1808 gibt der 38-jährige Ludwig van Beethoven in Wien das endgültig letzte Konzert seines Lebens, denn wie sich an diesem Abend herausstellt, ist Kommunikation für ihn nicht mehr möglich: zu viele verpatzte Einsätze, zu viele Missverständnisse. Ein Dirigent, ein Pianist muss sein Orchester *hören* – nur Sehen allein genügt nicht.[127]

An diesem Abend werden drei Hauptwerke Beethovens uraufgeführt, unter anderem die Fünfte Sinfonie in c-moll, opus 67. Der erste Satz dieser Sinfonie – vielleicht die besten sieben Minuten Musik, die Beethoven je komponiert hat – wird von einem ungewöhnlichen Klopfthema aus vier Tönen vorangetrieben, das sich obsessiv durch den gesamten Satz zieht. »So pocht das Schicksal an die Pforte«, soll Beethoven gesagt haben.

Weniger spektakulär, aber zutreffender wäre die Aussage: »So singt die Goldammer.« Beethoven hat das ungewöhnliche Thema nämlich einem Vogel abgelauscht:

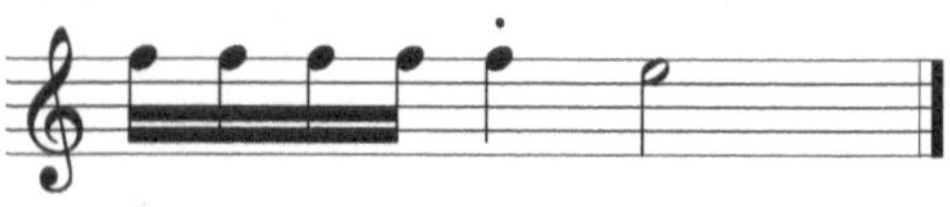

Abbildung 1: Emberiza citrinella (Goldammer), typischer Gesang

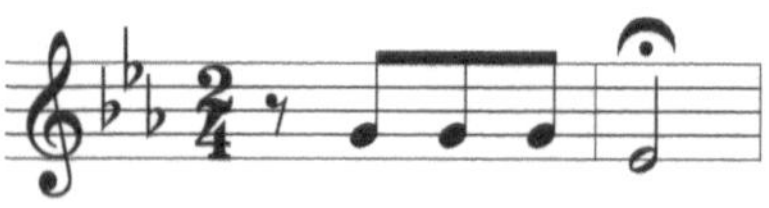

Abbildung 2: Ludwig van Beethoven, Sinfonie Nr. 5 in c-Moll, op. 67 (1807/08), Beginn des ersten Satzes

Beethoven ließ sich, solange er noch hören konnte, häufig vom Gesang der Vögel inspirieren. Wie die meisten Autisten ein passionierter Wanderer, verbrachte er viel Zeit in den Wäldern rund um Wien, von wo er einige seiner wichtigsten musikalischen Motive mitbrachte:

6. Sinfonie: Im 2. Satz werden der Ruf der Nachtigall, der Wachtel und des Kuckucks imitiert.
9. Sinfonie: Das Scherzo im 2. Satz ist von Vogelgesang inspiriert.
Violinkonzert op. 61: Das Thema des Finales ist einer Amsel abgelauscht.[128]

Schon zwanzig Jahre vor Beethoven hatte auch Mozart das kreative Potenzial der Singvögel erkannt. Der Verdacht, dass Mozart einen Vogel hatte, lag immer in der Luft, aber von Mai 1784 bis Juni 1787 hielt er sich tatsächlich einen zahmen Star, der die musikalischen Einfälle seines Meisters nachpfiff. Und damit nicht genug: Das pfiffige Kerlchen *verbesserte* sogar noch Mozarts Kompositionen. Er spielte eine Melodie auf dem Klavier, das Tier wiederholte sie und veränderte dabei kleine Details, und manchmal griff Mozart diese Verbesserung auf. Das sind keine wilden Spekulationen, Mozart hat das ausdrücklich in einem Notizbuch vermerkt:

27. May 1784 Vogel Stahrl 34 Kr.

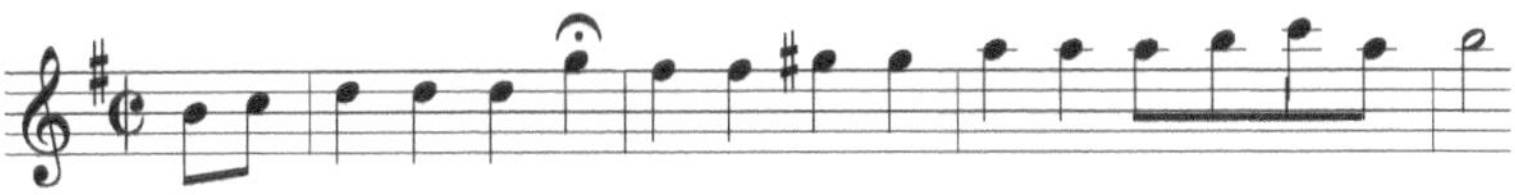

Das war schön!

Piano Concerto no. 17 in G Major, K. 453

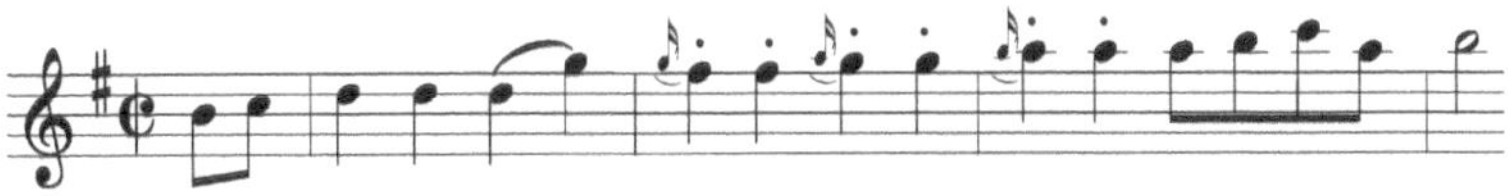

Abbildung 3: In einem Ausgabenbuch notiert Mozart den Kauf eines Staren, zusammen mit einem von dem Vogel gepfiffenen musikalischen Fragment und dem Kommentar »Das war schön!« Der Vogel variierte hier ein Motiv, das er kurz zuvor von Mozart aufgeschnappt hatte.

Und gerade in den folgenden drei Jahren, in denen der Star bei den Mozarts lebte, häufen sich in seinen Kompositionen tatsächlich typische Eigenheiten des Starengesangs: Verschiebungen um einen Halbton, kuriose Tonleitern, gebrochene Akkorde, plötzliche Wechsel von Dur nach Moll.

Wenige Tage nach dem Tod des geliebten Vogels komponierte Mozart sogar eine Art Requiem auf seinen gefiederten Kollegen, das Sextett KV 522 – er selbst nannte es »Ein Musikalischer Spass«. Wie Musikwissenschaftler erst vor wenigen Jahren nachweisen konnten, ist das rätselhafte Stück, das schon immer zu den wildesten Spekulationen Anlass gab, nichts anderes als eine Hommage an bestimmte Eigenarten des Starengesangs. Dazu gehören etwa das unlogische Zusammenstückeln parodistischer Melodien, schwer erträgliche Dissonanzen, groteske Sprünge oder der Schluss des Stückes, das so abrupt endet, als ob die Instrumente einfach aufhörten zu spielen.[129] Ähnliche Strategien finden sich auch in der »Kleinen Nachtmusik« KV 525.

Mag die Inspiration durch Vogelgesang auch nicht das normale Maß dessen übersteigen, was man einem Komponisten zugesteht, so ist hier doch wieder eine gehörige Portion Autismus im Spiel. Ausgeprägte Tierliebe, Wesensverwandtschaft mit Tieren, Kommunikation mit Tieren sind nämlich typische Autismus-Symptome. Viele Autistinnen und Autisten hatten ein auffallend enges, geradezu symbiotisches Verhältnis zu Tieren:

Jean Paul wurde nie ohne seinen Hund gesehen, der ihn auch auf weiten Reisen begleitete; er hielt sich ein auf der Schulter sitzendes Eichhörnchen; er hatte Käfige mit Mäusen, einen Kanarienvogel, eine Dohle, einen Laubfrosch als Wetterprophet.[130]

Arthur Schopenhauer war Mitglied eines der ersten deutschen Tierschutzvereine, setzte sich für Betäubung in Schlachthöfen und für ein Verbot von Tierquälerei ein. Für die anständige Behandlung von Nutztieren verteilte er eigenhändig Tausende von Flugblättern. »Mitleid mit Thieren«, so schreibt er in *Über die Grundlage der Moral* (1841), »hängt mit der Güte des Charakters so genau zusammen, daß man zuversichtlich behaupten darf, wer gegen Thiere grausam ist, könne kein guter Mensch sein.« Fehlverhalten seines Pudels tadelte der Philosoph mit dem Vorwurf »Du Mensch!«.

Henry David Thoreau, der sich zwei Jahre in eine einsame Waldhütte zurückzog, führte dort ein Leben wie Franz von Assisi: Vögel setzten sich auf seine Hand, Wespen schliefen in seinem Bett, Schlangen ringelten sich an seinen Beinen hoch, Frösche fraßen ihm aus der Hand, Fische ließen sich von ihm aus dem Wasser nehmen. In seinem Buch *Walden*, in dem er sein Leben in der Waldeinsamkeit beschreibt, gibt es ein eigenes Kapitel »Meine Nachbarn: die Tiere«. Ein Besucher in Thoreaus Einsiedelei war Zeuge solcher Vorgänge, die wie Szenen aus einem Märchen oder einem Disney-Film anmuten: »Plötzlich sagte er: ›Haltet ganz still, dann zeige ich euch meine Familie.‹ Dann ging er zur Tür hinaus und gab ein merkwürdiges Pfeifgeräusch von sich; sogleich kam ein Waldmurmeltier auf ihn zugerannt. Ein weiterer merkwürdiger Pfiff rief zwei Eichhörnchen herbei, die sich ihm ohne Furcht näherten. Wieder ein anderer Pfiff, und mehrere Vögel flogen auf ihn zu, darunter zwei Krähen, von denen es sich eine auf seiner Schulter bequem machte. Das beeindruckte mich ganz besonders, weil ich wusste, wie außerordentlich scheu diese Vögel sind. Alle diese Tiere fraßen ihm aus der Hand, dann streichelte er sie sanft, dann entließ er sie wieder mit einem Pfeifton, und jedes dieser wilden Tiere verschwand wie auf Befehl, sobald sein Signal ertönte.«[131] Thoreaus guter Freund Ralph Waldo Emerson bestätigt: »Henry kam mir oft vor wie ein Tier in Menschengestalt.«[132]

Kaiserin Elisabeth von Österreich umgab sich mit einem wahren Privatzoo aus Pferden, Papageien, Affen, Wolfshunden, Ziegen, Kühen.[133]

Auch Franz Kafka schrieb auffallend viele Erzählungen, deren Protagonisten Tiere sind: *Die Verwandlung* (Käfer), *Ein Bericht für eine Akademie* (Affe), *Der Geier* (Geier), *Forschungen eines Hundes* (Hund), *Der Bau* (Dachs oder Maulwurf), *Josefine, die Sängerin oder Das Volk der Mäuse* (Mäuse).

Besessen von Schnecken wiederum war Patricia Highsmith, sie sammelte und züchtete sie. Und in ihrem Buch *Kleine Mordgeschichten für Tierfreunde* rächt sich in jeder Geschichte ein Tier einfallsreich an den Menschen, von denen es misshandelt und ausgebeutet wurde. »Sollte ich vor der Wahl stehen, ein verhungerndes Baby oder ein verhungerndes Kätzchen zu retten«, so die Schriftstellerin, »würde ich zweifellos zuerst das Kätzchen füttern – vorausgesetzt, ich werde nicht beobachtet.«[134]

Und eine wahre Menagerie aller nur vorstellbarer Haustiere hielt sich Glenn Gould: Goldfische, Wellensittiche, Kaninchen, Schildkröten, Hunde, Katzen, sogar ein Stinktier. Er sang Kühen und Elefanten vor, veröffentlichte eine Zeitung für Haustiere, schrieb seinen Tieren Postkarten.[135]

Manche Autistinnen berichten sogar, dass sie die Sprache der Tiere verstehen:

Die Gorillaforscherin Dawn Prince-Hughes beschreibt in ihrer Autobiografie, wie sie die Sprache ihrer Schützlinge lernte, eine Kombination aus Lauten und Gebärden, und wie ihr die Affen dann immer mitteilten, was sie störte oder was sie sich wünschten, zum Beispiel anderes Futter oder einen weicheren Schlafplatz: »Vielen Menschen ist nicht klar, dass Bonobos tatsächlich Englisch sprechen. Es ist, als höre man jemandem zu, der einen sehr starken Akzent hat; sobald man einmal die durchgehenden Muster in seiner Sprache begriffen hat, weiß man mit absoluter Sicherheit, was er sagt: ›Los! Gruppenraum auf, Gorilla‹, pflegte Kanzi zu sagen, sobald er mich sah. Als ich den Satz zum ersten Mal hörte, war ich entzückt und überrascht. Es war wie eine Offenbarung: Er redete mit mir! … Ich hatte ihm [einem Orang-Utan] eine Erdbeere mitgebracht, die ich in eine Serviette gewickelt hatte, weil sie sehr saftig war. Er sah den Saft auf der Serviette, lief herbei und betrachtete besorgt meinen Finger. ›Verletzt! Verletzt!‹, gebärdete er. Er beruhigte sich erst, nachdem ich ihm gezeigt hatte, dass meine Hände auf beiden Seiten keine Wunden hatten.«[136]

Eine andere Autistin berichtet: »Ich wurde von unserer Siamkatze großgezogen, ich verstand ihre Sprache besser als die Menschensprache, und ich sprach Siamesisch lange bevor ich Englisch sprach. Für mich war die Katze meine Mutter, weil ich sie viel besser als die Menschen verstand.«[137]

Aber warum haben autistische Menschen ein so enges Verhältnis zu Tieren?

Die bekannte Tierverhaltensforscherin und Autismus-Aufklärerin Temple Grandin (geb. 1947), selbst stark von Autismus betroffen, vermutet die Erklärung in den Parallelen zwischen Tieren und Autisten:

Tiere sind extrem detailfokussiert, sie sehen kein abstraktes Gesamtbild, sondern ausschließlich Details. Sie sind hoch spezialisiert, haben auf bestimmten Gebieten ein hervorragendes Gedächtnis.[138] Tiere haben Angst vor Überraschungen, vor Neuem und Unerwartetem, sind sehr abhängig von Gewohnheiten und Routinen. Sie haben extrem scharfe Sinne und kennen keine gemischten Gefühle, es gibt nur ja oder nein, tun oder nicht tun, lieben oder hassen. Tiere haben Angst vor plötzlichen Geräuschen, vor Lichtreflexen, grellem Licht und Menschengewimmel. Das sind alles auch typisch autistische Eigenschaften. Nicht ohne Grund trägt eine von Grandins Autobiografien den Titel *Ich sehe die Welt wie ein frohes Tier* (*Animals in Translation*). Sie ist der Meinung, dass Autistinnen und Autisten in einer Art Zwischenstufe zwischen menschlichem und tierischem Denken anzusiedeln sind. Es liegt, sagt sie, daran, dass Autisten den – bei allen Menschen vorhandenen – tierischen Teil ihres Gehirns stärker nutzen als andere Menschen.[139]

Es hat also Gründe, warum Autisten mit Tieren besser zurechtkommen als mit Menschen: Genau wie autistische Menschen tun Tiere nichts, was den Bestand ihrer eigenen Rasse gefährden könnte, sie sind genügsam und immer aufrichtig. Tiere und Autisten verstellen sich nicht, haben sehr einfache Gefühle, und sie verbergen diese Gefühle auch nicht.

TICKT DER NOCH RICHTIG?

Warum Beethoven immer dieses Summen im Kopf hatte

Wien
Herbst 1817

Johann Nepomuk Mälzel (1772–1838) ist der Daniel Düsentrieb des Wiener Biedermeier. Nichts, was der geniale Tüftler und Mechaniker nicht zusammenbasteln könnte: riesige Musikautomaten, sprechende und Trompete spielende Puppen, singende Kanarienvögel, animierte Dioramen, Fußprothesen für Kriegsinvaliden – Hofkammermaschinist Mälzel macht es möglich.

Im Herbst 1817 stellt Mälzel in Wien ein neuartiges Gerät vor, mit dessen Hilfe sich das Tempo von Musikstücken objektiv messen und festlegen lässt: das Metronom. Ludwig van Beethoven ist begeistert. Er und Mälzel sind alte Bekannte – schon 1812/13 hat der Mechanikus dem fast vollständig ertaubten Komponisten mehrere Hörrohre gebaut –, und dieses Metronom ist genau das, worauf Beethoven gewartet hat. Die bis dahin üblichen Tempo-Angaben wie zum Beispiel »Allegro« (»Heiter«), »Adagio« (»Behaglich«), »Vivace« (»Lebhaft«) waren ihm schon immer viel zu schwammig gewesen; der eine Pianist spielt ihm seine Sonaten zu schnell, der andere zu langsam. Endlich ist Schluss mit dieser Interpretationswillkür. Sofort liefert Beethoven für seine wichtigsten bisherigen Kompositionen Metronomzahlen nach, und von da an grenzt sein Interesse für musikalische Tempi an Besessenheit. Jedes Mal, wenn man ihm von der Aufführung eines seiner Werke berichtet, fragt er zuerst nach dem Tempo, alles andere ist zweitrangig.[140]

Beethoven war auch der erste Komponist überhaupt, der seine Werke mit Opuszahlen durchnummerierte: von opus 1 (entstanden 1795) bis opus 137 (entstanden 1827).

Die Objektivierung musikalischer Tempi und die Ordnung des eigenen Oeuvres durch Opuszahlen sind sinnvolle und nachvollziehbare Maßnahmen. Dass sie aber ausgerechnet durch Beethoven eingeführt wurden, ist symptomatisch für seinen Autismus und seine damit einhergehende Arithmomanie.

Arithmomanie heißt »Zahlenwahn« oder »Zählzwang«. Viele Menschen mit Autismus müssen alles zählen, was sich zählen lässt, obwohl es nicht wirklich relevant ist: Autos, Bäume, Dachziegel, Fenster, Blumen auf der Wiese, Konzertbesucher, Wartesekunden an der Ampel, Glockenschläge, Schritte, Bücher im Regal, Textspalten, Zeilen, Buchstaben – Alles wird gezählt, von morgens bis abends, 16 Stunden am Tag, 365 Tage im Jahr.

So zählte zum Beispiel Jonathan Swift beim Laufen die Schritte: »Ich schaffe es hierher in etwas weniger als einer Stunde«, schreibt er in einem Brief, »es sind gut zwei Meilen, um genau zu sein: fünftausendsiebenhundertachtundvierzig Schritte.« Swifts Biografen hielten diese Passage immer für einen Scherz: »Natürlich hat er nicht wirklich die Schritte gezählt; die übertrieben exakte Zahl ist offenkundig als Witz gemeint.«[141] Hätten die Biografen etwas von Swifts Autismus gewusst, dann hätten sie schreiben müssen: »Das passt perfekt ins Bild, Zählzwang ist ein typisches Autismus-Symptom.«

Auch Thomas Jefferson zählte beim Laufen die Schritte. Allerdings nicht selbst, sondern mithilfe eines Pedometers, eines mechanischen Schrittzählers. Und auch alles andere, was um ihn herum geschah, musste Jefferson zwanghaft zählen: Einnahmen, Ausgaben, zurückgelegte Entfernungen, Kühe auf der Weide, die Länge von Zäunen, den Ölverbrauch der Lampen, Gewicht und Wert von Münzen, die Zahl der eingehenden Briefe.[142]

Anton Bruckner, ein besonders schwerer Fall von Arithmomanie, zählte die Blätter der Bäume, die Pflastersteine der Straße, Bachkiesel, Kreuze auf dem Friedhof, die Scheite der Holzstöße, das Ticken seiner Taschenuhr, die Takte seiner Partituren, die Sterne. Unterwegs blieb er immer wieder stehen, um die Fenster der Häuser durchzuzählen. Eine Dame, die an seinem Tisch saß, bat er einmal, ein perlenbesticktes Kleid nicht mehr zu tragen, weil er sich gezwungen sähe, all diese Perlen durchzuzählen.[143]

Nikola Tesla zählte wie Jonathan Swift beim Laufen die Schritte, konnte erst mit dem Essen beginnen, wenn er den Kubik-Inhalt aller seiner Speisen und Getränke berechnet hatte, und alles, was er tat, musste in Dreierschritte zerlegbar sein.[144]

Franz Kafka kaute jeden Bissen genau dreißigmal, bevor er ihn herunterschluckte.[145]

Isaac Asimov zählte vorbeifahrende Autos, Glühbirnen an Lichtreklamen, Muster an Dekorationen, die Löcher in Akustiklochplatten an Zimmerdecken. Er zählte rückwärts die Stunden bis zu einem wichtigen Ereignis, zum Beispiel bis zum Erscheinen eines bestimmten Science-Fiction-Magazins, oder, auf Reisen, die Stunden bis zur Rückkehr an seinen geliebten Schreibtisch: »Ich sehe die Zahl der Stunden in meinem Kopf rückwärts laufen.«[146]

Friedensreich Hundertwasser ist der einzige bekannte Maler, der seine Gemälde fortlaufend durchnummerierte, von 1 bis 1007.[147]

Auch Warren Buffett dachte schon als Kind immer und überall ans Zählen: Seine wichtigsten Spielzeuge waren ein Geldgürtel, mit dem er Münzen ordnen und zählen konnte, und eine Stoppuhr, mit der er alles in Sekunden messen konnte. Während des Gottesdienstes vertrieb er sich die Zeit, indem er die Lebenszeit der Komponisten der Lieder im Gesangbuch berechnete (Sterbejahr minus Geburtsjahr). Als Kind wog er sich 50-mal am Tag und träumte davon, mit öffentlich aufgestellten Personenwaagen reich zu werden, als Erwachsener kontrollierte er ständig das Gewicht seiner Frau und seiner Kinder. In Büchern und Zeitungen berechnet er die Häufigkeit einzelner Buchstaben. Buffetts Credo: »Zahlen sagen mehr als tausend Worte.«[148]

Es gibt Autisten, die genau sagen können, wie viele Sekunden ein Gespräch gedauert hat. Manche kennen die Zahl der Fliesen jeder Toilette, andere die Zahl der Stufen jeder Treppe, die sie jemals benutzt haben.[149]

Und Beethoven zählte nicht nur seine Werke und deren Taktschläge pro Minute, sondern auch die Bohnen für seinen Frühstückskaffee. Es mussten immer exakt sechzig sein.[150]

JACKE WIE HOSE

Ein Lump namens Beethoven

Wiener Neustadt, Polizeiwache beim Ungartor
September 1821

Ludwig van Beethoven sitzt in Untersuchungshaft. Nicht, weil er wieder einmal lautstark gegen den Kaiser gewettert hat, sondern wegen Landstreicherei und Erregung öffentlichen Ärgernisses.

Beethoven liebt die Natur und verbringt einige Tage in Baden bei Wien. Dort unternimmt er lange Spaziergänge, bei denen er laut singend vor sich hin komponiert. Von Zeit zu Zeit bleibt er stehen, zückt sein Notizbuch, skizziert ein paar Takte – und findet sich plötzlich in unbekanntem Gelände wieder. Nun muss er sich sputen, um noch vor Einbruch der Dunkelheit zurück zu seiner Unterkunft zu finden.

Müde, hungrig und gestresst verliert er irgendwann vollends die Orientierung und schaut in die Fenster der Häuser, um nach dem Weg zu fragen. Einige Bürger werden misstrauisch und rufen die Polizei, die den Vagabunden verhaftet. Der diensthabende Beamte hält den Verdächtigen aufgrund seines zerschlissenen Rockes für einen Bettler und steckt ihn in die Arrestzelle. Die Beteuerungen des Aufgegriffenen, er sei der berühmte Komponist Beethoven, stoßen auf Unglauben: »Warum nicht gar? Ein Lump sind Sie, so sieht der Beethoven nicht aus!« Der Vorgesetzte wird gerufen: »Herr Kommissar, wir haben jemand arretiert, welcher uns keine Ruhe gibt und immer schreit, daß er der Beethoven sei. Er ist aber ein Lump, hat keinen Hut, einen alten Rock, und keinen Ausweis, wer er ist.« Der Kommissar ordnet an, den Lumpen bis zum Morgen in Arrest zu behalten, der gibt aber keine Ruhe und besteht darauf, den Musikdirektor von Wiener Neustadt holen zu lassen. Erst nach mehreren Stunden kann die Angelegenheit geklärt werden. Der Musikdirektor kann den Komponisten identifizieren und erwirkt seine Freilassung. Beethoven verbringt den Rest der Nacht im Haus seines Befreiers, am nächsten Morgen erscheint der Bürgermeister persönlich, entschuldigt sich tausendmal und lässt das Genie per Kutsche zu seiner Ferienwohnung in Baden zurückfahren.[151]

Diese Episode ist symptomatisch für Beethoven, denn nicht nur in abgetragener Freizeitkleidung, sondern auch in seinem ganz gewöhnlichen Alltags-Outfit war der Komponist ein echter Blickfang. Seinem Neffen zum Beispiel war es immer ausgesprochen peinlich, Seite an Seite mit Onkel Ludwig gesehen zu werden: »Neffe Karl verschmähte deshalb, mit ihm auszugehen«, erinnert sich ein Zeitgenosse, »und hatte ihm auch geradezu einmal gesagt, daß er sich schäme, ihn seines ›narrenhaften Aussehens‹ wegen auf der Straße zu begleiten.«[152] Hinter dieser Distanzierung steckte mehr als pubertäre Fundamentalopposition, denn Beethoven war wirklich ein optisches Phänomen, fast schon eine Wiener Sehenswürdigkeit. Seine Löwenmähne und seine zerschlissene Kleidung erregten überall Aufsehen, er wurde mit Robinson Crusoe verglichen, besuchte Klavierschüler in Schlafrock, Pantoffeln und Nachtmütze.[153]

Dieses völlige Desinteresse am eigenen Äußeren und an Mode ist ein typisches Symptom des Asperger-Syndroms, fast schon ein Diagnosekriterium. Alle Autistinnen und Autisten berichten, dass sie aufgrund ihrer Frisur und Kleidung anecken, dass sie auffallen wie ein bunter Hund. So überrascht es nicht, dass neben Beethoven auch die meisten anderen berühmten Künstler und Wissenschaftler auf dem Autismus-Spektrum die abenteuerlichsten optischen Manierismen und Abweichungen von der Norm pflegten:

Jean-Jacques Rousseau, der das letzte Drittel seines Lebens auf der Flucht und im Exil verbrachte, hatte eines Tages die geniale Idee, sich zur Tarnung als Armenier zu verkleiden, damit ihn die Leute auf der Straße nicht erkannten – was dann natürlich alle erst recht taten, weil in dem abgelegenen Schweizer Bergdorf, in dem er Zuflucht gefunden hatte, kein einziger Armenier herumlief.[154]

Outdoor-Freak Henry David Thoreau ließ sich, um wilde Tiere besser beobachten zu können, Alltagskleidung in braun-grünen Tarnfarben anfertigen, wodurch er aussah »wie eine Viehweide, durchsetzt mit verwelktem Farn und Malven«.[155]

Anton Bruckner war berüchtigt für seine sackartigen Anzüge. Einmal wurde er gefragt, »ob er die Kleider sich selbst mache oder sie bei einem Tischler anfertigen lasse«. Eine von ihm verehrte Dame wies ihn ab, weil er »immer so narrisch an'zog'n« war.[156]

Emily Dickinson trug in den letzten 20 Jahren ihres Lebens ausschließlich weiße Baumwollkleider, was von ihrer Umgebung als skandalös und als bewusste Provokation empfunden wurde.[157]

Marie Curie besaß in ihrem ganzen Leben nur zwei oder drei Kleider, die sie trug und flickte, bis sie auseinanderfielen. Stand wieder die Verleihung eines Nobelpreises oder einer Ehrendoktorwürde an, mussten ihre Schwester und ihre Töchter sie zwingen, für diesen Anlass ein vorzeigbares Kleid anzuschaffen. (Infrage kam nur ein schwarzes, auf dem man die Flecken von chemischen Experimenten nicht sehen würde.) Curies zerstrubbelte Haare waren geradezu ihr Markenzeichen. Von einem Reporter, der die berühmte Wissenschaftlerin interviewen wollte, wurde sie darum für das Hausmädchen gehalten.[158]

Albert Einstein trug stets sackartige Leinenhosen, Schlabberpullover, niemals eine Krawatte, schnitt von den Hemden die Ärmel ab. Er trug alle Kleidungsstücke so lange, bis sie auseinanderfielen, musste von seiner Frau regelrecht gezwungen werden, neue Stücke anzuschaffen oder alte auszubessern – der einzige Grund, weshalb es zwischen den beiden ständig zu Streit kam. Seine Vorlesungen hielt er in Sandalen, und zu einem Empfang durch Präsident Roosevelt im Weißen Haus erschien er ohne Socken. Als er einmal in einem Brüsseler Postamt um eine Telefonverbindung mit der belgischen Königin (einer guten Freundin) bat, wurde er wegen seines verwahrlosten Äußeren als Anarchist verhaftet. Einsteins weiße Mähne war und ist legendär. Auf der Straße blieben Kinder stehen und fragten ihre Mutter: »Ist das der liebe Gott?«[159]

Auch Friedensreich Hundertwasser war ein echtes Gesamtkunstwerk: barfuß, buntgestreifte und karierte Kleidung, exotische Kopfbedeckungen. »Wir sind in eine graue Menschenmarschkolonne hineingeboren«, meinte er, »die dem Farblosen, Nichtssagenden, Kollektiven zustrebt.«[160]

Wie ein Penner kam Andy Warhol daher: ausgelatschte Schuhe, verwaschene Cordhosen, hässliche Brille, eine alte, schief gebundene Krawatte. Sein Markenzeichen war eine silberblonde Perücke.

Und Woody Allen trägt seit mehr als einem halben Jahrhundert die Kleidung eines Collegestudenten der 1960er-Jahre: baumwollene Freizeithemden, Kaschmirpullis, Khakihosen, Tweedjacketts, Hornbrille.

Dieses Abweichen von der Norm und dieses völlige Desinteresse an der äußeren Erscheinung, an Trends, an Moden, das ist kein Ausdruck von Arroganz, keine Provokation, keine Rebellion gegen gesellschaftliche Konventionen, es ist einfach nur autistische Konzentration auf das Wesentliche. Auf dem Planeten Asperger gibt es keine Moden, Stile, Konventionen. Warum sollte man bestimmte Kleidung oder bestimmte Frisuren tragen, bestimmte Musik hören oder bestimmte Lebensmittel essen, nur weil sie gerade im Trend liegen? Für Menschen mit Autismus ist das unverständlich, denn sie beurteilen eine Sache ausschließlich nach Inhalt und Qualität. Eine Autistin trägt die Kleidung, die ihr angenehm ist, hört die Musik, die ihr gefällt, und isst das, was sie verträgt. Was der Rest der Welt tut, ist irrelevant.

Auch, dass Kleidung und Mode eine Art Kommunikationsebene bilden, die etwas aussagt über gesellschaftlichen Status, Grundeinstellungen, Gruppenzugehörigkeit, ist Autisten unbekannt. Darum stammt auch die böseste aller Satiren auf den Kleiderwahn gerade aus der Feder eines Asperger-Autisten: Hans Christian Andersens *Des Kaisers neue Kleider.*

Ein guter Teil dieser autistischen Manierismen ist auch sensorischen Hypersensibilitäten geschuldet:

- Sonnenbrille: Lichtempfindlichkeit,
- Löwenmähne: Abneigung gegen Haareschneiden, also Gezupfe an der Kopfhaut[161],
- Barfußlaufen: Druck und Quietschgeräusch der Schuhe.

Und eben der berüchtigte Schlabberlook, wegen der Abneigung gegen enge, raue, kratzende Stoffe. Ist ein Kleidungsstück halbwegs erträglich, werden zehn Stück gekauft (gerne auch mehr[162]), zehnmal durchgewaschen, und dann getragen, bis sie sich auflösen. Viele Autisten ziehen sich als Kinder immer wieder nackt aus, weil sie kratzige Unterwäsche oder Wollpullover nicht ertragen (»Es reibt wie Sandpapier«), als Erwachsene tragen sie dann Kleidungsstücke linksherum, also Nähte und Säume nach außen, manche tragen sogar einen Badeanzug unter der Kleidung.

Thomas Jefferson und Ludwig van Beethoven trugen selbst bei offiziellen Anlässen Hausschlappen, Mark Zuckerberg trug jahrelang nur Badelatschen. Steve Jobs war – bevor er weltberühmt wurde – immer barfuß unterwegs, selbst bei Schnee.[163] Erik Satie trug jahrzehntelang ausschließlich Samtanzüge, von denen er sieben identische Exemplare besaß. Nicht aus modischen Gründen, sondern weil Samt vor der Erfindung der Kunstfaser und des Schlabberlooks die einzige nicht kratzende Alternative zu rauen Stoffen war.[164]

Autistinnen und Autisten wollen nicht auffallen oder provozieren, im Gegenteil, am liebsten wären sie unsichtbar. Die meisten wissen nicht einmal, wie sie aussehen und blicken nie in einen Spiegel. So berichten manche Autisten in vollem Ernst, dass sie sich ihre Haare, wenn überhaupt, immer nur auf der Vorderseite des Kopfes kämmten, weil sie nie daran dachten, dass man sie auch von hinten sehen konnte. Eine Betroffene schreibt gar: »Als ich [mit zwölf Jahren] zum ersten Mal in den Spiegel sah, war ich total überrascht, dass ich ein blondes Mädchen war, und nicht der dunkelhaarige Junge, als der ich mich immer gefühlt hatte … Ich hatte keine Ahnung, dass die Leute mich sehen konnten.«[165]

Darum ist die Konformität der Nicht-Autisten für Autisten unverständlich. Profi-Aussteiger und Nonkonformist Henry David Thoreau wunderte sich schon vor zweihundert Jahren: »Die Menschen imitieren sich alle immer nur gegenseitig, noch dazu auf einem niedrigen Niveau. Es wäre besser, sie würden so weit wie möglich auseinander leben und jeder würde das tun, was er selbst für richtig hält.«[166]

Und eine fassungslose Asperger-Autistin, nachdem sie die sozialen Mechanismen und den Dresscode ihrer Schulkameraden durchschaut hatte: »Sie änderten doch tatsächlich ihren Look und ihr Verhalten, um denen ähnlicher zu werden, mit denen sie befreundet sein wollten. Warum taten sie das? Warum gaben sie ihr eigenes Ich auf, um Teil einer Gruppe zu werden? Ein soziales Wesen zu sein, bedeutet also, nicht authentisch bleiben zu dürfen, sondern die eigene Persönlichkeit und die eigenen Vorlieben zu verleugnen?«[167]

Auch Beethoven dachte nicht im Traum daran, seinen Look zu ändern. Zum Glück gab es Freunde und Fans, die ihm halfen, seine optisch-soziale Selbstdemontage in Grenzen zu halten. Kam er wieder einmal allzu zerrupft daher, ersetzten sie in seiner Wohnung einfach heimlich alte Kleidungsstücke durch neue: »Davon hatte er keine Ahnung und zog in aller Gemüthsruhe die vor ihm liegenden an.«[168]

DER ENGLISCHE PATIENT

Über die Entstehung von Charles Darwins Unarten

Forschungsschiff HMS Beagle, vor Bahía Blanca (Argentinien)
14. September 1832

Für den 23-jährigen Biologen und Geologen Charles Darwin ist die Reise auf der *Beagle*, die nun schon neun Monate andauert – und sich noch über weitere vier Jahre hinziehen wird –, wahrlich kein Sonntagsspaziergang: zusammen mit sechzig Besatzungsmitgliedern eingepfercht auf einem 27 Meter langen Schiff, 13.000 Kilometer fern der Heimat, unter einem ebenso aufbrausenden wie depressiven Kapitän, mit dem er sich auch noch die Kabine teilen muss. Das Schlimmste aber ist die ständige Seekrankheit. Darwin ist, wie sich herausgestellt hat, definitiv nicht seetauglich, muss viele Monate der Reise im Bett verbringen, kann oft tagelang keine Nahrung bei sich behalten.

Aber dieses Mal stehen die Chancen gut. Das Schiff ankert vor der argentinischen Küste, die See ist ruhig, der Koch der Beagle hat ganze Arbeit geleistet, und angesichts dieses köstlichen Bratens sind alle Strapazen vergessen: »Das beste Fleisch, das ich jemals gegessen habe!«, notiert Darwin in sein Tagebuch. Auf seinem Teller liegt ein schmackhaftes Aguti. Agutis (*Dasyproctidae*) sind 40 bis 60 Zentimeter lange Nagetiere, die an Ratten oder Meerschweinchen erinnern, weitverbreitet in Mittel- und Südamerika.

Darwins Speiseplan auf dieser fünfjährigen Reise um die Welt, von ihm in Tagebüchern festgehalten, liest sich wie die Speisekarte eines Halloween-Menüs, zubereitet von Dr. Frankenstein persönlich:

Maldonado (Uruguay), März 1832:
Carpinchos: »Schmecken langweilig.«
(Carpinchos sind meerschweinchenähnliche Riesennagetiere, die bis zu 80 kg wiegen.)

Bahía Blanca (Argentinien), 18.9.1832:
Gürteltier: »Ohne den Panzer gekocht, schmeckt es wie Ente.«

Buenos Aires (Argentinien), 8.9.1833:
Puma: »Schmeckt fast wie Kalbfleisch.«

Galapagos-Inseln, Oktober 1835:
Schildkröten: »Schmecken leicht nach Butter; junge Schildkröten ergeben eine ausgezeichnete Suppe.«

Und so fort. Wo immer Darwin hinkam, Brasilien, Feuerland, Chile, Tahiti, Neuseeland, Australien, Madagaskar, Kapstadt, überall verspeiste er von jeder Spezies, die er fand, mindestens ein Exemplar: Riesennager, Riesenlaufvögel, Gürteltiere, Leguane, Vögel, Insekten, nichts war vor ihm sicher.[169] Darwin aß diese Tiere nicht aus Not. Sein Forschungsschiff, das die Küsten entlangsegelte, hatte immer frischen Proviant an Bord, und meist war er von der ganzen Besatzung der Einzige, der diese kulinarischen Exoten anrührte. Außerdem verbrachte er zwei Drittel der Reise an Land, wo ihm eine reiche Auswahl an Nahrungsmitteln zur Verfügung gestanden hätte.

Dass Darwin als Biologe von Tieren fasziniert war, ist nachvollziehbar, aber am liebsten waren sie ihm schon immer nicht auf dem Sezier-, sondern auf dem Küchentisch gewesen. Schon als Student in Cambridge hatte er einen Verein namens »Glutton Club« (*Club der Vielfraße*) gegründet, dessen Ziel es war, »Tiere und Vögel zu essen, die dem menschlichen Gaumen bisher unbekannt waren«. Zu diesem Zweck traf man sich einmal die Woche, um alles zu verspeisen, was nicht bei Drei auf den Bäumen war: Habichte, Stelzvögel, Rohrdommeln, Eulen. Darwins Gourmet-Urteil: »Eule schmeckt unfassbar scheußlich.«[170]

Aber aus welchem Grund vertilgte Darwin jede Spezies, derer er habhaft werden konnte? War das der leicht perverse Drang des Biologen, seine Forschungsobjekte bis ins kleinste Detail zu analysieren und sie sich zu hundert Prozent anzueignen, gewissermaßen mit Haut und Haaren?[171] War das eine Art autistischer Systematisierungs- und Archivierungswahn? Man denkt an Ludwig Wittgenstein, der überall, wo er hinkam, wochenlang ausschließlich das aß, was ihm als Erstes serviert worden war, an Steve Jobs, der monatelang nur Äpfel aß, oder an andere Autisten, die sich ausschließlich von Lebensmitteln in einer bestimmten Farbe ernähren.

Die wahrscheinlichste Ursache für Darwins Fleisch-Orgien ist ein Vitamin B_{12}-Mangel. Fleisch ist nämlich der wichtigste natürliche Vitamin B_{12}-Lieferant, und Darwins Körper spürte genau, was er brauchte. So, wie Schwangere ihren erhöhten Kalziumbedarf spüren und instinktiv ihre Ernährungsgelüste auf besonders kalziumhaltige Lebensmittel umleiten, verschlang Darwin vermutlich so viel Fleisch und so viele verschiedene Fleisch-Arten wie möglich, um seine leeren Vitamin B_{12}-Speicher aufzufüllen. Und gerade auf Schiffsreisen war Frischfleisch in der Kombüse Mangelware.

Bisher wurde kaum beachtet, dass in der Autismus-Problematik das Verdauungssystem eine Schlüsselrolle spielt. Eine schwache Gesundheit ist *der* Störfaktor im Leben aller Menschen mit Autismus. Ihr Gehirn ist meist voll auf Zack, aber der restliche Körper, vor allem der Darm, ist eine einzige Baustelle. Fast alle von Autismus Betroffenen haben mit Darmproblemen zu kämpfen, jede zweite Autobiografie von Autistinnen und Autisten kreist um dieses Thema.[172]

Viele Betroffene und viele Autismus-Therapeutinnen haben immer wieder auf einen Zusammenhang zwischen Darmproblemen und Autismus hingewiesen. Schon Grunja Sucharewa berichtete 1926 in ihren weltweit ersten Fallbeschreibungen von Asperger-Autisten von einer Neigung ihrer Probanden zu Durchfällen und Darmstörungen.[173]

Barbara Jacobs, als Lebensgefährtin eines Asperger-Autisten zur Krankenschwester wider Willen mutiert, beobachtete schon 2006 zufällig, dass die Gabe von Hormonen, die am Verdauungsprozess beteiligt sind, bei Betroffenen eine signifikante Milderung des Autismus bewirkt.[174]

Brit Wilczek, eine der weltweit erfahrensten Autismus-Therapeutinnen, schreibt 2018, »dass sehr viele meiner Klienten von Nahrungsmittelunverträglichkeiten, Allergien und Verdauungsproblemen betroffen sind. Diese somatischen Beschwerden lassen sich nicht auf eine bestimmte Ursache zurückführen. Auch hier sollte jedoch berücksichtigt werden, dass es ganz offenbar bei vielen Menschen aus dem Autismus-Spektrum Besonderheiten beim Stoffwechsel gibt.«[175]

Seit wenigen Jahren gibt es nun endlich Studien, die beweisen, dass diese Autisten und Autismus-Therapeutinnen richtiglagen: Erkrankungen des Magen-Darm-Traktes treten bei Menschen mit einer Autismus-Störung tatsächlich überdurchschnittlich häufig auf.[176] 2019 konnte nachgewiesen werden, dass Mäuse autismus-ähnliche Symptome entwickeln, wenn ihnen Darmbakterien von Autisten transplantiert werden. Umgekehrt scheint die Darmflora von Nicht-Autisten die Verhaltensstörungen und Darmbeschwerden von Autisten zu lindern.[177] Die Forschung steht allerdings noch ganz am Anfang.[178]

Diese für Autisten typische Schwäche des Darmsystems (wo auch immer die genauen Ursachen liegen mögen) hat massive Folgeschäden: Nahrungsmittelunverträglichkeiten, Allergien, Autoimmunerkrankungen. Und da die geschädigte Darmschleimhaut nicht in der Lage ist, bestimmte Stoffe aus der Nahrung aufzunehmen, führt das auch oft zu einem massiven Vitamin B_{12}-Mangel. Das klingt zunächst harmlos, aber Vitamin B_{12}-Mangel ist eine schwere Krankheit, die unbehandelt zu Invalidität und zum Tod führen kann.

Als junger Mann war Charles Darwin noch leidlich intakt, aber bald nach der Rückkehr von seiner fünfjährigen Forschungsreise, im Alter von dreißig Jahren, verschlechterte sich sein Gesundheitszustand dramatisch. Er entwickelte eine Vielzahl von Symptomen, die ihn bis zu seinem Tod quälten und oft monatelang ans Bett fesselten: ständige Schmerzen, Blähungen, Übelkeit, Erschöpfung, Schwindel, Herzrasen, Zittern, Krämpfe, Schüttelfrost, kalte Finger und Zehen. Darwins Sohn: »In vierzig Jahren gab es nicht einen Tag, an dem er gesund gewesen wäre. Sein Leben war ein immerwährender Kampf gegen Krankheit und Erschöpfung.«[179] Darwin konsultierte die besten Ärzte seiner Zeit, es wurden aber nie Hinweise auf ein organisches Leiden gefunden. Seit seinem Tod erschienen Dutzende von Büchern und Aufsätzen zu seiner Krankengeschichte. Von mindestens dreißig Hypothesen seien hier nur die drei plausibelsten genannt: Tropenkrankheit, Reizdarmsyndrom, Angstneurose.[180] Darwin, das ewige medizinische Rätsel. Darwin, der berühmteste Dauerkranke der Weltgeschichte. Darwin, tatsächlich organisch krank oder nur Hypochonder?

Der Fall Darwin ist seit 1840 ungeklärt, weil bis 2002 niemand wusste, dass Darwin Asperger-Autist war, weil bis heute nur wenige Spezialisten wissen, dass Autisten zu Darmproblemen neigen, und weil noch weniger Spezialisten wissen, dass ein autistischer Darm oft nicht in der

Lage ist, Vitamin B_{12} aus der Nahrung aufzunehmen. Massiver Vitamin B_{12}-Mangel fliegt bis heute weitgehend unter dem ärztlichen Radar, weil er selten ist, von Standard-Bluttests nicht erfasst wird und mit vielen irreführenden Symptomen einhergeht.[181]

Die künstliche Synthese von Vitamin B_{12} – ein sehr komplexes Molekül – gelang erst 1972. Bis dahin gab es nur eine offizielle Therapie gegen »perniziöse Anämie«: große Mengen an roher Leber und ab den 1930er-Jahren Extrakte aus roher Leber.

Aus welchem anderen Grund hätte Kaiserin Elisabeth täglich den Saft aus 6 Kilogramm roh gepresstem Rindfleisch trinken sollen? Höchstwahrscheinlich genau wie Charles Darwin von autismusbedingtem Vitamin B_{12}-Mangel betroffen, wählte sie instinktiv die richtige Diät.

Auch viele andere prominente Asperger-Autisten ernährten sich über lange Zeiträume fast ausschließlich von einem oder zwei Lebensmitteln mit besonders hohem Vitamin B_{12}-Gehalt: Jean-Jacques Rousseau (Milch, Käse), Immanuel Kant (Kabeljau), Ludwig van Beethoven (Fisch, Wild, Geflügel, Eier), Thomas Alva Edison (Milch), Nikola Tesla (Fleisch, Milch), Rainer Maria Rilke (Milch), Albert Einstein (Eier), Alfred Hitchcock (Steak), Kurt Gödel (Eier, Milch), Patricia Highsmith (Spiegelei mit Speck), Andy Warhol (rohes Fleisch), Warren Buffett (Hamburger, Steak), Glenn Gould (Rührei).

Viele berühmte Künstler und Wissenschaftler auf dem Autismus-Spektrum werden von ihren Biografen als unverbesserliche Hypochonder beschrieben: Isaac Newton, Jean-Jacques Rousseau, Immanuel Kant, Jean Paul, Ludwig van Beethoven, Hans Christian Andersen, Charles Darwin, Henry David Thoreau, Rainer Maria Rilke, Hermann Hesse, Béla Bartók, Franz Kafka, Kurt Gödel, Patricia Highsmith, Andy Warhol, Glenn Gould, Woody Allen …

… Aber vielleicht waren sie gar keine Hypochonder?

Lärmempfindlichkeit, Hitzeempfindlichkeit, Darmprobleme, schwaches Immunsystem, Schlafstörungen, Angststörungen, Depressionen, Zwänge, mentaler Dauerstress – für Außenstehende ist das alles nicht sichtbar, für die Betroffenen aber sehr real und in der Summe eine riesige Belastung. Viele Autistinnen und Autisten schreiben in ihren Autobiografien, dass sie schon als Schüler einen Mittagsschlaf brauchten, um irgendwie durch den Tag zu kommen. Darum wirken Autisten oft so farblos und langweilig: Ihnen fehlt die stabile Konstitution normaler Menschen, sie stoßen viel früher an ihre Grenzen, ihre gesundheitlichen Defizite zwingen sie zu Reduktion und Langsamkeit. Daher die Zurückgezogenheit, daher der minutiös durchgetaktete Tagesablauf, daher die Askese.

Immanuel Kant erklärt: »Eine friedliche … Situation … wo mein sehr leicht affiziertes [anfälliges] Gemüt und mein noch mehr läunischer … Körper ohne Anstrengung in Beschäftigung erhalten werden, ist alles was ich gewünscht und erhalten habe.« Kant sprach davon, dass er sich »auf schwächliche Art gesund« befinde, dass er »eigentlich nie gesund und nie krank« sei.[182]

Franz Kafka 135 Jahre später mit beinahe denselben Worten: »Ich bin hypochondrisch und tatsächlich kränklich«. »Sicher ist, daß ein Haupthindernis meines Fortschritts mein körperlicher Zustand ist. Mit einem solchen Körper läßt sich nichts erreichen.«[183]

Hätte Ludwig van Beethoven nicht ein Drittel seiner Lebenszeit und -energie mit dem Kampf gegen Taubheit, Bauchkrämpfe und Durchfälle verbraucht, dann hätte er Karriere als Klaviervirtuose gemacht – das war sein Plan –, eines seiner Groupies geheiratet und ein actionreiches Promi-Leben geführt: Konzert-Tourneen, Partys, Alkohol. Und wäre Franz Kafka kein »hypochondrischer und tatsächlich kränklicher« Neurotiker gewesen, dann hätte er eine juristische Bilderbuchkarriere hingelegt, Felice Bauer geheiratet und den Rest seiner Tage auf Meetings, Dienstreisen und Familienfeiern zugebracht.

Wahrscheinlich keine schlechten Schicksale, aber die Welt der Musik und der Literatur wäre ärmer. Profi-Hypochonder Woody Allen bestätigt: »Glück oder eine sonnige Wesensart erzeugen keinen Impuls, sich künstlerisch auszudrücken … Schmerz dagegen stimuliert. Nur darf der Schmerz nicht zu groß sein, weil er dich sonst zum Krüppel macht. Es hängt alles vom richtigen Grad des Leidens ab.«[184]

Das fand auch schon Charles Darwin: »Mein schlechter Gesundheitszustand, der mir freilich etliche Lebensjahre raubte, hat mich vor den Ablenkungen durch Gesellschaft und zerstreuende Unterhaltung geschützt.«[185]

LEBEN IN ENDLOSSCHLEIFE

Und täglich grüßt der Schopenhauer

Frankfurt am Main
Juli 1833

Am 6. Juli 1833 – Charles Darwin hat gerade einen exzellenten uruguyaischen Hirsch verspeist – lässt sich der 45-jährige Arthur Schopenhauer nach einem unsteten Wanderleben endgültig in Frankfurt am Main nieder. Dort wird er von nun an ein tägliches Ritual befolgen, das jedem Schweizer Uhrwerk zur Ehre gereichen würde:

Zwischen sieben und acht Uhr steht er auf.

Dann wäscht er sich mit einem Schwamm den Oberkörper und nimmt ein Bad, wobei er, um den Sehnerv zu stärken, die Augen mehrmals offen untertaucht.

Dann bereitet er einen Kaffee zu, arbeitet an seinen Schriften und empfängt Besuche.

Punkt zwölf Uhr weist ihn seine Haushälterin darauf hin, dass es Zeit zum Aufbruch sei.

Dann spielt er eine halbe Stunde Flöte (immer Mozart und Rossini) und kleidet sich an.

Punkt ein Uhr geht er zu Tisch, immer im Englischen Hof.

Dann begibt er sich wieder nach Hause, nimmt einen Kaffee und hält eine Stunde Siesta.

Der frühe Nachmittag ist leichterer Lektüre gewidmet.

Bei Einbruch der Dunkelheit macht Schopenhauer einen Spaziergang mit seinem Pudel, mit dem er sich auf Englisch unterhält, bevorzugt auf einsamen Feldwegen (bei schlechtem Wetter bleibt er innerhalb der Stadt), wobei er mit seinem Stock von Zeit zu Zeit kräftig auf den Boden schlägt.

Vor der Stadt zündet er sich eine Zigarre an, die er, wegen des Nikotins, nur zur Hälfte raucht.

Zuweilen bleibt er stehen, sieht sich um und eilt dann weiter, einige unartikulierte Laute ausstoßend.

Nach dem Spaziergang begibt er sich ins Lesezimmer des Frankfurter Bürgervereins, wo er die *Times* und andere ausländische Zeitungen liest.

Zwischen 20 und 21 Uhr nimmt er im selben Gasthof, in dem er immer zu Mittag isst, sein Abendessen ein, immer kaltes Fleisch (bevorzugt Huhn) und eine halbe Flasche Rotwein. Während des Essens liest er in der *Frankfurter Postzeitung*.

Dann geht er nach Hause, zündet sich eine Pfeife an, notiert alle Einnahmen und Ausgaben des Tages und liest noch eine Stunde.[186]

So ging das 27 Jahre lang, von Schopenhauers Übersiedlung nach Frankfurt bis zu seinem Tod im September 1860. In fast drei Jahrzehnten wich er nicht ein einziges Mal und nicht im kleinsten Detail von seinem Schema ab. Als Autist konnte Schopenhauer nicht anders. Dem unerschöpflichen inneren Reichtum der Gedanken musste der monotone Alltag eines Roboters gegenüberstehen.

Es gibt noch vier andere prominente Asperger-Autisten, deren Tagesablauf ähnlich gut dokumentiert ist: Immanuel Kant, Charles Darwin, Glenn Gould und Andy Warhol.

Warhol telefonierte jeden Morgen um neun Uhr, gleich nach dem Aufstehen, ein bis zwei Stunden mit seiner Sekretärin, um ihr detailliert zu berichten, was er in den letzten vierundzwanzig Stunden unternommen hatte (er tat das auch zum Nachweis seiner Ausgaben gegenüber dem Finanzamt).

Dann duschte er, zog sich an und fuhr in Begleitung seiner beiden Zwergdackel mit dem Aufzug in den Keller seines Hauses, um dort mit den beiden Dienstmädchen zu frühstücken.

Bevor er das Haus verließ, öffnete er die Tür eines jeden Raumes mit einem Schlüssel, schaute hinein und versperrte sie wieder.

Anschließend ließ er sich von einem Freund zum Einkaufsbummel abholen. Während eine Limousine den beiden im Schritttempo folgte – immer dieselben Straßen in derselben Reihenfolge –, kaufte Warhol in Galerien, Läden und Antiquitätengeschäften, was ihm gefiel, immer sechs Gegenstände.

Dann ging er in sein Büro und schickte jemanden los, um ein paar Snacks einzukaufen, immer im selben Laden.

Anschließend trank er Karottensaft oder Tee, telefonierte und vereinbarte Verabredungen für den Abend.

Dann sah er die Post durch und entschied, welche der Briefe, Einladungen und Zeitschriften in der aktuellen *Time Capsule* landeten (die Kisten, von denen Warhol jede Woche eine füllte, verschloss und archivierte).

Im Anschluss ging er in den Flur, wo er ein bis zwei Stunden mit Mitarbeitern und Besuchern über Alltagsdinge redete.

Dann setzte er sich ans Fenster, las Zeitungen und Zeitschriften, telefonierte, sprach mit seinen Managern.

Danach ging er in sein Studio, um zu zeichnen und zu malen.

Dann bezahlte er Rechnungen, telefonierte und zurrte das Nachtprogramm fest.

Zwischen 18 und 19 Uhr, wenn der Berufsverkehr vorbei war, ließ er sich von einem Taxi nach Hause fahren.

Dort machte er sich frisch für die Nacht, legte einen Film in seine Sofortbildkamera ein und absolvierte anschließend sein umfangreiches Nachtprogramm: Kinofilme, Dinners, Partys, wo er selten etwas anderes als »Hi«, »Yes« und »No« sagte.

Wenn er nach Hause kam, schloss er wieder jede Tür auf, knipste das Licht an, schaute hinein, sperrte zu.

Und wenn er schließlich zu Bett ging, geschah es nur, um nach wenigen Stunden mit dem Telefon-Interview exakt denselben Murmeltiertag wieder von vorne zu beginnen.

So ging das von November 1976 bis zu seinem frühen Tod im Februar 1987, immer genau in der gleichen Reihenfolge und zu den gleichen Zeiten. Warhol wich von seinem Schema nur ab, wenn es überhaupt nicht anders ging, zum Beispiel auf Auslandsreisen.[187]

Dieses Bedürfnis nach Konstanz, Vorhersehbarkeit, Pünktlichkeit und Ordnung, dieses kultische Tagesritual, das man auch als »Zwangshandlung« oder »Zwangssyndrom« bezeichnen könnte, zieht sich durch alle Lebensbeschreibungen von Asperger-Autisten. Viele Autobiografien von Betroffenen enthalten seitenlange Tagespläne.[188]

Das Beharren auf Gewohnheiten, Ritualen und Tagesabläufen hat aber nichts mit Sturheit, Engstirnigkeit oder Fantasielosigkeit zu tun.

Ordnung, Regeln, Systeme, Disziplin, Wiederholung, Vorhersehbarkeit sind für autistische Menschen essenziell, um ein Gefühl der Kontrolle über ihr Leben zu behalten. Wer keinen funktionierenden sozialen Autopiloten hat, wer diese von und für Nicht-Autisten geschaffene Welt nicht versteht, der braucht Routinen und Raster und Filter, die ihm Sicherheit geben. Rituale sind die einzige selbst herstellbare Ordnung in einer unverständlichen und unvorhersehbaren Welt, in der jede Veränderung ein enormes Maß an Aufmerksamkeit und Verarbeitung verlangt. Rituale beruhigen das Gehirn, bauen Ängste und Stress ab.[189]

»Die Zeiten«, schreibt Jonathan Swifts erster Biograf, »zu denen Swift zum Beispiel spazieren ging oder las, waren immer exakt die gleichen. Alles, was er tat, wurde von seiner Uhr bestimmt, die er ständig in der Hand hielt oder vor sich auf den Tisch legte, so dass er kaum jemals auch nur eine Minute vom gewohnten Rhythmus seiner Tätigkeiten abwich.«[190] Auch Swifts *Alter Ego* Gulliver unternimmt nichts, ohne vorher seine Uhr zu konsultieren, so dass die Einwohner von Liliput glauben, es müsse sich bei dieser Uhr um eine Art Gott handeln.

Dass Immanuel Kant ein Routine-Fanatiker war, ist wohlbekannt und beinahe schon sprichwörtlich. Kant war eine Königsberger Institution, geradezu eine Sehenswürdigkeit. Der Weg, den er täglich sekundengenau passierte, wurde seinetwegen »Philosophengang« genannt und angeblich stellten die Menschen die Uhren nach ihm. Kant konnte nicht anders. Seine »maximierte Lebensführung«, wie er es nannte, seine »Gleichförmigkeit der Lebensart und der Gemüthsbeschäftigung«, waren für ihn die Brücken über die Abgründe seiner Autistenseele.[191]

Charles Darwin zog sich im Alter von 33 Jahren auf ein abgelegenes Landgut zurück, das er in den 40 Jahren bis zu seinem Tod nicht mehr verließ. Jeder dieser 14.600 Tage verlief, genau wie Kants Tage, auf die Minute exakt nach demselben Schema.[192]

Erik Satie spazierte sechsundzwanzig Jahre lang jeden Tag von seiner Wohnung in der Arbeitervorstadt Arcueil ins Pariser Viertel Montmartre und zurück, zweimal acht Kilometer, 9500-mal hin und zurück, zusammengerechnet 152.000 Kilometer, nie anders als mit Melone, grauem Samtanzug, Regenschirm – von denen er genau hundert besaß – und mit einem schweren Hammer in der Tasche, zur Selbstverteidigung.[193] Seine Komposition *Vexations* (*Quälereien*), bestehend aus einem zweizeiligen Motiv, das 840-mal hintereinander zu spielen ist: nicht nur ein origineller Gag, sondern auch autistischer Wiederholungszwang.

Die Kafka-Biografen kratzen sich seit hundert Jahren am Kopf: Ansonsten ein Weltwunder an Organisation, Präzision und Zuverlässigkeit, war Kafka notorisch unpünktlich und erschien zu Verabredungen immer mit ein- bis zweistündiger Verspätung – eigentlich unvereinbar mit seinem Charakter. Des Rätsels Lösung: Kafka war als Autist nicht in der Lage, gewohnte Routinen zu ändern. Auch wenn sich längst abzeichnete, dass er nicht rechtzeitig fertig würde, war es ihm nicht möglich, einen Brief, eine Turnübung, einen gewohnten Gang abzubrechen oder zu beschleunigen.[194]

Woody Allen wird in jedem Interview, in jedem Zeitschriftenartikel dafür gerügt, dass er sich noch nie auf einer Oscar-Verleihung blicken ließ (er war 21-mal nominiert und hat die Auszeichnung viermal bekommen). Ist das wirklich, wie es immer heißt, Koketterie und Arroganz? Oder könnte es nicht eher daran liegen, dass diese Oscar-Verleihungen immer montags stattfanden? Das ist nämlich der Tag, an dem Allen seit Jahrzehnten in einer Jazzband Klarinette spielt.

Jeder Bruch einer solchen Gewohnheit wird als traumatisches Erlebnis empfunden, das die Lebensmechanik aus dem Takt bringt und zu einem Zusammenbruch führen kann. Kommentare uninformierter Nicht-Autisten wie »Stell dich nicht so an!« sind sinnlos und kontraproduktiv. Ein Autist kann das nicht bewusst entscheiden, er kann diese Abhängigkeit von Routinen nicht abschalten, er muss es wieder und wieder und wieder tun.

DAS HÄSSLICHE JUNGE DICHTERLEIN

Hans Christian Andersen schreibt das Märchen seines Lebens

Kopenhagen
8. Mai 1835

Am 8. Mai 1835 erscheint in Kopenhagen der erste Teil der Sammlung *Eventyr, fortalte for Børn* (*Märchen, für Kinder erzählt*). Diese 61-seitige Blattsammlung enthält die ersten vier Märchen aus der Feder von Hans Christian Andersen.

Andersen, 16 Jahre zuvor als 14-Jähriger ganz auf sich gestellt in Kopenhagen gestrandet, hat es nicht leicht. Als Sänger, Tänzer, Schauspieler und Bühnenautor ist er komplett durchgefallen und seine Romane und Reisebeschreibungen sind auch nicht gerade das, was man Bestseller nennt. Außerdem hat Andersen riesige Probleme im sozial-kommunikativen Bereich. Er ist von kindlicher Naivität, zart und sensibel, schüchtern und tollpatschig, verstößt gegen jede soziale Norm, kann sich nirgendwo integrieren, gilt als weltfremder und übergriffiger Trottel, dem man lieber aus dem Weg geht. Auch sein bizarres Äußeres ist wenig hilfreich: Ganz Kopenhagen lacht über den »langen Lulatsch mit der großen Nase«.

Was Andersen und seine Zeitgenossen nicht wissen: Der ebenso erfolglose wie exzentrische Dichter ist ein weiterer Asperger-Autist wie aus dem Lehrbuch. Und ohne von seinem Autismus zu wissen, schreibt Andersen, wie so viele andere Kreative vor und nach ihm, seine Besonderheit unbewusst in seine Geschichten hinein, die ihn, Ironie des Schicksals, bald zu einem der erfolgreichsten und berühmtesten Schriftsteller Europas machen werden. Viele von Andersens Märchen sind elaborierte literarische Schilderungen seiner eigenen Spleens, autobiografische Spiegelungen seiner eigenen autistischen Erfahrungen:[195]

- *Die Prinzessin auf der Erbse* (1835): Taktile Hypersensibilität,
- *Des Kaisers neue Kleider* (1837): Kritik an der Überbewertung von Moden, Konventionen, Äußerlichkeiten,

- *Die kleine Meerjungfrau* (1837): Inkompatibilität mit der Welt der »normalen« Menschen, zu der die Protagonistin, allen Bemühungen zum Trotz, nie Zugang findet,
- *Das hässliche junge Entlein* (1843): Kampf des wegen seiner Andersartigkeit verspotteten Außenseiters um das Recht auf eine eigene Natur und Persönlichkeit,
- *Die Schneekönigin* (1844): Gefühlskälte, Leben in Isolation,
- *Die roten Schuhe* (1845): Besessenheit von einem Spezialinteresse.

Andersens Kritiker hatten an seinen Theaterstücken und Romanen immer die gleichen Schwachstellen moniert: unreife, naive, oberflächliche Charaktere; inkohärente, sprunghafte, unlogische Plots; den fehlenden Blick für das Große und Ganze, verbunden mit einer Hyperfokussierung auf Details; die Neigung zum Repetitiven.

Durch Andersens Hinwendung zum Märchengenre mutierten nun all diese typisch autistischen Schwächen zu Stärken: Feine Psychologisierungen sind im Märchen nicht erforderlich, weil dort die Charaktere anhand technischer, quantifizierbarer Eigenschaften definiert werden: Stand, Beruf, Reihenfolge der Geburt, Vermögen, Kraft, Körpergröße. Im Märchen herrscht eine ganz simple Ethik: Es gibt nur Gut oder Böse, nur Richtig oder Falsch, nichts dazwischen.

Auch Unreife und Naivität sind im Märchen kein Problem, weil die Charaktere gerade von ihrem kindlichen, naiven Charme leben.

Mangelnde Kohärenz der Story, also das Hin- und Herspringen von Detail zu Detail, und die Fixierung auf technische Merkmale, sind ebenfalls konstituierende Merkmale von Märchen. Sie sind *per definitionem* unlogisch und der Reiz liegt gerade in den bizarren Details: je bunter, lauter und skurriler, umso besser.

Und auch die Neigung zum Repetitiven ist im Märchen nicht nur kein Fehler, sondern geradezu obligatorisch: kein Märchen ohne Rituale, Zaubersprüche, Beschwörungsformeln.

Märchen waren also das perfekte literarische Genre für Andersen, weil er gerade hier seine autistischen Denkmuster in genau das Format kanalisieren konnte, das sein kreatives Talent zum Leuchten brachte. Im Genre Märchen konnte er, auf dem Umweg über Symbolik und Allegorie, all das einarbeiten, was ihn sein Leben lang quälte und bereicherte: Andersartigkeit, Unsicherheit, Hypersensibilitäten, Ängste, Isolation, kindliche Naivität, Fixierung auf Details, Schwarz-Weiß-Denken, Besessenheit von Spezialinteressen, Bedürfnis nach Ritualen.[196] Das hässliche Entlein war zum Schwan mutiert.

So erfolgreich Andersen als Märchenautor dann auch war, im Privaten blieb ihm das Glück versagt. Der sensible Dichter, höchstwahrscheinlich homo- oder bisexuell, wurde stets zurückgewiesen: von den Frauen aufgrund seiner linkischen und femininen Art, von den Männern aufgrund seiner Popularität, denn wer sich mit dem literarischen Superstar einließ, landete im Scheinwerferlicht der Öffentlichkeit. Andersen blieb darum zeitlebens unverheiratet beziehungsweise ohne festen Partner.

Ein Problem, über das sich auch Charles Darwin seine Gedanken machte …

»JEDENFALLS BESSER ALS EIN HUND«

Warum Charles Darwin seine Cousine heiratete

London, Great Marlborough Street
Juli 1838

Charles Darwin, seit Oktober 1836 zurück in England, ordnet die Ausbeute seiner fünfjährigen Forschungsreise und denkt über seine berufliche Zukunft nach. Vielleicht eine Professur? Eine Vortragsreise? Oder lieber freiberuflicher Schriftsteller?

Auch private Angelegenheiten wollen geklärt werden. Darwin ist 29, da sollte man zu dieser Zeit eigentlich längst Frau und Kinder haben. Darwin beschließt also, über die Ehe nachzudenken und schreibt eine Pro-und-Contra-Liste in Sachen Heirat. Von Liebe, Emotionen oder Romantik steht in dieser Liste freilich kein Wort, sie liest sich eher wie ein wissenschaftliches Experiment:

Nicht heiraten
Keine Kinder … keinen, der sich im Alter um einen kümmert …
Die Freiheit, nach Belieben wegzugehen …
Gespräch mit klugen Männern in Clubs …
Nicht gezwungen, Verwandte zu besuchen …
Sorge und Verantwortung …
Weniger Geld für Bücher …

Heiraten
Ständige Gefährtin und Freundin im Alter …
Jedenfalls besser als ein Hund …
Ein Heim & jemand, der sich darum kümmert …
Charmante Musik und weibliches Geplauder …
Gut für die Gesundheit …

Wer könnte sich derart schlagkräftigen Argumenten entziehen?
Der Käferjäger kommt also zu dem Resultat, dass es Zeit sei, zu heiraten, und ein halbes Jahr später, am 29. Januar 1839, wird die Ehe

geschlossen. Darwins Auserkorene ist seine alte Sandkastenliebe Emma Wedgwood, die Tochter seines Onkels. Mit der eigenen Cousine wird es keine unliebsamen Überraschungen geben – sicher ist sicher.[197]

Darwins Pro-und-Contra-Liste in Sachen Heirat ist ein typisches Autismus-Symptom. Viele Autisten berichten in ihren Autobiografien in aller Ausführlichkeit, wie sie ihre Partner oder Partnerinnen nach rein sachlich-objektiven Kriterien auswählten, dass sie Checklisten abarbeiteten, dass sie die Sache angingen wie einen Gebrauchtwagenkauf:

So beschreibt zum Beispiel der Asperger-Autist Peter Schmidt (geb. 1966) in seinem Buch *Ein Kaktus zum Valentinstag*, wie er sich mit wissenschaftlicher Akribie an seine zukünftige Frau heranpirschte, um zu klären, ob sie als Partnerin infrage kam: zunächst Pro-und-Contra-Listen für und wider eine Partnerschaft, dann die Analyse von Liebesfilmen, dann die Abarbeitung von Tauglichkeitslisten an potenziellen Kandidatinnen, dann mathematische Liebesdiagramme:

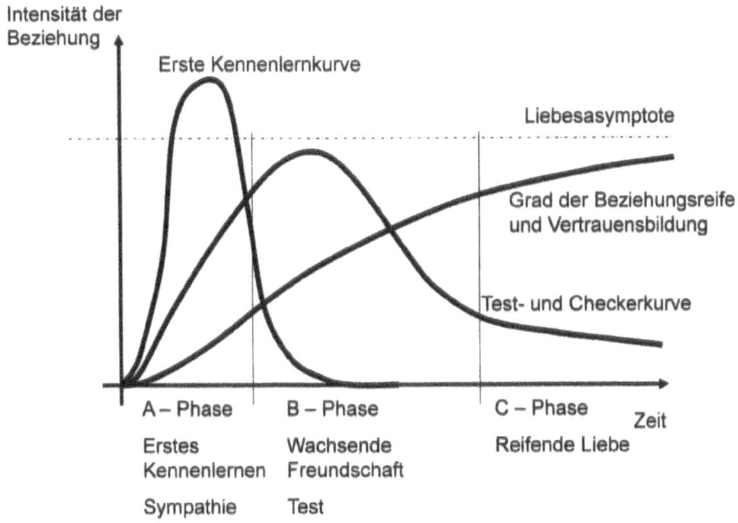

Abbildung 4: Autistisches Liebesdiagramm von Peter Schmidt

Eine andere Asperger-Autistin bildet in ihrer Autobiografie die Tabelle ab, mit der sie herauszufinden versuchte, ob sie überhaupt verliebt war oder ob es sich nur um Freundschaft handelte: »Woher wusste man das? … Für mich war das alles mehr Anstrengung als Spaß.«[198]

Eine andere berichtet logisch-nüchtern: »Als ich 21 war, beschloss ich, dass es Zeit war, zu heiraten. An meinen zukünftigen Ehemann hatte ich nur eine einzige Anforderung: Er musste klassische Musik mögen. Folglich gab es nur zwei Kandidaten: Jan [ein ehemaliger Klassenkamerad] und meinen Bruder. Mein Bruder kam natürlich nicht in Frage … Also beschloss ich, Jan zu heiraten. Wir hatten uns zuletzt in der zehnten Klasse gesehen und ich wusste, dass er einmal eine Weile in mich verliebt gewesen war … Also flog ich zu ihm … mein Besuch endete mit unserer Verlobung … und ein paar Monate später waren wir verheiratet.«[199]

Auch Immanuel Kant zog dreimal ernsthaft eine Ehe in Erwägung. Als gründlicher Denker wog er das Für und Wider ab, malte sich Freuden und Nachteile der Ehe aus, schrieb Listen, rechnete die Kosten durch.[200] Wenn er dann alles ganz genau durchdacht hatte und zu einer Entscheidung gefunden hatte, waren die Frauen aber immer schon Großmütter.

Auch Franz Kafka stellte – anders als Darwin aber erst *nach* seiner Verlobung – eine ausführliche Liste pro und contra Heirat zusammen, die so verheerend ausfiel, dass man sich fragt, warum er sich überhaupt auf dieses Abenteuer einließ: »Alles, was sich nicht auf Litteratur [sic] bezieht, hasse ich, es langweilt mich Gespräche zu führen.« »Die Angst vor der Verbindung … Dann bin ich nie mehr allein.« »Allein könnte ich vielleicht einmal meinen Posten aufgeben. Verheiratet wird es nie möglich sein.«[201]

Patricia Highsmith schrieb detaillierte Bewertungstabellen ihrer Liebhaberinnen. Erfasst werden darin unter anderem: Alter; Figur; (»schlank«, »stämmig«); Haarfarbe; Beurteilung auf einer Skala von eins bis hundert; Stellung im Erwerbsleben; Charaktertyp (»neurotisch«, »extrovertiert«); Dauer der Beziehung; Grund für die Trennung (»Zeitmangel«, »Grausamkeit«, »Langeweile«).

Bill Gates' Ex-Frau Melinda erinnert sich: »Bill wollte damals eigentlich gerne heiraten, wusste aber nicht, ob er das mit der Firma vereinbaren könnte. Zu einem bestimmten Zeitpunkt gab es darum nur noch zwei Möglichkeiten: entweder Trennung oder Heirat … Eines Tages betrat ich sein Zimmer und sah, dass er doch glatt auf einer Wandschreibtafel eine Pro-und-Contra-Liste in Sachen Heirat zusammengestellt hatte.« Bills Antwort: »Ich nahm das Konzept der Ehe eben sehr ernst.«[202]

So ist es. Menschen mit Autismus sind weder herzlos noch sadistisch. Sie brauchen solche Listen und Tabellen, um sich einen Überblick zu verschaffen, um Ordnung in ihr Leben zu bringen, um sich und die anderen Menschen besser zu verstehen.

Das Kapitel »Autismus und Partnerschaft« ist generell ein etwas Bizarres. (Da es wesentlich mehr Asperger-Männer als -Frauen gibt, kommt im Folgenden fast nur die Konstellation Asperger-Mann / normale Frau zur Sprache.)

Männer mit Asperger-Syndrom sind schüchtern, unbeholfen und ruhig. Sie interessieren sich nicht für Fußball, Kettensägen oder Autorennen. Autisten spielen nie den Macho, haben kein Revier zu markieren, wollen nicht immer der Beste, Größte und Stärkste sein. Sie müssen nicht mit dem Kopf durch jede Wand, haben keinen Stolz zu verlieren, streiten nie, sind ausgleichend, ehrlich, sorgfältig, fleißig, treuherzig, verlässlich, feinsinnig, kunstliebend, kreativ. In ihrer höflichen und korrekten Art wirken sie ein wenig altmodisch und sind von einer ungewöhnlichen Sensibilität und Verletzbarkeit. Autisten sind also das genaue Gegenteil von allem, was Frauen an Männern so nervig finden. Die Folge: Viele Frauen fühlen sich zu autistischen Männern hingezogen.

Und auch umgekehrt passt der Schlüssel gut ins Schloss: Autistische Frauen sind eher logisch-nüchtern veranlagt, haben typisch männliche Interessen (Technik, Maschinen, Science-Fiction, Computer, Fakten) und brauchen wenig emotionale Zuwendung, lassen ihrem Mann also viele Freiheiten – was bei nicht-autistischen Männern gern gesehen ist.

Kommt es dann zu einer festen Beziehung, sind die Probleme aber vorprogrammiert. Es gibt viele Leidensberichte aus der Feder von Frauen mit Asperger-Männern. Die Titel bringen die Probleme auf den Punkt: *Allein zu zweit* (Katrin Bentley), *Geliebter Fremder* (Eva Daniels), *Loving Mr Spock* (Barbara Jacobs).

Autistische Liebesbiografien laufen fast immer nach dem gleichen Schema ab: Zuerst eine Liaison (Heirat) mit einer normalen Frau, die genauso wenig Ahnung von den autistischen Macken ihres Mannes hat wie er selbst. Das geht dann gründlich schief. Die zweite Partnerin ist dann in aller Regel eine, die die autistischen Spezialinteressen des Mannes teilt oder sogar bewundert, und die bereit ist, sich auf seine Spleens einzulassen. Das klappt dann meistens recht gut.

Ein Musterbeispiel für dieses Beziehungsschema ist Hermann Hesse. Ehen Nummer eins und zwei gingen in die Brüche, weil es sich um Frauen handelte, die mit Hesses autistischen Flausen nicht zurechtkamen. Das Gerichtsurteil zur Scheidung von seiner zweiten Frau sagt alles: »Der Beklagte habe eine Neigung zum Einsiedlerleben, könne sich nicht nach anderen Menschen richten, hasse Gesellschaftlichkeit und Reisen. Der Beklagte habe diese Eigenschaften in seinen Büchern selbst eingehend geschildert ... er nenne sich in diesen Schriften selbst einen Eremiten und Sonderling, einen Neurotiker, Schlaflosen und Psychopathen. Die Klägerin dagegen sei jung und lebensfroh, liebe geselligen Verkehr und ein herzliches Familienleben.«[203]

Hesses dritte Ehe stand dann unter einem günstigeren Stern: Zum einen, weil ihn die dritte Frau schon als fünfzehnjährige Schülerin mit Fanbriefen bombardiert hatte, ihn abgöttisch verehrte und alle seine autistischen Special Effects tolerierte. Zum Zweiten, weil sich Hesse, mittlerweile vorgewarnt, ein speziell nach seinen autistischen Bedürfnissen entworfenes Haus bauen ließ, eigentlich ein Doppelhaus, mit separaten Eingängen und streng getrennten Wohnbereichen, verbunden nur durch eine Tür zwischen den beiden Schlafzimmern.[204] Diese Ehe hielt dann dreißig Jahre bis zu Hesses Tod – allerdings auch nur dank der extremen Leidensfähigkeit der dritten Frau.

Weniger als ein Viertel aller männlichen Asperger-Autisten lebt in einer festen Partnerschaft.[205] Konsequenterweise hatten auch die meisten berühmten Künstler und Wissenschaftler auf dem Autismus-Spektrum in ihrem ganzen Leben nur eine oder zwei ernsthafte Beziehungen, die dann immer auch in eine Ehe mündeten: Thomas Jefferson, Wolfgang Amadeus Mozart, Herman Melville, Thomas A. Edison, Bernard Shaw, Rainer Maria Rilke, Béla Bartók, Alfred Hitchcock, Friedensreich Hundertwasser (die Ehe hielt nur zwei Jahre), Warren Buffett, George Lucas, Al Gore, Bill Gates, Mark Zuckerberg und eben Charles Darwin.

Nur neun Prozent aller Asperger-Autisten sind verheiratet – im Gegensatz zu knapp fünfzig Prozent der Normalbevölkerung.[206] Wie zu erwarten, blieben auch viele bekannte Persönlichkeiten auf dem Autismus-Spektrum zeitlebens unverheiratet, was bis in die Mitte des 20. Jahrhunderts alles andere als selbstverständlich war: Isaac Newton, Jonathan Swift, Immanuel Kant, Ludwig van Beethoven, Arthur Schopenhauer, Henry David Thoreau, Anton Bruckner, Emily Dickinson, Lewis Carroll, Vincent van Gogh, Erik Satie, Franz Kafka (viermal verlobt), Glenn Gould.[207]

Und im Oeuvre autistischer Künstler ist das Motiv »Liebe« das kürzeste aller Kapitel:

Emily Dickinsons Gedichte – in ihnen herrscht eine Wärme und Zartheit, wie man sie schwerlich ein zweites Mal finden wird – handeln fast nur von Dingen und Tieren, nämlich von Blumen, Bienen, Vögeln, vom Wind, vom Meer und von der Sonne, aber so gut wie nie von Menschen und schon gar nicht von zwischenmenschlichen Beziehungen. Nicht anders in den Werken von Hans Christian Andersen, Lewis Carroll, Herman Melville, Franz Kafka und Patricia Highsmith: Meister der Imagination, des Fantastischen, des Abenteuers, des Absurden, des Verbrechens – aber Liebe? Fehlanzeige. Und unter 53 Hitchcock-Filmen finden sich gerade einmal drei Liebesgeschichten.[208]

Warum ist das so?

Nicht-autistische Menschen, es wurde bereits angesprochen, können sich nicht vorstellen, wie anstrengend der Umgang mit anderen Menschen für Autisten ist. Normale Menschen schöpfen Kraft und Freude aus dem Kontakt mit anderen Menschen, denn sie bekommen etwas zurück. Autisten nicht. Treffen mit Freunden, Ausflüge, Urlaubsreisen, Feste, mit Kindern spielen – alles, was anderen Menschen Freude bereitet, ist für Autisten harte Arbeit, eine Investition, die sich nie amortisiert. Während sich normale Menschen bei solchen Aktivitäten entspannen, gelangen Autisten durch sie an die Grenze ihrer Belastbarkeit. Die anderen tanken Energie, der Autist verliert sie. Darum zieht sich der Autist zurück, Abbruch aller Sozialkontakte, keine Feiern, keine Treffen mit Freunden. Und damit wird auch das Sozialleben der Partnerin zu Grabe getragen.

Eine normale, nicht-autistische Partnerin möchte in der Regel möglichst viel freie Zeit mit ihrem Mann verbringen. Für den autistischen Mann ist das aber eine riesige Belastung. Nicht, weil ihm seine Partnerin unangenehm wäre – er ist emotional einfach viel autarker und braucht viel mehr Ruhe und Zeit für sich als andere Menschen. Hermann Hesses zweite Ehefrau meinte rückblickend zu diesem Thema: »Er brauchte die Liebe gar nicht, die ich ihm geben wollte.«[209]

Die Frau kämpft um gemeinsame Zeit mit ihrem Mann, um Integration in sein Leben, um Ausflüge, um einen Tanzkurs, um romantische Erlebnisse, einen gemeinsamen Urlaub. Der autistische Mann kämpft um Zeit für sich. Warren Buffetts erste Ehefrau resümiert: »Dass er physisch anwesend war, hieß nicht automatisch, dass er bei mir war. Ich musste lernen, mein eigenes Leben zu führen, wir waren wie zwei parallele Linien.«[210]

Wieder eines dieser autistischen Paradoxa: Der autistische Mann will keine Partnerin, die da ist, wenn er sie braucht – er will eine Partnerin, die auch einmal *nicht* da ist, wenn er sie *nicht* braucht. Darum trägt die Autobiografie einer Betroffenen den Titel *Wenn du mich liebst, bleibst du mir fern.* Und darum sagte Franz Kafka über seine fünfjährige Fernbeziehung mit Felice Bauer: »Ohne sie kann ich nicht leben und mit ihr auch nicht.«[211]

Menschen mit Autismus nehmen soziale Subtexte nicht auf. Sie brauchen glasklare Kommunikation und eindeutige Handlungsanweisungen, weil sie nicht in der Lage sind, die Bedürfnisse anderer Menschen intuitiv zu erkennen. Eine nicht-autistische Frau wird darum bei ihrem autistischen Mann mit einer Formulierung wie »Warum beachtest du mich nie?« außer Ratlosigkeit keine Reaktion auslösen. Sagt sie dagegen »Ich möchte gerne heute ab 19:00 einen romantischen Abend mit dir bei unserem Lieblings-Italiener!«, bekommt sie sofort, was sie will. Das kann sie aber nur, wenn sie weiß, dass ihr Mann ein Autismus-Problem hat.

Autisten sind rein leistungsorientiert. Verbale Anerkennung, Dank und freundliche Worte empfinden sie als leeres Gerede, denn sie motivieren sich ausschließlich über Taten, Erfolge und Qualität. Nie käme ein Autist auf die Idee, jemandem seine Zuneigung oder seine Wertschätzung auszudrücken, denn er erwartet das ja auch nicht von anderen. Typisches Zitat aus dem Mund eines Autisten: »Warum soll ich dir ständig sagen, dass ich dich liebe? Ich habe dir das schon letztes Jahr gesagt, und es hat sich seitdem nicht geändert.«[212]

Als schlimmste Form von Rückzug empfindet die nicht-autistische Frau das Fehlen körperlicher Nähe: keine Umarmungen, keine Zärtlichkeiten, kein Kuss. Sitzt die Frau in der einen Ecke des Sofas, kommt ihr autistischer Mann und setzt sich in die andere Ecke. Die Frau muss dann sagen: »Setz dich doch bitte neben mich, ich brauche ein wenig Nähe.« Von alleine wäre er nie auf die Idee gekommen. Wahres Zitat aus dem Mund eines Autisten: »Warum willst du Sex, wo wir doch schon genug Kinder haben?«[213]

Diese autistische Art der Zuneigung ist nicht minderwertig, sie ist nur anders. Autisten haben, wie alle Menschen, Emotionen, aber man muss ihnen die Möglichkeit geben, diese Emotionen auf ihre eigene Weise auszudrücken. Oder sie ihnen, umgekehrt, auf eine Weise zeigen, die sie verstehen, wie zum Beispiel diese kluge Frau eines Autisten: »Wenn ich meinem Partner mal wieder einen Liebesbeweis zukommen lassen will, dann staube ich seine umfangreiche Engelsammlung ab.« Das einzige Gebiet, auf dem Autisten echte Leidenschaft entwickeln, ist nämlich die Beschäftigung mit ihren Spezialinteressen. Abgesehen davon gibt es für sie kaum eine Aktivität, aus der sie Kraft und Erholung schöpfen können.

Besonders schlimm trieb es Thomas Alva Edison. Nach dem frühen Tod seiner ersten Frau (es heißt, sie sei an gebrochenem Herzen beziehungsweise an einem Nervenzusammenbruch gestorben) angelte er sich rasch die zweite, vergaß aber, sie darüber zu informieren, dass er ein Workaholic härtesten Grades war und ihr lediglich die Rolle einer Haushälterin und Mutter zugedacht hatte. »Es gelang ihr einfach nicht, ihren Mann aus dem Schneckenhaus seines Laboratoriums herauszureißen«, schreibt die fassungslose Biografin von Edisons zweiter Frau, »es wurde offensichtlich, dass er nicht den Wunsch hatte, zusammen mit ihr partnerschaftlich ein Zuhause aufzubauen … Er war besessen von seiner Arbeit und seiner nächsten Erfindung … Sie konnte nicht verstehen, warum er nicht zum Abendessen zuhause sein wollte, um seine Frau und seine Kinder zu sehen … Sie lebten in getrennten Welten.«

Isaac Asimov gesteht zu diesem Thema selbstkritisch: »Ich kann mir schon vorstellen, dass es eine Familie nicht so toll findet, einen Ehemann und Vater zu haben, der nie verreisen will, der nie das Haus verlassen will, der nie zu Partys oder ins Theater gehen will, der überhaupt nie etwas anderes tun will als in seinem Zimmer sitzen und schreiben. Ich vermute, dass das Scheitern meiner ersten Ehe darauf zurückzuführen ist.«

Und die erste Frau von George Lucas meinte über das Scheitern ihrer Ehe: »Der Hauptgrund war, dass es bei ihm immer nur um die Arbeit ging. Wir hatten unsere Schuldigkeit getan, unsere Schlachten geschlagen, acht Tage die Woche vierundzwanzig Stunden gearbeitet [sie half ihrem Mann beim Schneiden der Filme]. Ich wollte stehenbleiben und den Duft der Blumen einatmen. Ich wollte in meinem Leben Freude und Spaß haben. George wollte das nicht. Er war emotional blockiert, unfähig, Gefühle zu teilen. Er wollte sein Leben als Workaholic fortführen.«

Es gibt vier funktionierende Modelle für das Zusammenleben mit Asperger-Autisten:

1.) Die Partnerin ist ebenfalls Autistin.
Zwei Blinde, die einander als Blindenhunde dienen? Es kann funktionieren, Minus mal Minus ergibt Plus. Da das Verhältnis ›männlich zu weiblich‹ bei mindestens vier zu eins liegt[214], stehen die Chancen aber schlecht. Nur eine Handvoll solcher Beziehungen ist bekannt geworden.

2.) Die Partnerin stammt aus einem anderen Kulturkreis.
Wie bereits angesprochen, leben Asperger-Autisten überdurchschnittlich häufig mit ausländischen Partnerinnen zusammen, weil ihre soziale Auffälligkeit und gestörte Kommunikationsfähigkeit für Menschen mit anderer Muttersprache nicht so offensichtlich ist. Die Autisten suchen sich *instinktiv* ausländische Partnerinnen, nicht aus Berechnung oder mit Täuschungsabsicht.

3.) Fernbeziehung oder »paralleles« Zusammenleben.
Jonathan Swift kommunizierte mit seinen drei Lebensgefährtinnen oft jahrelang nur per Brief, ebenso Rainer Maria Rilke mit seiner Frau (vierundzwanzig Jahre), Franz Kafka mit seiner Dauerverlobten (fünf Jahre) und Hermann Hesse mit seiner zweiten Frau (sechs Jahre); eine

Hesse-Biografin spricht von einer »Liebe, die in Briefen erblüht und in der Begegnung welkt«.[215] Und Rilke, der noch für die bedenklichsten Dinge die schönsten Worte fand, nannte diesen autistischen *modus vivendi* »benachbarte Einsamkeiten«[216].

Hesses dritte Ehe hielt wie erwähnt nur darum drei Jahrzehnte, weil das Paar in einem speziell nach seinen Bedürfnissen gebauten Doppelhaus mit separaten Eingängen und streng getrennten Wohnbereichen lebte.

Woody Allen übernachtete in den dreizehn Jahren seiner Beziehung zu Mia Farrow kein einziges Mal in deren Wohnung, nur wenige hundert Meter von seiner entfernt.[217]

Tim Burton und seine Lebensgefährtin Helena Bonham Carter lebten dreizehn Jahre lang in zwei benachbarten Häusern, verbunden durch einen unterirdischen Tunnel. Die Kinder und die Nanny wohnten in einem dritten Haus.

4.) Die nicht-autistische Frau passt sich dem autistischen Mann an. Sie toleriert seine Defizite, übernimmt die Kindererziehung und pflegt Sozialkontakte.

Das heißt nicht, dass der Mann seine autistischen Macken nach Lust und Laune ausleben darf. Natürlich werden auch von ihm Entgegenkommen und Zugeständnisse erwartet. Das Problem ist aber, dass der autistische Mann, so sehr er sich auch bemüht, gewisse Eigenheiten nicht einfach abschalten kann, zum Beispiel Störungsanfälligkeit, Abhängigkeit von Ritualen und Routinen, Faszination für Spezialinteressen, Angst vor Sozialkontakten. Da er trotz größter Anstrengungen nie ein »normaler« Mensch werden kann und da sich seine nicht-autistische Frau leichter anpassen kann, fällt automatisch ein zu großer Teil der Last auf ihre Schultern. Je besser sie sich auf die Besonderheiten ihres autistischen Partners einstellen kann, umso besser funktioniert die Beziehung.

Natürlich ist Autismus kein Freibrief für bizarre Spleens, eine Frau soll sich dem autistischen Mann ja nicht als willenlose Sklavin unterordnen. Sie muss aber akzeptieren, dass im Gehirn ihres autistischen Mannes ein paar Kabelstränge anders verdrahtet sind.

Vielleicht sollten sich autistische Ehemänner ein Beispiel an Mark Zuckerberg nehmen. Bevor seine Verlobte »Ja« sagte, musste der Facebook-Gründer einer Liebesklausel im Ehevertrag zustimmen. Dort steht schwarz auf weiß, dass Zuckerberg mindestens eine Nacht pro Woche mit seiner Frau verbringen muss. Zusätzlich sind pro Woche noch mindestens hundert Minuten »Quality Time« vorgeschrieben, womit sicher keine Computerspiele gemeint sind. Die Frau wird ihre Gründe gehabt haben, auf einer solchen Klausel zu bestehen. Verstößt Zuckerberg gegen diese Auflagen, droht ihm eine Geldstrafe.[218] Solche Absprachen sind nicht kaltherzig oder unromantisch, sondern sehr vernünftig. Zuckerbergs Ehe hält schon seit Mai 2012, und drei Kinder dürfen als Indiz für die Einhaltung einer gewissen vertraglich vorgeschriebenen Sex-Frequenz gewertet werden.

Auch Charles Darwin hat seine Pro-und-Contra-Listen in Sachen Heirat nie bereut: Die Ehe verlief trotz des merkwürdigen Starts sehr harmonisch, währte vierzig Jahre bis zu seinem Tod und brachte zehn Kinder hervor.

DAS FREIWILLIGE UNSOZIALE JAHR

Henry David Thoreaus Leben in den Wäldern

Walden Pond bei Concord, Massachusetts
4. Juli 1845

Am 4. Juli 1845 feiert Henry David Thoreau seinen ganz privaten Unabhängigkeitstag: Er zieht vom Elternhaus in eine selbst gebaute Waldhütte.

Thoreau ist das, was wir heute einen Aussteiger nennen würden. Geboren 1817 in Concord, Massachusetts, hat er sein ganzes Leben in dieser Kleinstadtidylle inmitten einer ländlichen, waldreichen Umgebung verbracht, die seinen Lebensstil und seine Philosophie prägte. Thoreau ist ein Nonkonformist, geht keiner geregelten Erwerbstätigkeit nach, lebt als Asket unter einfachsten Bedingungen, verdient sich ein wenig Geld mit Gelegenheitsarbeiten und unternimmt jeden Tag stundenlange Wanderungen. Seine große Leidenschaft ist das Leben in und mit der Natur, die Erkundung und der Schutz der heimischen Flora und Fauna – der erste Öko-Aktivist der Welt.

Seit seiner Kindheit ist Thoreau fasziniert von einem Teich namens Walden Pond, zwei Kilometer südlich von Concord im Wald gelegen. Im Frühjahr 1845 errichtet er in der Nähe des Ufers aus selbst gefällten Bäumen und recycelten Brettern und Nägeln eine spartanische Blockhütte, in der er vom 4. Juli 1845 bis zum 6. September 1847 weitgehend autark leben wird:

»Ende März 1845 borgte ich mir eine Axt und wanderte hinab in den Wald zum Waldenteich, in dessen unmittelbarer Nähe ich mein Haus bauen wollte. Ich fällte zunächst einige hohe, pfeilartige, noch junge Weißtannen, um Bauholz zu gewinnen … Ich grub meinen Keller in die südliche Böschung des Hügels, wo früher einmal ein Murmeltier seine Höhle hatte, tief durch die Wurzeln und durch die letzten Spuren von Vegetation … Meine Einrichtungsgegenstände, die ich mir zum Teil selbst anfertigte – das übrige kostete mich nichts – bestanden aus einem Bett, einem Schreibpult, drei Stühlen, aus einer Feuerzange und einem Rost, einem Kessel, einem Kochtopf, einer Bratpfanne.«[219]

Was zunächst als eine Art naturphilosophisches Experiment gedacht war, entwickelte sich im Laufe der Zeit zu einem der großen Meisterwerke der amerikanischen Literatur: In seinem Buch *Walden; or, Life in the Woods* (1854), aus dem die Zitate stammen, beschreibt Thoreau tagebuchartig sein Leben rund um diesen Teich, seine Beobachtungen zu Flora und Fauna, seine Erlebnisse als Selbstversorger, Eremit, Naturforscher und Philosoph in der Waldeinsamkeit.

Thoreaus Rückzug in eine Waldhütte ist ein typisches Autismus-Symptom.[220] Dass Autisten am liebsten alleine ins Kino oder ins Restaurant gehen und alleine in Urlaub fahren, ist nämlich nur das kleine Einmaleins. Wenn man sie lässt, ziehen sie sich wochen-, monate-, jahrelang in die Einsamkeit zurück:

Emily Dickinson verbarrikadierte sich die letzten 36 Jahre ihres Lebens in ihrem Zimmer und in der Küche ihres Elternhauses. In den Biografien heißt es immer, das sei für sie »die letzte Rückzugsgelegenheit aus dem Machtbereich ihres dominanten Vaters« gewesen[221] – tatsächlich war es einfach nur autistisches Isolationsbedürfnis.

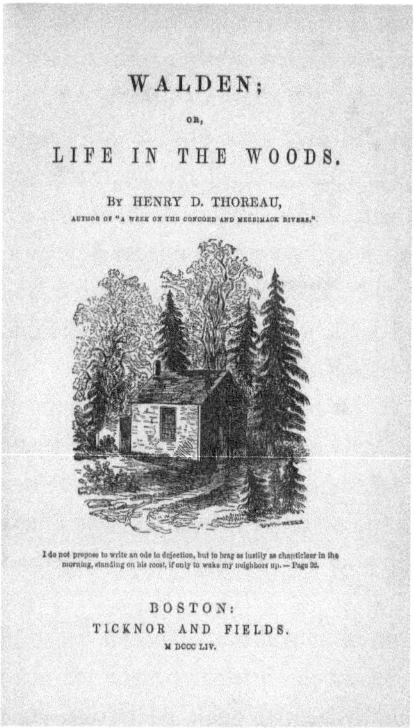
WALDEN;

OR,

LIFE IN THE WOODS.

BY HENRY D. THOREAU,

AUTHOR OF "A WEEK ON THE CONCORD AND MERRIMACK RIVERS."

I do not propose to write an ode to dejection, but to brag as lustily as chanticleer in the morning, standing on his roost, if only to wake my neighbors up. — Page 92.

BOSTON:

TICKNOR AND FIELDS.

M DCCC LIV.

Abbildung 5: Henry David Thoreau, Walden; or, Life in the Woods, *1854, Titelblatt der Erstausgabe*

Die originale Hütte wurde schon zu Thoreaus Lebzeiten ausgeschlachtet und dem Verfall preisgegeben. Heute kann ein originalgetreuer Nachbau besichtigt werden.

Hermann Hesse lebte oft wochen- und monatelang im Gebirge, beinahe wie ein Tier: »Ich lebe nackt und aufmerksam wie ein Hirsch … Seit drei Wochen kenne ich kein Bett, kein Feuer, kein

Brot, kein Fleisch, kein Gemüse, kein Gewürz, nicht Löffel noch Gabel … Nach dem Alleinsein mit Steinen, Gras und Bäumen ist es jedesmal wunderlich erregend, wieder Menschen zu sehen.«[222]

Ludwig Wittgenstein hauste immer wieder jahrelang in den abgelegensten Regionen Europas, zum Beispiel auf einsamen Höfen in Irland und in einer selbst gebauten, nur per Boot erreichbaren Blockhütte auf einer Felsspitze über einem norwegischen Fjord: »Die Einsamkeit tut mir unendlich gut und ich kann mir gar nicht vorstellen, jemals wieder ein Leben unter Menschen zu ertragen.«[223]

Patricia Highsmith verschanzte sich in einem dunklen Schweizer Gebirgstal in einem 300 Jahre alten Haus, das einer Festung glich: ein Meter dicke Mauern, abweisend, kalt. Besucher nannten ihr Domizil »Hitlers Bunker«.[224]

Wie Hermann Hesse verglich sich auch Rainer Maria Rilke, der seine letzten Lebensjahre allein in einem abgelegenen mittelalterlichen Turm verbrachte, einmal mit einem gehetzten Tier: »Ich bitte alle diejenigen, die mich liebhaben, doch auch meine Einsamkeit liebzuhaben, weil ich mich andernfalls selbst vor ihren Augen und Händen verbergen müßte wie ein wildes Tier, das sich vor den Feinden versteckt, die ihm nachstellen.«[225]

Auch Franz Kafka verlieh in seiner Erzählung *Der Bau* seinem Selbstbild die Gestalt eines psychotischen dachs- oder maulwurfähnlichen Tiers, das sich in seinem unterirdischen Höhlensystem verkriecht: »Das schönste an meinem Bau aber ist die Stille … Stundenlang kann ich durch meine Gänge schleichen und höre nichts als manchmal das Rascheln irgend eines Kleintieres … oder das Rieseln der Erde … sonst ist es still … Dort schlafe ich den süßen Schlaf des Friedens … regelmäßig von Zeit zu Zeit schrecke ich auf aus tiefem Schlaf und sinke mit gelösten Gliedern in noch tieferen Schlaf. Arme Wanderer ohne Haus, auf Landstraßen, in Wäldern, bestenfalls verkrochen in einen Blätterhaufen oder in einem Rudel der Genossen, ausgeliefert allem Verderben des Himmels und der Erde! Ich liege hier auf einem allseits gesicherten Platz.«

Julian Assanges Aufenthalt in der ecuadorianischen Botschaft in London war zwar alles andere als freiwillig, aber sieben Jahre in Einzelhaft auf fünfeinhalb Quadratmetern, ohne Fenster, frische Luft und

Sonnenlicht, kann nur ein Autist ohne größere Schäden überstehen. Was der UN-Sonderbeauftragte für Folter als »Durchhaltevermögen, stoisches Ertragen der schwierigen Situation und erstaunlichen Akt des Widerstandes«[226] bezeichnet, ist Autismus. Nicht-autistische Menschen würden nach wenigen Monaten den Verstand verlieren.

Für normale Menschen ist soziale Isolation, wie zum Beispiel während der Corona-Pandemie, eine Strafe. Für die meisten ist ein Tag ohne berufliche Anerkennung, ohne Gespräche, ohne Textnachrichten, ohne Ausgehen, ohne ein engmaschiges Netz von Beziehungen schwer vorstellbar. Autistinnen und Autisten leben immer so, im selbst gewählten Dauer-Lockdown. Isaac Asimov erfand für dieses autistische Bedürfnis nach Rückzug und Isolation das schöne Wort »Klaustrophilie«. Für andere Menschen ist Alleinsein Leere, für Autisten ist es Freiheit.

So resümierte Profi-Einsiedler Henry David Thoreau schon 1854: »Wir treffen uns nach allzu kleinen Pausen wieder und haben darum keine Zeit gehabt, neuen Wert füreinander zu erlangen. Dreimal täglich sitzen wir bei den Mahlzeiten zusammen und einer gibt dem anderen von dem alten, muffigen Käse, der wir sind, zu kosten ... Wir leben dicht gedrängt, sind einander im Wege, stolpern übereinander und dadurch verlieren wir, wie mir scheint, etwas den Respekt voreinander. Für jeden wertvollen und herzlichen Verkehr würde ein weniger häufiges Zusammensein genügen.«[227]

ES LEBE DIE EVOLUTION!

Warum Charles Darwin keine Lust hatte, einen Mord zu gestehen

Down House, Kent
18. Juni 1858

Als Charles Darwin am 18. Juni 1858 wie gewohnt nach seinem ersten Morgenspaziergang (7:15 bis 7:45), dem Frühstück (7:45 bis 8:00) und dem ersten Durchgang wissenschaftlicher Arbeit (8:00 bis 9:30) von 9:30 bis 10:30 seine Post durchsieht, trifft ihn beinahe der Schlag. Kollege Alfred Russel Wallace schickt ihm, mit der Bitte um kritische Durchsicht, ein Manuskript mit dem Titel *On the Tendency of Varieties to depart indefinitely from the Original Type*, in dem er bis ins Detail Darwins Theorie von der Evolution durch natürliche Selektion durchdekliniert.

Da sich beide Forscher mit demselben Thema befasst hatten, mussten sie zwangsläufig zum selben Schluss gelangen: Die biologische Artenvielfalt ist nicht das Resultat eines einmaligen göttlichen Schöpfungsaktes, sondern einer langen natürlichen Selektion, bei der sich immer derjenige genetische Kopierfehler durchsetzt, der der Art das Überleben sichert.

Darwins Bestürzung ist verständlich: »Diese Arbeit enthielt dieselbe Theorie wie meine. Er hätte eine bessere Zusammenfassung nicht machen können. Seine Begriffe stehen sogar bei mir als Kapitelüberschriften.«[228] Leider sind diese Kapitelüberschriften noch nicht publiziert. Darwin befasst sich zwar seit über zwanzig Jahren mit dem Thema, hat alles fertig im Kopf und teilweise auch auf dem Papier, aber noch kein Wort davon veröffentlicht. Darwin bittet Wallace um Zurückhaltung, die beiden halten einen gemeinsamen Vortrag, Darwin macht sich sofort an die schriftliche Ausformulierung, arbeitet ein Jahr lang mit Hochdruck, und im November 1859 erscheint sein Hauptwerk *On the Origin of Species*. Wäre Wallace kein Gentleman und etwas ehrgeiziger gewesen, dann würden wir heute von der *Wallace'schen* Evolutionstheorie sprechen, nicht von der *Darwin'schen.*

Aber warum ließ Darwin seine epochemachenden Erkenntnisse zwanzig Jahre in der Schublade liegen? Als Grund wird immer angeführt, er habe sich vor den Reaktionen der Öffentlichkeit gefürchtet. »Diese Theorie zu veröffentlichen«, meinte er, »ist, als würde man einen Mord gestehen.« Da hatte er nicht Unrecht, erschütterte er damit doch grundlegend das seit 1500 Jahren vorherrschende christliche Weltbild, aber abgesehen davon war hier auch eine gehörige Portion Autismus im Spiel.

Wenn ein Mensch mit Autismus ein Buch schreibt, ein Bild malt, ein Musikstück komponiert, einen Mechanismus konstruiert, dann tut er das nämlich nicht, um damit an die Öffentlichkeit zu gehen oder um Ruhm und Geld einzufahren, sondern ausschließlich, weil es ihm wichtig ist, weil er es tun muss.

Interesse an der Anerkennung seines Umfelds? Fehlanzeige.

Interesse an der finanziellen Verwertbarkeit? Fehlanzeige.

Darwin hatte die Evolutionstheorie für sich selbst gefunden, durchdacht und verstanden, und damit war die Angelegenheit für ihn erledigt. Wozu noch alles mühsam aufschreiben und sich der Kritik des Publikums aussetzen? Das ändert nichts an der Wahrheit und an der Qualität der Theorie.

Schon 150 Jahre vor Darwin war Isaac Newton nach demselben Schema vorgegangen. Newton hatte nie das geringste Interesse, seine bahnbrechenden Erkenntnisse zu publizieren. Ob Gravitationslehre, Spiegelteleskop oder Berechnung der Planetenbahnen, alles blieb jahrzehntelang in seinem Kopf verschlossen und musste ihm von Kollegen stückchenweise aus der Nase gezogen werden. Newton selbst konnte das Interesse an seinen Erfindungen überhaupt nicht verstehen: »Ich bin überrascht zu sehen, dass man sich so bemüht, mir das Recht an einer Erfindung zu sichern [dem Spiegelteleskop], der ich bisher so wenig Bedeutung zugemessen habe.« »Ich kann nicht erkennen, was an öffentlicher Wertschätzung so erstrebenswert ist. Es würde die Zahl meiner Bekanntschaften erhöhen, was ich nach Möglichkeit zu vermeiden suche.«[229]

Da nicht alle von Newtons Kollegen so großzügig waren wie später Wallace gegenüber Darwin, handelte er sich mit seinem autistischen *L'art pour l'art*-Denken viele unnötige Prioritätsstreits ein. Der bekannteste dieser Dispute ist der mit Gottfried Wilhelm Leibniz. Newton hatte das Prinzip der Infinitesimalrechnung schon zwanzig Jahre vor Leibniz entdeckt, aber nie publiziert. Als Leibniz dann mit seinen Erkenntnissen an die Öffentlichkeit ging, kam es zu einem erbitterten Kleinkrieg mit Newton, der Leibniz des Ideendiebstahls beschuldigte. Dieser mit harten Bandagen geführte Prioritätsstreit währte drei Jahrzehnte und vergiftete das Klima zwischen britischen und deutschen Mathematikern für Generationen.[230]

Genau wie Newton hätte auch Mozart allen Grund gehabt, Prioritätsstreits zu führen, weil ihm seine Kompositionen – vor allem die eigentlich recht lukrativen Opern – mit schöner Regelmäßigkeit sofort nach der Uraufführung gestohlen wurden, aber ihm fehlten die rechtliche Handhabe, die Zeit und der Ehrgeiz. Und genau wie bei Newton und Darwin beginnt das Problem auch bei Mozart schon einige Schritte früher: Von seinen etwa 650 Kompositionen geht nämlich kaum die Hälfte auf einen konkreten Auftrag zurück, den Rest komponierte er aus innerer Notwendigkeit, viele Hauptwerke wurden erst nach seinem Tod gefunden und uraufgeführt. Einer von Mozarts Verlegern mahnte: »Schreib' populärer, sonst kann ich nichts mehr von dir drucken und bezahlen!« Mozarts Antwort: »Nun, so verdien' ich nichts mehr und hungere.«[231]

Von Emily Dickinsons 1789 Gedichten wurden zu ihren Lebzeiten nur zehn veröffentlicht (ohne ihr Zutun), den Rest fand man erst nach ihrem Tod.[232]

Genau wie Mozart, der viele Kompositionen an Freunde verschenkte, schrieb auch Lewis Carroll *Alice's Adventures in Wonderland* als Weihnachtsgeschenk für ein befreundetes Mädchen und dachte nie an eine Veröffentlichung. Erst nach jahrelangem Drängen seiner Fans gab er widerwillig grünes Licht für die Publikation. Als ihn seine Bücher dann mit einem regelmäßigen Strom von Tantiemen zu versorgen begannen, bat er die Universität Oxford, wo er als Mathematikprofessor tätig war, allen Ernstes um eine Gehaltskürzung.[233]

Auch Marie Curie verzichtete darauf, ihre Entdeckungen patentieren zu lassen, wodurch ihr Millioneneinnahmen entgingen. Ein geschenktes Stipendium zahlte sie unter größten Entbehrungen zurück. Nach dem Tod ihres Mannes schlug sie eine Ehrenpension aus. Jede

Zuwendung, jeden Geldpreis gab sie umgehend an andere weiter. All das, obwohl sie stets am Rande des Existenzminimums lebte.[234]

Marie Curies guter Freund Albert Einstein schwamm auf derselben Welle: »Mein Antrieb war ausschließlich Neugierde, ich tat alles immer nur zu meiner eigenen Befriedigung und zu meiner eigenen Freude. Dass ich dafür dermaßen gefeiert werde, empfinde ich als unverdient und übertrieben.«[235]

Denselben geradezu grotesken Gegensatz zwischen masochistischer Selbstausbeutung und maximalem Desinteresse an der Verwertung finden wir bei Franz Kafka. Er machte ein Riesendrama aus dem Akt des Schreibens, war dann aber an der Publikation des Ergebnisses überhaupt nicht interessiert. Sein engster Freund (und posthumer Herausgeber und Biograf) Max Brod musste ihm jedes Manuskriptblatt einzeln entwinden. Kafka in typisch selbstzerstörerischer Manier zu seinem Verleger: »Ich werde Ihnen immer viel dankbarer sein für die Rücksendung meiner Manuskripte als für deren Veröffentlichung.«[236]

Auch Elon Musk ist bekannt dafür, bei der Verwirklichung seiner Visionen zwar an seine körperlichen Limits zu gehen, sich dann aber nicht im Geringsten um Marketing und Verkauf zu kümmern – einer der Gründe, warum er mehrmals kurz vor der Pleite stand. »Wenn du ein erstklassiges Produkt hast«, meint er nur, »dann kommen die Verkäufe ganz von selbst.«[237]

Mozart und Curie wären fast verhungert, Dickinson lebte im Haushalt ihres Vaters, Newton und Kafka hielten sich mit langweiligen Bürojobs über Wasser, Einstein wurde zum ersten Rockstar der Wissenschaft, Musk zum reichsten Mann der Welt.

Und dass Charles Darwin trotz seines autistischen *L'art pour l'art*-Denkens das komfortable Leben eines Privatgelehrten führen konnte, hatte er seinem Großvater zu verdanken, dem Porzellan-Millionär Josiah Wedgwood. Das ist ausgleichende Gerechtigkeit in ihrer schönsten Form: Wer von seinen Vorfahren Autismus-Gene geerbt hat, sollte immer auch eine ordentliche Portion Schmerzensgeld dazubekommen.

»KEINE AHNUNG, WIE MAN ERWACHSEN WIRD.«

Lewis Carrolls Abenteuer im Kinderland

Auf der Themse zwischen Oxford und Godstow
4. Juli 1862

Während Charles Darwin aufgrund seiner nicht bibelkonformen Evolutionstheorie im Zentrum eines Shitstorms steht, passiert 100 Kilometer nordwestlich seines Landsitzes ein Boot die Themse.

Die Besatzung:
Charles Lutwidge Dodgson (30): Mathematikprofessor an der Universität Oxford,
Robinson Duckworth (27): ein Priester und guter Freund Dodgsons,
Lorina Liddell (13), Alice Liddell (10), Edith Liddell (8): Töchter von Henry Liddell, Dekan des Christ Church College der Universität Oxford

Dieser Nachmittag, dem Dodgson – besser bekannt als Lewis Carroll – später als »the golden afternoon« ein Denkmal setzen wird, ist der Urknall eines der großen Werke der Weltliteratur: *Alice's Adventures in Wonderland*.

Eines der Mädchen, Alice Liddell Hargreaves, Dodgsons Inspiration für die Figur der Alice, erinnert sich später: »Immer, wenn wir mit Mr Dodgson eine nachmittägliche Flussfahrt unternahmen, was jeden Sommer etwa vier oder fünf Mal vorkam, brachte er einen großen Korb mit Kuchen und einen Teekessel mit … Wir waren meist zu fünft, Mr Dodgson, einer seiner Freunde, und wir drei Mädchen … Fast alle *Alice*-Geschichten wurden an diesem gleißenden Sommernachmittag erzählt, während die Luft über den Wiesen vor Hitze flimmerte … Die Geschichten, die er uns an jenem Nachmittag erzählte, müssen besser gewesen sein als sonst, weil ich mich so genau an sie erinnern kann und weil ich ihn am nächsten Tag bestürmte, sie aufzuschreiben, was ich vorher noch nie getan hatte … Nie hätten wir uns damals träumen lassen, dass dieser schüchterne Mann, der so gerne kleinen Mädchen seine Geschichten erzählte, bald weltberühmt sein sollte.«[238]

Die Mädchen sind glücklich – und die Oxforder Professoren reiben sich die Augen. Kollege Dodgson, bekannt als einsiedlerischer Exzentriker und Wunder an Schweigsamkeit, ist nicht wiederzuerkennen. In Gegenwart dieser drei Mädchen mutiert der skurrile Eigenbrötler zu einem vor Geist sprühenden Alleinunterhalter.

Dodgson war ein introvertierter Eremit, sprach außerhalb seiner Vorlesungen kaum ein Wort. »Er war der stillste und schüchternste erwachsene Mann«, erinnerte sich Mark Twain, »dem ich in meinem ganzen Leben begegnet bin.«[239] Aber in Gesellschaft von Kindern blühte Dodgson auf: Er erfand für sie Geschichten und Rätselspiele, bastelte für sie mechanische Spielzeuge, unternahm mit ihnen Bootsausflüge und Wanderungen, war der bekannteste Kinder-Fotograf seiner Zeit, beantwortete liebevoll Tausende von Briefen junger Leserinnen und Leser. Viele von Dodgsons Fans, die ihn als zehn- bis vierzehnjährige Kinder gekannt hatten, erinnerten sich später als Erwachsene:

»Er war unglaublich schüchtern und in Gegenwart von Erwachsenen ausgesprochen steif, aber gegenüber Kindern verschwand diese Zurückhaltung komplett.«

»Er befreundete sich mit Kindern, wo immer er hinkam, und hatte bald Hunderte von Kinder-Freunden.«

»Er war kein Mann in mittleren Jahren, er war alterslos, und wenn er mit Kindern sprach, nahm er ihr Alter an.«

»Er hatte den Verstand eines klugen Mannes und das Herz eines Kindes.«[240]

Charles Lutwidge Dodgson alias Lewis Carroll war nicht pädophil (wie angesichts seiner Affinität zu Kindern gelegentlich vermutet wurde) – er war Asperger-Autist.[241] Einer der irritierendsten und sozialschädlichsten Special Effects von Autisten ist nämlich ihr »spiegelbildliches«, ihr »Rückwärts«-Leben. Menschen mit Autismus leben anderen Menschen entgegengesetzt, sie funktionieren umgekehrt, sind fast immer das Gegenteil von dem, was dem Rest der Welt als normal gilt. So auch hier: Im Erwachsenenalter fühlen sich Asperger-Autisten immer noch wie Kinder und kommen besser mit Kindern zurecht. Diese Affinität zu Kindern, ein kindliches Gemüt, weltfremde Naivität, praktische und emotionale Unreife ziehen sich als Leitmotive durch alle Biografien bekannter Persönlichkeiten auf dem Autismus-Spektrum:

Thomas Jefferson, Universalgenie und Superhirn der amerikanischen Revolution, wird von seinen Zeitgenossen unisono als kindlich-naiv und unreif beschrieben. »Jefferson was always a boy to me«[242], erinnert sich sein Amtsvorgänger John Adams, dem Jefferson so manchen politischen Überlebenstipp zu verdanken hatte.

Wolfgang Amadeus Mozart bewahrte sich zeitlebens eine jugendliche Unbeschwertheit und Naivität, was ihn als Menschen sympathisch machte, ihn aber beruflich ins Verderben stürzte. »Ausser der Musick«, so seine Schwester, »war und blieb er fast immer ein Kind; und dies ist ein HauptZug seines Charakters auf der schattigten Seite.«[243]

Auch Emily Dickinson wirkte in ihrer äußeren Erscheinung, in ihren Bewegungen, in ihrer Art zu sprechen wie ein Kind. »Ich wünschte«, so die zweiundzwanzigjährige Dichterin, »wir würden immer Kinder bleiben. Ich habe keine Ahnung, wie man erwachsen wird.«[244]

Erik Satie war ein skurriler Eigenbrötler, ein Sonderling am Rande der Gesellschaft, der die bizarrsten autistischen Manierismen pflegte – aber kaum trat er vor die Tür, hingen Scharen begeisterter Kinder an seinen Fersen, die ihn geradezu vergötterten; man nannte ihn den »Rattenfänger von Arcueil«.[245]

Hermann Hesse staunte noch als Siebenundzwanzigjähriger: »Denn im Grunde kommt es mir oft vor, ich sei eigentlich noch ein Knabe, so wie ich mit zwölf Jahren war, und wundere mich häufig, daß die Leute mich ernstnehmen und daß weltkluge und feine Leute wie mit ihresgleichen mit mir umgehen, daß ich nächstens eine Frau und einen Haushalt haben und wie alle ernsthaften Männer und Bürger leben und dastehen soll.«[246]

Auch bei Albert Einstein wollten Jahrhundertgenie und Kinderseele nicht so recht zusammenpassen: »In seinem Aussehen und Auftreten, seiner schlecht verhehlten Gleichgültigkeit gegenüber den Spielregeln der ›Erwachsenen‹, behielt er zeitlebens etwas Kindliches. Noch im hohen Alter hatte er die sorglose Art des Kindes.« Ein Freund nannte ihn ein »weißhaariges Kind«. Seine zweite Frau (seine Cousine) meinte, Einsteins Persönlichkeit habe sich nicht verändert, seit er als Fünfjähriger mit ihr im Sandkasten gespielt hatte.[247]

Franz Kafka, gegenüber Erwachsenen extrem scheu und distanziert, suchte aktiv die Nähe von Kindern, spielte stundenlang mit ihnen, schenkte ihnen Bücher, schrieb für sie Geschichten. »Kafka hat Kinder sehr gern gehabt«, erinnert sich eine Bekannte, »er war eigentlich selbst ein Kind.«[248] Ein Arbeitskollege nannte ihn »unser Amtskind«.[249]

Patricia Highsmith war, nach Aussage ihres Lektors, »ein zehn- oder elfjähriges Kind, dem man gesagt hatte, es müsse allein erwachsen werden.«[250] Schon Highsmith selbst erkannte: »Ich lebe mein Leben rückwärts. In der Kindheit war ich schwermütig und sehr erwachsen, in der Jugend mittelalt, nun in mittleren Jahren [41] bin ich jugendlich.«[251]

Und vielleicht war es gerade diese »verrückte Mischung aus sechsjährigem Kind und voll ausgebildetem Künstler«[252], die dem Exzentriker Andy Warhol zu Weltruhm verhalf.

Als ob diese sozial-kommunikativ-soziale Unreife nicht schon schlimm genug wäre, kommt dann noch hinzu, dass Autisten auch äußerlich oft um zehn bis fünfzehn Jahre jünger wirken, als sie tatsächlich sind:

Viele Betroffene berichten, dass sie noch als Fünfundzwanzigjährige von Fremden geduzt wurden. Eine Frau schreibt gar, dass ihr Asperger-Mann immer für ihren Sohn gehalten wurde.[253]

Rainer Maria Rilke wurde noch als 38-Jähriger von Fremden für einen »Jüngling«, Albert Einstein noch als 43-Jähriger für einen Studenten, Franz Kafka noch als 28-Jähriger für einen Schüler gehalten.[254]

Woody Allen, Bob Dylan, Al Gore, Thomas Jefferson, George Lucas, Elon Musk, Mark Zuckerberg – alles zartgesichtige Milchbubis.

Umso größer sollte unsere Hochachtung für das Lebenswerk dieser Menschen sein. Denn wer zusätzlich zu Asperger-Autismus auch noch das Pech hat, besonders jung auszusehen, hat im Medien- und Geschäftsleben massive Widerstände zu überwinden:

Warren Buffett: Als ich die Business School verließ, war ich 20, sah aus wie 16 und benahm mich wie ein Zwölfjähriger.[255]

Bill Gates, der im Alter von 17 Jahren (er sah aus wie zehn) Algorithmen zur Analyse von Verkehrsströmen schrieb und mit 19 Jahren (er sah aus wie 12) ein Wasserkraftwerk programmierte: »Als ich mich dort vorstellte, war immer die erste Reaktion: Was will der denn hier? Das ist ja noch ein Kind!«[256]

Halten Autismus-Gene also jung? Es liegt wohl eher daran, dass Gefühle und Stimmungen ansteckend wirken. Wer sich selbst für jung und unreif hält, sendet unbewusst entsprechende Signale aus und wird dann auch so wahrgenommen.

Viele Menschen sehen äußerlich erwachsen aus, sind im Kopf aber kaum über die Grundschule hinausgekommen. Weil sie einen Erwachsenenkörper haben, wird automatisch angenommen, dass sie in ihrer geistigen, emotionalen, sozialen Entwicklung auch auf dieser Stufe stehen. Das stimmt oft nicht – aber es stört niemanden. Weil es normal ist, unreif zu sein und reif zu wirken.

Wenn aber umgekehrt ein Autist laut Kalender vierzig ist, aber aussieht wie fünfundzwanzig und sich sozial verhält wie zehn, dann fällt er durch alle Maschen des Gewohnten. Obwohl in vielen dieser Menschen ein enormes Potenzial steckt. Hochbegabte und frühreife Menschen, darunter viele Asperger-Autisten, sind intellektuell mit zehn Jahren oft schon weiter als andere mit fünfzig, werden aber wegen ihres merkwürdigen Verhaltens nicht ernst genommen und wie Kinder behandelt. Darum bezeichnete eine Frau ihren autistischen Partner und alle anderen von Autismus Betroffenen sehr zutreffend als »Kinder in einer sehr sadistischen Erwachsenenwelt«.[257]

Asperger-Autistinnen und -Autisten haben also oft schon als Kinder die intellektuelle Reife von Erwachsenen. Viele berichten, dass sie ihre Universitäts-Abschlussprüfungen mit dem Wissen bestanden, das sie schon als Zwölfjährige besessen hatten. Das ist auch der Grund, weshalb autistische Kinder den Kontakt zu Erwachsenen bevorzugen: Wer etwas lernen will, misst seine Geisteskräfte nicht an Gleichaltrigen, sondern an Älteren, Überlegenen. Mit wem sollte ein zehnjähriger Asperger-Autist über Beethoven-Sonaten und die Theorie der Schwarzen Löcher diskutieren, wenn nicht mit einem Erwachsenen? Erwachsene sind auch ruhiger und vernünftiger als die anstrengenden Altersgenossen. Schon Grunja Sucharewa attestierte 1926 in ihren weltweit ersten Beschreibungen von Asperger-Autisten ihren 12- bis 13-jährigen Probanden den »Tonfall und die Manieren eines erwachsenen Menschen«.[258]

Ein Jugendfreund erinnert sich an Ludwig van Beethoven: »Er war schon als Kind in sich gekehrt und ernsthaft, die gewöhnlichen Kinderspiele waren nie seine Unterhaltung, da er außer Musik nichts verstehe, was zum geselligen Leben gehöre.«[259]

Thomas A. Edison verbrachte den größten Teil seiner Kindheit in seinem Chemie-Labor im Keller des Elternhauses. »Er machte überhaupt nicht bei den Spielen der Nachbarskinder mit«[260], wunderte sich sein Vater.

»Ich kann mich nicht daran erinnern«, bekannte Alfred Hitchcock, »jemals einen Spielgefährten gehabt zu haben. Ich spielte alleine, erfand meine eigenen Spiele.«[261]

Karl Lagerfeld meinte autistisch-unverblümt zu diesem Thema: »Kinder reden doch immer Stuss. Deshalb hasste ich als Kind andere Kinder. Das Einzige, was ich gemacht habe, war lesen und Sprachen lernen und zeichnen. Klein zu sein, empfand ich als Zeitverschwendung.«[262]

Und Elon Musks ebenso stolze wie ratlose Mutter erinnert sich: »Mit Elon konnte man sich schon im Alter von drei Jahren unterhalten wie mit einem Erwachsenen.«[263]

Darum benutzte schon Hans Asperger in seinen ersten Fallbeschreibungen von 1944 den Begriff »Miniaturerwachsene«.

Wenig überraschend, dass Autisten dieses Gefühl des falschen Kind- und Erwachsenseins auch in ihre Werke hineinflechten:

Jonathan Swifts *Alter Ego* Gulliver wird unfreiwillig erst zum Riesen unter Zwergen (= Erwachsener unter Kindern), anschließend zum Zwerg unter Riesen (= Kind unter Erwachsenen), und schließlich als erwachsener Mann von einer neunjährigen Riesin unter die Fittiche genommen.

Der geheimnisvolle Charme von Hans Christian Andersens Märchen beruht nicht zuletzt darauf, dass er uns die Geschichten nicht mit dem Mund des Sprachwissenschaftlers erzählt (wie das die Brüder Grimm tun), sondern aus der naiven, verwunderten Perspektive eines Kindes. Das ist freilich kein bewusster literarischer Kunstgriff, sondern Andersens authentischer Kinderblick auf die Welt, wie auch seine Tagebücher und Memoiren beweisen, in denen der Autor wie ein Märchenkind von einer unerklärlichen Situation in die nächste stolpert.

140 Jahre nach Swift griff Lewis Carroll das Gulliver-Motiv in *Alice's Adventures in Wonderland* auf, wo die Protagonistin durch einen Zaubertrank abwechselnd zur Riesin und zur Zwergin wird. Im großen Zustand (= als Erwachsene unter Kindern) kuschen alle vor ihr, im kleinen Zustand (= als Kind unter Erwachsenen) wird auf ihr herumgetrampelt.

In Alfred Hitchcocks Film *Young and Innocent* (1937) gibt es eine Szene, in der die beiden erwachsenen Helden auf ihrer Flucht in eine Kindergeburtstagsparty geraten und alle Albernheiten mitmachen müssen, um sich nicht zu verraten, während die Kinder ihrerseits Erwachsenenrollen übernehmen.

Und in Charles Schulz' Comicstrip *Peanuts* treten – singulär in der Geschichte des Mediums – ausschließlich Kinder auf, die wie Erwachsene sprechen und agieren, mit Schulz' *Alter Ego* Charlie Brown im Mittelpunkt (ausführlich: S. 255–259).

2018 kam dann noch Greta Thunberg hinzu, die mit ihren fünfzehn Jahren wie eine Achtjährige aussah und wie eine Erwachsene agierte. Vielleicht lag gerade in dieser Diskrepanz der wichtigste Grund für ihre Wirkungskraft. Auch in ihren Reden bemühte sie geradezu leitmotivisch das Bild der vertauschten Kinder- und Erwachsenenrollen: »Ihr seid nicht reif genug, zu sagen, wie es ist. Selbst diese Bürde überlasst ihr euren Kindern … Sie dürfen nicht einfach nur dasitzen und darauf warten, dass sich Hoffnung einstellt. Dann verhalten Sie sich wie verwöhnte, verantwortungslose Kinder … Da unsere Regierungen sich benehmen wie Kinder, müssen wir die Verantwortung übernehmen.«[264]

Das ist Spiegel autistischer Lebenserfahrung: Swift, Andersen, Carroll, Hitchcock, Schulz und Thunberg wussten/wissen genau, wie es ist, als intellektuell Erwachsener in einem Kinderkörper und als kindlich Gebliebener in einem Erwachsenenkörper zu leben.

Und so endet denn auch *Alice's Adventures in Wonderland* in diesem Sinne: »Endlich malte sie [Alices Schwester] sich aus, wie ihre kleine Schwester Alice in späterer Zeit selbst erwachsen sein werde; und wie sie durch alle reiferen Jahre hindurch das einfache liebevolle Herz ihrer Kindheit bewahren werde … und wie sie alle ihre kleinen Sorgen nachfühlen, sich über alle ihre kleinen Freuden mitfreuen werde in der Erinnerung an ihr eigenes Kinderleben und die glücklichen Sommertage.«

»ICH NEHME MEIN SCHNECKENHAUS IMMER MIT.«

Lewis Carroll auf Reisen

Auf der Bahnstrecke zwischen Oxford und London
1864/65

Lewis Carroll hat sich zur Publikation seiner *Alice*-Geschichte überreden lassen. Um leichter einen Verleger zu finden und um sich ein Mitspracherecht bei der Gestaltung des Buches zu sichern, finanziert er die erste Auflage aus eigener Tasche. Mehr Mitspracherecht bedeutet fünfzig Jahre vor der Verbreitung des Telefons zahlreiche Fahrten nach London, um dort mit Verleger Alexander MacMillan und Illustrator John Tenniel, mit Designern, Schriftsetzern, Holzstechern, Druckern, Buchbindern die Details zu besprechen.

Eine Freundin Carrolls erinnert sich an eine solche Fahrt: »Bevor er eine Zugfahrt unternahm, kalkulierte er die ganze Strecke bis auf die Minute exakt durch. Wenn er dann alles bis ins kleinste Detail beisammenhatte, rechnete er aus, wieviel Geld er unterwegs brauchen würde und steckte die abgezählten Münzbeträge in nebeneinanderliegende Fächer seiner Geldbörse, um die Zugfahrt, die Droschke, den Gepäckträger, Zeitungen, Verpflegung oder was auch immer er unterwegs zu kaufen gedachte, passend zu bezahlen. Indem er die Reise bis ins kleinste Detail plante und vorbereitete, sparte er sich unterwegs eine Menge Ärger ... und dadurch waren Reisen mit ihm immer sehr angenehm.«[265]

Hier war allerdings nicht, wie seine Mitreisende glaubte, der nüchtern-logisch planende Mathematikprofessor am Werk, sondern ein unsicherer, routineabhängiger Asperger-Autist, der panische Angst vor dem Reisen hatte. Selbst vor einer Strecke von hundert Kilometern, die er ungezählte Male im Leben fuhr. Ordnung, Disziplin, Planung bis ins kleinste Detail – nur so konnte Carroll überhaupt verreisen. Warum sollte ein Mensch, der seiner Gesundheit nicht trauen kann und für den schon der Gang zum Supermarkt ein schweres Stück Arbeit ist, verreisen? Wie soll sich jemand, der sich in der kleinsten Fußgängerzone verläuft, in einer fremden Umgebung zurechtfinden? Darum muss alles, was ein Autist außerhalb der eigenen vier Wände unternimmt, bis ins Kleinste geplant und vorhersehbar sein.

Temple Grandin, bekannteste Autistin der Welt, erklärt, wie sie die vielen Reisen erträgt, die sie wegen ihrer Autismus-Vorträge auf sich nimmt: »Ich spiele im Geist vorher alle Szenarien durch, auch einen Notfallplan … Aber ich gerate immer noch in Panik, wenn ich mit unvorhergesehenen gesellschaftlichen Situationen konfrontiert werde und schnell darauf reagieren soll oder wenn ich in fremde Länder reise … Ich nehme Antidepressiva, ohne die ginge es nicht.«[266]

Peter Schmidt, vermutlich der am weitesten gereiste Autist aller Zeiten, da Reisen sein autistisches Spezialinteresse ist, erläutert: »Ich nehme mein Schneckenhaus immer mit, also meine Abläufe … Ich habe immer einen Plan A, B, C, D, E, F und einen Worst-Case-Plan … Schlimm wird es nur, wenn auch der letzte der Pläne nicht mehr greift … Dann stehe ich hilflos da, schreie um mich, bin wie ein Computer, der sich aufgehängt hat, zu nichts mehr zu gebrauchen.«[267]

Ist ein Autist gezwungen, seine gewohnte Umgebung zu verlassen, dann schafft er das also nur, wenn er sich bis ins kleinste Detail präpariert und gegen alle Unwägbarkeiten wappnet, mit Begleitpersonen, mit detaillierten Strategien, durch vorheriges Abfahren der Strecke, mit Pufferzeiten, Notfallplänen, Zwischenstopps, Not-Unterkünften, Ausweichstrecken, und gerüstet mit sehr vielen Koffern, die alles enthalten, was ein hypersensibler und gesundheitlich labiler Mensch in der Fremde braucht, um nicht zu verhungern, verloren- oder sonst wie zugrunde zu gehen.

Darum verreisen Autisten, wenn überhaupt, nur im Dienst ihres Spezialinteresses. Und darum wirken sie nach außen hin oft so langweilig: Sie leben in dem, was sie schaffen und denken, ihre Hauptexistenz spielt sich im Kopf ab, das »echte« Leben ist nur eine materielle Hülle, der Körper nur ein lästiges, aber notwendiges Vehikel zum Herumtragen des Gehirns:

Immanuel Kant setzte nur äußerst selten und mit größtem Widerwillen den Fuß über die Grenzen seiner Heimatstadt Königsberg. In seiner Freizeit las er Reisebeschreibungen, unternahm Reisen also nicht in Raum und Zeit, sondern im Kopf.

Auch Ludwig van Beethoven war ein Meister darin, Ausreden für das Vermeiden einer Reise zu finden, selbst wenn er dadurch wichtigste Gelegenheiten verpasste. In 35 Jahren verließ er Wien nur fünfmal, immer unter Zwang.[268]

Arthur Schopenhauer verbrachte seine zweite Lebenshälfte in seiner Frankfurter Wohnung: »Ich bin ein fest gewachsener Pilz geworden – aus lauter Reisescheu – während die Welt von der Reisesucht besessen ist.«[269]

Bernard Shaw wählte ein ähnliches Bild: »Ich bin wie ein Baum – am liebsten würde ich an einer Stelle bleiben.«[270]

Und selbst der relativ extrovertierte Isaac Asimov, der in seinen Büchern ganze Universen erschuf und zu den entferntesten Galaxien reiste, verließ sein irdisches Arbeitszimmer nur im äußersten Notfall: »In meinem Kopf stecken schon so viel Abwechslung und Abenteuer, dass ich keinen Grund sehe, auch noch meinen echten Körper über Stock und Stein zu schleppen.« »Ich habe in meinem ganzen Leben nie freiwillig Urlaub gemacht. Die Kurzreisen, zu denen ich jeden Sommer gezwungen werde, sind die Strafe dafür, dass ich eine normale Frau geheiratet habe.«[271]

Die ultimative selbstanalytische Satire auf autistische Standorttreue liefert Herman Melville in seiner Erzählung *Bartleby the Scrivener* (1853). Der Schreiber/Kopist/Sekretär Bartleby, Melvilles *Alter Ego*, ist aus heutiger Sicht ein Asperger-Autist vom Scheitel bis zur Sohle. Er sagt kein Wort zu viel, ist stur und eigensinnig, verträgt keinerlei Abweichung von seiner Routine, ernährt sich ausschließlich von zwei bestimmten Nahrungsmitteln, ist unauffällig bis zur Unsichtbarkeit, hyperkorrekt und pünktlich, asketisch und ehrlich, arbeitet Tag und Nacht, wohnt schließlich sogar in seinem Büro. Allerdings ist er dort nur willens, Schriftstücke zu kopieren, und verweigert jede andere Tätigkeit mit den Worten »Ich möchte lieber nicht.« (genau wie moderne Autisten, die nur Tätigkeiten ausführen, die ausdrücklich in ihrer Arbeitsplatzbeschreibung enthalten sind). Als es Bartlebys Chef schließlich zu bunt wird, kündigt er seinem ebenso fleißigen wie renitenten Mitarbeiter – der sich aber weigert, das Büro zu verlassen. Der verzweifelte Chef sieht schließlich keine andere Möglichkeit, als selbst das Büro zu räumen und Bartleby einfach dort zurückzulassen.

Zwei Jahre nach Melvilles *Bartleby* beschreibt Emily Dickinson den zweiten und letzten Umzug ihres Lebens: »Wie wir umgezogen sind, kann ich nicht sagen. Ich möchte gar nicht mehr daran denken ... Der Rest Verstand, der mir geblieben ist, ist irreparabel zerrüttet ... Es ist ein Gefühl wie ›nach Kansas verzogen‹, und säße ich in einem Planwagen mit angebundener Familie hinten dran, hielte ich mich zweifellos für einen Tross Emigranten.« Man muss dazu wissen, dass die Dichterin nicht in einem Planwagen ins 2000 Kilometer entfernte Kansas zog, sondern in ein 500 Meter entferntes Haus, in dem sie schon die ersten zehn Jahre ihres Lebens zugebracht hatte.[272] Das war genug, um die hypersensible Autistin an den Rand des Nervenzusammenbruchs zu bringen. Nach diesem Umzugs-Schock verließ die Dichterin das Haus in ihren verbleibenden einunddreißig Lebensjahren nur noch zweimal für dringende ärztliche Behandlungen.

Inzwischen gibt es sogar ein Reisebüro speziell für Asperger-Autisten, ins Leben gerufen und geleitet von einem Betroffenen.[273] Die Idee: Wenn Menschen mit Autismus unter sich sind und authentisch sein dürfen, können sie besser entspannen.

Und eine Autistin, die zwar gerne verreisen möchte, um fremde Länder, Landschaften und Kulturen kennenzulernen, dabei aber Angst vor Menschenmassen und Sozialkontakten hat, fand schließlich das ultimative autistische Reiseziel: die Antarktis. »Ich konnte mir nichts Spannenderes vorstellen als einen Erdteil völlig ohne Bewohner.«[274]

Es ist wahr, Autisten sind psychisch und physisch nicht stabil genug für Urlaub. Und deshalb können sie die allgemeine »Reisesucht« (Arthur Schopenhauer) auch nicht nachvollziehen: Warum sollte man freiwillig ein Vermögen dafür zahlen, sein gemütliches Heim zu verlassen, um stattdessen mit lärmenden, unzivilisierten Menschen ein Hotel zu teilen? Warum werfen sich alle auf jedes freie Wochenende? Ist das gar kein Urlaub, sondern eine Art Flucht? Und wenn Millionen von Menschen Ruhe und Einsamkeit suchen, werden sie dann nicht am Ziel wieder auf Millionen von sehr lauten Ruhesuchenden treffen? Ihren Stress, ihr Unglück, ihren Kummer werden die Menschen auch auf der weitesten Reise nicht abschütteln. Ihre Fehler, Sorgen und Laster werden sie verfolgen bis ans Ende der Welt, weil sie sie auf jede Reise mitnehmen, in ihrem Kopf. Urlaub ist nur die Verlegung von Problemen an einen anderen Ort. Niemand entkommt sich selbst.

Die Autisten raten: Gehe jeden Morgen zurück auf Los! Starte jeden Tag bei null statt im Minus! Wer vernünftig und diszipliniert lebt, braucht keinen Urlaub. Wie so viele andere angebliche Helfer und Problemlöser (Fernsehen, soziale Medien, Drogen, Religion) erfüllt auch die Reise-Industrie nur ein Bedürfnis, das sie selbst erschaffen hat und mit großem Werbeaufwand am Leben hält. Es geht nicht darum, auf Erholung zu verzichten. Es geht darum, sich seine Kräfte richtig einzuteilen. Außerdem haben wir zu Hause schon alles, was uns keine Reise bieten kann: Ruhe, vernünftige Preise, ein sauberes Bett, menschenwürdige Nahrung.

SCHICKSALSDIAGNOSE EINER KAISERIN

Warum Sisi plötzlich nur noch Ungarisch sprach

Budapest
8. Juni 1867

Buda und Pest stehen Kopf. Seit der Tag um vier Uhr früh mit 21 Kanonenschüssen begonnen hat, strömen Hunderttausende vom Land in die Stadt. Um sieben Uhr setzt sich dann ein Krönungszug von der Pester Burg aus in Bewegung. Höhepunkt dieses Zuges ist Elisabeth, Kaiserin von Österreich, mit 29 Jahren in der Blüte ihrer Schönheit. Anschließend werden Kaiser Franz Joseph I. und Kaiserin Elisabeth von Österreich in der Matthiaskirche zu den Klängen einer Messe von Franz Liszt zum König und zur Königin von Ungarn gekrönt.

Der kilometerlange Festzug über die Kettenbrücke von Buda nach Pest gerät spektakulär: »Was da an Pracht der Nationalkostüme, an Reichtum der Pferdegeschirre und des Sattelzeugs, an Wert der Edelsteine, an alten Waffen, mit Türkisen, Rubinen und Perlen besetzten Säbeln aufgeboten wurde, entsprach einem Bilde von orientalischer Prachtentfaltung.«

Und auch bei den anschließenden viertägigen Feierlichkeiten lässt sich das frischgebackene Königspaar nicht lumpen: »Ochsen und Hammel wurden am Spieß oder auf wahren Scheiterhaufen gebraten; aus Stückfässern floß der Wein, in Riesenkesseln brodelte das Gulasch; aus Pfannen vom Durchmesser eines Wagenrades schöpfte man ein Gemisch von Fischen, Speck und Paprika, und all diese Genüsse wurden gratis geboten. Mitten in all dem Trubel die Gestalt des Monarchen, umringt von einer Schar bäuerlich gekleideter Männer und Weiber … mit emporgereckten Armen, Eljen [»Hoch!« »Lang sollen sie leben!«] rufend, und dazwischen schwirrende Geigenklänge einer wie toll darauflos fidelnden Zigeunerbande, das Ganze beleuchtet vom Feuerschein eines der offenen Scheiterhaufen – fürwahr ein abenteuerliches Bild.«[275] Anschließend erlässt Kaiser Franz Joseph eine allgemeine Amnestie für alle politischen Vergehen seit 1848, erstattet alle damals beschlagnahmten Güter zurück, und die ungarische Nation schenkt dem Königspaar das Schloss Gödöllö als Privatresidenz.

Fast zu schön, um wahr zu sein. Noch drei Jahre zuvor wäre jeder, der ein solches Szenario für möglich gehalten hätte, für verrückt erklärt worden. An der Revolution gegen die Habsburger von 1848/49 hatte sich ein großer Teil der ungarischen Aristokraten beteiligt, viele waren damals auf Befehl von Kaiser Franz Joseph hingerichtet worden, der Rest lebte im Exil, ihre Güter waren konfisziert. Ungarn wurde seitdem von Wien aus verwaltet, galt als aufrührerische, unruhige Provinz, die mit massiver Militärgewalt niedergehalten und als ständiges Ärgernis empfunden wurde.

Das war der Stand der Dinge, als sich Kaiserin Elisabeth im Februar 1863 plötzlich für Ungarn zu interessieren begann. Ohne erkennbaren Grund begann sie von heute auf morgen, ungarisches Dienstpersonal einzustellen und Ungarisch zu lernen. Doch damit nicht genug. Elisabeth pendelte nun immer häufiger zwischen Wien und Budapest, nahm heimlich Kontakt zu ungarischen Exilanten auf und setzte sich immer offensiver für die Rehabilitierung der ungarischen Freiheitskämpfer und für einen Frieden mit Ungarn ein.

Als Elisabeth immer fordernder wurde, ihrem Mann und dem Hof gegenüber immer aggressiver auftrat, immer mehr Extratouren unternahm und schließlich in geradezu obsessiver Weise nur noch um Ungarn kreiste, tat Franz Joseph einmal im Leben das Richtige: Gegen seine eigenen Überzeugungen, gegen den Rat seiner Mutter, gegen den Rat seiner Minister und gegen die starke anti-ungarische Stimmung bei Hof gab er allen Forderungen seiner Frau nach. Ungarn erhielt dadurch zwar eine Macht und Bedeutung, die nicht seinem zahlenmäßigen Volksanteil entsprach – zum Schaden der slawischen Reichsteile, die ebenfalls gerne die Kaiserin als Fürspecherin gehabt hätten –, aber die neue Verfassung und die gewährten Freiheiten waren die Voraussetzung für eine fast fünfzigjährige Periode der Freiheit, der Sicherheit, des Wohlstands und des Friedens.

Dieser Ausgleich mit Ungarn und die Neuordnung der Monarchie war einzig und allein Elisabeths Werk, auf ungarischer Seite lediglich unterstützt durch den ehemaligen Exilanten und späteren Ministerpräsidenten Gyula Andrássy.[276] Selten hat eine einzelne Person in so kurzer

Zeit die Geschicke einer ganzen Nation, eines ganzen Kontinents, so grundlegend zum Besseren gewendet.

Aber warum lernte Elisabeth ausgerechnet Ungarisch, eine der schwersten Sprachen der Welt? Warum sprach und schrieb sie nur noch ungarisch – selbst mit deutschsprachigen Familienmitgliedern und deutschsprachigem Personal?

Warum umgab sie sich ausschließlich mit ungarischem Personal?

Warum trug sie ungarische Tracht?

Warum richtete sie Häuser im ungarischen Stil ein?

Warum brachte sie ihr viertes Kind in Ungarn zur Welt?

Elisabeths Interesse für Ungarn geht weit über das hinaus, was man als »Sympathie« oder »Interesse« bezeichnen würde – Begriffe wie »Fanatismus« oder »Zwangsneurose« wären zutreffender.

Elisabeth setzte sich mit Haut und Haaren für Ungarn ein, weil Ungarn eines ihrer autistischen Spezialinteressen war.

Weil ihnen das Sozialverhalten der Menschen so rätselhaft ist und weil sie feste Konstanten in ihrem Leben brauchen, beschäftigen sich Autistinnen und Autisten lieber mit Ideen und Dingen, wobei sie geradezu wissenschaftlichen Ehrgeiz entwickeln. Wenn einen Autisten etwas interessiert, dann zu 150 Prozent. Jeder Autist hat ganz bestimmte, eng umgrenzte Spezialgebiete, auf denen er sich ein immenses Wissen und immense Fähigkeiten aneignet. Autisten verfolgen diese Lieblingsinteressen mit einer Besessenheit, Hingabe und Verschrobenheit, die für ihre Umwelt nicht nachvollziehbar ist. Dass sich viele Menschen mit Autismus in der kleinsten Fußgängerzone verlaufen, hindert sie nicht daran, sich mit fanatischem Einsatz zu Weltklasse-Experten auf ihrem Spezialgebiet heranzubilden. Wer glaubt, Menschen mit Autismus seien zu keiner liebevollen und leidenschaftlichen Beziehung fähig, hat noch nie einen in Ausübung seines Spezialinteresses gesehen. Autisten haben eine wilde Liebesaffäre nach der anderen, allerdings nicht mit Frauen oder Männern, sondern mit Dingen und Ideen. Beginnt eine Autistin etwas zu interessieren, dann wechselt sie mitten im Galopp von einem Pferd aufs andere, um es zuschanden zu reiten, Hals über Kopf und um jeden Preis, oft bis zu zehn verschiedene Spezialinteressen im Laufe der Zeit, jedes einzelne betrieben mit einem Aufwand und einer Leidenschaft, die ein ganzes Leben füllen könnten.

Diese Faszination für Spezialinteressen ist, wie so viele andere Aspekte des Asperger-Syndroms, Segen und Fluch zugleich. Einerseits können Betroffene so zu Koryphäen auf einem Gebiet werden und Großes bewirken, andererseits kann die Sache auch komplett aus dem Ruder laufen, denn Autisten kennen keine Zwischentöne. Es gibt nur richtig oder falsch, alles oder nichts, ein Autist liebt oder hasst etwas, tut etwas nie oder ununterbrochen, interessiert sich für etwas ganz oder überhaupt nicht. Psychologen nennen das »digitales Denken«, wie bei einem Computer, es gibt nur zwei Extremzustände: null oder eins, an oder aus.

So schreibt Jean-Jacques Rousseau selbstanalytisch über die Zeit, als ihn gerade die Leidenschaft fürs Zeichnen und Malen gepackt hatte: »Ich hätte zwischen meinen Bleistiften und meinen Pinseln ganze Monate verbringen können, ohne auszugehen, ja, diese Beschäftigung fesselte mich so sehr, daß man sich gezwungen sah, sie mir wegzunehmen. So geht es mit allen Neigungen, denen ich mich hinzugeben beginne: sie wachsen, werden zur Leidenschaft, und bald gibt es für mich nichts mehr auf der Welt denn die Sache, mit der ich mich gerade befasse.«[277]

Mit ganz ähnlichen Worten erzählt Ludwig Wittgensteins Schwester, was passierte, wenn ihr Bruder wieder einmal von einem autistischen Spezialinteresse zum nächsten katapultiert wurde: »Zu dieser Zeit ... ergriff ihn plötzlich die Philosophie ... so stark und so völlig gegen seinen Willen, dass er schwer unter der doppelten und widerstreitenden inneren Berufung litt und sich wie zerspalten vorkam. Es war eine von den Wandlungen, deren er noch mehrere in seinem Leben durchmachen sollte, über ihn gekommen und durchschüttelte sein ganzes Wesen.«[278]

Die Betroffenen können das, von Wittgensteins Schwester richtig beobachtet, nicht bewusst entscheiden oder steuern, sie suchen sich das nicht aus. Es springt sie einfach an, es beherrscht ihr gesamtes Denken und Handeln, die Autisten *müssen* das tun, wie schlafen, essen, zur Toilette gehen. Es wäre sinnlos, einen Autisten von seinem Spezialinteresse abhalten zu wollen, sein Gehirn erlaubt es nicht. Das Wort »Hobby« ist unzutreffend, denn es handelt sich nicht um einen Zeitvertreib, sondern um einen Lebensinhalt.

Nicht selten sogar um den einzigen Grund, sich nicht schon vor der Zeit von diesem merkwürdigen Planeten zu verabschieden. Viele Menschen mit Autismus zerbrechen an ihrer sozialen Unbeholfenheit und Inkompatibilität, werden Opfer von Verachtung und Mobbing, enden in Arbeitslosigkeit, Isolation, Depression. Jahr für Jahr verlieren wir unzählige Betroffene an die Psychiatrie, an Medikamente, an Alkohol, und nicht wenige nehmen sich das Leben. Dass so viele Autisten überhaupt das Erwachsenenalter erreichen, verdanken sie, es muss leider so gesagt werden, nicht dem Gesundheitssystem oder den Mitmenschen, sondern ausschließlich ihrer lebenserhaltenden Leidenschaft für Spezialinteressen. »Es fehlte wenig«, schreibt Ludwig van Beethoven stellvertretend für viele andere Autisten, »und ich endigte selbst mein Leben – nur sie die Kunst, sie hielt mich zurück.«[279]

Und sollte einmal jemand das *Guinness-Buch der Rekorde* gezielt nach Autistinnen und Autisten durchsuchen, steht reiche Ernte in Aussicht. Wer in jedem McDonald's der USA einen Hamburger gegessen hat, alle Automarken der Welt an ihrem Motorgeräusch erkennt und alle Haltestellen aller U-Bahn-Streckennetze der ganzen Welt aufzählen kann, ist mit ziemlicher Sicherheit Asperger-Autist.

Zurück zu Kaiserin Elisabeth. Alles, was ihr Interesse weckte, betrieb sie mit geradezu krankhaftem Fanatismus, stürzte sich mit Haut und Haaren hinein, gab Unsummen aus. Keine Beschäftigungstherapien einer gelangweilten Aristokratin allerdings, wie es immer heißt, sondern autistische Spezialinteressen. Manche liefen parallel nebeneinanderher, andere lösten einander ab, etwa in dieser Reihenfolge:

1. *Ungarn*

2. *Heinrich Heine*

Heine war damals kein Klassiker, sondern verfemt. Dennoch, oder gerade deswegen, war Elisabeth eine europaweit führende Heine-Expertin, kannte große Teile seines Werkes auswendig, verfasste Hunderte von Gedichten in seinem Stil, ließ in ihren Palästen Porträts und Statuen des Dichters aufstellen.

3. *Shakespeares* Sommernachtstraum

Elisabeth kannte den *Sommernachtstraum* auswendig (im englischen Original), dekorierte alle ihre Paläste und Schlafzimmer mit Szenen aus dem Stück, nannte sich selbst in ihren Gedichten und Tagebucheinträgen »Titania« nach der Elfenkönigin, und ihren Mann entsprechend »Oberon«.

4. *Reitsport und Pferde*

Elisabeth war eine der besten Reiterinnen ihrer Zeit, brillierte in allen Disziplinen, verbrachte bei Regen und Sturm ganze Tage im Sattel, ritt täglich sechs Pferde bis zur Erschöpfung, gab ein Vermögen für Spitzentiere aus, errichtete in Österreich, Ungarn und Irland eigene Reitställe, reiste mit ihrem bis zu hundertköpfigen Gefolge durch ganz Europa, um an Parforcejagden teilzunehmen.

5. *Griechenland*

Elisabeth ließ sich jeden Vormittag während ihrer Frisier-Marathons zwei bis drei Stunden griechische Literatur vorlesen, nachmittags erhielt sie beim Spazierengehen nochmals drei Stunden Unterricht. Sie konnte die *Ilias* auswendig, übersetzte Heine, Schopenhauer und Shakespeare ins Griechische, ließ auf Korfu einen riesigen Palast bauen, stattete ihre Schlösser mit Gemälden und Statuen ihres Lieblingshelden Achill aus.

6. *Extremsport*

Als Elisabeth wegen Gicht und Ischias nicht mehr sicher im Sattel saß, gab sie das Reiten über Nacht auf, um sich auf Gymnastik, Geräteturnen und Fechten zu verlegen. Der Sportraum, den sie sich in der Wiener Hofburg einrichten ließ, gilt als das erste Fitnessstudio der Welt. Berüchtigt war die Kaiserin für ihre Gewaltmärsche von bis zu zehn Stunden Dauer, durchs Gebirge, durch die Wüste, bei Nacht, bei Schneesturm, ohne Essenspausen, mit Übernachtungen im Freien oder in Scheunen. Ein großes Problem für ihre Hofdamen und Bodyguards, die ihr nicht von der Seite weichen durften. Selbst zwanzig Jahre jüngere Männer warfen schnell das Handtuch, folgten der Kaiserin entweder zu Pferd oder quittierten den Dienst.[280]

7. Als weiteres autistisches Spezialinteresse der Kaiserin könnte man ihr *Haar* zählen, das ihr bis zu den Knöcheln reichte, das zur Entlastung des Nackens an Haken aufgehängt werden musste, und dessen Pflege täglich über drei Stunden in Anspruch nahm.

Nicht nur Elisabeth, auch alle anderen historischen Persönlichkeiten auf dem autistischen Spektrum, mit denen wir uns hier befassen, hatten ihre – oft recht kuriosen – Spezialinteressen:

Ludwig van Beethoven: *Wortspiele*
Beethoven war besessen von Sprachwitzen, Namensverdrehungen, Homonymen, Neologismen, und so manches Wortspiel geht auf sein Konto (S. 210, 236).

Hans Christian Andersen: *Scherenschnitte, Papiercollagen*
Andersen fertigte Tausende von Scherenschnitten und anderen sehr modern anmutenden Papier-Kunstwerken, die er an Freunde verschenkte; seine Schere trug er immer bei sich.[281]

Vincent van Gogh: *Vogelnester*
Van Gogh sammelte seit seiner Kindheit Vogelnester, die er systematisch bestimmte, beschriftete und archivierte. Er unternahm tagelange Sammel-Exkursionen, kletterte auf Bäume, bezahlte Bauernjungen dafür, ihm seltene Nester zu besorgen, brachte Vogelnester als Gastgeschenke mit (was nicht immer Begeisterungsstürme auslöste), malte Stillleben mit Vogelnestern.[282]

Nikola Tesla: *Tauben*
Tesla las verletzte Tauben auf und pflegte sie in seinem Hotelzimmer gesund. Zog er um, folgten ihm Taubenschwärme von einem Hotel zum anderen. Selbst als er im Alter vollkommen verarmt war, gab er jeden Cent für Vogelfutter aus. Wenn er seine geliebten Tauben im Park einmal nicht füttern konnte, beauftragte er andere damit. Er erkannte bestimmte Tauben unter Tausenden. Als seine Lieblingstaube starb, ging es mit seiner Gesundheit bergab. In den beiden wichtigsten Tesla-Biografien gibt es jeweils ein eigenes Kapitel über Tauben.[283]

Alfred Hitchcock: *Zugfahrpläne, Stadtpläne, Landkarten*
Hitchcocks Lieblingslektüre als Kind waren Fahrpläne, er dekorierte seine Zimmer mit Fahrplänen, kannte alle britischen Eisenbahnverbindungen und später, nach seiner Übersiedlung in die USA, alle kalifornischen Busverbindungen auswendig.[284]

Patricia Highsmith: *Schnecken*
Highsmith züchtete Schnecken und hielt dreihundert Stück in Terrarien (ein ungewöhnliches Spezialinteresse; die meisten Autisten mögen keine schleimigen Dinge). Sie nahm Schnecken in ihrer Handtasche mit auf Partys. Wenn sie lebende Schnecken in ein bestimmtes Land nicht einführen durfte, schmuggelte sie sie unter ihrer Kleidung versteckt. Highsmiths älteste Schnecke Hortense war nach ihren Worten »die weitestgereiste Schnecke der Welt. Sie ist nach New York und wieder zurück gejettet und war in Paris, Rom und Venedig«. Die Faszination für Schnecken übertrug die Schriftstellerin auch auf ihren Romanhelden Vic Van Allen (der Psychopath aus *Stille Wasser*), dessen Lieblingsschnecken wie ihre eigenen Edgar und Hortense heißen. In ihrer Kurzgeschichte *Der Schneckenforscher* wird ein Mann von den sich rasant vermehrenden Schnecken, die er als Haustiere hält, erstickt. In der Kurzgeschichte *Auf der Suche nach Soundso Claveringi* wird ein Forscher auf einer einsamen Insel von zwei Riesenschnecken getötet.[285]

Stanley Kubrick: *Schreibmaschinen und Bindfäden*
Kubrick hatte eine riesige Schreibmaschinensammlung und tippte sämtliche Mitteilungen an Familienmitglieder, Mitarbeiter und Hauspersonal mit der Maschine.[286] Diese autistische Schreibmaschinen-Manie fand auch als Leitmotiv Eingang in seinen Film *The Shining*. Kubrick sammelte Schnüre und Fäden, mit denen er alles Zusammenbindbare zusammenband: Stühle, Bücher, Kisten, Aktenschränke. Er rief seine Mitarbeiter mitten in der Nacht an, um zu fragen, in welchem der 129 Zimmer seines Anwesens eine bestimmte Schnur lag, die er gerade brauchte.[287]

Viele Asperger-Autisten schrieben Bücher über ihre Spezialinteressen. So schildert zum Beispiel der Geophysiker Peter Schmidt (geb. 1966) in seinem Buch *Der Straßensammler – Die unglaublichen Erlebnisse eines autistischen Weltreisenden*, wie er im Laufe von drei Jahrzehnten alle Straßen der Welt abreiste, die er als Vierzehnjähriger im Atlas markiert hatte. Das Buch enthält lange Auflistungen aller abgearbeiteten Straßen, Länder, Landkreise, Flughäfen, Vulkane, Wüsten und Inseln.

Eines der spektakulärsten Asperger-Produkte aller Zeiten ist aber kein Buch, sondern ein Bauwerk: Thomas Jeffersons Herrenhaus Monticello bei Charlottesville/Virginia. Jefferson, dritter US-Präsident, Universalgenie und mit Sicherheit Asperger-Autist, investierte einen Großteil seiner Zeit und seines Vermögens in dieses gigantomanische Projekt. Fünfundfünfzig Jahre lang, von 1768 bis 1823, entwarf er alle architektonischen Details und jedes einzelne Stück Inneneinrichtung bis auf fünf Stellen hinter dem Komma, überwachte die Herstellung sämtlicher Materialien und alle Baumaßnahmen persönlich. Hatte er eine neue geniale Eingebung, ließ er gerne auch alles wieder abreißen und von vorne beginnen.[288]

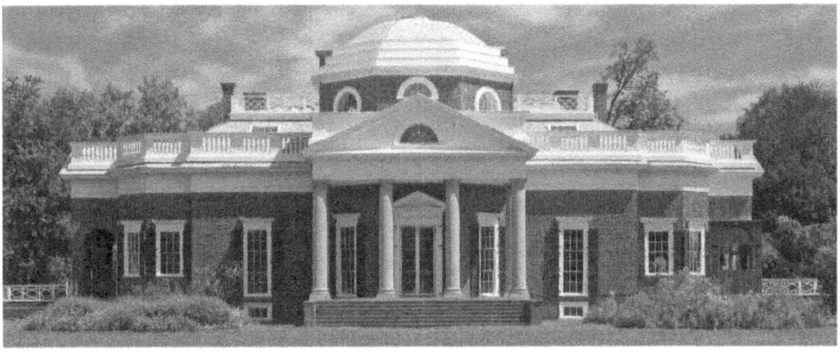

Abbildung 6: Thomas Jeffersons Herrenhaus Monticello, erbaut 1768–1823 Jefferson arbeitete 55 Jahre an diesem Projekt, in das er das gesamte Familienvermögen versenkte. Seine Tochter war gezwungen, das Anwesen zur Begleichung der Schulden zu verkaufen. Das einzige autistische Spezialinteresse, das es auf die Weltkulturerbeliste geschafft hat.

In dieser problematischen Leidenschaft für Spezialinteressen liegt aber auch eine große Chance. Autismus ist hier, wie so oft, sowohl die Krankheit als auch das Heilmittel. Wenn es Betroffenen nämlich gelingt, ein Spezialinteresse in eine berufliche Karriere zu verwandeln, schlagen sie alle Fliegen mit einer Klappe: Sie können ihr Interesse und ihr Wissen ausleben, werden dafür bezahlt und ernten gesellschaftliche Anerkennung:

Temple Grandin (geb. 1947) stellte fest, dass ihre eigene autistische Wahrnehmung derjenigen von Tieren ähnelt (S. 67). Dadurch kann sie das Verhalten von Tieren verstehen und den Umgang mit ihnen verbessern helfen. Was ihr als Autistin an zwischenmenschlichem Feingefühl fehlt, macht sie über die Deutung tierischen Verhaltens wett. Sie hat dreihundert wissenschaftliche Aufsätze über Tierpsychologie veröffentlicht, hält jedes Jahr sechzig Vorträge über Autismus, und die Hälfte aller Nutztiere in den Vereinigten Staaten und Kanada werden nach tierfreundlichen Methoden geschlachtet, die sie entwickelt hat.

John Elder Robison (geb. 1957), ein Elektronik-Freak, konstruierte zunächst die bekannten Special-Effect-Gitarren für die Rockband *Kiss* und gründete dann eine auf Extrawünsche und Sonderanfertigungen spezialisierte Autowerkstatt.

Dawn Prince-Hughes (geb. 1964) beschreibt, wie sie ihre autistischen Probleme und ihre soziale Isolation durch ihre Arbeit mit Gorillas in den Griff bekam (S. 142 f.). Heute ist sie eine führende Gorilla-Expertin.

Und auch Greta Thunberg, die seit ihrem achten Lebensjahr vom Klimawandel fasziniert war, hat dieses Spezialinteresse in eine Art hauptberufliche Tätigkeit umgewandelt, wenn man so will.

Den meisten Menschen mit Autismus glückt die berufliche Verwertung ihrer Spezialinteressen allerdings nie so recht, weil ihnen gar nicht klar ist, dass sie Talente haben. Oder anders formuliert: Oft haben sie zu viele Begabungen, aus denen keine besonders hervorsticht, und wissen nicht, welches ihrer vielen Spezialinteressen sie in einen Beruf umwandeln sollten. Die Psychologen nennen es das »Auswahl-Paradox«: Zu große Auswahl führt zu innerer Lähmung. Weil in vielen Autisten ein Dutzend gleichwertiger Begabungen und Spezialinteressen konkurrieren, schaden sie sich gegenseitig und keines gewinnt die Oberhand. Ein Ziel kann nur erreichen, wer eines hat. Wer dagegen ziellos umherirrt, wie die meisten Autisten, wird es im Berufsleben nicht weit bringen. Vincent van Gogh, der von einer Ausbildung, von einem Job zum nächsten stolperte, erklärt: »Ich fühle mich immer wie ein Reisender,

der irgendwohin fährt, an ein Ziel, nur dass dieses Irgendwo und dieses Ziel nicht existieren.«[289]

Für normale Menschen klingt das lächerlich, aber für Autisten gehört es zur Grundprogrammierung. Sie sind realitätsblind und bräuchten eine Gebrauchsanweisung für das Leben. Selbstverständlich kommt aber niemand auf die Idee, Autistinnen und Autisten auf ihre Interessen und Leidenschaften hinzuweisen, weil sie sie ja schon unentwegt unter Beweis stellen. Wer würde für möglich halten, dass mitten unter uns Menschen leben, die überhaupt keinen Begriff von den Talenten haben, die sie täglich praktizieren? Ein Mensch mit Autismus geht davon aus, dass alles, was er kann und weiß, auch für alle anderen völlig klar sein muss. Das ist auch der Grund, warum Autisten oft besserwisserisch, arrogant, versnobt und elitär wirken, obwohl sie sich ganz im Gegenteil klein und minderwertig fühlen. Mit Sätzen nach dem Muster »Wie kann man das nicht wissen? Ich wusste das schon als Sechsjähriger!« oder »Wie kann man sich so dumm anstellen? Das ist doch ganz einfach!« macht man sich keine Freunde.

Ihren Mitschülern intellektuell oft weit voraus, haben Asperger-Autisten die soziale Kompetenz einer Bratwurst. Eine fatale Kombination. Wenn jemand mühelos eine Fremdsprache nach der anderen lernt, in manchen Fächern besser Bescheid weiß als die Lehrer, schon als Kind tausend Bücher gelesen hat und in allen Fächern außer Sport Klassenbester ist, dann geht jeder automatisch davon aus, dass ein solcher Mensch genau weiß, was er will und später alle Klippen des Lebens mühelos umschiffen wird. Die schnelle Auffassungsgabe wird von der Umwelt auch auf andere Kompetenzbereiche übertragen.

Aber das eine hat mit dem anderen nichts zu tun. Kein normaler, nicht-autistischer Mensch kann sich diese unglaubliche Schere zwischen intellektueller Hochbegabung und praktisch-emotional-sozialer Unreife vorstellen. »Du willst mir allen Ernstes weismachen«, hört man als Autist, »dass du ein halbes Dutzend Sprachen sprichst, zehntausend Bücher im Kopf hast, über jedes beliebige Thema aus dem Stegreif einen zweistündigen druckreifen Vortrag halten kannst, aber gleichzeitig Probleme hast, dir Gesichter zu merken, die Gangschaltung zu bedienen, zu telefonieren und dich im Supermarkt zurechtzufinden? Das kauft dir doch keiner ab!«

Es ist aber leider so. Nach der Schule müssen die meisten Autisten auf schmerzhafte Weise feststellen, dass es nicht ausreicht, begabt und gebildet zu sein. Reines Wissen öffnet nicht automatisch alle Türen. Gebildet zu sein und im echten Leben zurechtkommen hat so viel miteinander zu tun wie die Sportschau zu sehen und selbst Sport zu treiben. Wenn man sich auf dem Weg von der Wohnung zum Arbeitsplatz verläuft, hilft einem auch ein IQ von 142 nichts.

Auch Mozarts Schwester zum Beispiel hat diese Diskrepanz nie verstanden und lästerte über ihren Bruder: »Immer hätte er eines Vatters, einer Mutter, oder sonst eines Aufsehers bedarfen.«[290]

Ein Zeitgenosse über Beethoven: »Beethoven kann schreiben [Musik schreiben, also komponieren], Gott sei Dank, sonst freilich nichts in der Welt.«[291]

Gustav Mahler über seinen Kollegen Anton Bruckner: »Halb Genie, halb Trottel.«[292]

Auch das literarische Jahrhundertgenie Rainer Maria Rilke war völlig hilflos in Fragen des praktischen Alltags. »Er konnte nicht einmal einen Ball auffangen«, erinnerte sich eine Spielkameradin aus Kindheitstagen, »und wenn ich auf einen Baum gestiegen bin, fragte er: Wie machst du denn das?«[293] Wenn Rilke umzog – was er dreihundertmal tat –, schickten ihm Freunde und Verehrer alle Gegenstände des täglichen Bedarfs in einem endlosen Strom von Paketen ins Haus, weil der Poet in seinem autistischen Paralleluniversum gar nicht wusste, was er brauchte.[294]

Und auch Warren Buffett, der durch kluge Aktien- und Marktanalysen Milliarden verdiente, war und ist unfähig, sich in den Realitäten des täglichen Lebens zurechtzufinden. So erinnert sich zum Beispiel seine erste Frau: »Einmal lag ich mit einer schweren Grippe im Bett, und es ging mir so schlecht, dass ich nicht wusste, ob ich es im Notfall zur Toilette schaffen würde. Ich bat Warren also, mir aus der Küche irgendein Gefäß zu bringen, einen Topf, eine Schüssel, etwas in der Art. Er ging nach unten, stellte die ganze Küche auf den Kopf, BÄNG!, BÄNG!, BÄNG!, und was er mir schließlich brachte, war – ein großes Sieb. Ich sagte: ›Sieh mal, Schatz, das Ding hat Löcher, das funktioniert doch nicht.‹ ›Ach so, ja …‹, meinte er, ging wieder nach unten, durchwühlte wieder alles, BÄNG!, BÄNG!, BÄNG!, und brachte mir schließlich – dasselbe Sieb, dieses Mal auf einem Tablett.« Als sie ihn nach 25 Jahren Ehe verließ, beauftragte sie Nachbarn, Kinder, Freunde, regelmäßig nach ihm zu sehen und ihn mit Nahrung zu versorgen: »Ich hatte die nicht ganz unberechtigte Sorge, er könnte verhungern.«[295]

Eine Asperger-Autistin erzählt in ihrer Autobiografie, dass sie sich die rätselhafte Alltagswelt im Laufe der Jahre nach und nach von ihrer Ergotherapeutin als »Lebenscoach« erklären ließ: wie man einkauft, wie man telefoniert, wie man die Küche benutzt, was man anzieht. »Ich bin ja nicht einmal in der Lage, einen Handwerker anzurufen, wenn etwas im Haushalt kaputtgeht. Meine Eltern haben mir dann ein Verzeichnis mit allen möglichen Handwerkern zusammengestellt. Damit ich weiß, wenn dieses und jenes nicht geht, rufe ich da und dort an.«[296] Die Frau, die das schreibt, ist praktizierende Ärztin für Allgemeinmedizin und Psychotherapie, hat neun Bücher über Autismus geschrieben und hält jedes Jahr ein Dutzend Vorträge zu diesem Thema.

Intellektuelle Hochbegabung kontra Lebensuntauglichkeit.

Elisabeth hatte mit diesem autistischen Handicap kein Problem, weil sie sich als Kaiserin nicht mit Wäsche, Kochen, Handwerkern, Briefporto, Zugfahrplänen und Hotelbuchungen befassen musste.

Normale Asperger-Autisten dagegen, vor allem die jüngeren, fragen ständig ihre Eltern oder Freunde, ob es nicht irgendeine Gebrauchsanweisung für diesen merkwürdigen Planeten und seine merkwürdigen Bewohner gebe, und gestehen ganz offen, sie hätten »keine Ahnung, wie man lebt«.[297]

WHO IS WHO?

Charles Darwin und der Ausdruck der Gemütsbewegungen

London
26. November 1872

Am 26. November 1872, *On the Origin of Species* geht gerade in die siebte Auflage, bringt Darwins Verleger John Murray den neuesten Titel seines Bestseller-Autors auf den Markt: *The Expression of the Emotions in Man and Animals* (*Der Ausdruck der Gemütsbewegungen bei dem Menschen und den Tieren*).

Darwin analysiert in diesem Buch Hunderte von menschlichen und tierischen Reaktionen und Gesichtsausdrücken, vergleicht menschliche Mimik und Emotionen mit denen von Hunden, Katzen und Affen: Warum gehen bestimmte Gefühlsregungen mit bestimmten körperlichen Reaktionen einher, zum Beispiel Erröten, Erblassen, Weinen? Wie äußern sich Angst, Wut, Ärger, Trauer, Freude in der Mimik und in Körpergesten? Warum bedeutet das Schwanzwedeln beim Hund Freude, bei der Katze dagegen Ärger? Reagieren Menschen und Säugetiere auf bestimmte Gefühle gleich oder unterschiedlich? Wird die Mimik von Menschen und Tieren durch Lernen erworben oder ist sie angeboren?

Anfangs wohlwollend aufgenommen, gerät das Werk aber bald in Vergessenheit und ist bis heute das unbekannteste aller Darwin-Bücher. Die Fachwelt ist sich einig: Interessant, aber doch einigermaßen abwegig.

Bis heute steht die Frage im Raum: Warum schrieb Darwin ein Buch über ein so kurioses Thema? Warum analysierte er Hunderte von Gesichtsausdrücken und Körpergesten auf ihre Bedeutung?

Weil er als Asperger-Autist von Gesichtsblindheit betroffen war und riesige Probleme mit nonverbaler Kommunikation hatte.

Die meisten Menschen mit Autismus haben ein sehr gutes Bildgedächtnis. Trotzdem haben sie große Probleme, sich Gesichter zu merken und Menschen auseinanderzuhalten. Diese Gesichtserkennungsschwäche (*Prosopagnosie*) ist eine der sozialschädlichsten Neben-

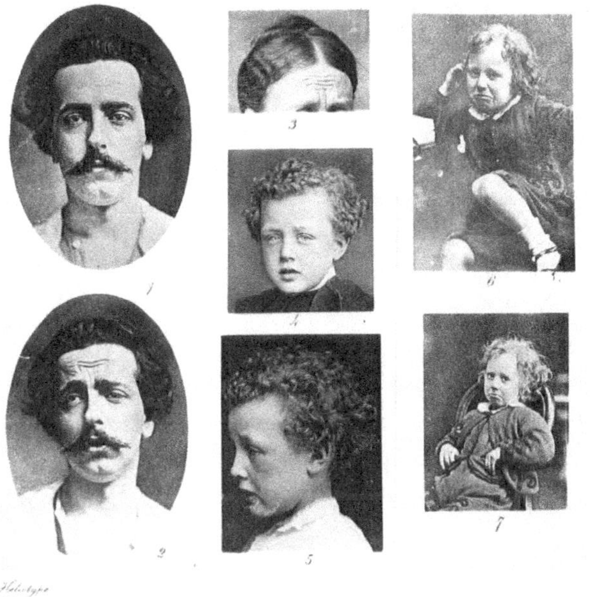

Abbildung 7: Charles Darwin, The Expression of the Emotions in Man and Animals, *1872* *Bildtafel »Grief« (Kummer)*

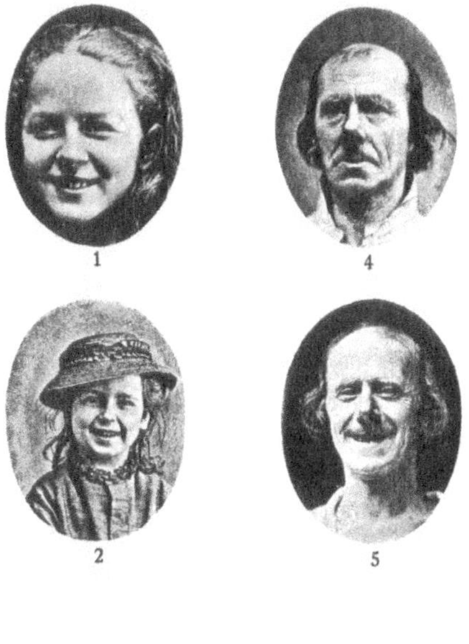

Abbildung 8: Bildtafel »Smiling« (Lächeln)

wirkungen des Asperger-Syndroms. Ein normales Gehirn konstruiert aus Details automatisch einen Gesamtzusammenhang. Nicht so das autistische Gehirn: Es analysiert und speichert alle Eindrücke separat als Detail-Informationen. Wie ein Scheinwerfer, der einen kleinen Bereich intensiv ausleuchtet, dabei aber den Rest im Dunkeln belässt (die Psychologen nennen es »schwache zentrale Kohärenz«). Obwohl Autisten rein technisch/optisch normal sehen, nehmen sie ein Gesicht, wie auch ihre gesamte Umwelt, nicht als Ganzes wahr, sondern sehen nur die einzelnen Teile: Augen, Nase, Mund, Ohren, Haut, Haare, besondere Merkmale. Ein Autist hat zwar noch Jahre später alle Gesichtsbauteile im Kopf: Pigmentflecken, Sommersprossen, Falten, Augenfarbe, Nase, Zähne, Brille, würde aber schon nach wenigen Minuten an der betreffenden Person vorbeilaufen, ohne sie wiederzuerkennen, weil er diese Details nie zu einem kompletten Gesicht zusammengesetzt hat. Die Folge: Autistinnen und Autisten können sich schlecht an Menschen erinnern.

Natürlich vergisst jeder einmal einen Namen oder ein Gesicht. »Vergessen« ist in unserem Kontext aber nicht das richtige Wort, weil man nur vergessen kann, was man schon einmal im Kopf hatte. Menschen mit Autismus bekommen Gesichter aber von Anfang an nicht in ihren Kopf hinein. Viele müssen ein Gesicht zwanzigmal sehen, um es wiederzuerkennen. Sie bezeichnen Gesichter als »leer« oder als »hautfarbene Nebel« oder als »pfützenhaft«. Eine Betroffene gebraucht den Begriff »Wolkenmenschen«, eine andere schreibt, in Gesellschaft befinde sie sich »in der Anwesenheit von Körpern«, eine andere sagt, sie würde »in einem Meer von fremden Gesichtern schwimmen«.[298]

Für jemanden, der das nicht kennt, ist es schwer zu beschreiben. Man könnte an Picassos kubistische Porträts denken: ein Durcheinander aus Augen, Nase, Ohren, Mund, aber kein Gesicht im klassischen Sinn. Oder man könnte sich vorstellen, fünf verschiedene Gesichter auf transparenten Folien übereinanderzulegen: eine verrückte Collage.

Meist äußert sich diese Gesichts- und Menschenblindheit erstmals im Leben darin, dass autistische Kinder große Schwierigkeiten haben, ihre Eltern nach einem längeren Ferienaufenthalt etwa bei den Großeltern wiederzuerkennen: »Ganz überzeugt war ich nie«, schreibt eine

Betroffene, »daß diese Eltern tatsächlich dieselben Eltern waren, die ich früher gehabt hatte.«[299]

Wenn jemand weiß, dass er von autistischer Gesichtsblindheit betroffen ist, dann kann er darauf achten, sich Gesichter bewusst einzuprägen, sie auswendig zu lernen, wie ein Klavierstück oder ein Gedicht, das ist mit einiger Übung machbar. Weiß der Autist aber nichts von seiner Einschränkung, ist Scheitern vorprogrammiert. Ein Betroffener berichtet zum Beispiel, wie er regelmäßig von Mitschülern gequält wurde, die Übeltäter dann aufgrund seiner Gesichtsblindheit aber nicht identifizieren konnte und darum der Lüge bezichtigt wurde.[300]

Eine autistische Psychotherapeutin erinnert sich: »Regelmäßig passierte es, dass mich am nächsten Tag ein mir unbekannter Mensch begrüßte. Erst hinterher fiel mir auf, dass das der Patient war, der mir am vorigen Tag seine Lebensgeschichte erzählt hatte. Das war natürlich sehr unangenehm.«[301]

Eine andere Betroffene: »Als kleines Kind, wenn ich von meiner Familie getrennt wurde, z. B. in einem großen Geschäft, passierte es mir immer wieder, dass ich in einer Familie endete, die gar nicht meine war. Ich wurde dann immer von meiner echten Familie ausgelacht, weil ich an der Hand von Fremden daherkam, was ich sehr verwirrend fand.«[302]

Große Geschäfte sind wegen der Vielzahl der Reize generell eine Zumutung für Menschen mit Autismus, und in einer solchen Stresssituation treten dann Schwächen wie Gesichtsblindheit umso stärker zutage: »Manchmal ... verwechselte ich die Schaufensterpuppen in den Läden mit den Verkäuferinnen, sprach also entweder eine der Puppen an, oder, was noch schlimmer und peinlicher war, prüfte, wie sich der Pullover oder die Hose dieser oder jener Verkäuferin anfühlte.«[303]

Kaum zu glauben, was Hans Christian Andersen schreibt: »An mein eigenes Gesicht, das ich, wie unser Herrgott und alle Leute wissen, oft genug im Spiegel betrachte, kann ich mich gar nicht erinnern.«[304]

Auch Franz Kafka, ansonsten mit einem nahezu fotografischen Bildgedächtnis gesegnet, konnte sich keine Gesichter merken und musste sich bei Felice Bauer ständig entschuldigen, weil er wieder alle ihre Verwandten und Bekannten durcheinandergebracht hatte: »Natürlich erinnere ich mich an die Tante; wenn auch dort wo andere das Personengedächtnis haben, bei mir ein Loch ist. Von ihrem Gesicht weiß ich fast nichts, wohl aber weiß ich, daß …« – es folgt eine Aufzählung aller bisherigen Treffen mit der Tante, mit genauen Adressen und Ortsbeschreibungen.[305]

Auch Andy Warhol hatte oft Probleme, Freunde wiederzuerkennen. Keine snobistische Künstler-Attitüde aber, wie es immer heißt, sondern autistische Gesichtsblindheit.

Die gesichtsblinden Autisten behelfen sich mit allen möglichen Tricks, zum Beispiel indem sie Menschen nicht am Gesicht, sondern an anderen markanten Details unterscheiden und wiedererkennen, an den Haaren, an der Brille, ja sogar an Hosennähten: »Ich merke mir die Position eines Muttermals, eine Falte, eine kleine Narbe, blicke auf die Armbanduhr, die Schuhe. Wenn ich in die S-Bahn steige, weiß ich sofort, den da vorn habe ich vor drei Monaten bei Rossmann an der Kasse gesehen.«[306]

Ein anderer Betroffener erklärt: »Wenn ich eine Gruppe Menschen sehe, dann ist das für mich genauso, als wenn ich mir Ameisen anschaue. Die sehen erst einmal alle gleich aus. Jeder Mensch hat Kopf, Arme, Körper und Beine. Die prägnanten Unterschiede kommen durch die Kleidung zustande. Genauso wie bei den Kaninchen im Stall oder bei den Katzen, die alle in unserer Straße herumlaufen. Die Kleidung der Tiere ist deren Fell. So wie ich die Kaninchen im Stall nach ihrem Fell unterscheide, so unterscheide ich die Menschen nach ihrer Kleidung. Gesichter sind da für mich nicht wichtig.«[307] Derselbe Autist beschreibt, wie er trotz seiner Gesichtsblindheit durch die Schule kam: »Da sich aber die Kleidung ändert [darum als Unterscheidungskriterium ausfällt], habe ich mir einen Sitzplan gemalt. Anhand der Positionen kann ich so die Gesichter der Mitschüler wie Vokabeln auswendig lernen.«[308]

Manche Autisten unterscheiden Menschen an der Stimme oder am Geruch. Das kann so weit gehen, dass sie sie im wahrsten Sinne des Wortes beschnuppern, wie ein Hund.[309] Unterscheidung am Geruch geht aber nur so lange gut, bis zwei Personen dasselbe Parfum benutzen.

Eine andere Möglichkeit ist, Menschen in Verbindung mit den Orten abzuspeichern, an denen man sie üblicherweise trifft, oder an den Tätigkeiten, die sie normalerweise ausüben. Schwierig wird es dann aber, wenn man einen Menschen außerhalb des gewohnten Umfeldes oder in ungewohnter Kleidung trifft. »Ich sehe die Leute einfach nicht«, erklärt Isaac Asimov. »Wenn mir ein Freund nicht hinterherruft oder mich am Ärmel packt, laufe ich einfach an ihm vorbei.« »Einmal starrte ich meine Tochter an, ohne sie zu erkennen, weil ich sie zu dieser Zeit an diesem Ort nicht erwartete. Das Gesicht kam mir irgendwie vertraut vor, aber ich erkannte sie nicht.«[310]

Viele Autisten sagen darum, sie wünschten sich, die Menschen wären durchnummeriert. Zumindest als Autofahrer haben sie tatsächlich eine Nummer, und das ist für Menschen mit Autismus sehr hilfreich. Begegnet normalen Menschen ein Auto, grüßen sie nach einem Blick durch die Scheibe den Fahrer. Der Autist grüßt das Nummernschild, die kennt er alle auswendig.[311]

Und hat ein Mensch keine Nummer, dann gibt man ihm eine. Elon Musk und seine damalige Lebensgefährtin sorgten 2020 für Aufsehen, als sie ihren Sohn *X AE A-XII* nannten (gerufen wird er einfach nur *X*), und auch Philippe Starck hatte, lange vor Musk, die merkwürdigen Namen seiner Kinder (*Ara, Oa, K, Lago*) mithilfe eines Computerprogramms nach dem Zufallsprinzip ausgewählt. Autisten ordnen alles nach Buchstaben, Zahlen, Farben, Größe, Form, nicht nach Inhalt oder Bedeutung.

Und als ob die Gesichtserkennungsschwäche nicht schon genug wäre, haben Autisten auch noch große Probleme mit nonverbaler Kommunikation, also mit dem richtigen Deuten von Mimik, Gestik, Tonfall. Und wer solche Signale bei anderen nicht versteht, kann sie natürlich auch nicht selbst in adäquater Weise einsetzen. Um nicht ständig unter die Räder zu kommen, gibt es für Menschen mit Autismus darum nur eine Möglichkeit: Verhaltensweisen, Gestik, Mimik analysieren und auswendig lernen und andere Menschen kopieren.

Eine Betroffene erklärt diese autistische Überlebenstaktik: »Was Normalos als ›Lächeln‹ bezeichnen, habe ich mir erst mühsam antrainieren müssen – vor dem Spiegel habe ich mit einer Zeitschrift in der Hand ausprobiert, wie weit ich die Mundwinkel nach oben ziehen muss, um in etwa so auszusehen wie die Frau auf dem Foto. Dieses Gefühl (der entsprechende Anspannungsgrad der Lippen und Backen, die Anzahl der sichtbaren Zähne) habe ich mir gemerkt und abgespeichert.«[312]

Ein anderer Autist: »Zuerst sehe ich auf die Stirn, die Falten an der Nasenwurzel und den Mund. Danach schaue ich mir die Mund- und Augenwinkel an und wie sie im Verhältnis zum Rest des Gesichts stehen. Gedanklich ergibt das Linien und Bögen, die sich quer durch das ganze Gesicht ziehen und dann tendenziell einen Eindruck vermitteln, in welcher Gefühlslage sich dieser Mensch befindet.«[313]

Diese Fixierung gesichtsblinder Autisten auf Details erinnert auf verblüffende Weise an die Kapitelüberschriften in Darwins Buch: »Ursache der Zusammenziehung der Muskeln rings um das Auge während des Schreiens« – »Über das Herabdrücken der Mundwinkel« – »Der Akt des Stirnrunzelns« – »Das Entblößen des Eckzahns auf einer Seite des Gesichts« …

In amerikanischen Spezialschulen für Autisten gibt es ein Unterrichtsfach »Learning Faces«: An der Tafel befinden sich schematische Zeichnungen menschlicher Gesichter sowie Adjektive wie »happy«, »angry« und so weiter, der Lehrer zeigt auf die Gesichter und fragt die Schüler, was der jeweilige Gesichtsausdruck bedeutet.[314]

Der bekannte Autismusforscher Simon Baron-Cohen entwickelte 2003 eine DVD mit 412 Fotografien von Schauspielern, die jeden bekannten menschlichen Gefühlsausdruck mit Gesicht und Stimme präsentieren, eine elektronische Enzyklopädie der Gefühle, die Autisten nachschlagen, auswendig lernen und wie in einem Computerspiel üben können.[315] Auch die Porträtfotos dieses Mimik-Kurses wirken wie eine Neuauflage von Charles Darwins Bildtafeln aus dem Jahr 1872.

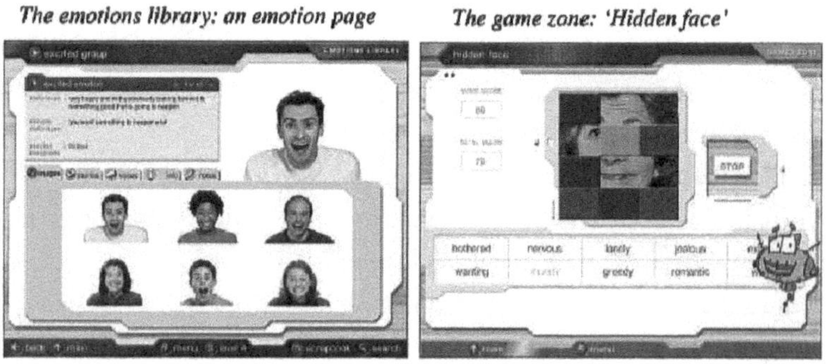

Abbildung 9: Screenshot von der DVD Simon Baron-Cohen: Mind Reading: The Interactive Guide to Emotions

Manche Autisten besuchen Theaterkurse, um sich dort soziale und emotionale Kompetenzen anzueignen, andere kopieren Filmschauspieler: »Ich verbrachte Stunden vor dem Spiegel, um Gesichtsausdrücke zu üben, die ich mir von Shirley-Temple-Filmen abschaute.«[316] »Ich sah mir *Star Wars*, Teil I, vierzehnmal im Kino an, und nach jedem Mal probierte ich Harrison Fords Gesichtsausdrücke vor dem Spiegel aus.«[317] »Nachmittags sah ich mir regelmäßig die neue Soap ›Wege zum Glück‹ an. Interessiert beobachtete ich die Art der Gespräche zwischen den Darstellern. Hier bekam ich erste Ideen dafür, wie man sich in Freundschaften verhalten könnte.«[318]

Manche Autisten kommunizieren, um nur ja nichts falsch zu machen, fast ausschließlich mit auswendig gelernten Textbausteinen: Ein vierjähriger Asperger-Autist zum Beispiel fiel immer wieder durch geschliffene Formulierungen auf, die so gar nicht zu seinem Alter passen wollten. Der auf die Spur gesetzte Psychologe fand heraus, dass es sich um Sätze aus *Alice's Adventures in Wonderland* handelte, die das kleine Gedächtnis-Genie je nach Kontext in seine Alltagskonversation einbaute.[319]

Ein anderer Betroffener: »Als ich klein war, beantwortete ich alle an mich gerichteten Fragen mit auswendig gelernten Sätzen aus *101 Dalmatiner*.«[320]

»Ich arbeite zu 90 Prozent mit Sitcom-Inhalt, den ich auswendig gelernt habe«, bekennt eine Autistin. »Merkt kein Mensch.«[321]

Nicht nur Romanfiguren, Filmcharaktere und Schauspieler, auch echte Menschen werden bis zur Perfektion kopiert:

Die Autismus-Aktivistin Temple Grandin erklärt: »[Ich lerne Sozialverhalten], indem ich beobachte, wie andere Menschen miteinander umgehen, sie wie mit einem Videorekorder im Gehirn aufzeichne und dann bei Bedarf das richtige Verhalten abspiele … Mit Menschen umzugehen ist für mich wie eine Rolle in einem Drehbuch. Je mehr Filme ich in meiner Gehirnbibliothek gespeichert habe, desto normaler verhalte ich mich.«[322]

Ein anderer Betroffener: »Wenn ich rechtzeitig weiß, auf wen ich in einer bestimmten Situation treffen werde, kann ich mich darauf vorbereiten. Ich schlüpfe dann in bestimmte Rollen, Variationen meiner selbst, genau passend für die jeweilige soziale Umgebung. Ich entwerfe in Gedanken Gespräche, übe Gesichtsausdrücke, beschwöre bestimmte Charaktere herauf. Diese Strategie hat mich durch Schule, Job und Sozialleben gebracht. In Gesellschaft konservativer Kollegen zum Beispiel bin ich reserviert und rede über den christlichen Glauben und über das Recht auf Waffenbesitz [der Autor ist US-Amerikaner]. Meine Nachbarn mögen den Rasen-Kurzhalter und auf Partys den Classic-Rock-Fan, und die Verwandten meiner Frau freuen sich, den geselligen, händeschüttelnden Ehemann zu treffen. Was auch immer der Anlass, was auch immer die Rolle, die ich dafür gewählt habe – dieser soziale Austausch ist knallharte Arbeit. Es ist so erschöpfend. Ich verstehe nicht, wie die Neurotypischen [die Nicht-Autisten] das machen, und erst recht nicht, wie sie sich darauf freuen können … Später ging ich noch einen Schritt weiter und studierte David Letterman, Oprah Winfrey, Regis Philbin [Talkshow-Moderatoren] … Bei ihnen wirkte Konversation so einfach, sie waren die führenden Experten … Ich lernte die Muster, nach denen sie mit ihren Gästen kommunizierten, ich übernahm den Rhythmus und die Melodie ihrer Stimmen.«[323]

Und nicht nur Menschen, sogar Tiere werden imitiert: Die Anthropologin Dawn Prince-Hughes, die erst im Umgang mit Gorillas ihren eigenen Autismus erkannte und verstand, beschreibt, wie sie durch die Imitation der Gorillas besser mit Menschen zurechtkam: »Ganz vorsichtig versuchte ich das, was ich bei den Gorillas gelernt hatte, in gesellschaftlichen Situationen anzuwenden. Ich versuchte, Menschen ihre Befangenheit zu nehmen, indem ich sie mit raschen Seitenblicken und einem Lächeln würdigte – eine Verhaltensweise, die sich aus den Unterwerfungsgrimassen von Primaten entwickelt hat und die Botschaft übermitteln soll, dass man dem anderen nichts Böses will. Ich lernte, Streit zu vermeiden, indem ich die Handflächen nach oben drehte und den Kopf senkte. Oder ich behauptete mich, indem ich mich hoch aufrichtete, die Hände in die Hüften stützte und die Ellbogen nach vorn schob, wobei ich die Stirn runzelte und den Kiefer anspannte … Indem ich die Komponenten der Körper- und Verbalsprache anwandte, die ich von den Gorillas gelernt hatte, war ich in Gesellschaft erfolgreicher.«[324]

Dieses Imitieren ist nicht einmal ein exklusiv autistischer Spleen, denn jeder Mensch kopiert andere, um dazuzugehören, die Psychologen nennen es »Spiegeln« oder »Mirroring« oder »Chamäleon-Effekt«:

Jeder versucht unbewusst, sich an sein Umfeld und seine Mitmenschen anzupassen, jeder spiegelt Mimik und Gesten der anderen: Sprechgeschwindigkeit, Körperposition, Lautstärke, sogar den Rhythmus der Atmung. Weil wir uns dann wohler fühlen, weil es das Gemeinschaftsgefühl stärkt. Besonders deutlich wird das an »ansteckendem« Verhalten wie zum Beispiel Gähnen und Lachen, oder an Menschen, die lange zusammenleben: Sie werden sich immer ähnlicher.

Der feine Unterschied besteht nur darin, dass normale Menschen einander instinktiv und unmerklich kopieren, während sich die Autisten aus Not dafür entscheiden und sich dann recht plump anstellen.

Manche Autisten bringen es durch lebenslange Übung zu einer wahren Meisterschaft im Imitieren. »Ich bekomme von anderen Menschen oft zu hören«, gesteht eine Betroffene, »sie hätten noch nie jemanden getroffen, der sie so gut verstanden hätte wie ich. ›Du denkst und fühlst genau wie ich‹, sagen sie und freuen sich. Ich komme mir dann immer vor wie eine Betrügerin, weil es zwischen uns in Wahrheit nie eine emotionale Verbindung gab … Wäre ich ehrlich, müsste ich ihnen sagen, dass ich sie nicht im mindesten verstanden, sondern einfach nur perfekt imitiert habe.«[325]

BEHINDERTENWERKSTÄTTEN FÜR AUSSERIRDISCHE

Bernard Shaws Bibliotheks-Asyl

London
23. Dezember 1880

Der 24-jährige Bernard Shaw zieht mit seiner Mutter und Schwester vom Reihenhäuschen Victoria Grove Nr. 13 in South Kensington fünf Kilometer Richtung Nordosten mitten ins Londoner Zentrum: Fitzroy Street Nr. 37, zweiter Stock. Ausschlaggebend für den Umzug: die Lage, die Lage, die Lage. Die neue Wohnung liegt nämlich nur zwei Blocks vom British Museum, in dessen Bibliothek der mittellose Musikkritiker die nächsten acht Jahre seines Lebens verbringen wird, »mit all den Vorzügen kommunaler Heizanlagen, Toilettenräumen und Elektrobeleuchtung, mit bequemer Sitzgelegenheit, unbegrenztem Buchvorrat und Tinte und Löschpapier, alles umsonst.«[326]

In der Bibliothek des British Museum findet Shaw ein neues Zuhause. Sie wird sein Club, seine Wohnung, sein Lebensmittelpunkt. Acht Jahre wird er dort von morgens bis spät in die Nacht arbeiten, den Lesesaal nur zum Schlafen verlassen, sich durch die komplette *Encyclopedia Britannica* und weitere 3000 Bücher lesen, Material für Artikel, Vorträge und seine ersten Romane sammeln, seine literarische Lehrzeit abschließen: »Was ich dieser großartigen Einrichtung schulde, ist unschätzbar.«[327]

Eine Bibliothek ist das ideale Biotop für Menschen mit Autismus. Wo sonst kann man sich mit Haut und Haaren in ein Spezialgebiet vertiefen, ohne sich ständig rechtfertigen zu müssen? Wo sonst hat man den ganzen Tag seine Ruhe? Asperger-Papst Tony Attwood bezeichnet Bibliotheken und Universitäten sogar als »Behindertenwerkstätten« für Autisten und andere Menschen mit sozialen Problemen.[328]

Darum sind viele Menschen vom Planeten Asperger besessene Leser, die Bücher horten wie Eichhörnchen die Nüsse für den Winter. Sie lesen, als hinge ihr Leben davon ab:

Jean-Jacques Rousseau las immer ganze Nächte durch, weil er ein einmal begonnenes Buch erst dann aus der Hand legen konnte, wenn er es in einem Zug zu Ende gelesen hatte: »Ich wählte nicht, sondern ich verschlang alles mit der gleichen Gier. Ich las am Werktisch [er war Lehrling bei einem Graveur], ich las, wenn ich Gänge zu machen hatte, ich las auf dem Abtritt und verlor dabei jeden Zeitbegriff, der Kopf schwindelte mir vom Lesen, und dennoch hielt ich nicht ein.«[329]

Thomas Jefferson besaß im Laufe seines Lebens etwa 15.000 Bücher, eine für damalige Verhältnisse gewaltige Menge.[330]

Jean Paul bezeichnete sich als »Bücher-Vampyr«.[331]

Thomas A. Edison las als Jugendlicher die komplette öffentliche Bibliothek von Detroit leer, wobei er streng autistisch-systematisch vorging: »Ich fing mit dem ersten Buch auf dem untersten Regalbrett an und ging sie alle eines nach dem anderen durch.«[332]

Vladimir Nabokov, dessen Eltern eine riesige Bibliothek mit zehntausend Bänden und eigener Bibliothekarin besaßen, las sich dort von seinem achten bis zu seinem neunzehnten Lebensjahr durch die komplette Weltliteratur, und hätte er nicht vor der Oktoberrevolution fliehen müssen, wäre er vermutlich bis ans Ende seiner Tage in diesem autistischen Papierparadies geblieben.

Bill Gates liest pro Woche 10 bis 20 Bücher und ist immer mit einer schweren Büchertasche unterwegs. »Wenn man ihn gelassen hätte«, so seine Schwester, »wäre er [als Jugendlicher] den ganzen Tag in seinem Zimmer geblieben und hätte Bücher gelesen.« Ein Freund: »Als ich einmal mit ihm im Urlaub war, hat er in dieser Zeit 14 Bücher gelesen.«[333]

Elon Musks Bruder erinnert sich: »Es war nicht ungewöhnlich, wenn er zehn Stunden am Tag las. Am Wochenende schaffte er manchmal zwei Bücher an einem Tag.«[334]

Bücher sind die besten und einzigen Freunde vieler Menschen mit Autismus. Bücher sind unkompliziert, nüchtern, machen keinen Lärm, sind werbefrei und schicken keine WhatsApp-Nachrichten.

Viele berühmte Künstlerinnen und Wissenschaftler auf dem autistischen Spektrum waren nicht nur Viel-, sondern auch Schnellleser, denn ein anderer Weg, sich in einem kurzen Menschenleben den Inhalt mehrerer Bibliotheken einzuverleiben, wurde bis heute nicht erfunden:[335]

»Ich habe das Schnelllesen so lange geübt«, schreibt Thomas A. Edison, »bis ich den Sinn einer Zeile mit einem Blick erfassen konnte. Man sollte diese Fertigkeit an der Schule lehren, sie ist gar nicht so schwer zu lernen. Auf diese Weise kann man zwei oder drei Bücher am Tag lesen und muss nicht jedes Wort einzeln erfassen, was sehr mühsam ist.«[336]

Warren Buffett, der achtzig Prozent seines Tages mit Lesen verbringt, empfiehlt: »Lesen Sie wie ich 500 Seiten am Tag, so akkumulieren Sie Wissen, es funktioniert wie mit Zinseszinsen.«[337]

Warren Buffetts bester Freund Bill Gates liest nach Aussagen von Freunden 150 Seiten pro Stunde und behält 90 Prozent davon.[338]

Karl Lagerfeld besaß nicht weniger als 300.000 Bücher, von denen er nach eigenen Angaben 100.000 gelesen hatte. Das klingt einigermaßen verrückt, aber es lässt sich nachrechnen: Lagerfeld wurde 85 Jahre alt. Angenommen, er konnte spätestens mit sechs Jahren lesen – viele Autisten bringen sich schon mit drei Jahren das Lesen bei –, dann bleiben 79 Lesejahre. 100.000 Bücher in 79 Jahren sind 1266 Bücher pro Jahr, also etwa 3,5 am Tag. Lagerfeld arbeitete 16 Stunden am Tag, und wenn er davon vier mit Schnelllesen zubrachte, waren die 3,5 Bücher abgearbeitet (darunter auch viele Bildbände, die das Lesepensum verdünnten).

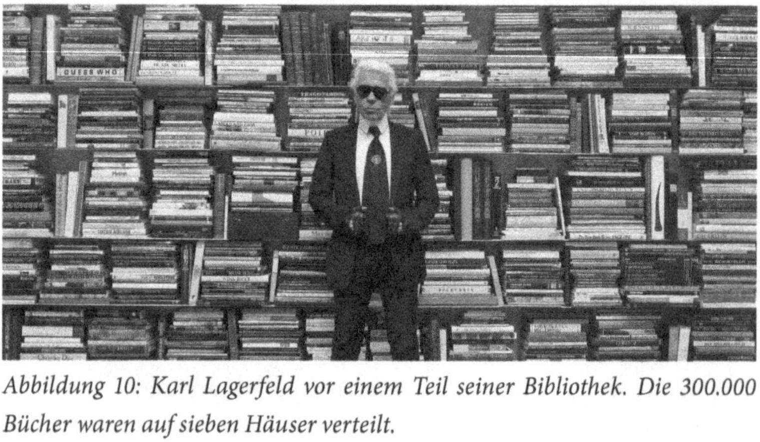

Abbildung 10: Karl Lagerfeld vor einem Teil seiner Bibliothek. Die 300.000 Bücher waren auf sieben Häuser verteilt.

Für einen autistischen Schnellleser, der einen Schuss Druckerschwärze im Blut hat, sind dreieinhalb Bücher am Tag eine Kleinigkeit. Abends liest er dann noch ein wenig zur Entspannung.

NICHT SCHIESSEN, DARLING, ICH BIN'S!

Thomas Alva Edisons Pakt mit dem Kreativitäts-Teufel

Menlo Park (New Jersey)
Sommer 1881

Bevor sich Bernard Shaw im Dezember 1880 in die Bibliothek des British Museum zurückzog, hatte er ein Jahr für die Londoner Edison Telephone Company gearbeitet. Seine Aufgabe bestand darin, die Einwohner des Londoner Ostens zu überreden, sie möchten der Gesellschaft erlauben, Isolatoren, Masten, Träger für die Telefonleitungen auf ihren Dächern anzubringen. Shaw gab den ungeliebten Posten aber bald wieder auf, um sich ganz der Schriftstellerei zu widmen.

Ein halbes Jahr nach Shaws Kündigung wäre sein ehemaliger Arbeitgeber im fernen New Jersey, Thomas Alva Edison, um ein Haar erschossen worden. Von seiner eigenen Frau.

Edisons Tochter Marion erinnert sich: »Meine Mutter schlief oft mit einem Revolver unter dem Kopfkissen. Eines Nachts hatte mein Vater den Schlüssel vergessen, und da er nicht das ganze Haus aufwecken wollte, stieg er am Spalier hoch bis vor das Schlafzimmerfenster. Mutter glaubte, es sei ein Einbrecher, und hätte ihn fast erschossen. Sie stieß einen Schrei aus, den Vater hörte [sie betont das, weil Edison schwerhörig war]. Er rief sie dann an und verhinderte so eine Katastrophe.«[339]

Edison war oft wochenlang nicht zu Hause, weil er in seinem Labor arbeitete und schlief. Schreibmaschine, Telefon, Phonograph, Glühbirne, Filmkamera und Radio erfinden sich nicht von alleine. Wer New York von Gaslampe auf Glühbirne umrüstet und 70 Patente pro Jahr anmeldet, hat keine 40-, sondern eine 110-Stunden-Woche. Darum erschien Edison häufig nur einmal im Monat kurz zu Hause, oft erst in den frühen Morgenstunden, um sich zu waschen und umzuziehen, anschließend ging er gleich wieder zurück in sein 200 Meter entferntes Labor. Darum hielt ihn seine Frau für einen Einbrecher – sie hatte eher mit einem Eindringling als mit ihrem Mann gerechnet.

Was für Edison beinahe tödlich geendet hätte, ist eine typisch autistische Macke. Weil Autisten in ihrem Entweder-oder-Denken eine

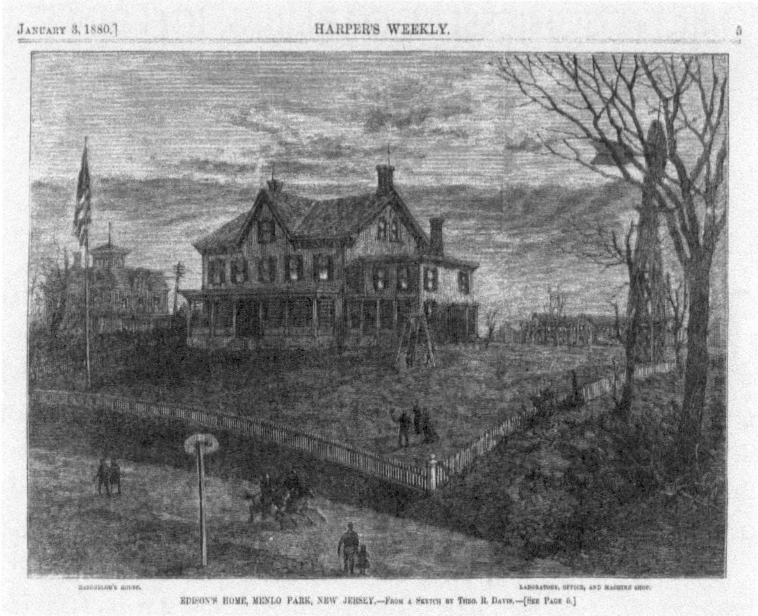
January 3, 1880.]
HARPER'S WEEKLY.
5
EDISON'S HOME, MENLO PARK, NEW JERSEY.—From a Sketch by Theo. R. Davis.—[See Page 6.]

Abbildung 11: Thomas Alva Edisons Wohnhaus in Menlo Park (New Jersey), 1880. Im Hintergrund rechts die Laboratoriums-Gebäude, die Edison nur alle paar Wochen verließ, um sich zu Hause zu waschen und umzuziehen.

Sache immer nur gar nicht oder aber 150-prozentig machen, arbeiten sie Tag und Nacht. Für normale Menschen ist das Prinzip »Beruf« unkompliziert: Während der Arbeitszeit macht man seinen Job. Und nach Feierabend, am Wochenende, im Urlaub arbeitet man eben nicht und geht anderen Beschäftigungen nach. Auf dem Planeten Asperger gibt es keine solche Trennung. Leben und Werk bilden dort eine Einheit, sie durchdringen sich, gehen ineinander über, lassen sich so wenig voneinander separieren wie die beiden Seiten eines Blattes Papier. Die Arbeit, also das leidenschaftlich betriebene Spezialinteresse, ist nichts von den Autisten Losgelöstes, sie deckt sich vielmehr mit ihrer ganzen Persönlichkeit, macht ihr Wesen aus, die Arbeit definiert die Autisten, sie ist der einzige Zweck ihres Daseins, ihre Mission auf diesem Planeten. »My career is my life. I am what I do«, erklärt die berühmte autistische Tierverhaltensforscherin Temple Grandin.[340] Autisten können nicht Schriftstellerin, Komponist, Regisseur, Forscherin sein und zwischendurch für zwei Wochen nicht. Entweder-Oder. Ganz oder gar nicht.

Es geht Autistinnen und Autisten schlecht, wenn sie nicht arbeiten, das ist so, als würden sie nicht existieren. Darum würde eine Autistin auch nie sagen, dass sie in Ausübung ihres Spezialinteresses »arbeitet«, genauso wenig wie sie Atmen, Essen und Trinken als Arbeit bezeichnen würde.

Isaac Newton war so ein typischer Fall: »Jede Stunde, die er nicht in seinem Arbeitszimmer verbrachte«, schreibt ein Bekannter, »galt ihm als verlorene Zeit.«[341]

Auch Mozart arbeitete mindestens sechzehn Stunden täglich: Tagsüber gab er Klavierstunden und Konzerte, nachts komponierte er. Seine Schwester erinnert sich: »Er wurde [als Kind] weder zum componiren, noch zum [Klavier]spielen gar niemahls gezwungen, im Gegentheil muste man ihn immer davon abhalten, er würde sonst tag und Nacht beym clavier oder beym componiren sitzen geblieben seyn.«[342]

Ganz ähnlich ein Zeitgenosse über Ludwig van Beethoven: »Er lebt nur für seine Kunst und keine irdische Leidenschaft entstellt [stört] ihre Ausübung bei ihm.« Beethoven selbst: »Ich lebe nur in meinen Noten.«[343]

Arthur Schopenhauer zu diesem Thema: »Mein beß'res und eigentliches Leben ist mein philosophisches Studium, dem ist alles übrige tief untergeordnet, ja es ist nur eine leichte Zugabe dazu.«[344]

Edison arbeitete von seinem elften Lebensjahr bis zu seinem Tod nie weniger als 110 Stunden pro Woche, oft 40 Stunden am Stück, ohne Schlaf – nicht nur in seinem Labor, auch in Eisenerzminen, in Zementfabriken, was gerade anstand. Die fassungslose Biografin seiner zweiten Frau resümiert: »Die schiere Masse an Zeit, die er dort verbrachte, um seine Erfindungen zu perfektionieren, kann man nicht anders als mit dem Begriff Zwangsstörung bezeichnen.«[345] Von Edison stammt auch der berühmte Spruch »Genialität besteht zu einem Prozent aus Inspiration und zu 99 Prozent aus Transpiration [also Schweiß].« Eine unfreiwillige Doppelpointe: Weil er wie erwähnt in seinem Büro lebte und sich nur alle paar Wochen zu Hause wusch, war Edison berüchtigt für seinen Schweißgeruch.

Vincent van Gogh, radikal nicht nur mit dem Pinsel, sondern auch in Taten und Worten: »Nichts tun ist unrecht tun. Was könnte elender sein als ein Leben ohne Tätigkeit? Schaffe viel oder krepiere!«[346]

Ganz ähnlich der Workaholic Bernard Shaw: »Wofür soll man denn leben, wenn nicht für die Arbeit?« »Untätigkeit ist für mich Hölle und Verdammnis.«[347]

»Ich arbeite ausnahmslos jeden Tag durchgehend von 7:30 bis 22:30, auch an Wochenenden und Feiertagen«, bekannte Isaac Asimov. Und auf die Frage, was er täte, wenn er erführe, dass er nur noch sechs Monate zu leben hätte: »Ich würde schneller schreiben.«[348]

Philippe Starck gesteht: »Ich arbeite drei Stunden, dann schlafe ich 45 Minuten, dann arbeite ich wieder drei Stunden, dann schlafe ich wieder 45 Minuten, und so weiter, 24 Stunden, ohne zu essen. Ein bisschen krank, ich weiß schon. Aber ich bin wie Doktor Faust, ich habe einen Pakt mit dem Teufel, ich habe ihm mein Leben für Kreativität verkauft.«[349]

Und da die von ihrer Mission besessenen Autisten rund um die Uhr im Einsatz sind, verschmelzen Leben und Arbeit auch in der materiellen Realität:

Mozart komponierte in der Reisekutsche, beim Billardspielen, beim Kegeln, auf Faschingsbällen.

Nikola Tesla baute seine Privatwohnung mitten in New York zu einem physikalischen Großlabor um, verursachte dort mit seinen Experimenten regelmäßig großflächige Stromausfälle und sogar ein Erdbeben.

Marie Curie lebte praktisch in ihrem Labor, ebenso wie Andy Warhol in seinem berühmten Studio »The Factory«.

Ein Weggefährte schreibt – beliebig übertragbar auf alle Autisten – über Friedensreich Hundertwasser: »Person, Leben und Werk gehören bei Hundertwasser aufs innigste zusammen … Sieht man seine Tagebücher durch, blättert man im Bordbuch seines Schiffes, so weiß man nicht, soll man sie für Dokumente seiner Kunst oder seines Lebens nehmen. Alle Grenzen sind aufgehoben, alles, was er tat oder dachte, gehört beiden nur für uns getrennten Bereichen zugleich an … Es ist schwer, sich einen Maler vorzustellen, für den ›Leben‹ und ›Arbeiten‹ so wenig zu trennen sind wie für Hundertwasser. Hundertwasser kannte keinen ›Arbeitsraum‹, kein Atelier, wohin er sich begab, um zu malen, aus dem er zurückkehrte, wenn er aufhören wollte zu malen. Wo er auch lebte, wo immer er sich befand, war sein Atelier … Leben und Werk waren bei

Hundertwasser vollkommen kongruent. Das Werk ist zum Leben hin porös, durchlässig, es bezieht dieses jeden Augenblick und unmittelbar mit ein.«[350]

Stanley Kubrick und George Lucas richteten sich fern der großen Studios und Filmgesellschaften riesige Anwesen ein, Kombinationen aus Wohnhaus und Arbeitsplatz, die sie so gut wie nie verließen.[351]

Elon Musk schläft in seinen Büros und Fabriken auf dem blanken Fußboden, gerne auch direkt neben dem Fließband.[352]

Tag und Nacht zu arbeiten hat aus autistischer Sicht auch den angenehmen Nebeneffekt, sich nicht mit anderen Menschen befassen zu müssen. Woody Allen erklärt dazu: »Ich arbeite den ganzen Tag lang … Nicht, weil ich ein Workaholic wäre, sondern weil ich mich beim Arbeiten nicht der Welt stellen muss, einem der Orte, die ich am wenigsten mag.«[353]

Das könnte auch von Edison stammen. Er machte einen Riesenbogen um Partys, Empfänge, Small Talk, nicht einmal auf Hochzeiten und Beerdigungen nächster Verwandter ließ er sich blicken. Gab seine Frau eine Dinnerparty, schlurfte er vielleicht irgendwann in seiner verdreckten Laborkleidung durch den Salon, murmelte ein paar Worte – aber nur, wenn er gerade einen sehr kommunikativen Tag hatte – und verschwand gleich wieder.[354] Dass er dabei den US-Präsidenten mit ausgestreckter Hand stehen ließ, interessierte ihn nicht. Telegrafen und Glühlampen sind ja wohl wichtiger als Small Talk.

REDEN IST SILBE, SCHREIBEN IST GOLD

Ein Sprücheklopfer namens Edison

White Mountains (New Hampshire)
29. August 1885

Eine sommerliche Kutschfahrt.

Die Insassen des Wagens:

Thomas Alva Edison (38), Erfinder des Phonographen, des Telefons, der Glühbirne, und seit dem tragischen Tod seiner Frau im August 1884 einer der begehrtesten Witwer Amerikas

Mina Miller (20), Tochter eines wohlhabenden Erfinders aus Ohio, gerade zurückgekehrt von einer Bildungsreise nach Europa, und seit knapp vier Wochen mit Edison bekannt

Edisons Tochter Marion (12) aus erster Ehe

Ezra T. Gilliland (40), Edisons Kollege und Freund

Lilian M. Gilliland (27), dessen Ehefrau

Plötzlich ergreift Edison Miss Millers Hand und klopft:

.-- .. .-.. .-..

-.-- --- ..-

-- .- .-. .-. -.--

-- .

..--..

Miss Miller antwortet:

-.-- . ...

Jahre später notiert Edison in sein Tagebuch: »Ich machte ihr telegraphisch den Hof. Ich brachte der Dame meines Herzens das Morsealphabet bei, und als sie geben und aufnehmen konnte, verstanden wir uns weitaus besser als mit gesprochenen Worten, indem wir uns unsere Unterhaltung gegenseitig auf die Hand klopften. Auf diesem Weg, in Morse-Code, fragte ich sie auch, ob sie mich heiraten wollte. Das Wort ›Ja‹ ist telegraphisch ganz leicht zu geben – und sie gab es. Wenn sie es hätte sprechen müssen, wäre es ihr vielleicht schwerer gefallen. Niemand merkte etwas von dieser Unterhaltung während einer langen Kutschfahrt in den White Mountains. Wenn wir gesprochen hätten, hätten andere mitgehört. So aber konnten wir ganz ungeniert Koseworte austauschen, obwohl außer uns noch drei Leute in der Kutsche saßen. Wir verwenden diesen telegraphischen Code bis zum heutigen Tag. Wenn wir zum Beispiel ins Theater gehen, legt sie ihre Hand auf mein Knie und telegraphiert mir die Worte der Schauspieler, so bekomme ich alles mit, obwohl ich mit den Ohren kein Wort höre.«[355]

Ein Heiratsantrag per Morsezeichen?

Richtig, Edison ist seit seiner Kindheit schwerhörig. Bei Hintergrundgemurmel, Wasserrauschen und anderen störenden Geräuschkulissen sind Klopfzeichen auf die Hand eine sinnvolle Alternative.

Ja, in Gesellschaft, unter Freunden, in der Kutsche, im Eisenbahnabteil ist es gut, sich in einer stillen Geheimsprache unterhalten zu können.

Es stimmt, die Telegrafie ist Edisons erste große Liebe. Er ist gelernter Telegraf, hat fünf Jahre in diesem Beruf gearbeitet, hat die Telegrafentechnik revolutioniert, hält viele Patente, stellt selbst Telegrafen her, was ihm alles gutes Geld einbringt. Seine ersten beiden Kinder Marion und Thomas Alva jr. werden mit Spitznamen »Dot« (Punkt) und »Dash« (Strich) gerufen.

Aber ein Heiratsantrag per Morse-Klopfzeichen? Immer noch ungewöhnlich.

Hier kommen zwei typisch autistische Special Effects zum Tragen: Die Bevorzugung von grafischer gegenüber verbaler Kommunikation (S. 304–306) und die Entwicklung und Anwendung von Privatsprachen. Viele Autistinnen und Autisten, fasziniert von Sprache, Mustern, Systemen und von Abschottung nach außen, erfinden und benutzen sogenannte »Privatsprachen«, für die sie manchmal sogar eigene Wörterbücher und Grammatiken verfassen:

Jonathan Swift zum Beispiel schrieb seiner Lebensgefährtin Briefe in einer Art Baby-Geheimsprache, die er »our little language« (beziehungsweise »ourrichar gangridge«) nannte, und deren Entzifferung die Swift-Biografen so manchen Schweißtropfen kostete:
dont oo lememble Maram = don't you remember, Madam
'tause see im a dood dallar in odle sings = cause she is a good girl in other things[356]

Jean Paul erfand als Kind Geheimsprachen und -alphabete: »Er nahm die Kalenderzeichen«, schreibt er über sich selbst in der dritten Person, »oder geometrische aus einem alten Buche – oder chemische – oder neueste aus seinem Kopfe und setzte daraus ein ganz neues Alphabet zusammen. Hatt' er es fertig: so war sein Erstes, daß er selber von seinem alphabetischen Solitär Gebrauch machte und eine oder ein paar Seiten voll abgeschriebner Materien darein kleidete.«[357] Mit 16 Jahren, nach dem Tod seines Vaters, entwickelte er, um seine beginnende geistige Eigenständigkeit zu demonstrieren, eine private Orthografie, zum Beispiel die Vermeidung von Doppelkonsonanten (Samlung statt Sammlung) oder die Vertauschung von ä und e (Gränze statt Grenze). Diese und viele andere Eigenheiten behielt er gegen alle Widerstände jahrzehntelang bei.[358]

Der autistische Savant William James Sidis (1898–1944) erfand mit sieben Jahren die Kunstsprache »Vendergood«, eine Mischung aus Latein, Griechisch, Deutsch und Französisch, die ein wenig an Esperanto erinnert:
Do I love the young man? = Amevo ne the neania?
What do you learn? = Quen diseois-nar?[359]

Die Asperger-Autistin Susanne Schäfer (geb. 1966) beschreibt in ihrer Autobiografie ausführlich ihre Privatsprache »Duadonisch«.[360]

Asperger-Autist und Sprachgenie Daniel Tammet (geb. 1979) erklärt seine Privatsprache »Mänti«: »Als Kind habe ich … meine eigene

Sprache geschaffen, als Mittel gegen die Einsamkeit und um die Freude, die ich an Wörtern hatte, voll auszuschöpfen. Manchmal, wenn ich eine sehr starke Empfindung oder ein besonders schönes Erlebnis hatte, bildete sich in meinem Kopf spontan ein neues Wort, um diesen Eindruck zu beschreiben … Ich träumte davon, eines Tages eine Sprache zu sprechen, die mir ganz allein gehörte … und die zum Ausdruck bringen sollte, wie es sich anfühlte, ich zu sein … Ich nannte meine Sprache ›Mänti‹ vom finnischen Wort ›mänty‹ für Kiefer. Die Kiefer wächst fast überall in der nördlichen Hemisphäre … und Mänti stützt sich auf die lexikalischen und grammatischen Strukturen der baltischen und skandinavischen Sprachen, die ich besonders faszinierend finde.«[361]

Und der kleine gelbe Vogel Woodstock in *Peanuts* aus der Feder des Asperger-Autisten Charles Schulz bedient sich einer mysteriösen Privatsprache aus senkrechten Strichen, die auf verblüffende Weise Edisons Morse-Klopf-Sprache ähnelt.

DER APFEL FÄLLT NICHT WEIT VOM STAMMBAUM

Kaiserin Sisi wünscht, nicht gestört zu werden

Budapest, Landes-Irrenanstalt auf dem Leopoldifeld
November 1886

Auch Kaiserin Elisabeth von Österreich ist eine große Freundin der Telegrafie. Wo immer die reiselustige Monarchin hinkommt – griechische Inseln, bretonische Dörfer, irische Landgüter –, lässt sie sofort ein privates Telegrafenbüro einrichten und Leitungen verlegen, um mit ihrem Mann am Wiener Hof sowie ihren Reitställen und Schlössern in Verbindung zu bleiben.

An diesem Tag Anfang November 1886 ist das aber nicht erforderlich, weil sich die Kaiserin in Budapest aufhält. Die Landesmutter erscheint in der k. und k. Landes-Irrenanstalt auf dem Leopoldifeld, um sich über den Zustand der Einrichtung und das Befinden der Insassen zu erkundigen:

»Die Kaiserin von Oesterreich liebt es, die Stätten des Elends und Unglückes persönlich zu besuchen, um Linderung und Trost zu spenden«, berichtet ein Boulevard-Blatt. »Unangemeldet erschien die Monarchin mit der Gräfin Festetics [ihrer Hofdame] in der Landes-Irrenanstalt auf dem Leopoldifeld; sie ließ sich durch alle Abtheilungen führen und verweilte besonders lange in der Frauenabtheilung, mit deren Pfleglingen sie vergebens zusammenhängende Gespräche zu führen versuchte … Eine kranke Gouvernante, welche gelähmt im Bette lag und stickte, wurde vom Director hypnotisirt.«[362]

Erst kurz zuvor hatte Elisabeth die Landes-Irrenanstalt am Brünnlfeld in Wien besucht – wo sie prompt von einer Patientin attackiert wurde, die sich selbst für die Kaiserin von Österreich hielt –, und auch ihr Besuch in Bedlam in der Nähe von London, der größten Irrenanstalt Europas, war zu diesem Zeitpunkt noch in lebhafter Erinnerung, weil sie sich dort stundenlang mit geistig verwirrten Menschen unterhalten hatte, wesentlich länger als bei ihrem Anstandsbesuch mit Queen Victoria, die darüber alles andere als *amused* war.

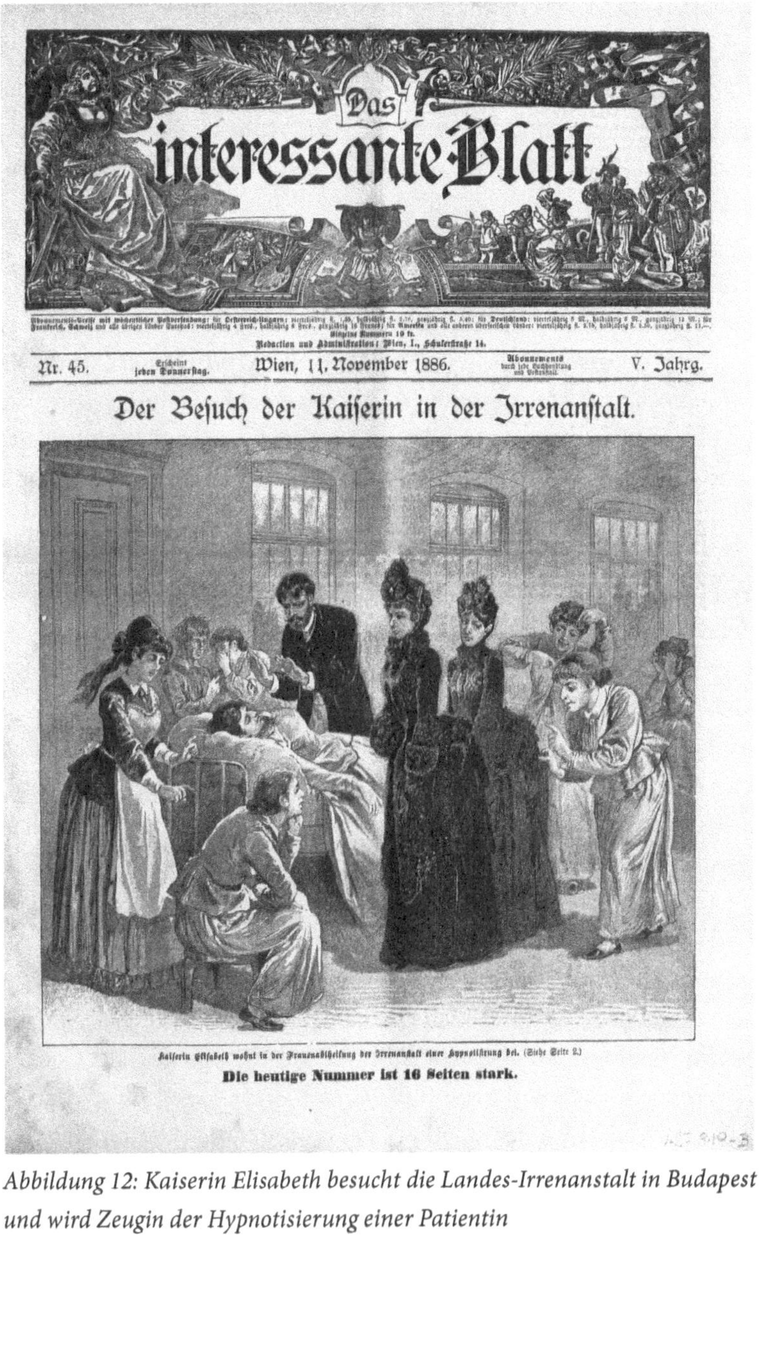

Das interessante Blatt

Abonnements-Preise mit wöchentlicher Postversendung: für Oesterreich-Ungarn: vierteljährig fl. 1.35, halbjährig fl. 2.70, ganzjährig fl. 5.40; für Deutschland: vierteljährig 3 M., halbjährig 6 M., ganzjährig 12 M.; für Frankreich, Schweiz und alle übrigen Länder Europas: vierteljährig 4 Frcs., halbjährig 8 Frcs., ganzjährig 16 Francs; für Amerika und alle anderen überseeischen Länder: vierteljährig fl. 2.75, halbjährig fl. 5.50, ganzjährig fl. 11.—.
Einzelne Nummern 10 kr.
Redaction und Administration: Wien, I., Schulerstraße 14.

Nr. 45. | Erscheint jeden Donnerstag. | Wien, 11. November 1886. | Abonnements durch jede Buchhandlung und Postanstalt. | V. Jahrg.

Der Besuch der Kaiserin in der Irrenanstalt.

Kaiserin Elisabeth wohnt in der Frauenabtheilung der Irrenanstalt einer Hypnotisirung bei. (Siehe Seite 2.)

Die heutige Nummer ist 16 Seiten stark.

Abbildung 12: Kaiserin Elisabeth besucht die Landes-Irrenanstalt in Budapest und wird Zeugin der Hypnotisierung einer Patientin

Elisabeth war der Albtraum des Hofzeremoniells. Ob Geburtstage oder Fronleichnamsprozessionen, ob Gebäude-Einweihungen, Uraufführungen oder Bälle, ob Staatsempfänge oder Weltausstellungen – die Kaiserin glänzte durch Abwesenheit. Und hatte sie doch einmal ausnahmsweise ihr Erscheinen angekündigt, sagte sie garantiert in letzter Sekunde ab – »wegen Unpässlichkeit«.

Nur in einem Bereich erfüllte Elisabeth ihre Pflichten als Landesmutter vorbildlich: Nach militärischen Auseinandersetzungen – und davon gab es bis 1866 viele – kümmerte sie sich aufopfernd um verletzte Soldaten, und auch in Waisen-, Kranken- und Armenhäusern wurde sie oft gesehen. Immer unangemeldet, nur von einer Hofdame begleitet. Sie prüfte, ob die Insassen gut behandelt wurden, kostete Proben aus der Anstaltsküche, unterhielt sich ausführlich mit den Kranken, half mit großzügigen Geldspenden.

Am allerliebsten aber besuchte die Kaiserin Irrenhäuser. Elisabeth verbrachte ganze Tage in diesen Einrichtungen, interessierte sich brennend für neue Therapiemöglichkeiten, für die Unterbringung der Insassen, erkundigte sich eingehend nach dem Schicksal der Geisteskranken.

Elisabeths geradezu obsessives Interesse an Irrenanstalten war aber viel mehr als Sensationslust, »dark tourism« oder modische Fin-de-Siècle-Morbidität. Sie besuchte diese Institutionen hauptsächlich darum, weil sie große Angst hatte, selbst verrückt zu werden und in einer solchen Anstalt zu landen.[363]

Die Kaiserin mag eine überspannte, hypersensible Neurotikerin gewesen sein, die zu Depressionen und Hypochondrie neigte, aber in diesem Punkt hatte sie tatsächlich einmal berechtigten Grund zur Sorge:

Ihr Vater war ein überregional bekannter Exzentriker. Ihr Cousin, Bayernkönig Ludwig II., war fünf Monate zuvor wegen Geisteskrankheit entmündigt worden und kurz darauf unter ungeklärten Umständen ertrunken. Ludwigs Bruder Otto war wegen Geisteskrankheit ebenfalls regierungsunfähig und führte das Leben eines Anstaltsinsassen. Elisabeths Cousine Alexandra hatte panische Angst vor grünen Tischen, befürchtete, die Tinte der Briefe könnte ihr ins Gesicht fliegen, glaubte ein gläsernes Klavier verschluckt zu haben und ein Sofa im Gehirn mit sich herumzutragen: »Sie fühlte sich daher außerstande, durch eine Tür zu gehen, da sie dabei leicht die Enden des Sofas abstoßen konnte.«[364] Elisabeths Schwester Sophie litt unter Depressionen, die sie ein halbes Jahr später ebenfalls in eine Nervenheilanstalt bringen würden, und auch ihr Sohn Rudolf war psychisch auffällig. Zwei Jahre später würde er sich erschießen.

Da psychische Abweichungen genetisch angelegt sind, häufen sie sich in bestimmten Familien. Genau, wie in manchen Familien fast jede Frau an Brustkrebs erkrankt und in anderen fast jeder Mann an einem Herzinfarkt stirbt, sind manche Familien komplett autismusfrei, während sich in anderen ein Dutzend verhaltensauffälliger Sonderlinge tummelt. In vielen Studien wurde nachgewiesen, dass sich Autismus, Depressionen, Angststörungen und andere psychische Probleme in bestimmten Familien signifikant häufen.[365] Menschen mit autistischer Disposition wachsen also oft genau im falschen Umfeld auf: in einer Familie, die selbst belastet ist, in der autistische Tendenzen als normal gelten, quasi mit der Muttermilch verabreicht werden. Den angehenden Autisten fehlt etwas, das manche andere, die es viel weniger bräuchten, automatisch haben: eine Familie, die sie richtig auf die Welt vorbereitet.

Und auch im familiären Umfeld unserer autistischen Kronzeugen aus Wissenschaft und Kunst häufen sich psychische Probleme:

Jean Pauls Vater war ein religiöser Extremist mit depressiven Zügen.

Einer von Hans Christian Andersens Großvätern war geisteskrank.[366]

Herman Melvilles Sohn Malcolm war psychisch auffällig und endete durch Suizid.

Vincent van Goghs gesamte Familie war psychisch auffällig: Ein Großvater starb an einer Geisteskrankheit, mindestens drei nahe Verwandte endeten durch Suizid, ein Cousin und eine Schwester verbrachten Jahrzehnte in psychiatrischen Anstalten.[367]

Rainer Maria Rilkes Mutter litt unter Depressionen und Wahnvorstellungen.

Hermann Hesses Vater war depressiv, ertrug keine lauten Gespräche, kein gemeinsames Essen, »Nervenstürme« quälten ihn, von Hesses Mutter hieß es, »ein Dämon« schaue ihr aus den Augen.[368] Hesses Sohn Martin kämpfte sein Leben lang mit schweren Depressionen und endete durch Suizid, ebenso Hesses Bruder Hans.

Albert Einsteins Sohn Eduard litt unter Schizophrenie und verbrachte 14 Jahre in einer psychiatrischen Klinik. In der weiteren Verwandtschaft Einsteins sind viele Fälle von Depressionen bekannt.[369]

Elon Musks Vater ist ein Psychopath, dem man besser aus dem Weg geht; die Beschreibungen reichen von »Jekyll and Hide« bis »Zombie-Apokalypse«. Elons Bruder: »Er hat definitiv irgendein schweres Problem mit der Hirnchemie und ich bin sicher, dass Elon und ich das geerbt haben.« Elon selbst: »Mein Vater hat jede Schandtat begangen, die man sich überhaupt nur vorstellen kann.«[370] Auch eines von Elon Musks neun Kindern ist autistisch.[371]

Greta Thunbergs Mutter hat eine musikalische Savant-Begabung, leidet unter ADHS und Sozialphobie.[372] Gretas Schwester leidet unter ADHS, Autismus, Zwangsstörungen und extremer Geräusch-Intoleranz.[373]

Um also nicht in der Landes-Irrenanstalt am Brünnlfeld zu enden, hielt Elisabeth ihr Innenleben sicherheitshalber unter Verschluss. Hatte sie zum Beispiel wieder einmal geträumt, in Österreich die Monarchie abgeschafft und die Republik eingeführt zu haben (ein Anliegen, das sie ihr ganzes Leben umtrieb), wagte sie das nur ihrem geheimen Tagebuch anzuvertrauen, das erst 50 Jahre nach ihrem Tod geöffnet werden durfte:

Den Traum, als ich erwachte,
Hab' keinem ich erzählt;
Sonst sperren sie mich sachte
Noch gar ins Bründelfeld.[374]

EINE FOTOMORGANA IN PARIS

Warum Vincent van Gogh nicht so gut aufgenommen wurde

Am Ufer der Seine bei Asnières
(7 km nordwestlich des Pariser Stadtzentrums)
November/Dezember 1886

Während Elisabeth Irrenanstalten besichtigt, lässt sich Vincent van Gogh, bevor er sich zweieinhalb Jahre später selbst in eine Nervenheilanstalt einweisen wird, noch einmal fotografieren. Oder auch nicht.

Im Amsterdamer Van Gogh Museum wird eine Fotografie aus dem Nachlass von Vincent und Theo van Gogh aufbewahrt: Auf einer Uferpromenade sitzen sich an einem kleinen Tisch zwei Männer gegenüber. Der eine blickt den Betrachter an, der andere, mit Mantel und Zylinder, wendet dem Betrachter den Rücken zu. Am unteren Rand des Fotos steht »Asnières« und »1886«.

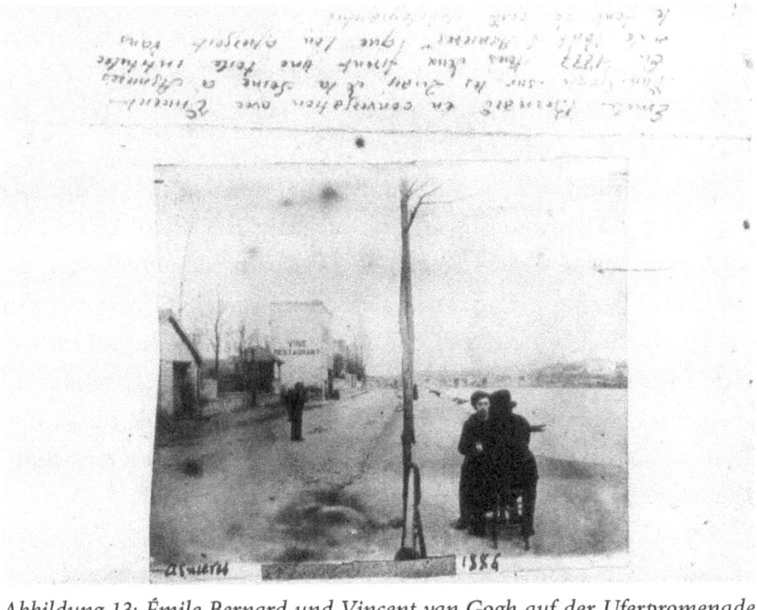

Abbildung 13: Émile Bernard und Vincent van Gogh auf der Uferpromenade der Seine in Asnières, November/Dezember 1886

Oberhalb des Fotos, das auf ein Blatt Papier montiert ist, steht (im Original französisch): »Émile Bernard im Gespräch mit Vincent van Gogh auf der Uferpromenade der Seine in Asnières. 1887 malte jeder von ihnen ein Gemälde mit dem Titel ›Die Brücke von Asnières‹, die im Hintergrund dieser Fotografie zu sehen ist.«

Es gibt keinen Grund, daran zu zweifeln, dass es sich bei dem Mann mit Zylinder tatsächlich um Vincent van Gogh handelt.[375] Aber warum wendet er dem Fotografen den Rücken zu? Dass er von einem Schnappschuss überrascht wurde, können wir ausschließen, denn spontane Aufnahmen waren damals noch Zukunftsmusik. Das Foto wurde von einem Straßenfotografen gemacht, der mit einem schweren, auf einem Stativ montierten Kasten die touristischen Hotspots abklapperte. Während der Fotograf die Kamera aufbaute, eine Fotoplatte einlegte, die Helligkeit und die Belichtungszeit maß, hätte Van Gogh ausreichend Gelegenheit gehabt, sich ihm zuzuwenden. Stattdessen blieb er demonstrativ mit dem Rücken zum Fotografen sitzen oder drehte sich sogar absichtlich weg.

Émile Bernard bestätigt das in einer 17 Jahre später erschienenen autobiografischen Skizze: »Gemeinsam mit Vincent arbeitete ich oft an der Seine in Asnières. Als wir einmal dort in der Kälte und fast alleine an der Promenade saßen, wurde ein Foto gemacht. Vincent ließ sich nicht gerne fotografieren und drehte dem Fotografen den Rücken zu, während ich ihn anblickte.«[376]

Vincent van Gogh hat sich mindestens 33-mal selbst gemalt, aber abgesehen von dem hier vorgestellten Rückenbild existiert von ihm nur noch eine einzige weitere Fotografie, ein Porträt des 19-Jährigen aus dem Jahr 1873. Die einzige andere Porträtfotografie, die bisher immer als der 13-jährige Vincent galt, hat sich erst kürzlich als Bild seines Bruders Theo entpuppt. Es tauchen auch immer wieder Gruppenfotos auf (Malerklassen im Atelier, Gesellschaften bei Tisch), in denen jemand Vincent van Gogh auszumachen glaubt, aber keines dieser vermeintlichen Porträts ist überzeugend oder allgemein anerkannt.

Nur ein einziges Foto – das ist bemerkenswert wenig für einen Kunsthändler, Lehrer, Buchhändler, Wanderprediger, Armenseelsorger, Maler, der in den 1870er- und 1880er-Jahren in Den Haag, Antwerpen, London, Paris und Arles aktiv war. Von Vincents Bruder Theo

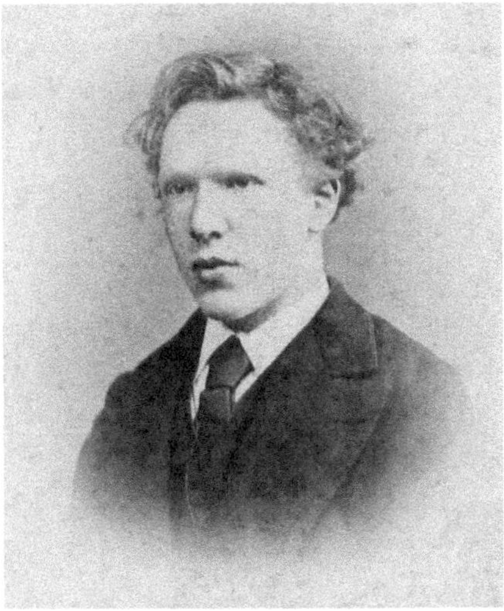

Abbildung 14: Der 19-jährige Vincent van Gogh, 1873. Die einzige bekannte Fotografie des Künstlers, entstanden, als er in einer Den Haager Kunstgalerie arbeitete, also wahrscheinlich auf Initiative seines Arbeitgebers. Alle anderen angeblichen Porträtfotografien zeigen Vincents Bruder Theo oder Unbekannte.

zum Beispiel, der etwa dieselbe Zeitspanne und etwa dieselben Lebensstationen abdeckt, gibt es Dutzende von Fotos.

Warum ließ sich Vincent van Gogh nicht fotografieren? Liegt das wirklich daran, dass er, wie es immer heißt, Fotos ablehnte, weil sie nur die äußere Hülle eines Menschen abbilden, nicht aber seinen Charakter, der mithilfe eines Gemäldes viel besser zum Ausdruck gebracht werden kann?

Das mag sein, aber für sich selbst lehnte Van Gogh Porträtfotos hauptsächlich deshalb ab, weil er als Autist am liebsten unsichtbar geblieben wäre und eine starke Abneigung gegen Blickkontakt hatte.[377]

Denn auf dem Planeten Asperger bekommt jedes Neugeborene eine Tarnkappe in die Wiege gelegt. Steht zum Beispiel ein Autist in einer Schlange, kann er jede Wette eingehen, ignoriert zu werden. Der vor ihm stehende Kunde bekommt seine Brötchen, dann wäre eigentlich der Autist an der Reihe – um von der Verkäuferin zielsicher übersprungen zu werden. Alle Autisten erzählen in ihren Autobiografien diese oder ähnliche Geschichten: »Stehe ich irgendwo in einer Schlange, stellen sich die Leute einfach vor mich, als wäre ich überhaupt nicht da.« »Die Leute gehen einfach um mich herum, als wäre ich ein Baum oder ein Felsblock, der ihnen im Weg steht.« Das ist keine Einbildung, sondern findet tatsächlich statt: »Wenn ich mit anderen Leuten an einem

Tisch sitze, scheine ich irgendwie keine körperliche Präsenz zu haben. Meine Freundin sagt, es wäre, als säße Luft in meinem Stuhl, und wenn ich etwas sage, dann wäre das so, als käme die Stimme aus dem Nichts.«[378] Als würden Autisten irgendwelche Signale aussenden, die sie unsichtbar machen.

Vielleicht tun sie das tatsächlich? Gefühle und Stimmungen wirken ansteckend. Wer sich selbst für jung und unreif hält, wird auch so wahrgenommen (S. 113). Und wer sich für unbedeutend, minderwertig, leise, introvertiert und schüchtern hält, der sendet wohl entsprechende Signale aus, wird von einer »Ich möchte lieber nicht«-Atmosphäre umgeben, die sich der Umgebung ungewollt mitteilt. Ähnlich wie bei Hunden: Sie wittern, ob ein Mensch sie mag oder ob er Angst vor ihnen hat, und reagieren entsprechend.

Und obwohl wir Menschen, verglichen mit Hunden, einen schwachen Geruchssinn haben, läuft die Signalübertragung auch bei uns nicht nur über den Kanal der Körpersprache, sondern wie bei den Hunden auch über einen komplexen Molekül-Cocktail. Bio- und Sozialpsychologen haben festgestellt, dass wir unbewusst riechen können, ob jemand gestresst ist oder Angst hat, dass Männer riechen können, ob eine Frau empfängnisbereit ist, dass wir anhand des Körpergeruchs zuordnen können, wer zu einer Familie gehört. Ein geheimer Sinn also, den wir ständig unbewusst anwenden, den wir sogar in unsere Sprache aufgenommen haben (»Ich kann den nicht riechen«), ohne davon zu wissen.[379] Und wenn das so ist, warum sollte dann jemand nicht riechen, dass sich sein autistisches Gegenüber für unbedeutend, minderwertig, leise, introvertiert und schüchtern hält?

Auch andere berühmte Autisten hatten diesen Wunsch, unsichtbar zu sein.

Albert Einstein zum Beispiel: »Alles, was ich als junger Mensch vom Leben wünschte und erwartete, war, ruhig in einer Ecke zu sitzen … ohne von den Menschen beachtet zu werden.«[380]

Über Franz Kafka schrieb sein bester Freund Max Brod: »Das Leitwort seines Lebens war: im Hintergrund bleiben, unauffällig sein.«[381] Geradezu kafkaesk klingt, was Kafka in seiner autistischen Unsichtbarkeit widerfuhr: An jenem denkwürdigen Abend des 13. August 1912, von dem wir noch hören werden (S. 194), hatten sich Kafka und Felice

Bauer stundenlang angeregt unterhalten, sogar eine gemeinsame Reise nach Palästina vereinbart, zum Abschluss hatte Kafka sie nachts ins Hotel begleitet. Als der verliebte Schriftsteller dann wenige Tage später brieflich anklopfte, konnte sich Felice Bauer an nichts erinnern, weder an seinen Namen noch an sein Gesicht, musste ihn um Fotos bitten.

Es ist sicher auch kein Zufall, dass der Science-Fiction-Klassiker *Der Unsichtbare* (1897) gerade von einem Asperger-Autisten geschrieben wurde. H.G. Wells wusste aus eigener Erfahrung sehr genau, wie es sich anfühlt, als Unsichtbarer durchs Leben zu gehen. Eine Wells-Biografie trägt den Titel *The Invisible Man*.

Dieser Hang zur Unsichtbarkeit ist nicht nur Ausdruck eines Gefühls von Minderwertigkeit, sondern auch ein Überlebens- und Selbstschutzmechanismus. Wer Feindesland durchquert, bleibt nämlich besser in der Deckung. Charles Schulz erklärt: »Meine absolut nichtssagende äußere Erscheinung war die perfekte Tarnung.«[382]

Darum lassen sich Autisten auch nicht gerne fotografieren. Weil sie lieber im Hintergrund bleiben, weil sie keinen Blickkontakt mögen und weil ihnen die Kamera vorkommt wie ein riesiges Auge, das sie durchdringend anstarrt:

Von Emily Dickinson existiert ebenfalls nur eine einzige Fotografie, eine optische Registrierung der Sechzehnjährigen als Neuzugang an ihrem College (also genau wie bei Vincent van Gogh, der als neuer Mitarbeiter einer Kunstgalerie »zwangsfotografiert« wurde). Aus ihren restlichen 40 Lebensjahren ist keine Fotografie bekannt – zu wenig für die Tochter einer der angesehensten Familien Neuenglands, in deren Haus die Prominenz ein und aus ging. Dass wir heute wissen, wie die größte Dichterin englischer Sprache aussah, ist nur einer Hausangestellten zu verdanken, die das Bild vor der Zerstörung bewahrte.[383]

Auch Kaiserin Elisabeth hasste es, fotografiert zu werden. »Sie war nicht zu bewegen, sich mitphotographieren zu lassen«[384], schreibt ihre ratlose Hofdame. Auf vielen Fotos zeigt Elisabeth, genau wie Vincent van Gogh, dem Betrachter den Rücken, und nach ihrem 32. Lebensjahr ließ sie sich überhaupt nicht mehr freiwillig fotografieren, ja nicht einmal röntgen, weil sie das für eine »innere Fotografie« hielt. Die wenigen Fotos aus ihren letzten 29 Lebensjahren sind ausnahmslos Schnappschüsse von Paparazzi und Montagen aus älterem Bildmaterial.[385] In

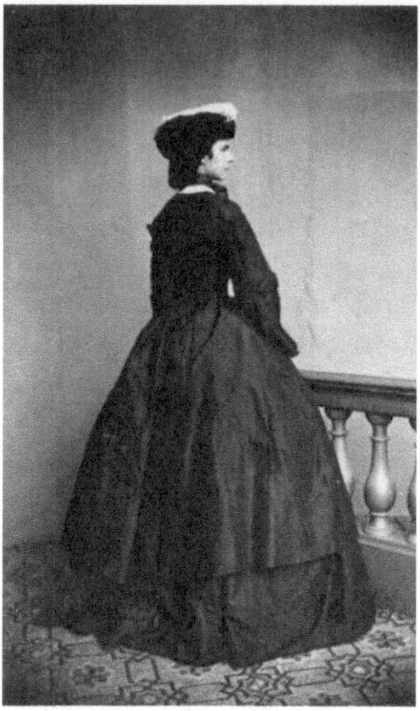

Abbildung 15: Kaiserin Elisabeth, die es hasste, fotografiert zu werden, wendet auf vielen Aufnahmen dem Betrachter den Rücken zu.

der Literatur heißt es immer, die Kaiserin habe sich nicht mehr fotografieren lassen, um als ewig jugendliche Schönheit ins kollektive Gedächtnis einzugehen. Das mag stimmen, aber die autistische Angst vor Blick- und Kamerakontakt tat ein Übriges.

»Mein Ziel ist es, der Welt in meiner äußeren Erscheinung unbekannt zu bleiben«, schreibt Lewis Carroll. »Ich habe Anfragen nach Fotos und Autogrammen immer abgelehnt, weil meine Gesichtszüge und meine Handschrift zu meiner Privatsphäre gehören. Gute Freunde, die ein Foto oder ein Autograph von mir besitzen, bitte ich, diese Stücke nicht in Alben zu stecken, wo sie von Fremden gesehen werden könnten.« »Ich hasse die Vorstellung, dass ein Fremder weiß, wie ich aussehe«.[386] Von Carroll existiert etwa ein Dutzend Porträtfotografien, aber auf keiner davon sieht er den Betrachter an, er blickt immer demonstrativ zur Seite oder auf den Boden.

Rainer Maria Rilke geriet beim Anblick eines Fotoapparates geradezu in Panik. Zeitlebens identifizierte er sich mit jener Gebärde, »mit der ich eine arabische Frau einmal … beide Hände vors Gesicht schlagen sah, als sie, mit Entsetzen, gewahrte, daß ein photographischer Apparat es auf sie abgesehen habe; dieses, genau *dieses* Entsetzen ist mir immer ganz unwillkürlich, wenn es sich darum handelt, irgendwie … photographisch ›abgenommen‹ zu sein.«[387]

Ludwig Wittgenstein auf die Frage eines Freundes, ob er ihn fotografieren dürfte: »Ja, wenn ich mit dem Rücken zur Kamera sitzen kann.«[388] Genau wie Kaiserin Elisabeth 90 Jahre und Vincent van Gogh 60 Jahre vor ihm.

Ein Autist berichtet in seiner Autobiografie, wie seine Mutter anlässlich seiner Einschulung fleißig Fotos machte, aber vergessen hatte, einen Film einzulegen. Bei der Einschulung seines nicht-autistischen Bruders hatte sie den Film *nicht* vergessen.[389] Wohl, weil sie instinktiv spürte, dass der »normale« Bruder fotografiert werden wollte, der autistische aber nicht.

Schon 60 Jahre zuvor hatte Franz Kafka das gleiche Schicksal ereilt: Bei zweien ihrer wenigen gemeinsamen Kurz-Urlaube hat Felice Bauer ihn fotografiert – aber einmal falsch belichtet und einmal den Film falsch eingelegt.[390] Vielleicht, weil sie spürte, dass ihr Dauerverlobter nicht fotografiert werden wollte?

Darum können Menschen mit Autismus sicher sein, in Jahresberichten, Abiturzeitungen, auf Gruppenfotos zu fehlen. Sie werden nicht fotografiert, weil sie nicht fotografiert werden wollen. Sie werden ignoriert, weil sie ignoriert werden wollen. Sie werden vergessen, weil sie vergessen werden wollen. Und werden sie doch einmal wahrgenommen, dann laufen sie weg oder drehen sich um – wie Vincent van Gogh im Winter 1886.

Dieser Wunsch nach Unsichtbarkeit ist vermutlich einer der Gründe, weshalb Autismus, obwohl millionenfach vorhanden, erst 1926 entdeckt und erst ab 1995 langsam bekannt wurde.

EIN SOMMERNACHTSTRAUMA

Warum Vincent van Gogh diesen Wirbel um seine Gemälde machte

Nervenheilanstalt Saint-Paul-de-Mausole
bei Saint-Rémy-de-Provence
Juni 1889

Zweieinhalb Jahre nach seinem Nicht-Foto auf der Uferpromenade von Asnières entschließt sich Vincent van Gogh, mittlerweile im südfranzösischen Arles gelandet, zu einem Neustart.

Sein letztes großes Projekt, eine Künstlerkommune mit Paul Gauguin, ist krachend gescheitert. Nach einem Streit mit Gauguin im Dezember 1888 hat er sich in einem psychotischen Anfall sogar einen Teil seines linken Ohres abgeschnitten – »akuter Wahnsinn mit Tobsucht« lautet die offizielle Diagnose. Und die Bürger von Arles bewerfen ihn auf der Straße mit Steinen. So kann es nicht weitergehen.

Van Gogh löst alles auf, stellt sein Leben auf null. Die Möbel verkauft er, und was er nicht loswird, stellt er bei Bekannten unter. Alle persönlichen Gegenstände, alle Briefe, alle Zeichnungen, alle bemalten Leinwände packt er in große Kisten und schickt sie an seinen Bruder Theo in Paris.

Am 8. Mai 1889 besteigt Vincent den Zug nach St. Rémy, in der Tasche einen Brief des Leiters der Nervenheilanstalt Saint-Paul-de-Mausole, wo für den Maler ein Zimmer bereitsteht. Theo hat alles organisiert und bezahlt.

Eine kluge Entscheidung. In diesem bedächtigen und wohlgeordneten Ambiente, unbehelligt von der Polizei, von Gläubigern, von Nachbarn, blüht Van Gogh auf: »Ich glaube, es war gut, dass ich hierhergegangen bin«, schreibt er seinem Bruder, »ich war noch nie so ruhig wie hier. Ich habe ein kleines Zimmer mit graugrüner Tapete und zwei meergrünen Vorhängen, die mit sehr blassen Rosen gemustert sind, sehr hübsch.«[391]

Da der Patient nicht negativ auffällt und sein mentaler Zustand stabil bleibt, darf er tagsüber das Anstaltsgelände durchstreifen und Skizzen anfertigen, bekommt auch die Erlaubnis, sich in einem leerstehenden Zimmer im Erdgeschoss ein Atelier einzurichten. Nach einer Weile darf er sogar, in Begleitung eines Wärters, das Anstaltsgelände verlassen, um zu malen. »Gesundheitlich geht es mir gut«, schreibt er an Bruder Theo, »und mit dem Kopf, das ist hoffentlich eine Frage der Zeit und der Geduld.«[392]

Abends sitzt Vincent in seinem Sessel, liest ein Buch oder eine Zeitung und raucht eine Pfeife. Und beobachtet durch sein vergittertes Fenster, wie am Himmel die Sterne aufsteigen. Und sieht dabei Dinge, die ihn elektrisieren …

Allerdings darf er nach Einbruch der Dunkelheit nicht draußen malen. Auch Pinsel und Farben sind ihm auf seinem Zimmer nicht erlaubt, weil die Gefahr besteht, dass er die Farben essen oder das Terpentin trinken könnte. Zwei Wochen später wird er genau das tun.

Also speichert er seine Vision im Kopf ab, und sobald er am nächsten Morgen das Zimmer verlassen darf, malt er in seinem Atelier im Erdgeschoss einen Nachthimmel, wie ihn noch niemand auf der Welt gesehen hat: einen Mond so hell wie die Sonne, Sterne wie gleißende Scheinwerfer, einen Strudel aus Wolkenspiralen und Lichtwirbeln, ein Feuerwerk kosmischen Lichts und kinetischer Energie. Im Sog der Elementargewalten lodert eine Zypresse einer Flamme gleich zum Himmel.

Dass Vincent van Gogh hier den realen Nachthimmel hinter sich gelassen hat, ist offensichtlich. Und dass dieser aus den Fugen geratene Kosmos keinem normalen Gehirn entsprungen sein kann, ist auch Bruder Theo klar, dem Vincent alle Gemälde, kaum ist die Farbe trocken, nach Paris schickt. Ganz unverblümt fragt Theo, warum diese Bilder so »schreiend« und so »gewaltsam entstellt« seien, und gibt auch gleich selbst die Antwort: »Deine letzten Bilder haben mir über deinen Geisteszustand … viel zu denken gegeben … Wie muss dein Kopf da gearbeitet haben, wie hast du dich da bis an die äußerste Grenze gewagt, wo einen unvermeidlich der Schwindel überkommen muss.«[393]

Die optisch angekündigte Katastrophe lässt dann auch nicht lange auf sich warten. Zwei Wochen nach der *Sternennacht* folgt der nächste psychotische Schub, ein kompletter Zusammenbruch.[394]

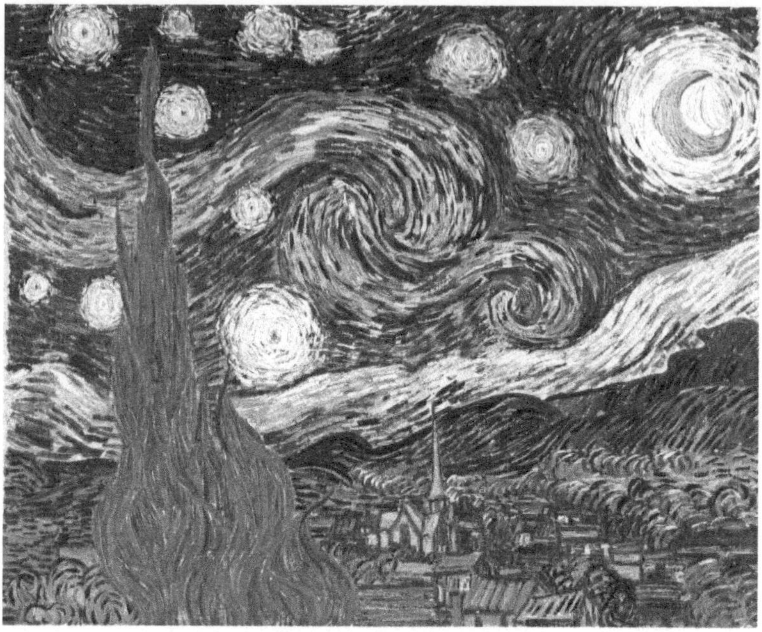

Abbildung 16: Vincent van Gogh, Sternennacht, *Juni 1889*

Erst vor wenigen Jahren konnte nachgewiesen werden, dass es sich bei Vincent van Goghs berühmten Wirbel-Motiven, die sich auch auf vielen anderen Bildern dieser Periode finden, nicht nur um emotionale Turbulenzen handelt, sondern dass diese Wirbel mit absoluter Präzision den physikalischen Gesetzmäßigkeiten für turbulente Strömungen gehorchen. Wissenschaftler der NASA machten 2004 ein Foto eines Sterns, der von Gas- und Staub-Wirbeln umgeben war. Das Bild erinnerte sie an die *Sternennacht*, dadurch kam die Forschung in Gang.[395] Solche turbulenten Strömungen und Verwirbelungen entstehen etwa an den Kanten von Flugzeugflügeln, an Hindernissen in fließendem Wasser, im Qualm von Kerzendochten, oder über Inseln und Bergketten – zum Beispiel über den südfranzösischen Alpillen, die Van Gogh von seinem Anstaltsfenster aus im Blick hatte.

Fotografiert und wissenschaftlich beschrieben wurden diese turbulenten Strömungen aber erstmals 1941, also 52 Jahre nach der *Sternennacht.* Wie konnte Vincent van Gogh etwas sehen, was bis zu diesem Zeitpunkt und auch bis lange nach seinem Tod kein anderer Mensch gesehen hatte?

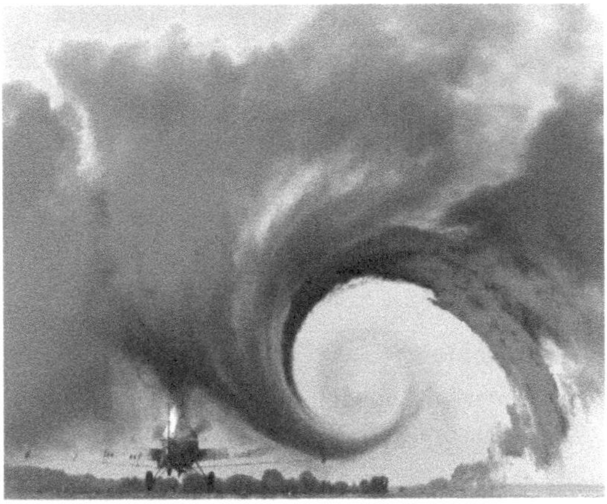

Abbildung 17: Luftverwirbelungen hinter einem Flugzeug, sichtbar gemacht mit farbigem Rauch

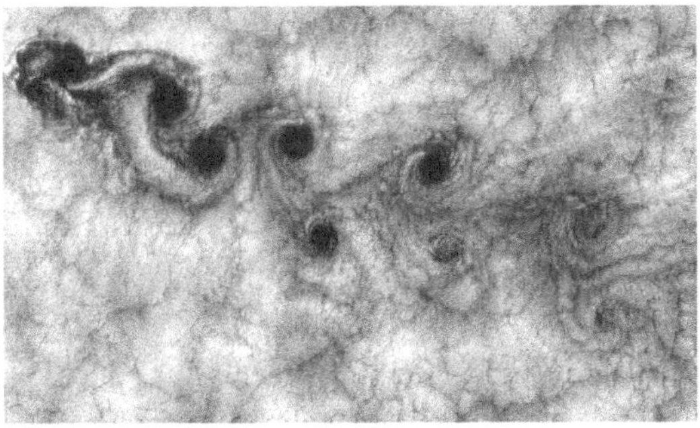

Abbildung 18: Satellitenaufnahme einer Inselgruppe mit Wolkenverwirbelungen (»Kármánsche Wirbelstraße«)

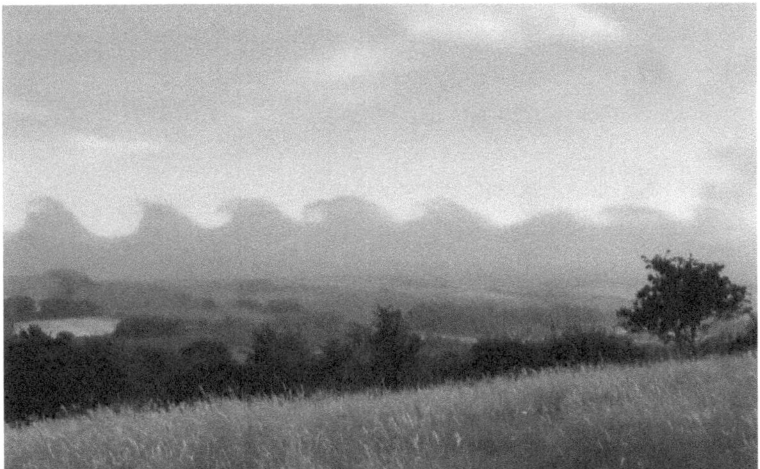

Abbildung 19: Wolkenwirbel über einer Bergkette (»Kelvin-Helmholtz-Phänomen«)

Er konnte diese Muster sehen, weil er von Autismus betroffen war. Unsere ganze Welt besteht aus Mustern und Strukturen. Jeder kennt die symmetrische Form von Schneeflocken und Bienenwaben, die Spiralform von Galaxien, mathematische Funktionen, Fraktale, den Goldenen Schnitt. Das ist aber nur die sichtbare Spitze des Eisbergs. Fast jedes Detail der Welt ist Teil eines Musters, einer Zeichenfolge, einer Struktur. Aus irgendeinem neurologischen Grund, der bis heute unbekannt ist, haben Menschen mit Autismus einen besonderen Blick für solche Strukturen und Muster, sie lieben zum Beispiel Puzzles, Kopfsteinpflaster, Rohrleitungssysteme, Sternbilder, Autokennzeichen, Kartenspiele, Labyrinthe, Diagramme, Uhren, Computerprogramme, Schaltpläne, Rhythmen, Text- und Zahlenkombinationen.

Wie sich immer deutlicher zeigt, sind auch die meisten autistischen Spezialbegabungen nichts anderes als Variationen des Talents, Dinge und Daten zu sammeln, Ordnung herzustellen, zu systematisieren und versteckte Gesetzmäßigkeiten, Muster und Größen beziehungsweise Abweichungen in diesen zu erkennen.[396] In Einschulungstests, kognitiven Tests, Psycho-Tests finden Autisten versteckte Muster, Formen und Strukturen immer wesentlich schneller als andere Menschen.[397]

So berichtet zum Beispiel eine Autistin, dass sie ohne jede Übung beim ersten Versuch den Zauberwürfel (*Rubik's Cube*) lösen konnte[398] – weil sie intuitiv das System erfasst hatte. Andere Autisten hören einem Automotor an, welches Teil bald kaputtgehen wird, andere können anhand der Kräuselungen auf der Wasseroberfläche die Position, Tiefe und Größe eines Fischschwarmes sehen.[399] Weil sie die Abweichung vom Muster wahrnehmen.

Diese Fähigkeit, buchstäblich die Nadel im Heuhaufen zu finden, macht Autisten zu perfekten Mitarbeitern in der Qualitätskontrolle und Bildauswertung. Manche überprüfen T-Shirts auf Webfehler, andere finden Krebszellen unter dem Mikroskop.

In Israel beschäftigt das Militär Autisten: In der Einheit 9900, bekannt als »Die Augen Israels«, werten sie Luftaufnahmen aus. Dank ihrer Fixierung auf Details und Muster finden sie Truppen, Waffenlager und Raketenrampen, die normale Menschen nicht erkennen.[400]

Viele IT-Firmen stellen gezielt Autisten als Software-Tester ein, weil sie Programmierungsfehler und Computerviren in riesigen Datenmengen schnell und zuverlässig finden; manche Unternehmen beschäftigen sogar ausschließlich Software-Tester mit Asperger-Syndrom. Autistische Programmierer sagen, ein Computerprogramm zu lesen oder zu schreiben sei für sie wie ein Kreuzworträtsel oder ein Sudoku: Sie sehen sofort, ob ein Buchstabe oder eine Zahl an der richtigen Stelle sitzt.[401]

Auch viele prominente Autisten kannten das:

Isaac Newton zum Beispiel studierte in jedem Raum, den er betrat, als Erstes die Schatten, aus denen er dann die genaue Uhrzeit ablesen konnte.[402]

Outdoor-Freak und Naturforscher Henry David Thoreau war bekannt dafür, auf Schritt und Tritt indianische Artefakte zu finden, an denen seine Begleiter achtlos vorbeigelaufen waren: »Merkwürdigerweise geht er selten über ein gepflügtes Feld«, schreibt ein Freund, »ohne eine Pfeil- oder Speerspitze oder ein anderes Relikt des roten Mannes aufzulesen. Als ob ihre Geister ihn als Erben … auserkoren hätten.«[403] Es waren nicht die Geister, es war sein autistischer Blick für die Abweichung vom Muster. Darum konnte Thoreau auch auf die Stunde genau vorhersagen, wann welche Pflanze an welchem Ort auf- und verblühen würde.[404] Für seine Zeitgenossen pure Magie, aber kein Problem für jemanden, der jahrzehntelang Vegetationszyklen, Wetter- und Klimaphänomene beobachtet hatte.

Dieses autistische Ordnungs-, Systematisierungs- und Mustererkennungs-Talent, oft nur als kurioser Spleen wahrgenommen, kann in große künstlerische und wissenschaftliche Leistungen münden:

Jean-Jacques Rousseau zum Beispiel erfand ein ganz neues, auf Zahlen basierendes musikalisches Notationssystem.[405]

Thomas Jeffersons Datensammelwut und Mustererkennungs-Spleen versetzten ihn in die Lage, die erste Langzeit-Wetterstatistik für seinen Heimatstaat Virginia zu erstellen: Temperatur (sechsmal täglich gemessen), Windrichtung (dreimal täglich gemessen), Niederschläge, Luftfeuchtigkeit, Wasserstand der Flüsse, Blühzeiten, Aussaat-Zeiten, Vegetationszyklen. Der geniale Tüftler erfand auch die »Jefferson-Walze«, ein Chiffriergerät, das als herausragende Leistung auf dem Gebiet der Kryptografie gilt und dessen Grundprinzip bis zum Zweiten Weltkrieg Standard blieb.[406]

Charles Darwin hätte ohne seinen autistischen Sammelwahn und ohne die systematische Auswertung Hunderttausender von Insekten, Säugetieren und Pflanzen nie zur Evolutionstheorie gefunden: »Mein Geist ist eine Maschine«, stellte er selbstanalytisch fest, »wie gemacht dafür, allgemeine Gesetze knirschend aus großen Tatsachensammlungen auszumahlen.«[407]

Dass Bobby Fischer und viele andere Schachgroßmeister auf dem autistischen Spektrum liegen, wird niemanden überraschen. Ihre Begabung liegt allerdings nicht darin, sich in Sekundenschnelle einen hervorragenden Zug auszudenken, sondern darin, aufgrund ihrer Kenntnis unzähliger historischer Partien auf über eine Million gespeicherter Muster zurückzugreifen.[408]

Der Asperger-Autist Daniel Tammet (geb. 1979) lernt Fremdsprachen innerhalb einer Woche, indem er sich an Mustern und Strukturen entlanghangelt: »Kleine runde Dinge fangen in Deutsch häufig mit ›Kn‹ an: Knoblauch, Knopf, Knospe. ›Str‹ wiederum beschreibt lange, dünne Dinge: Strand, Strumpf, Strahlen.« Was außer einer Handvoll von Sprachwissenschaftlern niemand weiß, hat er intuitiv erkannt: »Diese Muster gibt es in allen Sprachen. Wenn man sie erkennt, bekommt man ein Gefühl dafür, wie eine Sprache funktioniert, und kann sie leichter lernen.«[409]

Diese autistische Begabung, Strukturen beziehungsweise Abweichungen in Strukturen schnell und zuverlässig zu erkennen, wird in der Praxis zu wenig genutzt. Sinnvoll wäre es zum Beispiel, Autisten auf folgenden Gebieten einzusetzen: Archiv, Buchhaltung, Bildauswertung, Forensik, medizinische Diagnostik, Kriminalistik, Gepäckkontrolle an Flughäfen, Identifizierung von Kunstfälschungen, Kartografie, Vermessung, Lektorat/Korrektorat, Meteorologie, Qualitätskontrolle, Statistik, Verkehrsplanung.

Bilder wie Vincent van Goghs *Sternennacht* sind auch Zeugnisse dafür, wie hypersensible Autisten die Welt wahrnehmen. Bei Van Gogh steht nichts still, alles flirrt, vibriert, wirbelt: Sonnenstrahlen, Wolken, Bäume, Getreidefelder. Selbst in geschlossenen Räumen ist alles in Bewegung: Fußböden, Wände, Kleidungsstücke, Gesichter, alles ist von einer nervösen Unruhe durchdrungen. Das sind genau die Lichtreflexionen, die Luftströmungen, die aus den Augenwinkeln wahrgenommenen Bewegungen, die Oberflächenstrukturen, die Hintergrundgeräusche, die sich hypersensiblen Autisten immer und überall aufdrängen. Van Gogh hat sie auf Leinwand eingefangen.

Autisten sind, es wurde gesagt, zurückgezogen, menschenscheu, schüchtern, introvertiert, ruheliebend, einzelgängerisch. Und wer sich vorsätzlich abgrenzt und zurückzieht, wird zum Außenseiter. Das ist alles richtig, das steckt tief in der autistischen DNA. Autistische Zurückgezogenheit ist aber auch eine rein technische Reaktion auf angeborene Hypersensibilitäten und Sinnesschärfe. Autisten ziehen sich nämlich auch zurück, um sich vor dem Dauerbeschuss durch mechanisch-physikalisch-chemische Reize in Sicherheit zu bringen. So, wie jeder normale Mensch bei der Berührung einer heißen Herdplatte zurückzuckt, treten Autisten die Flucht an, wenn akustische, optische, taktile und olfaktorische Reize wie Stromschläge auf sie einprasseln. Eigentlich eine ganz natürliche Reaktion. Nicht-autistische Menschen verstehen das aber nicht, weil sie eine viel höhere Reizschwelle haben und Unwichtiges problemlos wegsortieren können.

Diese sensorischen Probleme sind aber nicht eingebildet. Für Autisten sind sie real und sie haben einen enormen Einfluss auf ihr Leben. Hitze, Helligkeit, Lärm, Gedränge, Gerüche, körperliche Nähe – so schlimm wie eine heiße Herdplatte ist es meistens nicht, aber es ist unangenehm, wie Kopfschmerzen oder Übelkeit, wie Kreide auf der Tafel, wie ein schwacher elektrischer Schlag. Wer könnte unter solchen Bedingungen vernünftig arbeiten, lernen, kommunizieren? Jeder Schmerz, jeder Lichtblitz, jedes laute Geräusch, jeder starke Geruch, jede sensorische Überlastung brennt sich ins Gedächtnis ein. Also meiden Autisten solche Situationen.

In Bildern wie der *Sternennacht* hat Vincent van Gogh dieses unablässige Hintergrundrauschen, das Autisten und andere Hochsensible einen Großteil ihrer Rechenkapazität kostet, für seine Umwelt sichtbar gemacht. Resultat dieser permanenten Überlastung durch visuelle, akustische, taktile Reize: freiwillige Selbsteinweisung in eine Nervenheilanstalt.

GENIE VS. GESCHÄFTSMANN

Wie Nikola Tesla ein paar Milliarden Dollar vernichtete

New York, 33–35 South Fifth Avenue
Anfang 1891

Anfang 1891 lagert die *Sternennacht* zusammen mit 600 weiteren Van Gogh-Gemälden in der Pariser Rue Pigalle Nr. 8 in der Wohnung von Johanna van Gogh-Bonger, die nach dem plötzlichen Tod ihres Schwagers Vincent und ihres Mannes Theo den kompletten Nachlass geerbt hat.

Zur gleichen Zeit begeht Nikola Tesla in New York den Fehler seines Lebens.

Tesla, 34 Jahre alt, Erfinder und Ingenieur, 1884 aus Serbien eingewandert, hat in New York als Wunderkind der Physik Karriere gemacht. Die medienwirksamen Auftritte des »Magiers mit dem Flammenschwert« sind legendär, die Tantiemen aus seinen Erfindungen sprudeln reichlich. Soeben von einer Europareise zurückgekehrt, ist Tesla gerade dabei, sich an der Fifth Avenue ein neues großes Laboratorium einzurichten.

Anfang 1891 bittet George Westinghouse um einen Termin. Der Erfinder, Ingenieur und Großindustrielle ist neben Tesla und Edison die dritte Schlüsselfigur im Wettrennen um die Elektrifizierung der USA und hat zweieinhalb Jahre zuvor, im Juli 1888, von Tesla die Lizenz für den Hochfrequenz-Wechselstrom-Generator erworben. Das Gerät ist eine von Teslas wichtigsten Erfindungen und eine unabdingbare Voraussetzung für den Aufbau eines landesweiten Wechselstromnetzes, das in Riesenschritten voranschreitet und sich letztlich gegen Edisons technisch unterlegenes Gleichspannungsnetz durchsetzen wird. Die Kraftwerke schießen wie Pilze aus dem Boden, Zehntausende Kilometer Stromleitungen werden verlegt, ein ganzes Land wird elektrifiziert, in den Großstädten wird die Nacht zum Tag. Alles auf der Basis von Teslas Erfindung.

Tesla steht in diesem Moment kurz davor, einer der reichsten Männer der Welt zu werden. Laut Lizenzvertrag mit Westinghouse stehen ihm zweieinhalb Dollar für jede Pferdestärke verkaufter »Tesla-Elektrizität« zu. Außerdem soll er für alle Kraftwerksausrüstungen, für jeden verkauften Motor und auch für alle anderen Anwendungen seiner Wechselstrompatente Gebühren kassieren. Doch Westinghouse wurde von seinen Finanzberatern gedrängt, unbedingt den Lizenzvertrag mit Tesla loszuwerden, weil ihm aus dieser Vereinbarung zu hohe Forderungen entstehen würden. Westinghouse, wenig zuversichtlich, dass Tesla freiwillig Zugeständnisse machen wird, begibt sich also in das Labor seines Kollegen und gaukelt ihm vor, sein Entgegenkommen würde über das Schicksal von Westinghouses Unternehmen entscheiden.

Ein guter Bekannter Teslas, der Wissenschaftsjournalist John O'Neill (1889–1953), der mit Tesla viele Interviews für eine Biografie geführt hat, schildert das Gespräch folgendermaßen:

Westinghouse: »Das Schicksal der Westinghouse Company hängt ganz allein von Ihrer Entscheidung ab.«

Tesla: »Nehmen wir einmal an, ich würde auf der Erfüllung des Vertrags bestehen, was würden Sie dann tun?«

Westinghouse: »In diesem Fall wären mir die Hände gebunden, und Sie müssten mit meinen Bankiers verhandeln.«

Tesla: »Und wenn wir den Vertrag auflösen, könnten Sie Ihre Gesellschaft retten? Würden Sie dann weiterhin daran arbeiten, mein Wechselstromsystem der Welt zugänglich zu machen?«

Westinghouse: »Ja. Ich will unter keinen Umständen von dem ursprünglichen Vorhaben abweichen, in diesem Land eine flächendeckende Versorgung mit Wechselstrom aufzubauen.«

Tesla: »Mr. Westinghouse, Sie haben sich als Freund erwiesen. Sie haben an mich geglaubt, als niemand von meinen Ideen hören wollte … Sie haben sich hinter mich gestellt … Die Wohltaten, die unsere Kultur von meinem Wechselstromsystem empfangen wird, bedeuten mir weit mehr als das Geld. Mr. Westinghouse, Sie werden Ihre Firma retten und meine Erfindungen weiterentwickeln. Hier haben wir beide Exemplare unseres Vertrags – ich werde sie auf der Stelle zerreißen. Meine Tantiemen sollen unseren Plänen nicht im Weg stehen.«

Mit diesen Worten zerreißt Tesla beide Verträge und wirft die Fetzen in den Papierkorb. Westinghouse verspricht Tesla noch großzügig eine pauschale Abfindung in Höhe von 216.600 Dollar und kann sein Glück kaum fassen. Tesla verliert in diesem Moment nicht nur den Anspruch auf zwölf Millionen Dollar bereits fälliger Honorare (nach heutiger Kaufkraft 400 Millionen), sondern auch auf Milliarden, die in Zukunft angefallen wären.[410]

Der Fall Westinghouse ist nur ein Puzzleteil in einem Muster, das sich durch Teslas gesamtes Leben zieht. Schon sechs Jahre zuvor, gleich nach seiner Ankunft in New York, war Tesla von Thomas Alva Edison nach allen Regeln der Kunst übers Ohr gehauen worden. Edison, der sofort das Talent des jungen Serben erkannt hatte, stellte ihn ein und versprach ihm eine Prämie von 50.000 Dollar (1,5 Millionen nach heutiger Kaufkraft), falls es ihm gelingen sollte, die Leistung eines bestimmten Dynamos zu verbessern. Tesla nahm das Angebot an und hatte das Problem nach einem halben Jahr gelöst. Aber die zugesagte Belohnung blieb aus, Edison weigerte sich, die Prämie zu zahlen: »Tesla, Sie verstehen den amerikanischen Humor nicht«, zog er sich aus der Affäre, und Tesla kündigte.

Tesla, einer der genialsten Erfinder aller Zeiten, dem wir die Grundlagen der gesamten modernen Elektrotechnik und Telekommunikation verdanken, ließ sich sein Leben lang um die Früchte seiner Arbeit bringen. Er hielt zwar zahlreiche Patente, kümmerte sich aber nicht darum. Er schloss nur selten Lizenzverträge, und sobald ihm jemand – wie Westinghouse – vorjammerte, er könnte nicht zahlen, bekam Tesla Mitleid und annullierte den Vertrag. So wurde, wo immer Tesla hinkam, ein anderer zum Millionär.

Durch Teslas Großzügigkeit ist uns auch eine große Zahl bedeutender Erfindungen verloren gegangen. Beethoven, Einstein und Kafka konnten ohne finanzielle Ressourcen als Einzelkämpfer vor sich hinarbeiten, aber Laboratorien, Turbinen und Generatoren sind kostspielig. Tesla fehlten schon bald die notwendigen Forschungs- und Entwicklungsgelder, er war gezwungen, nach und nach seine Laboratorien aufzulösen, sein Personal zu entlassen, Erfindungen zum Schleuderpreis zu verkaufen, und verbrachte seine letzten zwanzig Lebensjahre in bitterer Armut.

Aber wie konnte einer der genialsten Erfinder der Weltgeschichte als Almosenempfänger enden?

Weil Autismus, wenn niemand helfend einspringt, der sichere Weg zum Hungertod ist.[411] Dass Menschen mit Autismus ihre Arbeit als reinen Selbstzweck sehen (*autós* = ›selbst‹) und darum kaum an einer finanziellen Verwertbarkeit interessiert sind, haben wir schon gehört. Hinzu kommt noch, dass Autisten immer davon ausgehen, alle anderen Menschen würden genauso denken wie sie selbst, und dass alle anderen Menschen automatisch ihre eigenen hohen moralischen Werte teilen.

Autisten glauben alles, was man ihnen sagt. Zugleich glauben sie keine Sekunde an Lüge, List, Falschheit, Bosheit – bis sie das Opfer all dieser Laster werden. Weil sie die Gefahr nicht spüren, weil ihnen die Instinkte fehlen. Wer nonverbale Kommunikationssignale nicht sehen und nicht zwischen den Zeilen lesen kann, wer selbst immer die Wahrheit sagt, erkennt nicht, wenn jemand lügt oder böse Absichten hat. Alle Autisten schreiben in ihren Autobiografien, dass sie ihr ganzes Leben lang systematisch ausgenutzt, missbraucht, bestohlen, belogen, betrogen wurden:

»In der Nacht bin ich durch einen Park spaziert«, erzählt eine Betroffene, »plötzlich fiel ein Mann über mich her … Erst als mein Hund ihn von mir riss, erkannte ich die Gefahr. Ich hätte mir schon vorher etwas denken müssen, als ich sah, dass der Kerl keine Hose trug.«[412]

Jean-Jacques Rousseaus Bücher *Émile* und *Du contrat social* (beide 1762) entfachten einen Shitstorm historischen Ausmaßes, der, für jedermann erkennbar, an keinem anderen Ort als im Gefängnis enden konnte. Freunde und Gönner warnten den Autor, boten ihm Verstecke und Fluchthilfe an, nur Rousseau selbst hielt die ganze Aufregung für überbewertet. Als er dann doch Vernunft annahm – hauptsächlich, um seine Freunde nicht in Gefahr zu bringen –, entwischte er seinen Häschern nur um Minuten.

Mozarts erster Biograf berichtet kopfschüttelnd: »Er überließ sich diesen liebenswürdigen Regungen ganz, und wurde daher mermal das Opfer seines gutmüthigen Zutrauens. Oft beherbergte und pflegte er seine ärgsten Feinde und Verderber bey sich.«[413]

»Ich glaubte unbedingt an die Worte eines jeden Menschen«, erinnert sich Hans Christian Andersen, »und daß es alle gut mit mir meinten.«[414] Resultat: Ganz Kopenhagen lachte über den weltfremden Sonderling.

Auch Kurt Gödel war wenig empfänglich für Warnsignale aus der Außenwelt. Als sich die politischen Verhältnisse 1933/34 in Deutschland dramatisch zuspitzten, befand er sich gerade zufällig in Princeton. Statt dortzubleiben, wie es jeder vernünftige Mensch getan hätte (tausende verfolgter Wissenschaftler strömten damals aus Deutschland und Österreich in die USA), kehrte er 1934 nach Wien zurück, das zu diesem Zeitpunkt bereits faschistisch regiert wurde. In den nächsten fünf Jahren reiste er dann noch zweimal nach Princeton, nur, um beide Male wieder freiwillig in die Höhle des Löwen zurückzukehren, zuletzt im Juni 1939, also mehr als ein Jahr nach dem Anschluss Österreichs. Erst als Gödel von Nazi-Banden verprügelt und als volltauglich für den Wehrdienst befunden wurde, dämmerte ihm, dass es wohl besser wäre, Wien und Nazi-Deutschland den Rücken zu kehren. Das war zu diesem Zeitpunkt aber schon so gut wie unmöglich. Nur mit Hilfe einflussreicher Unterstützer und unter Lebensgefahr schaffte er es, das Dritte Reich Anfang 1940 zu verlassen und sich in einer dreimonatigen Odyssee über Moskau, Sibirien, Yokohama und San Francisco zurück nach Princeton durchzuschlagen. Ein Kollege über Gödels lebensgefährliche Unbekümmertheit: »Er ist sehr spaßig in seiner Mischung aus Tiefe und Weltfremdheit.«[415]

Und wenn zum unbedingten Glauben an das Gute im Menschen und zur Blindheit gegenüber drohenden Gefahren noch eine ordentliche Portion an kindlicher Naivität und Geschäftsuntüchtigkeit dazukommt, ist der Weg in die finanzielle Katastrophe vorprogrammiert:

Wolfgang Amadeus Mozart konnte vier Stunden kompliziertester Musik, einmal gehört, fehlerfrei abspeichern und niederschreiben, aber auf andere wirkte er wie ein infantiler Trottel und wäre beinahe verhungert. Obwohl er rund um die Uhr arbeitete, täglich Klavierschüler unterrichtete, pro Woche fünf bis zehn selbst geschriebene Konzerte gab und mit Lichtgeschwindigkeit komponierte, kam er finanziell nie auf einen grünen Zweig. Mit jener zielsicheren Geschäftsuntüchtigkeit und Naivität, die Autisten kennzeichnet, verschenkte er viele Kompositionen aus Gefälligkeit und bekam verliehenes Geld nie zurück. »Er ist zu treuherzig«, stellte ein Zeitgenosse fest, »allzu leicht zu täuschen, zu unbewandert in den Mitteln, die zum Erfolg führen.«[416] Als Mozart schließlich von Millionären auf die sofortige Rückzahlung von Schulden verklagt wurde, musste er immer neue Kredite aufnehmen, kämpfte irgendwann nur noch ums nackte Überleben und wurde immer depressiver. Er starb in bitterer Armut und hinterließ seiner Witwe Schulden in Höhe von vier Jahreseinkommen.

Auch Ludwig van Beethovens Leben war ein einziger Kampf um Tantiemen und Honorare, den er fast immer verlor. Während Raubdrucker mit seinen Kompositionen ein Vermögen verdienten, lebte er am Rande des Existenzminimums.[417]

Marie Curie verzichtete, genau wie Tesla, aus Gutmütigkeit darauf, ihre Entdeckungen patentieren zu lassen: »Das würde dem wissenschaftlichen Geist nicht entsprechen«, meinte sie. »Wir haben kein Patent angemeldet und ohne jede Einschränkung die Ergebnisse unserer Forschungen veröffentlicht ... Das war eine große Wohltat für die Radiumindustrie, die sich frei entwickeln konnte ... und so in die Lage kam, Gelehrten und Ärzten die Erzeugnisse zu liefern, die sie brauchten ... Es scheint mir unmöglich, davon zu profitieren.«[418]

Auch Medienstar Andy Warhol wurde von allen, die ihn kannten, als »hilflos« bezeichnet, als »naiv«, »unschuldig«, »engelhaft«.[419] Dass er nicht verhungerte, sondern zum Millionär wurde, hatte er ausschließlich seinem geschäftstüchtigen Galeristen mit dem passenden Namen Henry Geldzahler zu verdanken.

Im Alter lebte Nikola Tesla schließlich nur noch auf Kredit. Damit er auf der Flucht vor seinen Gläubigern nicht ständig das Hotel wechseln musste, erklärte sich George Westinghouse – mittlerweile ein Industriegigant mit 50.000 Angestellten – großzügig bereit, Teslas über viele Jahre aufgelaufene Rechnungen zu begleichen.

Als Tesla am 7. Januar 1943 in einem New Yorker Hotelzimmer starb, erschien dort sofort das FBI, öffnete seinen Safe und beschlagnahmte sämtliche Papiere. Bis heute ranken sich die abenteuerlichsten Gerüchte um den Inhalt dieser Aufzeichnungen, man munkelt von drahtloser Energieübertragung, von »Todesstrahlen« und anderen Geheimwaffen.[420]

Eine bestimmte Erfindung aber, das steht fest, befand sich ganz sicher nicht in Teslas Nachlass: ein Apparat, der ihn mit Geld versorgte.

DIE SELBSTTRÖSTENDE EINHEIT

Marie Curies Leben im Vakuum

Paris, École municipale de physique et de chimie industrielles, Innenhof zwischen rue Vauquelin und rue Lhomond Juli 1898 – Juli 1902

Während Nikola Tesla in New York mit den gerade entdeckten Röntgenstrahlen experimentiert, sucht in Paris die aus Polen emigrierte Physikerin Marie Curie (geb. Skłodowska) nach einem Thema für ihre Doktorarbeit.

Als sie auf die von Antoine Becquerel entdeckten, von Uransalzen ausgehenden Strahlungen stößt, ist ihr sofort klar, dass sie einem unbekannten Stoff auf der Spur ist. Im April 1898 postuliert sie, dass in bestimmten strahlenden Mineralien ein unbekanntes, stark radioaktives Element vorhanden sein muss. Zusammen mit ihrem Mann, dem Physik-Dozenten Pierre Curie, macht sie sich auf die Suche. Im Juli 1898 geben die beiden die Entdeckung dieser Substanz bekannt, die sie zu Ehren von Marie Curies unterdrückter Heimat ›Polonium‹ nennen. Im Dezember 1898 postulieren sie das Vorhandensein eines zweiten radioaktiven Elements, das sie Radium nennen.

Leider gibt es die beiden neuentdeckten Elemente zu diesem Zeitpunkt nur auf dem Papier, sie lassen sich nur anhand von Beobachtungen und Berechnungen nachweisen. Um die Existenz von Polonium und Radium zu beweisen und deren genaue Eigenschaften zu bestimmen, müssen die Curies die Stoffe in reinem Zustand herstellen. Selbst in den stärksten radioaktiven Mineralien kommen die beiden Elemente aber nur in minimalen Spuren vor. Die Curies schätzen zunächst, dass die Ausgangsmaterialien die neuen Substanzen höchstens im Verhältnis 1:100 enthalten können. Wie verzweifelt wären sie, wüssten sie, dass die neuen radioaktiven Stoffe tatsächlich nicht einmal im Verhältnis 1:1.000.000 enthalten sind.

Das ideale Ausgangsmaterial ist Pechblende, ein kostbares Uranmineral, das in den Bergwerken von Joachimsthal in Böhmen gewonnen wird. Unterstützt von österreichischen Kollegen erhalten die Curies eine Lastwagenladung Bergwerksabfälle, für die sie nur die Transportkosten bezahlen müssen. Nun gilt es, aus einer Tonne Mineralschlacke, Erde und Kiefernnadeln mikroskopische Mengen Polonium und Radium zu extrahieren.

Marie Curie erinnert sich: »Die École de Physique konnte uns keinen entsprechenden Raum zur Verfügung stellen. In Ermangelung einer besseren Lösung gestattete uns der Direktor, einen unbenutzten Schuppen, der früher als Sezierraum der medizinischen Schule gedient hatte, in Anspruch zu nehmen. Das Glasdach bot keinen vollkommenen Schutz vor Regen. Im Sommer war es heiß und schwül; im Winter führte der zum Glühen erhitzte eiserne Ofen nur zu Enttäuschungen. Direkt am Ofen war es unerträglich heiß, doch einige Schritte weiter konnte man erfrieren. Von Einrichtungen, die für Chemiker erforderlich sind, konnte keine Rede sein … Zu unserer Verfügung stand noch der anliegende Hof, wo chemische Versuche durchgeführt werden konnten, bei denen ungesunde Gase ausströmten. Auch unser Schuppen war voll dieser Gase.«[421]

»Es war eine Kreuzung aus Stall und Kartoffelkeller«, schreibt der deutsche Chemiker Wilhelm Ostwald, »und wenn ich nicht die chemischen Apparate auf dem Arbeitstisch gesehen hätte, hätte ich das Ganze für einen Witz gehalten.«

In diesem Schuppen verbringt Marie Curie die nächsten vier Jahre, assistiert von ihrem Mann, der ihr zur Seite steht, wann immer es seine Lehrverpflichtungen erlauben.

Die Schwierigkeit besteht darin, die verschwindend kleinen Quantitäten Polonium und Radium von dem Gestein loszulösen, mit dem sie so eng verbunden sind.

Marie Curie: »Ich habe manches Mal bis zu zwanzig Kilo Materie auf einmal behandelt … Es war eine erschöpfende Arbeit, die Behälter zu transportieren, die Flüssigkeiten umzugießen, und die siedende Materie stundenlang in einem eisernen Zuber umzurühren. Manchmal musste ich einen ganzen Tag lang die siedende Masse mit einer Eisenstange umrühren, die fast so ebenso groß war wie ich. Abends war ich zum Umfallen müde.«[422]

Im Sommer bei tropischer Hitze, im Winter bei Eiseskälte, von beizendem Rauch umgeben, von der Decke tropfte das Wasser.

»Unsere Tage verbrachten wir im Laboratorium. In unserem armseligen Schuppen herrschte tiefe Ruhe … wenn uns kalt war, stärkten wir uns mit einer Tasse heißen Tees … Wir lebten wie in einem Traum, von der einen, einzigen Sache erfüllt.«[423]

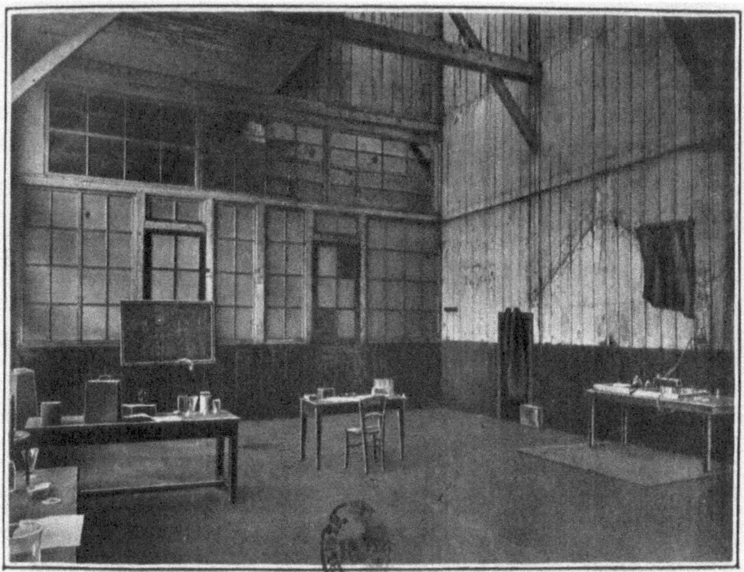

Abbildung 20: Der Schuppen in einem Winkel der Pariser École de Physique, in dem Marie Curie von Juli 1898 bis Juli 1902 das Radium isolierte. Aufnahme um 1903 (das Gebäude wurde in den 1920er-Jahren abgerissen).

Mit unerbittlicher Geduld und Zähigkeit ist Marie Curie vier Jahre hindurch Tag für Tag zugleich Physikerin, Chemikerin, Ingenieurin und Schwerarbeiterin. Ihrem Gehirn und ihren Muskeln ist es zu verdanken, wenn auf den alten Tischen des Schuppens immer konzentriertere, an Radium immer reichere Stoffe lagern. Und im Juli 1902 ist es endlich so weit: Vier Jahre, nachdem die Curies die Existenz von Radium postuliert haben, trägt Marie in diesem Zermürbungskrieg den Sieg davon. Es gelingt ihr, ein Zehntelgramm reines Radium herzustellen.[424]

Marie Curie war eine Einzelkämpferin härtesten Grades. Der einzige Mensch, der ihr helfen durfte, war ihr Mann. (Sie pflegte seinen Anteil immer zu übertreiben, weil sie als unabhängige, selbstständige

Frau einen noch schwereren Stand in der männlich dominierten Wissenschaftswelt gehabt hätte.) Ansonsten machte sie jeden Handgriff selbst, rührte, wie wir gehört haben, jahrelang kochende, giftige Flüssigkeiten mit einer schweren Eisenstange.

Im Ersten Weltkrieg richtete sie 200 Röntgenstationen ein, in denen mehr als eine Million verwundeter Soldaten behandelt wurden. Sie rüstete ohne fremde Hilfe 20 Röntgenwagen aus, mit denen sie eigenhändig an die Fronten fuhr, um die Soldaten vor Ort untersuchen zu können. Vier Jahre lang reiste sie stehend vierter Klasse durch ganz Europa, um 400 französische und belgische Spitäler zu besuchen. Marie Curie zog zwei Töchter groß, forschte und publizierte Tag und Nacht, baute Laboratorien auf, betreute Hunderte von Nachwuchswissenschaftlern – ohne einen einzigen Assistenten, ohne einen einzigen Mitarbeiter, ohne Sekretärin, ohne Haushaltshilfe. Wurde ihr doch einmal Hilfe angeboten, lehnte sie ab. Ihr ganzes Leben verweigerte sie kategorisch jede Art von Unterstützung, obwohl sie sie weiß Gott dringend gebraucht hätte. Ein Stipendium, das ihr ohne ihr Zutun verliehen wurde, zahlte sie unter größten Mühen zurück. Eine nach dem Tod ihres Mannes angebotene Pension lehnte sie ab. Alle Preisgelder gab sie umgehend an andere weiter. Nur, um anschließend noch härter zu arbeiten und noch asketischer zu leben, weil sie sich kaum Tee und Obst leisten konnte.

Diese fast schon pathologische Abneigung gegen Hilfe und Unterstützung von außen ist ein typisches Autismus-Symptom.[425]

Das Motto »Geteiltes Leid ist halbes Leid« ergibt für Autisten keinen Sinn. Im Gegenteil, geteiltes Leid ist aus autistischer Perspektive doppeltes Leid, weil man einen anderen Menschen mit den eigenen Problemen belastet, weil ein anderer, das Wort selbst sagt es, mit-leidet. Friedrich Nietzsche, ebenfalls ein Asperger-Kandidat, bezeichnete Mitleid darum als »Multiplikator des Elends«, als »Verdoppelung des Wehs«.[426]

Eine Asperger-Autistin erklärt: »Ich wandte mich nie an jemand anderen, um getröstet zu werden. In meinem System existierte eine selbsttröstende Einheit, die einzige Form von Trost, die ich kannte, und dorthin ging ich. Ich wußte nicht, daß man so etwas eigentlich von anderen erhalten sollte.«[427]

Eine andere: »Ich suchte die Gesellschaft anderer Menschen nicht und kam gar nicht auf die Idee, meine tiefsten Empfindungen mit ihnen zu teilen. Selten, wenn überhaupt, spürte ich den Drang, Trost bei anderen zu suchen.«[428]

Thomas Jefferson philosophiert: »Der effektivste Schutz gegen Kummer und Leid ist der Rückzug in sich selbst ... Das Einzige, worauf wir uns wirklich verlassen können, sind wir selbst ... Freundschaft ist doch nur ein anderes Wort für die Teilhabe an den Torheiten und Missgeschicken anderer. Hat denn nicht jeder schon genug eigene Probleme? Warum sollte man sich noch zusätzlich mit fremdem Kummer belasten? ... Ein Freund stirbt oder verlässt uns: Wir fühlen uns, als wäre uns ein Körperglied amputiert worden. Er ist krank: Wir müssen uns um ihn kümmern und an seinen Schmerzen teilhaben. Er verliert sein Vermögen: Wir müssen ihn finanziell unterstützen.«[429]

Karl Lagerfeld mit ganz ähnlichen Worten: »Wenn etwas schiefläuft, will ich damit niemandem auf die Nerven gehen. Ich kann doch nicht eine Freundschaft mit meinen Problemen belasten, einen Freund dazu degradieren, sich meinen Seelenquatsch anzuhören.«[430]

Und Elon Musks damalige Ehefrau erfuhr erst viel später von seinem Biografen, dass ihr Mann im Jahr 2008 nur Millimeter vor dem totalen finanziellen und unternehmerischen Kollaps gestanden hatte: »Er hat mir kein Wort davon erzählt ... Wie es scheint, kam er überhaupt nicht auf die Idee, dass ich ihm irgendwie hätte helfen können.«[431]

Das ist auch der Grund, weshalb Lehrerinnen, Eltern, Partner oft gar nichts von Mobbing, von Psychoterror, Prügeln, Vergewaltigungen erfahren: weil sich ein Autist lieber die Zunge herausreißen würde, als andere mit seinen Problemen zu behelligen oder um Hilfe zu bitten. Aus dem gleichen Grund gehen die wenigsten Autisten freiwillig zum Psychiater: nicht, weil sie sich für normal oder unfehlbar hielten, sondern weil sie es gewohnt sind, ihre Probleme alleine anzugehen.

Darum bat Marie Curie nie jemanden um Hilfe. Soll sich jeder um seine eigenen Angelegenheiten kümmern. Was man selbst schaffen kann, zieht man alleine durch, alles andere lässt man bleiben. Andere mit eigenen Problemen zu behelligen oder um Hilfe zu bitten, ist egoistisch und übergriffig. Aus der Sicht normaler Menschen mag das extremistisch klingen. Aus autistischer Sicht ist es eine saubere, ehrliche Lösung.

WER REITET SO SCHNELL DURCH RAUM UND ZEIT?

Albert Einstein auf dem Lichtstrahl

Bern, Besenscheuerweg 28
Juni 1905

Während Marie und Pierre Curie in Stockholm den Nobelpreis für Physik entgegennehmen, brütet Albert Einstein in Bern über einem Aufsatz mit dem Titel »Zur Elektrodynamik bewegter Körper«.

Der 26-jährige Einstein, seines Zeichens »Experte III. Klasse« beim Berner Patentamt, beseitigt in diesem Aufsatz alle Ungereimtheiten, die sich in der klassischen Physik seit Newton aufgetürmt haben. Eine von vier epochalen Abhandlungen, alle verfasst in der knappen Spanne zwischen dem 17. März und dem 30. Juni 1905. Dieser Aufsatz aus Einsteins *annus mirabilis*, publiziert am 28. September 1905 in den *Annalen der Physik*, wird die klassische Physik auf den Kopf stellen und Einstein den Nobelpreis einbringen. Die Spezielle Relativitätstheorie ist geboren.

Seit Jahrhunderten hatten sich die Physiker mit der Lichtgeschwindigkeit herumgeplagt: Läuft man in einem 100 km/h schnellen Zug mit 4 km/h in Fahrtrichtung, dann bewegt man sich relativ zur Außenwelt mit 104 km/h, weil sich die Geschwindigkeiten addieren. Das ist klassische Physik. Entfernt sich aber die Erde mit ihrer Durchschnittsgeschwindigkeit von 107.000 km/h von der Sonne oder von einem anderen Stern, dann addiert sich die Geschwindigkeit einer irdischen Lichtquelle merkwürdigerweise *nicht* zur Lichtgeschwindigkeit des Sterns. Aus irgendeinem Grund funktioniert die klassische Physik hier nicht. Ein großes Rätsel. Handelte es sich um einen Messfehler, oder ist die Lichtgeschwindigkeit tatsächlich das höchstmögliche, nicht mehr steigerbare Tempo für Bewegungen im Universum?

»Es ist zweifellos«, schrieb Einstein Jahrzehnte später, »dass die Spezielle Relativitätstheorie, wenn wir ihre Entwicklung in der Rückschau betrachten, im Jahre 1905 reif zur Entdeckung war.«[432] Das ist richtig.

Wie so viele andere Entdeckungen, die zu einem bestimmten Zeitpunkt in der Luft liegen, wartete die Relativitätstheorie damals nur darauf, geerntet zu werden. Aber warum konnte gerade Einstein diesen Schritt vollziehen?

Weil er als Autist in Bildern dachte.[433] Was, so fragte er sich nämlich, würde geschehen, wenn man einem Lichtstrahl hinterherliefe? Wie sähe die Welt aus, wenn man auf einem Lichtstrahl reiten könnte? Kann man das Licht einholen, und was wäre dann zu sehen? Würde die Welt zu einem feststehenden Bild erstarren? Oder sieht sie immer gleich aus, egal wie schnell wir uns selbst bewegen? Wenn man einen Lichtstrahl auf seiner Reise verfolgte, würde seine Geschwindigkeit dann abnehmen? Wenn man schnell genug liefe, würde er sich dann überhaupt nicht mehr bewegen?[434]

Einstein war der Erste, der sich auf dieses Spiel mit Bildern einließ, und sie waren der Schlüssel zur Lösung. Einstein erkannte, dass seine Kopfbilder nur funktionierten, wenn er sich vom alten Verständnis von Raum und Zeit verabschiedete. Legt man zugrunde, dass die Lichtgeschwindigkeit unveränderlich ist, dann müssen zwingenderweise die anderen Faktoren, also Raum und Zeit, relativ sein – nur so funktionieren die Bilder. Das Gebäude der klassischen Physik ist eingestürzt, alles muss dieser Relativitätstheorie angepasst werden, viele bedeutsame Entdeckungen folgen.

Im November 1905, Einstein ist mittlerweile zum »Experten II. Klasse« aufgestiegen, hat er den nächsten Geistesblitz. Er wundert sich, dass alle Naturgesetze innerhalb des Rahmens seiner Speziellen Relativitätstheorie behandelt werden können – nur nicht das Gravitationsgesetz. »Ich wollte die Gründe dafür verstehen, aber das war nicht einfach.« Schließlich gelingt ihm auch hier der Durchbruch: »Ich saß auf meinem Stuhl im Patentamt in Bern. Plötzlich hatte ich einen Einfall: Wenn sich eine Person im freien Fall befindet, wird sie ihr eigenes Gewicht nicht spüren … Dieses einfache Gedankenexperiment … führte mich zu einer Theorie der Gravitation.«[435] Diesen Einfall wird Einstein später den »glücklichsten Gedanken meines Lebens« nennen.

Wieder wählt er ein Bild: Er stellt sich »einen vom Dache eines Hauses frei herabfallenden Betrachter« vor, später sperrt er den Fallenden in seinem Gedankenexperiment in einen fensterlosen Fahrstuhl ein, der auf die Erde zurast, wodurch der Fallende weder den Gegenwind noch optische Bezugspunkte wahrnehmen kann. In seinem Bezugssystem, dem Lift, kann der Fallende nun weder sein eigenes Gewicht noch das Schwerefeld der Erde registrieren, spürt auch nicht die Beschleunigung, denn er schwebt in seinem Bezugssystem. »Und lässt der Beobachter [der Fallende] nun irgend welche Körper los, so bleiben sie relativ zu ihm im Zustande der Ruhe bzw. gleichförmigen Bewegung.«[436]

Was Einstein hier beschreibt, kennen wir heute alle aus der bemannten Raumfahrt und aus dem Parabelflug: Lässt ein Astronaut einen Gegenstand los, bleibt er an der Stelle stehen, wo er die Hand des Astronauten verlassen hat – oder schwebt, einmal angetippt, durch das Raumschiff. Zu Einsteins Zeit war dieses schwerelose Schweben noch unbekannt, aber er hat es sich mit seinem Gedankenexperiment richtig vorgestellt. Der Urknall der Allgemeinen Relativitätstheorie, erstmals publiziert 1915.[437]

Zwei der bedeutendsten physikalischen Entdeckungen aller Zeiten, wahrscheinlich die bedeutendsten überhaupt, basieren auf Einsteins visuellem Denken. Und genau wie Einstein denken auch die meisten anderen Menschen mit Autismus nicht in Wörtern oder in abstrakten Konzepten, sondern in Bildern:

Hans Christian Andersen hielt erste Eindrücke nicht in Worten, sondern in Form von Zeichnungen fest – »Aufzeichnungen« im wahrsten Sinne. Erst später setzte er diese optischen Gedächtnisstützen dann in Sprache um.[438] Ein schönes Beispiel für Andersens autistisches Denken in Bildern und Bild-Assoziationen ist der Beginn seines Märchens *Die kleine Meerjungfrau*: »Weit draußen im Meer ist das Wasser so blau wie die Blätter der schönsten Kornblume und so klar wie das reinste Glas. Aber es ist sehr tief, tiefer als irgendein Ankertau reicht. Viele Kirchtürme müssten aufeinandergestellt werden, um vom Grund bis über das Wasser zu reichen.« Vier starke Bilder (Kornblumen, Glas, Ankertau, Kirchtürme) in drei Sätzen. Mit solchen Bildern sind wir direkt in Andersens Kopf, er schrieb nur auf, was er vor sich sah.

Thomas A. Edison kommunizierte fast nur grafisch. Um seine Ingenieure, Arbeiter, Sekretäre zu instruieren, kritzelte er eine Zeichnung aufs Papier, ein Diagramm, einen Konstruktionsplan, einen Schaltkreis, eine Tabelle, und übergab einfach den Zettel, ohne Kommentar.[439]

Nikola Tesla erklärt zu diesem Thema: »Wenn ich ein Wort höre, erscheint ein Bild des entsprechenden Objektes vor meinen Augen, und manchmal bin ich unfähig zu unterscheiden, ob das, was ich sehe, real existiert oder nicht … Schade, dass ich die Bilder in meinem Kopf nicht auf eine Leinwand projizieren kann, das wäre eine echte Revolution.« Aufgrund dieses visuellen Denkens konnte sich Tesla Maschinen bis ins kleinste Detail bildlich vorstellen und im Geist in Gang setzen: »Ich brauche keine Modelle, Zeichnungen oder Experimente, ich kann mir alles so vorstellen, als wäre es real … Wenn ich eine Idee habe, konstruiere ich das Objekt in meinem Kopf … Es macht keinen Unterschied, ob ich eine echte Turbine baue und dann einen Testlauf mache, oder ob ich sie gleich in meinem Kopf laufen lasse. Ich spüre, ob sie rundläuft oder nicht … So kann ich etwas konstruieren, ohne überhaupt einen Gegenstand in die Hand zu nehmen.«[440] Nur aus diesem Grund konnte der notorisch unterfinanzierte Tesla überhaupt Maschinen bauen: Er musste keine Prototypen basteln, er brauchte keine Testläufe, er musste nur die in seinem Kopf vorhandenen Bilder zu Papier bringen, die Einzelteile herstellen lassen, zusammenmontieren – und die Maschine funktionierte.

Noch einmal Albert Einstein, dieses Mal selbstanalytisch: »Wörter oder Sprache in schriftlicher oder gesprochener Form spielen keine Rolle in meinem Denkmechanismus. Die Einheiten, in denen ich denke, die Basis meiner Kreativität, sind Bilder. Zunächst spiele ich lose mit diesen Bildern, und wenn sich meine Vorstellung ausreichend gefestigt hat, suche ich in einem zweiten Schritt, nicht ohne erhebliche Mühe, nach konventionellen Wörtern oder Zeichen, mit deren Hilfe ich den Inhalt an andere kommunizieren kann.«[441]

Damit haben wir auch die Erklärung für eines der großen Fragezeichen in Einsteins Biografie. Er hatte nämlich als Kind die Angewohnheit, Sätze zu wiederholen, was als Zeichen von geistiger Zurückgebliebenheit interpretiert wurde und so gar nicht zu seinem späteren Genie passen wollte: »Wurde er von jemandem gefragt, bildete er die Antwort zunächst im Kopf und probierte sie halblaut aus, bedächtig und mit deutlichen Lippenbewegungen; hatte er sich so der Richtigkeit und Stimmigkeit der Formulierung versichert, wurde der Satz in normaler Lautstärke für den Adressaten wiederholt. Das hörte sich oft an, als sage er alles doppelt; und zumindest das Hausmädchen nannte ihn deshalb den ›Depperten‹.«[442]

Das ist einer der Gründe, weshalb Menschen mit Autismus so langsam und verpeilt wirken, weshalb sie als die »Depperten« dastehen. Die Kopfbilder für andere in Sprache zu übersetzen, kostet viel Zeit und Energie. Viele Betroffene schreiben zum Beispiel, dass sie in der Schule Probleme hatten, weil sie die Pflichtlektüre – Romane, Kurzgeschichten – immer erst in Grafiken, Bilder, Comics umwandeln mussten, um sie zu verstehen.[443]

Genauso erging es auch Alfred Hitchcock: »Ich kann kein Buch lesen, ohne mir jede Szene als Bild vorzustellen. Das Ergebnis ist, dass in meinem Kopf jedes Buch zu einer Bilderserie wird.«[444]

Auch Patricia Highsmith legte für ihre Romane und Kurzgeschichten grafische Übersichtspläne an, die an den Panel-Aufbau von Comics erinnern: »Ich sehe jede Geschichte als gemaltes Bild. Ich denke klarer in Begriffen der Malerei.«[445]

Temple Grandin verbindet jedes Wort, das sie kennt, mit einem Bild der Situation, in der sie dieses Wort zum ersten Mal in ihrem Leben hörte. Beim Wort »Hund« erscheint in ihrem Kopf ein Bild des Hundes, den sie als Kind hatte. Beim Wort »unter« sieht sie vor sich die Bilder einer Luftschutzübung in der Grundschule, als die Kinder *unter* einen Tisch kriechen mussten. Das Wort »springen« erzeugt in ihr ein Bild ihres ersten Hürdenlaufs im Sportunterricht. Hört sie »go«, sieht sie eine grüne Ampel. Grandin erklärt, mit genau denselben Worten wie Einstein 66 Jahre vor ihr: »Worte sind wie eine Fremdsprache für mich. Ich übersetze alles, was ich höre und lese, in Bilder.«[446]

Dank dieser Gabe konnte die Tierverhaltensforscherin Hunderte von Anlagen zur artgerechten Haltung und Schlachtung von Vieh entwerfen: »In meinem Kopf stecken keine gesprochenen oder geschriebenen Wörter, sondern Filme. Ich habe eine Bild-Erinnerung an jeden Gegenstand, mit dem ich jemals zu tun hatte. Um etwas zu entwerfen, suche ich mir alle Teile aus dem Gedächtnis zusammen und kombiniere sie neu … Bevor ich mich an eine Konstruktion mache, teste ich die komplette Ausrüstung in meiner Vorstellung. So kann ich Fehler schon im Vorfeld eliminieren … Heutzutage schwärmt jeder von diesen neuen Virtual-Reality-Computerprogrammen [sie schreibt 1995]. Für mich wirken die wie alte verwackelte Filme. Wenn ich eine Anlage in Gedanken teste, dann ist das so, als würde ich ein Video in meinem Kopf sehen. Ich kann die Konstruktion aus jedem beliebigen Winkel sehen, mich über oder unter der Anlage platzieren, alles herumdrehen, wie ich will. Ich brauche kein Graphikprogramm für dreidimensionale Design-Simulation. Ich kann das alles viel besser und schneller in meinem Kopf … Ich lasse die Bilder immer und immer wieder laufen, um alle Details zu studieren und Konstruktionsprobleme zu lösen.«[447] In dem Film *Temple Grandin/Du gehst nicht allein*, der unter ihrer Mitwirkung entstand, wird dieses Virtual-Reality-Denken sehr anschaulich tricktechnisch visualisiert:

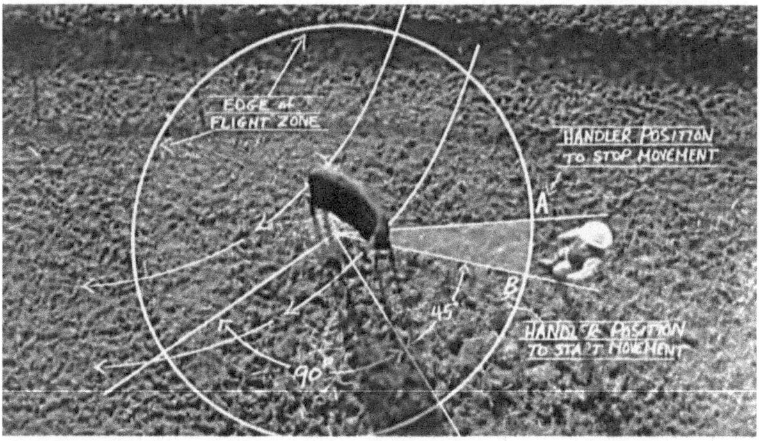

Abbildung 21: So denkt Temple Grandin. Aus dem Film Temple Grandin, Du gehst nicht allein *(2010)*

Der bekannte Asperger-Autist und Savant Daniel Tammet, Rechen- und Sprachgenie, sieht Zahlen nicht als Ziffern, sondern als Formen und Strukturen: »Wenn ich eine Zahl durch eine andere teile, sehe ich vor meinem inneren Auge eine Spirale, die sich in immer größer werdenden Windungen und Schleifen nach unten schraubt.« »Wenn ich eine Multiplikation durchführe, sehe ich beide Zahlen als unverwechselbare Formen, die einander gegenüberstehen. In dem Raum zwischen den beiden entsteht eine dritte Form, die Lösung der Aufgabe.«[448] Tammet muss also nicht lange herumrechnen, er sieht die fertige Lösung als Bild:

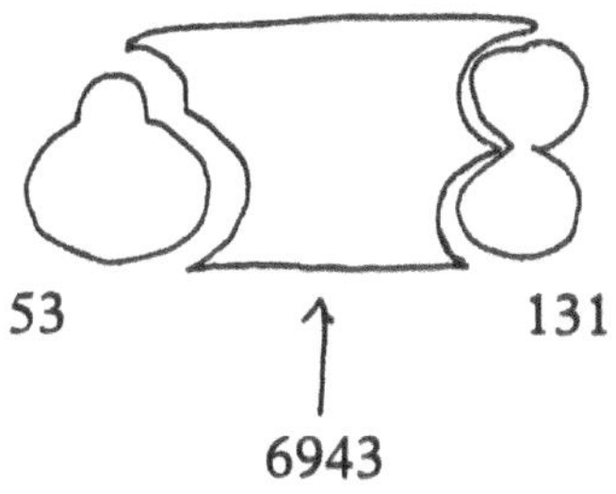

Abbildung 22: So multipliziert das autistische Rechengenie Daniel Tammet: »In dieser Abbildung multipliziere ich 53 mit 131. Ich ›sehe‹ beide Zahlen als unverwechselbare Formen, die einander räumlich gegenüberstehen. In dem Raum zwischen den beiden entsteht eine neue dritte Form, die ich als neue Zahl wahrnehme: 6943, die Lösung der Rechenaufgabe.«

Elon Musk ist bekannt dafür, immer wieder in einen trance-ähnlichen Zustand zu verfallen; er starrt dann minutenlang vor sich hin und ist nicht ansprechbar. Er sagt, dass er in solchen Phasen visuelle Simulationen durchspielt, die seine ganze Hirnkapazität beanspruchen: »Bei Bildern und Zahlen kann ich die Verbindungen dazwischen und die algorithmischen Zusammenhänge erkennen. Beschleunigung, Dynamik, kinetische Energie – ich sehe sehr anschaulich, wie diese Sachen von Objekten beeinflusst werden.«[449]

Und hätten die revolutionären Benutzeroberflächen von Windows und iPhone von anderen als von rein visuellen Denkern erfunden werden können, nämlich von Bill Gates und Steve Jobs?[450]

DER BLICK DURCHS MIKROSKOP

Franz Kafka und die schwarze Hutkrempe

Prag, Schalengasse 1 (heute: Skořepka 527/1)
13. August 1912

Und wer in Bildern denkt, kann Bilder auch umso besser abspeichern.

Den Abend des 13. August 1912 verbringt Franz Kafka in der Wohnung der Familie seines besten Freundes Max Brod, um gemeinsam ein Manuskript für die Veröffentlichung vorzubereiten. Daraus wird aber nichts, weil an diesem Abend auch eine junge Frau namens Felice Bauer zu Gast ist, die Kafkas Aufmerksamkeit fesselt, mit der er sich stundenlang angeregt unterhält und später eine fünfjährige Fernbeziehung per Brief führen wird.

Zehn Wochen später rekapituliert Kafka diesen Abend in einem ausführlichen Brief an Felice Bauer: »Sie nahmen das Anschauen der Bilder sehr ernst und sahen nur auf, wenn Otto eine Erklärung gab oder ich ein neues Bild reichte ... Sie fuhren mit der Hand Ihren linken Arm hinunter ... Als Sie aufstanden, zeigte sich, daß Sie Pantoffeln der Frau Brod anhatten, denn Ihre Stiefel mußten austrocknen ... Während des Klavierspiels saß ich schief hinter Ihnen, Sie hatten ein Bein über das andere geschlagen und zupften mehrmals an Ihrer Frisur, die ich mir in der Vorderansicht nicht vorstellen kann und von der ich nur aus der Zeit jenes Klavierspiels weiß, daß sie auf der Seite ein wenig abstand ... Frau Brod duselte auf dem Kanapee, Herr Brod machte sich beim Bücherkasten zu schaffen, Otto kämpfte mit dem Ofenschirm ... Ziemlich genau sehe ich noch, wie Sie den Hut aufsetzten und die Nadeln einsteckten. Der Hut war ziemlich groß, unten war er weiß.«[451]

Diese Passagen machen nur fünf Prozent der Beschreibung jenes Abends aus. Jede Handlung ist da, jedes Gespräch, jede Geste. Man könnte auf der Basis von Kafkas Brief einen Film drehen, man glaubt alles leibhaftig vor sich zu sehen: den Grundriss der Wohnung, die Einrichtungsgegenstände, die Physiognomien, die Frisuren, alle Kleidungsdetails, Schuhe, Hüte. Kafka ärgerte sich später maßlos über sich selbst, als er erfuhr, dass er sich in der Farbe der Hutkrempe geirrt hatte: sie war nicht weiß, sondern schwarz.[452]

Aber was versetzte Kafka in die Lage, alles, was an diesem Abend geschah, mit der Präzision einer Filmkamera aufzuzeichnen und noch im Abstand von zehn Wochen, nach 30 weiteren Besuchen in dieser Wohnung, bis ins kleinste Detail abzurufen?

Sein Autismus.[453] Fast alle Menschen mit Autismus haben nämlich ein exzellentes Bildgedächtnis. Ungefilterte Informationsaufnahme und computergleiche Abspeicherung – dieses Talent findet sich unter Autisten in vielen Variationen:

Manche erinnern sich an jeden Satz, den sie jemals gehört haben.

Manche erkennen jedes Auto wieder, das sie jemals gesehen haben.

Manche erinnern sich an jedes Waschbecken, das sie jemals benutzt haben.

Manche wissen genau, was sie in den letzten zwanzig Jahren an welchem Tag gegessen haben.

Und manche erinnern sich an jedes Bild, das sie jemals gesehen haben.

Damit ist nicht unbedingt ein fotografisches (*eidetisches*) Gedächtnis gemeint, das den Autisten gerne angedichtet wird – einer *der* Kardinalfehler in Romanen und Filmen. Anders als dort suggeriert, sind die meisten Autisten, genau wie alle anderen Menschen, nicht in der Lage, ein Bild oder eine Buchseite mit einem Blick fotografisch abzuspeichern.[454] Aber viele erinnern sich an jedes Bild, das sie jemals gesehen haben:

Immanuel Kant zum Beispiel »besaß ein seltenes Sach- und Wortgedächtnis ... Er schilderte eines Tages in Gegenwart eines gebornen Londners die Westminsterbrücke nach ihrer Gestalt und Einrichtung, nach Länge, Breite und Höhe und den Maßbestimmungen aller einzelnen Teile so genau, daß der Engländer ihn fragte, wieviel Jahre er doch in London gelebt und ob er sich besonders der Architektur gewidmet habe, worauf ihm versichert wurde, daß Kant weder die Grenzen Preußens überschritten hätte, noch ein Architekt von Profession wäre.«[455]

Franz Kafka war, nicht nur am bewussten Abend, süchtig nach Bildern, dachte und lebte in Bildern, registrierte Filmszenen, Kinoplakate, Gesichter, Gesten, Einrichtungsgegenstände mit der Präzision einer

Kamera, bat andere ständig um Fotos, beschwerte sich, Briefe seien nicht bildhaft genug, griff in seinen Romanen ständig auf echte Bilder zurück. Sein bester Freund Max Brod: »Er sprach in Bildern, denn er dachte in Bildern. Bildersprache war die ihm natürliche Ausdrucksweise.«[456]

Alfred Hitchcock hatte alle seine Filme schon vor Drehbeginn bis in die kleinsten Details im Kopf. »Er hatte den ganzen Film fertig vor Augen, ehe wir anfingen«, erinnert sich eine Schauspielerin, »so als ob er in seinem Kopf einen kleinen Filmvorführraum hätte. Als er mir bei unserem ersten Treffen … die Geschichte erzählte, war es so, als säßen wir in einem Kino und sähen den fertigen Film.«[457] Aus diesem Grund war Hitchcock der effizienteste und schnellste aller Regisseure. Während des Drehs gab es keine Diskussionen, keine Verzögerungen, kein Hin und Her, keine Änderungen, kein Ausprobieren. Die Requisiteure, Bühnenbildner, Kostümbildner, Tontechniker und Schauspieler mussten einfach nur Hitchcocks Kopfbilder eins zu eins umsetzen – und fertig war der Film. Hitchcock selbst erklärte: »Ich denke rein visuell. In meinem Kopf sind alle meine bisherigen Filme Bild für Bild abgespeichert, und ich kann sie nach Belieben abrufen.«[458]

Auch Vladimir Nabokov nahm, genau wie Kafka und Hitchcock, die Welt durch den Sucher einer Kamera wahr. Seine Autobiografie *Erinnerung, sprich* ist eigentlich keine Autobiografie, also eine »Beschreibung des eigenen Lebens«, sondern ein Strom prägnanter Bild-Details. Nur ein absolutes Minimum erfahren wir über den Autor und seine Familie, umso mehr aber über Landschaften, Bäume, Wolken, Pferde, Schmetterlinge, Straßen, Geschäfte, Möbel, Abbildungen in Büchern, Lichteffekte, Klänge und Gerüche: »Wenn ich mir jenen außergewöhnlichen Tag ins Gedächtnis rufe, sehe ich den sonneglitzernden Fluss in größter Klarheit; die Brücke; das blendende Blech einer Konservendose, die ein Angler auf dem hölzernen Geländer stehengelassen hatte; den lindenbestandenen Hügel mit seiner rosaroten Kirche und dem Marmormausoleum … die staubige Straße zum Dorf; den Streifen kurzen, pastellgrünen Grases mit kahlen Flecken sandigen Bodens zwischen der Straße und den Fliederbüschen, hinter denen bemooste, schielende Holzhütten in wackliger Reihe standen; das Steingebäude der neuen Schule neben der hölzernen alten; und im Vorbeisausen den kleinen schwarzen Hund mit seinen blendend weißen Zähnen ...«[459] Nabokov: »Literatur besteht nicht aus Ideen, sondern aus Bildern.«[460]

Und Karl Lagerfeld, 75 Jahre später: »Ich kann mit geschlossenen Augen mein ganzes Leben wie einen Film sehen: alle Häuser, in denen ich gelebt habe, alle Menschen, die ich gekannt habe, als ob sie vor mir stehen würden. Jedes Möbelstück, alles.«[461]

Dieses erstaunliche Bildgedächtnis vieler Autistinnen und Autisten ist eine Folge der schon mehrmals angesprochenen Unfähigkeit, einströmende Reize zu filtern und Unwichtiges auszublenden. Die äußeren Eindrücke fließen bei Autisten nicht nur ungefiltert ins Gehirn, sie setzen sich dort auch dauerhaft fest. Es fehlt nicht nur der Eingangsfilter, es fehlt auch eine Art Säuberungsprogramm, das in regelmäßigen Intervallen überflüssigen Ballast aus dem Langzeitgedächtnis löscht.

Dieses autistische Detailgedächtnis hat den großen Nachteil, dass die Welt in ihre kleinsten Puzzleteilchen zerfällt. So beschreibt ein Autist zum Beispiel, dass er sich als Schüler im Kunstunterricht das Leben schwer machte, weil er immer jede einzelne Fliese eines Schwimmbeckens zeichnete, jeden einzelnen Stein einer Mauer, jede einzelne Platte eines Gehweges, selbst jedes einzelne Sandkorn eines Strandes.[462]

Ein autistisches Kind auf die Frage, wie ihm das Autorennen gefallen hat: »Es war so aufregend! Es gab 20 Abteilungen in den unüberdachten Tribünen mit 20 Reihen von je 25 Stühlen. Es gab 47 Fahnen um die Rennbahn – 17 waren rot und weiß, 15 waren blau und gelb, und 15 waren grün und weiß.«[463]

Andy Warhol zu diesem Thema: »Ich kann an einem Abend einen Krimi sehen und am nächsten Abend wieder und weiß bis zur letzten Minute immer noch nicht, wer es war ... Wenn ich ihn dann fünfzehnmal gesehen habe, erinnere ich mich vielleicht einmal schwach, und mir dämmert eventuell, wer es war.«[464] Weil er sich auf die Details fokussierte – Kleidungsstücke, Möbel, Gebäude, Farben –, aber den Gesamtzusammenhang nicht sah. Warhol hätte sich genau daran erinnert, welches Auto jemand im Film fuhr, welche Kaffeesorte im Regal stand, welche Zeitschriften auf dem Tisch lagen, welche Waffe der Täter benutzte, hätte aber nicht zu sagen vermocht, aus welchem Grund der Mörder sein Opfer tötete.

Elon Musk ist berüchtigt dafür, sich über Tippfehler in E-Mails derart aufzuregen, dass er darüber völlig vergisst, sich mit deren Inhalt zu beschäftigen.[465]

Ganz ähnlich wie Albert Einstein 60 Jahre vor ihm. Der Nobelpreisträger war bekannt dafür, sich häufig zu verrechnen, was ihm den Spott seiner Kollegen eintrug und dazu führte, dass er professionelle »Rechner« engagieren musste, die seine Ergebnisse überprüften. Einstein selbst gibt die Erklärung für seine Rechenschwäche: »Wenn ich mir ein Detail der Rechnung genauer ansehe, vergesse ich alle anderen. Darum kann ich nie die gesamte Rechnung überblicken.«[466]

Das ist auch der Grund, warum so viele Autisten als Korrektoren arbeiten. Sieht ein normaler Mensch eine Textseite, erfasst er erst einmal den Inhalt. Sieht dagegen ein Autist eine Textseite, wird sie erst einmal formal durchanalysiert: »Einspaltig, Blocksatz, 47 Zeilen zu je 75 bis 80 Zeichen, Schriftart Times New Roman, Schriftgröße 12 Punkt, 3 Kommafehler, 6 Rechtschreibfehler.«

Normale Menschen arbeiten also von Groß nach Klein. Sie überblicken zuerst die Gesamtsituation, um sich dann zu den Details vorzuarbeiten. Das ist meistens gut für sie. Menschen mit Autismus arbeiten umgekehrt, von Klein nach Groß. Sie sehen zuerst die Details, die sie dann – wenn überhaupt – zu einem Ganzen zusammensetzen. Das ist meistens schlecht für sie.

Ein Autist erinnert sich zum Beispiel genau, wer beim Betriebsausflug vor acht Jahren auf welchem Platz saß, wer welche Kleidung trug, wer welches Mittagessen hatte, wo und wie lange der Bus im Stau stand, welche Ziele in welcher Reihenfolge besichtigt wurden, welche Gemälde von welchen Malern aus welchem Jahr in welcher Reihenfolge in welchem Schloss hingen. Alles da, bis ins kleinste Detail. Was aber der Autist beim Betriebsausflug vor acht Jahren nicht mitbekommen hat: dass Frau x und Frau y kein Wort miteinander sprachen, weil sie sich nicht leiden konnten, dass Herr x immer zwei Meter vor Herrn y lief, um ihm zu zeigen, wer das Alphatier ist, und dass Herr x immer in der Nähe von Frau y saß, weil er in sie verliebt war. Und weil der Autist das alles nicht registriert hat, macht er später den Fehler, Hackordnungen zu missachten, Befindlichkeiten zu ignorieren und Dinge zu erwähnen, die man besser nicht erwähnt.

Nicht-autistische Menschen mögen die unzähligen in autistischen Hirnen gespeicherten Details für nutzlos halten, weil sich ihr eigenes nicht-autistisches Bild der Welt aus ganz anderen, nämlich emotionalen Komponenten zusammensetzt. Für Kant, Kafka, Einstein, Hitchcock, Nabokov, Warhol, Lagerfeld, Musk und alle anderen Menschen mit Autismus sind diese »kalten« Details und Fakten aber lebenswichtig, weil sich nur aus diesen Rasterpunkten das Bild ihres Lebens zusammensetzt.

Ohne all die für Normalmenschen überflüssigen technischen Informationen in seiner Gedächtnisbibliothek wäre der Abend des 13. August 1912 für Franz Kafka bald nur noch ein Nebel aus wabernden Geräuschen und verschwommenen Gesichtern gewesen. Dank seines gut gefüllten Foto-Ordners aber hatte er ein buntes, gestochen scharfes Bild im Kopf. Ähnlich wie die täglichen Routinen geben die gespeicherten Zahlen, Daten, Bilder den Autisten ein Gefühl der Stabilität in einer chaotischen Welt, sie sind ihr Sicherheitsnetz.

Diese Hyperfokussierung auf Details ist aber leider auch der Grund, weshalb sich Autisten trotz ihres guten Gedächtnisses und enzyklopädischen Wissens so schlecht in der Welt zurechtfinden und im »echten« Leben scheitern. Sie kennen alle Fakten, können sie aber nicht richtig interpretieren. Sie haben einen riesigen Wortschatz, beherrschen aber nicht die Grammatik. Sie haben Zugang zu allen Werkzeugen, aber keine Gebrauchsanweisung.

So wie Franz Kafka. Der Mann mit dem visuellen Elefantengedächtnis konnte kein Telegramm aufgeben, keine Münze wechseln, kaum die Straße überqueren, ohne alles ins Chaos zu stürzen. Seine Freundin Milena Jesenská – die ihn bewunderte – fasste resigniert zusammen: »Er hat nicht die Fähigkeit zu leben.«[467]

»GESTERN HAT DER MIETER ZWEIMAL GEHUSTET.«

Franz Kafka im Hauptquartier des Lärms

Prag
Oktober 1912

Acht Wochen nach seinem Schicksalsabend mit Felice Bauer erscheint in der Prager Zeitung *Herderblätter* Franz Kafkas autobiografische Skizze »Großer Lärm«:

»Ich sitze in meinem Zimmer im Hauptquartier des Lärms der ganzen Wohnung. Alle Türen höre ich schlagen, durch ihren Lärm bleiben mir nur die Schritte der zwischen ihnen Laufenden erspart, noch das Zuklappen der Herdtüre in der Küche höre ich. Der Vater durchbricht die Türen meines Zimmers und zieht im nachschleppenden Schlafrock durch, aus dem Ofen im Nebenzimmer wird die Asche gekratzt, Valli fragt, durch das Vorzimmer Wort für Wort rufend, ob des Vaters Hut schon geputzt ist, ein Zischen, das mir befreundet sein will, erhebt noch das Geschrei einer antwortenden Stimme. Die Wohnungstüre wird aufgeklinkt und lärmt, wie aus katarrhalischem Hals, öffnet sich dann weiterhin mit dem Singen einer Frauenstimme und schließt sich endlich mit einem dumpfen, männlichen Ruck, der sich am rücksichtslosesten anhört.«

Kafka lebte damals, mit 29 Jahren, immer noch in der elterlichen Wohnung, zusammen mit Vater und Mutter, drei Schwestern, einem Dienstmädchen, einer Köchin, zwei Katzen und zwei Kanarienvögeln. Kein geeignetes Ambiente für einen von zahlreichen psychosomatischen Beschwerden geplagten Neurotiker, der schon unter günstigen Bedingungen ständig am Rande des Nervenzusammenbruchs stand. Die akustischen Folterqualen, die Kafka Tag für Tag in seinem Durchgangszimmer mit drei Türen litt, schilderte er auch bei vielen anderen Gelegenheiten, wodurch sein »Hauptquartier des Lärms« geradezu Bestandteil der Weltliteratur wurde. Und nicht nur in der elterlichen Wohnung hatte Kafka ein Lärmproblem. Überall sah er sich von Lärm belästigt und in seiner literarischen Arbeit gestört, sein ganzes Leben war ein verzweifelter Kampf gegen den Lärm. Dabei hätte Kafka sich durchaus eine eigene Wohnung leisten können. Als studierter Jurist und Versicherungssachbearbeiter verdiente er gutes Geld, aber seine autistische Passivität und seine Angst vor Veränderungen standen ihm im Weg.

Zweieinhalb Jahre nach dem »Großen Lärm« fand er dann, viel zu spät, doch noch die Kraft, sich abzunabeln. Aber seine Hypersensibilität zog mit um: »Meine Wirtin verflüchtigt sich zum Schatten mir zuliebe … die Wirtin schweigt den ganzen Tag, paar Worte muß sie mit dem andern Mieter vor dem Schlafengehn noch flüstern … die Wände sind eben entsetzlich dünn … ich kann nicht den Tyrannen spielen … Es würde auch nichts helfen, ein wenig flüstern wird man immer … gestern hat der Mieter zweimal gehustet, heute schon öfter, sein Husten tut mir mehr weh als ihm … die Wirtin hat sich früh wegen des Flüsterns entschuldigt … Sehr lieb, aber aller Voraussicht nach werde ich Montag kündigen.«[468]

Nächste Wohnung: »Ich höre … das Seufzen der Nachbarn, die Unterhaltung der Tieferwohnenden, hie und da einen Krach aus der Küche. Außerdem ist über der dünnen Zimmerdecke der Boden und es ist unberechenbar, an welchen Spätnachmittagen, da ich gerade etwas arbeiten wollte, ein wäschehängendes Dienstmädchen mir förmlich … mit dem Stiefelabsatz in den Schädel trat … Also Unmöglichkeit, zum Frieden zu kommen … Brutstätte allen Wahnes.«[469]

Kafka fasst zusammen: »So viel Ruhe wie ich brauche gibt es nicht oberhalb des Erdbodens.« »Oft dachte ich schon daran, daß es die beste Lebensweise für mich wäre, mit Schreibzeug und einer Lampe im innersten Raume eines ausgedehnten abgesperrten Kellers zu sein … Was ich dann schreiben würde!«[470]

Fast alle Menschen mit Autismus sind akustisch hypersensibel. Da sie auch hier Unwichtiges nicht ausblenden können, dringt jedes noch so normale Geräusch als Störung in ihr Bewusstsein ein: Toilettenspülungen, das Klacken des Toasters, Geschirrklappern, Reißverschlüsse, Vogelgezwitscher.

Überall dort, wo mehr als zwei Menschen zusammenkommen, ist es einem Autisten zu laut. Besonders schlimm: Zusätzlich zu unvermeidbarem Lärm wird in voller Absicht noch weiterer Lärm erzeugt: Musik, Durchsagen, Hintergrundberieselung. Viele Menschen stört das nicht, aber Autistinnen und Autisten (und andere Hochsensible) verbrauchen einen großen Teil ihrer Hirnkapazität, um diese Geräusche wegzusortieren. Das ist einer der Gründe, weshalb Menschen mit Autismus so verpeilt wirken. Wer ständig aktiv damit beschäftigt ist, Gespräche, Kindergeschrei, Hundegebell, Autos, Motorräder, Krankenwagensirenen, Kirchenglocken wegzufiltern, rennt dann schon mal gegen eine Glastür oder fällt die Treppe hinunter.

Die Flucht vor dem Lärm ist *das* Leitmotiv nicht nur in Franz Kafkas, sondern auch in Béla Bartóks Biografie. In seinen Erinnerungen an den Vater schildert Bartóks Sohn die fast schon tragikomischen Versuche des Komponisten, dem Lärm zu entkommen, der wie ein Fluch auf ihm lastete und ihn – genau wie Kafka – auf allen seinen Umzügen begleitete. Hatte Bartók endlich eine Wohnung in ruhiger Umgebung gefunden, zogen am nächsten Tag fanatische Radiohörer in die darüberliegende Wohnung. Hatte er die nächste ruhige Wohnung gefunden, wurde kurz darauf eine Autorennstrecke direkt vor das Haus verlegt. Hatte er die nächste ruhige Wohnung gefunden, ließ dort bald eine neue U-Bahn die Wände erzittern.[471]

Im Dokumentarfilm *Ich bin Greta* ist für Eingeweihte gut zu erkennen, wie Greta Thunberg auf Demonstrationen, bei Vorträgen, also in einer lauten Umgebung, unmerklich zittert, die Augen zusammenkneift und die Zähne zusammenbeißt, weil sie gegen einen Zusammenbruch ankämpft. Ihr Vater muss sie dann immer zur Seite nehmen und behutsam in eine ruhigere Umgebung führen.

Dass viele Autisten nicht in die Oper oder ins Konzert, ja nicht einmal zu Klassentreffen gehen können, weil sie den Geräuschpegel nicht verkraften, wird für nicht-autistische und nicht-hypersensible Menschen noch nachvollziehbar sein – aber manche Autistinnen und Autisten können nicht einmal über Schnee laufen, weil sie das Knirschgeräusch nicht ertragen, und keine knusprigen Lebensmittel essen (Knäckebrot, Cornflakes), weil sie das Kaugeräusch stört. Auch Wellenrauschen am Meer kann für sie schwer erträglich sein und manche hören sogar das Grundrauschen ausgeschalteter Lautsprecherboxen und Radios. Es gibt Autisten, die Ultraschallfrequenzen und das Summen der Stromleitungen in der Wand hören. Manche stören sich sogar am »klappernden Geräusch« von Schmetterlingsflügeln und an durchs Gras gleitenden Schlangen. Ein Betroffener: »Als Kind habe ich oft gedacht, dass wilde Tiere mich von rechts und links anbrüllen. Es hat Jahre gedauert, bis ich gemerkt habe, dass das meine Kleidungsstücke waren, die beim Gehen aneinandergerieben haben.«[472]

In besonders schweren Fällen werden Alltagsgeräusche nicht nur als laut und störend empfunden, bestimmte Trigger-Geräusche können sogar intensive Wut- und Stressreaktionen auslösen, die Psychologen nennen das *Misophonie* (»Hass auf Geräusche«). Ein prominentes Beispiel für Misophonie ist Greta Thunbergs Schwester Beata, die bei bestimmten Alltagsgeräuschen wie Atemzügen, Flüstern und Besteckklappern komplett ausflippt: »Ich kann das nicht kontrollieren. Wenn neben mir jemand die Nase hochzieht, bin ich wie gelähmt.«[473]

Nikola Tesla verhinderte als Kind mehrere Großbrände, weil er als Einziger von den Knistergeräuschen in Nachbarhäusern aufwachte und Alarm schlug. Er hörte ein Gewitter auf 800 Kilometer Entfernung, das Tuten eines Zuges auf dreißig Kilometer, ein Pferdefuhrwerk auf fünf.[474]

Jean Paul empfand es als Privileg, von Kindheit an auf nur einem Ohr zu hören. In seiner Abhandlung *Das Glück, auf dem linken Ohre taub zu sein* (1806) schildert das hypersensible Lärm-Opfer, wie ihm diese vermeintliche Behinderung lebenslang zu nichts als zum Vorteil gereichte: Im Konzert, im Theater, in Gesellschaft und im Bett sei diese Einohrigkeit ein Segen; man müsse sich nur unauffällig die Hand vor das gesunde Ohr halten oder sich im Bett auf die hörende Seite drehen, und schon sei man vor Geschwätz und störenden Geräuschen geschützt: »So kenn' ich kein größeres Glück, ich meine keine schönere Ausgleichung zwischen Selber- und Menschenliebe, als linke Taubheit.«

Auch Thomas A. Edison, ebenfalls von Kindheit an schwerhörig und als junger Erwachsener fast vollständig ertaubt, betonte immer wieder, wie dankbar er für seine Taubheit war, weil sie »all das dumme Gerede und all die überflüssigen Geräusche« wegfilterte.[475]

Da ist es nicht überraschend, dass so manche ungewöhnliche Lärmbekämpfungsstrategie auf das Konto hypersensibler Autisten geht:

Der verzweifelte Immanuel Kant kaufte seinem Nachbarn in letzter Not Hähne ab, die allzu laut krähten.

Béla Bartók baute eine Anti-Lärm-Maschine, die durch einen absichtlich erzeugten, gleichmäßigen, vorhersehbaren und darum leichter erträglichen Lärm die anderen unregelmäßigen Lärmquellen (zum Beispiel Radiomusik) überdecken sollte. Später versuchte er, den Straßenlärm durch das Dauerwasserrauschen der Dusche zu übertönen, natürlich ohne Erfolg.[476]

Erik Satie verfeinerte dieses Prinzip, indem er sogenannte »Einrichtungsmusik« (*musique d'ameublement*) komponierte, also neutrale Hintergrundmusik, die störende Geräusche wie Geschirrklappern und Straßenlärm übertönen soll.[477] Die Hintergrundmusik in Kaufhäusern, Restaurants, Aufzügen (englisch *muzak*), die aus seiner Idee entstand, hätte Satie aber bestimmt nicht gefallen.

Vladimir Nabokov, akustisch gemartert von staubsaugenden Nachbarn, Toilettenspülungen und gurgelnden Heizungsrohren, ließ sich, um ungestört schreiben zu können, von seiner Frau in einsame Gegenden fahren und sich dort samt Wagen unter einem Baum parken, »dem einzigen Ort in ganz Amerika, an dem es still ist und nicht zieht«.[478]

Eine der cleversten Lösungen: Patricia Highsmith ließ, um in Ruhe arbeiten zu können, einen Freund die Wohnung über der ihren mieten.[479]

Viele autistische Kinder plappern ständig vor sich hin, machen unnötigen Lärm, viele autistische Erwachsene führen Selbstgespräche oder tragen Kopfhörer – um den Lärm ihrer Umwelt zu übertönen.[480]

1908 kamen in Deutschland die ersten Ohrenstöpsel auf den Markt. Zunächst noch wenig bekannt und hauptsächlich im Ersten Weltkrieg von Soldaten als Schutz gegen Kanonendonner genutzt, eroberten sie erst ab 1928 langsam die zivilen Haushalte. Franz Kafka war schon viel früher Großabnehmer. Bereits 1915 ließ er sich aus Berlin Ohropax schicken (weil es in Prag noch keine gab): »Es hält den Lärm auch nicht ab, sondern dämpft ihn bloß – immerhin.« Und 1922 gesteht er einem Freund: »Ohne Ohropax bei Tag und Nacht ginge es gar nicht.«[481]

FÜR MICH SOLL'S KATZEN UND HUNDE REGNEN

Bernard Shaw erfindet ein neues Alphabet

Wien, Burgtheater
16. Oktober 1913

Am 16. Oktober 1913, Franz Kafka wird noch eineinhalb Jahre brauchen, um aus dem elterlichen Hauptquartier des Lärms auszubrechen, wird am Wiener Burgtheater Bernard Shaws Schauspiel *Pygmalion* welturaufgeführt – kurioserweise auf einer österreichischen Bühne und in deutscher Sprache, weil sich die englische Originalproduktion aufgrund von Besetzungsproblemen verzögert.

Der Inhalt von Shaws Meisterwerk – heute bekannter in der Musical-Version *My Fair Lady* von 1956 – ist schnell erzählt: Professor Henry Higgins lebt ganz für das Studium der Phonetik, der Sprachen und der Dialekte. Als er der Blumenverkäuferin Eliza Dolittle begegnet, entsteht daraus eine merkwürdige Beziehung. Eliza möchte ihren kraftvoll-vulgären Straßenjargon ablegen, um eine respektable Dame zu werden und einen eigenen Blumenladen zu führen. Den Professor wiederum reizt das scheinbar aussichtslose Experiment. Er möchte beweisen, dass ein Mensch von der Gesellschaft nicht über seine Herkunft, sondern über seine Sprache definiert wird. Nach wochenlangem Drill unter Higgins' Anleitung gelingt Eliza schließlich der Durchbruch, sie besteht ihre phonetische Feuertaufe im Kreis der High Society.

Professor Higgins ist ein leidenschaftlicher Philologe und Phonetiker. »*Sie* können einen Iren oder einen Schotten an seinem Akzent erkennen«, brüstet er sich, »*ich* kann jeden auf sechs Meilen genau einordnen. In London sogar auf zwei Meilen. Manchmal bis auf zwei Straßen genau.« Higgins ist ein eigenbrötlerischer Junggeselle, er verlässt seine Wohnung nur im Notfall, ist gleichgültig gegenüber anderen und ihren Gefühlen, behandelt seine Sprachschülerin Eliza wie ein dressiertes Tier, und hat bei seiner Mutter Hausverbot, weil er immer alle ihre Freunde beleidigt.

Professor Higgins ist ein lupenreiner Asperger-Autist mit einem kuriosen Spezialinteresse, und damit das genaue *Alter Ego* seines Schöpfers Bernard Shaw: Shaw war, genau wie Higgins, ein scharfzüngiger Misanthrop, ein exzentrischer Eigenbrötler und Eremit, der sein Arbeitszimmer nur unter Zwang verließ und seinen geheiligten Lebens- und Arbeitsbereich sogar durch zusätzlich eingezogene Zwischentüren und zugespitzte Gitterstäbe markierte.[482] Shaw verbrachte jede Minute mit Schreiben und Lesen, lebte, wie schon beschrieben, acht Jahre in einer Bibliothek und war besessen von sprachlichen Feinheiten und Problemen. So vermachte er zum Beispiel einen Teil seines Vermögens einem Projekt zur Reform der englischen Sprache, und nach seinen Vorgaben entstand so ein neues Alphabet (»Shavian Alphabet«), in dem jedes Zeichen ein Phonem der englischen Sprache repräsentiert:

Tall and deep letters:

Shavian letter	𐑐	𐑚	𐑑	𐑛	𐑒	𐑜	𐑓	𐑝	𐑔	𐑞
Unicode text	𐑐	𐑚	𐑑	𐑛	𐑒	𐑜	𐑓	𐑝	𐑔	𐑞
Pronunciation (may vary, see below)	/p/	/b/	/t/	/d/	/k/	/g/	/f/	/v/	/θ/	/ð/
Name/example	peep	bib	tot	dead	kick	gag	fee	vow	thigh	they

𐑕	𐑟	𐑖	𐑠	𐑗	𐑡	𐑘	𐑢	𐑙	𐑣
𐑕	𐑟	𐑖	𐑠	𐑗	𐑡	𐑘	𐑢	𐑙	𐑣
/s/	/z/	/ʃ/	/ʒ/	/tʃ/	/dʒ/	/j/	/w/	/ŋ/	/h/
so	zoo	sure	measure	church	judge	yea	woe	hung	ha-ha

Short letters:

𐑤	𐑮	𐑥	𐑯	𐑦	𐑰	𐑧	𐑱	𐑨	𐑲
𐑤	𐑮	𐑥	𐑯	𐑦	𐑰	𐑧	𐑱	𐑨	𐑲
/l/	/ɹ/	/m/	/n/	/ɪ/	/iː/	/ɛ/	/eɪ/	/æ/	/aɪ/
loll	roar	mime	nun	if	eat	egg	age	ash	ice

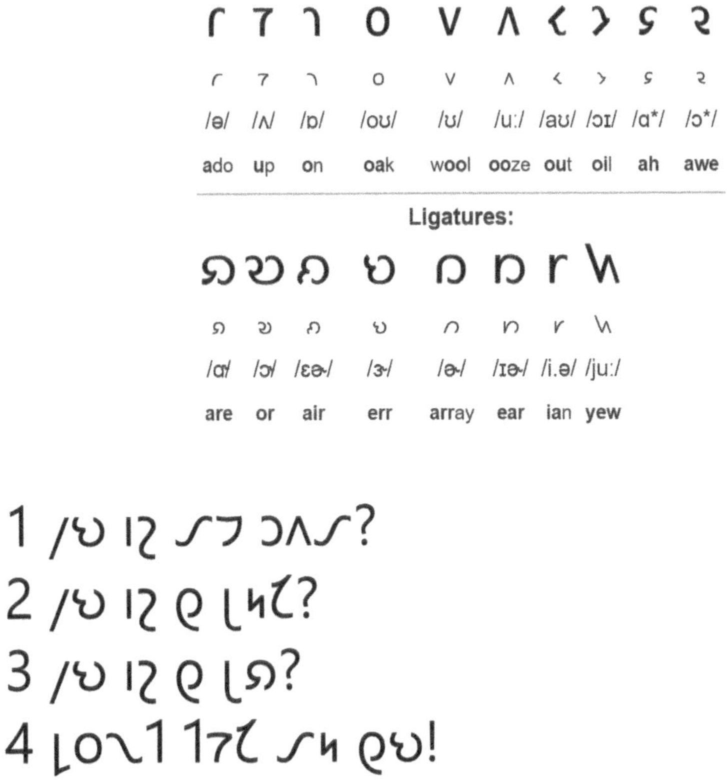

1. *Where is my room?*
2. *Where is the beach?*
3. *Where is the bar?*
4. *Don't touch me there!*

Abbildung 23: Shaw-Alphabet (Shavian Alphabet), entworfen 1960 von Ronald Kingsley Read nach Vorgaben von Bernard Shaw, und finanziert aus dessen Nachlass. Jedes Zeichen entspricht einem Phonem der englischen Sprache.

Shaw hat also seine eigenen linguistischen Obsessionen in die Figur des Professor Higgins hineingeschrieben, einen der originellsten Charaktere der Literaturgeschichte und eine frühe Blaupause für andere autistische Extremisten wie Albert Camus' lakonischen Eisklotz Meursault oder Patrick Süskinds Duftgenie Jean-Baptiste Grenouille.

Werfen wir einen etwas genaueren Blick auf sprachliche Feinheiten und Wortspiele. Es handelt sich nämlich um eine Asperger-Eigenheit, die interessanterweise in zwei spiegelbildlichen Extremen auftritt. Hier teilt sich die autistische Gemeinde in zwei Fraktionen:

Die einen leiden an einem wortwörtlichen Sprachverständnis. Das heißt, sie haben Probleme, bei sprachlich zweideutigen Äußerungen zu entscheiden, was gemeint ist: ob es sich um eine bildliche Redewendung handelt oder ob das Gesagte wörtlich zu nehmen ist. So berichten manche Autisten in vollem Ernst, dass sie nach der Bemerkung, in einem Ort würden abends die Bürgersteige hochgeklappt, am Abend zu ihrem Erstaunen feststellten, dass die Bürgersteige immer noch dort waren, wo sie hingehörten.

Das klingt harmloser, als es ist. Was nämlich bei wörtlich genommenen Redewendungen nur peinlich oder lustig ist …

– »Was hat Sie zu mir geführt?« – »Mein Navigationsgerät.«

– »Sie wollen mich wohl auf den Arm nehmen?« – »Das schaffe ich nicht, Sie sind zu schwer.«[483]

… ist für manche Betroffene ein Riesenproblem, das zu existenzbedrohenden Missverständnissen führen kann. Viele Autisten verloren wegen ihres wortwörtlichen Sprachverständnisses ihren Job.[484] Der schlimmste bekannte Fall: Als eine Betroffene von ihrem Psychiater gefragt wurde, ob sie »Stimmen hörte« und »Dinge sah«, antwortete sie wahrheitsgemäß mit »Ja«, denn da sie weder taub noch blind war, hörte sie selbstverständlich Stimmen und sah selbstverständlich Dinge. Resultat: fünfundzwanzig Jahre Psychiatrie.[485]

Viele Autisten schreiben, dass sie, um solche Probleme zu vermeiden, Tausende von Sprichwörtern und Redewendungen auswendig gelernt haben. Für englischsprachige Betroffene gibt es seit 2004 sogar ein *Asperger Dictionary of Everyday Expressions*, wo zum Beispiel erklärt wird, dass »It's raining cats and dogs« nicht etwa bedeutet, dass Katzen und Hunde vom Himmel fallen, sondern nur, dass es heftig regnet.

Die Mitglieder der anderen Gruppe leben am entgegengesetzten Ende der sprachlichen Skala: Sie haben keine Probleme mit Redewendungen, Metaphern und Wortspielen, sind im Gegenteil besessen davon. Sie bringen sich mit drei Jahren selbst das Lesen bei, zählen Buchstaben, sprechen rückwärts, sind fasziniert von Etymologie (Wortgeschichte), erfinden Wortspiele und neue Wörter. Die Psychologen nennen das *Hyperlexie*, man könnte es mit »Sprachbesessenheit« übersetzen.[486]

Asperger-Papst Tony Attwood zu diesem Thema: »Ein Kind sagte ›clink‹, wenn es einen Magneten meinte, bei einem anderen hießen Eiswürfel ›Wasserknochen‹ … Diese Fähigkeit, aus einer neuen Perspektive auf die Sprache zu schauen, ist faszinierend, und sie gehört zu den liebenswerten und wahrhaft kreativen Aspekten des Asperger-Syndroms.«[487]

Paradebeispiele für diese fast schon manische Tendenz zu eigenen, originellen Wortschöpfungen sind die Autobiografien *Buntschatten und Fledermäuse* von Axel Brauns (geb. 1963) und *Der Junge vom Saturn* von Peter Schmidt (geb. 1966). Beide Bücher bestehen geradezu aus kuriosen Neologismen, bewusst eingesetzt, um die eigenwillige autistische Weltsicht der Autoren zu veranschaulichen, zum Beispiel »Lippenlärm« für unverständliches Gerede, oder »bierkrank« für betrunken.

Auch viele bekannte Autistinnen und Autisten aus Wissenschaft und Kunst hatten dieses Faible:

Jonathan Swift war geradezu besessen von Wortspielen. *Gulliver's Travels* zum Beispiel wimmelt von Anspielungen an fremde Sprachen, Fantasiesprachen, Lautmalereien, Wortspielen, Anagrammen. Swift erfand auch das, was wir heute als Chat-Abkürzungen kennen. Schuldete er zum Beispiel jemandem 20 Pfund, konnte er nicht einfach schreiben »I owe you £20«, sondern es wurde »IOU £20« daraus.[488]

Mozarts Lust an verbalen Ausschweifungen ist legendär. Manche seiner Briefe sind derart absurd, dadaistisch und over the top, dass sie schon fast ins Surreale abgleiten. So schrieb er zum Beispiel Briefe in einer Mischung aus Italienisch, Latein, Französisch und Salzburger Dialekt: »a scheni schrift, net wor? schreibe mir, und seye nicht so faul, altrimenti averete qualche bastonate di me, quel plaisir! Je te caßerei la tete. Ich freue mich schon auf die portrait, und i bi corios wias da glaich siecht, wons ma gfoin, so los i mi undn Vodan a so mocha.«[489]

Er erfand obszöne Fantasie-Namen: »Es war eine menge Nobleße da, die Duchеße arschbömerl, die gräfin brunzgern, und dan die fürstin riechzumtreck, mit ihrn 2 töchter, die aber schon an die 2 Prinzen Mußbauch vom Sauschwanz verheyrathet sind.«[490]

Er wiederholte Wörter wie ein Echo (*Echolalie*, häufig unter Autisten): »Ich habe dero mir so werthes schreiben richtig erhalten falten, und daraus ersehen drehen, daß der H: vetter retter, die fr: baaß has, und sie wie, recht wohl auf sind hind; wir sind auch gott lob und danck recht gesund hund.«[491]

Er verschob Wörter und Wortteile: »ich so halt einmal heut bin, ich helf mir nicht können. wohlen sie leb. ich gute eine wünsche nacht. sunden sie geschlaf.«[492]

Mozart war in Worten nicht weniger groß als in Noten, und nur durch seine geniale Musik hat er sich selbst um den Ruhm als originellster Briefeschreiber des achtzehnten Jahrhunderts gebracht.[493]

Jean Paul, der ungelesenste unter den deutschen Klassikern, wurde schon zu Lebzeiten als größter aller Sprachmagier gerühmt. Kein Autor hat mehr Einträge im Grimm'schen Wörterbuch. Ähnlich wie später Axel Brauns und Peter Schmidt in ihren Autobiografien schuf er eine ganz eigene Sprachwelt, ein »Tintenuniversum«, wie er es selbst nannte. Auf Jean Pauls Konto gehen Tausende von Neologismen, von denen einige dauerhaft im deutschen Wortschatz Fuß fassen konnten: *Angsthase, Doppelgänger, Dunstkreis, Extrablatt, Fremdwort, Gänsefüßchen, Schmutzfink, Siebenmeilenstiefel, Weltschmerz.*

Auch Ludwig van Beethovens Briefe sind gespickt mit Wortspielen und Namensverdrehungen. Er konnte sich über witzige Neologismen totlachen, fragte ständig nach neuen Wortwitzen, warf in jedem Gespräch mit Wortspielen um sich. Sein bekanntestes, bezogen auf den verehrten Johann Sebastian Bach: »Nicht Bach – Meer sollte er heißen!«[494]

Lewis Carrolls Werke, zum Beispiel *Alice's Adventures in Wonderland, Jabberwocky, The Hunting of the Snark*, quellen über von Neologismen, Lautmalereien, Alliterationen, Rätselreimen, Anagrammen, Nonsens- und Figurengedichten. In anglophonen Ländern geradezu legendär, sind viele dieser Werke bei uns nur Experten bekannt, weil sich kaum eines dieser Wortspiele unbeschadet über die Sprachgrenze schleusen lässt.

Auch Albert Einstein liebte Wortspiele und verfasste viele humoristische Gedichte. Briefe unterzeichnete er mit »Steisbein«, seine Aphorismen sind Legion.

Alfred Hitchcocks größtes Vergnügen bestand darin, seine Mitarbeiter in Drehpausen mit Wortspielen zu unterhalten. Sein berühmtester Spruch, bezogen auf seinen ewigen Kampf gegen das Übergewicht: »I represent the survival of the fattest.«[495]

Vladimir Nabokov war geradezu besessen von sprachlichen Exaltiertheiten. Dem »Fanatiker des Wortes« war die Handlung kaum mehr als ein Vorwand für einen Hexensabbat aus Neologismen, Metaphern, Anagrammen, Alliterationen, Parodien, Analogien, Rhythmen. Den Briefen an seine Frau legte er eine Flut aus Zetteln mit Wortspielrätseln bei: Kreuzworträtsel, chiffrierte Texte, Scherzfragen, Wortkombinationsspiele.[496]

Und auch im Firmenlogo von Apple (an dem Steve Jobs maßgeblich beteiligt war) versteckt sich ein raffiniertes Wortspiel: Der Apfel ist am rechten Rand angebissen, Biss heißt bite, und byte ist eine Maßeinheit der Computertechnik.

Im Shaw-Alphabet würde der Witz freilich verloren gehen.
Byte/bite heißt dort 𐑚𐑲𐑑

ALIENS OHNE GEBRAUCHSANWEISUNG

Einsteins List mit der Liste

Berlin-Dahlem, Ehrenbergstraße 33
Juli 1914

Im Frühjahr 1912 trifft Albert Einstein, seit 1903 mit der serbischen Physikerin Mileva Marić verheiratet, bei einer Familienfeier in Berlin auf seine seit Kindertagen nicht mehr gesehene Cousine Elsa. Es funkt sofort, die beiden sehen sich von da an immer öfter, das Verhältnis zwischen Albert Einstein und Mileva Einstein-Marić kühlt immer weiter ab, und im Juli 1914 ist das Verhältnis derart zerrüttet, dass Einstein seiner Noch-Ehefrau ein schriftliches Ultimatum stellt:

Bedingungen
A. Du sorgst dafür
1) dass meine Kleider und Wäsche ordentlich im Stand gehalten werden
2) dass ich die drei Mahlzeiten <u>im Zimmer</u> ordnungsgemäß vorgesetzt bekomme
3) dass mein Schlafzimmer und Arbeitszimmer stets in guter Ordnung gehalten sind, insbesondere, dass der Schreibtisch <u>mir allein</u> zur Verfügung steht.

Bis hierhin wäre das damals wohl von keiner Ehefrau als unzumutbar empfunden worden. Den Vogel schoss Einstein freilich mit folgenden Bedingungen ab:

B. Du verzichtest auf alle persönlichen Beziehungen zu mir, soweit deren Aufrechterhaltung aus gesellschaftlichen Gründen nicht unbedingt geboten ist.
Insbesondere verzichtest Du darauf
1) dass ich zu Hause bei Dir sitze
2) dass ich zusammen mit Dir ausgehe oder verreise.

C. Du verpflichtest Dich ausdrücklich, im Verkehr mit mir folgende Punkte zu beachten

1) *Du hast weder Zärtlichkeiten von mir zu erwarten noch mir irgendwelche Vorwürfe zu machen.*
2) *Du hast eine an mich gerichtete Rede sofort zu sistieren* [einzustellen, zu unterbrechen], *wenn ich darum ersuche.*
3) *Du hast mein Schlaf- bzw. Arbeitszimmer sofort ohne Widerrede zu verlassen, wenn ich darum ersuche.*

In der Literatur wird diese Liste der Grausamkeiten immer so interpretiert: Das Ziel Einsteins, der zu diesem Zeitpunkt bereits das Verhältnis mit seiner Cousine hatte, sei es gewesen, sich seiner Gattin durch unerfüllbare Forderungen zu entledigen.[497]

Man kann den Fall aber auch anders sehen: Als Autist war Einstein tatsächlich abhängig von strengen Alltagsregeln, einem disziplinierten Tagesablauf und festen Strukturen: bestimmte Kleidung, feste Mahlzeiten, Ordnung im Haus. Er wollte niemanden ständig um sich haben. Er hasste es grundsätzlich, sich unter Menschen zu begeben und zu verreisen. Er hatte immer Probleme mit körperlicher Nähe.

Als Einstein seine Bedingungen niederschrieb, schwang natürlich die Idee mit, seine Frau loszuwerden. Er musste sich aber gar keine Mühe geben, besonders bizarre Forderungen zu konstruieren. Er brauchte nur aufzuschreiben, was ihm sein innerer autistischer Schweinehund diktierte. Frau Einstein ließ sich diese Rohheiten nicht zweimal sagen und packte die Koffer.

Aber warum schrieb Einstein seiner Frau ausgerechnet eine Liste, in der er detailliert aufzählt, was sie zu tun und zu lassen hat? Und warum bewahrte er diese für ihn nicht sehr schmeichelhafte Liste bis zu seinem Tod auf?

Weil alle Autisten leidenschaftliche Listenschreiber sind. Für Besucher vom Planeten Asperger, die bei ihrer Ankunft keine Gebrauchsanweisung bekommen haben, gibt es neben festen Ritualen nämlich nur eine Möglichkeit, Ordnung in diese fremdartige, unlogische und unverständliche Welt zu bringen: Listen. Übersichten und Listen sind einfacher zu durchschauen als Menschen, denn sie haben eine klare

Struktur. Um das Chaos in den Griff zu bekommen, gibt es nichts, was ein Autist nicht ordnen, klassifizieren, auflisten würde:

Jonathan Swift verfasste mit 32 Jahren eine Liste guter Vorsätze:
Wenn ich alt bin
Keine junge Frau heiraten …
Sitte und Anstand und Reinlichkeit nicht vernachlässigen, um nicht widerwärtig zu werden [Aufgrund ihres Desinteresses an der eigenen Außenwirkung vernachlässigen viele Autisten die Körperhygiene.] …
Nicht viel reden, und nicht von mir selbst.[498] [Autisten reden wenig, aber wenn sie von ihren Spezialinteressen erzählen, sind sie nicht zu stoppen.]

Thomas Jefferson war süchtig nach Fakten, Zahlen, Daten, Tabellen, Statistiken. Die bekannteste seiner zahlreichen Listen ist eine Zusammenstellung zehn goldener Lebensregeln (um 1810), die in den USA geradezu Bestandteil des Bildungskanons sind und in Literatur und Internet häufig zitiert werden:[499]

JEFFERSON'S TEN RULES OF LIFE.

1. Never put off till to-morrow what can be done to-day.
2. Never trouble others to do what you can do yourself.
3. Never spend your money before you have it.
4. Never buy what you do not want, because it is cheap.
5. Pride costs us more than hunger, thirst and cold.
6. We never repent of eating too little.
7. Nothing is troublesome that we do willingly.
8. How much pain those evils cost us which never happened.
9. Take things always by their smooth handle.
10. When angry, always count ten before you speak.

Abbildung 24: Thomas Jeffersons zehn goldene Lebensregeln (um 1810)
Aus: Signal of Liberty, published by the Michigan Anti-Slavery Society, 1842

Von Charles Darwins und Franz Kafkas Pro-und-Contra-Listen in Sachen Heirat und von Patricia Highsmiths Liste ihrer Liebhaberinnen war schon die Rede.

Stanley Kubrick kommunizierte mit seinem Hauspersonal und seiner Familie über endlose maschinengeschriebene To-do-Listen, und in seinem Hauptquartier Abbots Mead – einer Kombination aus Wohnhäusern, Werkstätten, Filmstudios und Lagerräumen – hingen überall Listen mit Verhaltensmaßregeln für Mitarbeiter:[500]

BASIC TRAINING

1. If you open it, CLOSE IT!
2. If you turn it on, TURN IT OFF!
3. If you unlock it, LOCK IT!
4. If you break it, REPAIR IT!
5. If you can't fix it, CALL IN SOMEONE WHO CAN!
6. If you borrow it, RETURN IT!
7. If you use it, TAKE CARE OF IT!
8. If you make a mess, CLEAN IT UP!
9. If you move it, PUT IT BACK!
10. If it belongs to someone else, GET PERMISSION TO USE IT!
11. If you don't know how to operate it, LEAVE IT ALONE!
12. If it doesn't concern you, DON'T MESS WITH IT!

Auch Albert Einstein hätte eine solche Liste mit praktischen Lebensratschlägen dringend gebraucht: »Wenn ›Ehefrau‹, ›Köchin‹ und ›Haushälterin‹ für dich Synonyme sind, DANN HEIRATE KEINE GENIALE PHYSIKERIN!«

Mit der zweiten Frau, dem genauen Gegenstück der ersten, machte Einstein dann alles richtig: Als seine Cousine sprach sie den gleichen Dialekt wie er und liebte die gleichen Speisen wie er. Sie ordnete sich ihm bedingungslos unter, vernachlässigte ihr Äußeres genau wie er, mischte sich nie in seine Forschungen ein, hatte kein Problem mit separaten Schlafzimmern, betrat nie sein Arbeitszimmer – und erfüllte damit auf vorbildliche Weise alle autistischen Bedürfnisse, noch bevor Einstein sie überhaupt aufschreiben musste.

ICH KAM, SAH UND SIECHTE

Die Abenteuer des braven Soldaten Rilke

München, Keferstraße 11
4. November 1915

Als Rainer Maria Rilke am 4. November 1915 die Post durchgeht, werden seine schlimmsten Befürchtungen wahr. Hunderttausende österreichischer Soldaten sind schon gefallen oder in Gefangenschaft, darum geht es jetzt dem Jahrgang 1875 an den Kragen. Rilkes Schonzeit als Zivilist ist abgelaufen, am 4. Januar 1916 soll er zur militärischen Grundausbildung einrücken.

Keine guten Aussichten für einen hypersensiblen Neurotiker, der sich fünfmal am Tag umzieht, Tieren Gedichte vorliest und schon von einfachsten Alltagspflichten wie Einkaufen hoffnungslos überfordert ist. Rilke hat zwar während seiner Schulzeit die Note »sehr gut« im Zimmergewehr-Scheibenschießen erhalten, aber es steht außer Frage, dass er nicht das passende Nervenkostüm für die Kaserne besitzt. Und schon gar nicht für den Schützengraben.

Rilke ruft einflussreiche Freunde um Hilfe, allen voran seine Hauptgönnerin, Fürstin Marie von Thurn und Taxis, die sofort alle Hebel in Bewegung setzt. Aber die Mühlen der Bürokratie mahlen langsam, die ärztlichen Atteste helfen nichts, und Rilke muss erst einmal zur Musterung – wo er für diensttauglich befunden wird.

Mittlerweile hat die Fürstin Kontakte zum Wiener Kriegsarchiv geknüpft. »Sie hätten da sehr wenig, wenn überhaupt etwas zu tun«, bietet sie Rilke an, »wäre Ihnen das eventuell recht?« Es wäre Rilke sehr recht, aber erst einmal muss er zur zweiten Musterung, bei der dem Drückeberger schon eine etwas gereiztere Stimmung entgegenschlägt: »Seit wann heißt ein Mannsbild Maria?«, meint ein Feldwebel, »So schaun S' auch aus!«. Auch Rilkes Argument, er müsse sich dringend um seine zu Hause zurückgelassenen Goldfische kümmern, verfängt überraschenderweise nicht – und er wird zum zweiten Mal für diensttauglich erklärt.[501]

So tritt der ätherische Musensohn, gefangen im Räderwerk der Militärmaschinerie, am 4. Januar 1916 als »uneingereihter Landsturmmann« beim Landwehr-Schützenregiment Nr. 1 in Baumgarten bei Wien an, wird in eine »durchlöcherte alte Uniform« gesteckt, »die mehrmals im Felde gewesen sein mochte«, und zum Felddienst mit Gewehr und Gepäck, wie er es nennt, »abgerichtet«.[502]

Mittlerweile hat sich ein Dutzend Freunde und Gönner eingeschaltet. »Wir brauchen nicht zu sagen«, argumentieren sie, »welche Werte der Menschheit entzogen würden, wenn seine zukünftigen Werke durch die Ungunst der Zeiten erstickt würden.« Schließlich wird es dem Generalstab zu bunt. Es ist einfacher, den lästigen Dichter zu versetzen, als jeden Tag einen Berg Briefe in Sachen Rilke zu beantworten. Als Rilke am 27. Januar, also nach nur 23 Tagen, von der Infanterie ins Archiv abkommandiert wird, ist er bereits bei Übungen in Ohnmacht gefallen und am Ende seiner Kräfte.[503]

Menschen mit Autismus sind schüchtern, unsicher, brauchen viel Schlaf, Einsamkeit und Ruhe. Sie sind extrem störanfällig, vertragen weder Hitze noch Lärm noch Hektik. Das ist nicht das Holz, aus dem Soldaten geschnitzt sind.

Umgekehrt gelten die positiven Eigenschaften von Asperger-Autisten nirgendwo weniger als beim Militär: Kreativität, intellektuelle Ausdauer, Höflichkeit, fehlende Aggressivität, Tiefgründigkeit, moralische Werte, Toleranz, Pazifismus – mit diesen Wesenszügen ist bei der Truppe kein Blumentopf zu gewinnen. Entsprechend große Bemühungen unternehmen die Autisten, nicht dort zu landen:

Nikola Tesla, von Kindheit an hypersensibel und gesundheitlich extrem labil, zog sich, als seine Einberufung anstand, zu einem »ausgedehnten Jagdaufenthalt« in die Berge zurück. Als er nach einem Jahr immer noch nicht zurück war, musste sein Vater alle Hebel in Bewegung setzen, um eine Einberufung und Strafmaßnahmen zu verhindern.[504]

Albert Einstein, der ansonsten um alles Politische und Militärische einen weiten Bogen machte, engagierte sich zeitlebens mit größtem Einsatz für die weltweite Schaffung eines nicht-militärischen Ersatzdienstes[505] – weil er als Betroffener genau wusste, was einem schwächlichen, kränklichen, autistischen Einzelgänger beim Militär blüht. Er selbst hatte sich vom Militärdienst freigekauft.

Elon Musk wanderte mit 17 Jahren nach Kanada aus. Nicht, um dort sein erstes Unternehmen zu gründen, sondern um dem Wehrdienst in der südafrikanischen Armee zu entgehen.[506]

Während Rilke im Januar 1916 in einer Wiener Kaserne gegen seinen Willen die militärische Grundausbildung absolviert, dabei Höllenqualen leidet und mehrmals in Ohnmacht fällt, sitzt Ludwig Wittgenstein freiwillig im Schützengraben und schreibt an seinem philosophischen Hauptwerk.

Wittgenstein hat sich – obwohl als untauglich ausgemustert – sofort nach Kriegsbeginn freiwillig gemeldet und gönnt sich das volle Programm. Erst Dienst auf einem Wachtschiff auf der Weichsel, dann in Artilleriewerkstätten in Krakau und Lemberg, dann bei einem Haubitzenregiment in Galizien, schließlich Einsatz an der Bukowina-Front und dann an der italienischen Front. Überall nimmt Wittgenstein an schweren Gefechten teil, fällt durch äußerste Tapferkeit auf, wird mehrfach ausgezeichnet: »Fähnrich Wittgenstein hat während der Kämpfe den Dienst als Aufklärungsoffizier in mustergültiger Weise versehen. Auf seinem Platze im schwersten Artillerie-Feuer ausharrend, war es der Batterie nur so möglich, das Feuer auf bedrohte Punkte zu lenken … In Anbetracht des äußerst tapferen Verhaltens vor dem Feinde und der guten Erfolge wird dieser tüchtige und schneidige Fähnrich für eine allerhöchste Auszeichnung vorgeschlagen.« Aus Wittgensteins Kriegstagebuch: »Hören fortwährend starken Geschützdonner. Wir sehen die Granaten explodieren. Ich bin sehr guter Stimmung. Den ganzen Tag heftigste Kanonade. Viel gearbeitet [= geschrieben].« Aus einem Brief an einen Freund, verfasst im Schützengraben: »Du irrst dich, wenn du glaubst, das Soldatenleben würde mich von meiner philosophischen Arbeit abhalten. Tatsächlich habe ich gerade in letzter Zeit besonders viel geschrieben und werde das auch in Zukunft tun.« Wittgensteins Freund und Mentor, der Philosoph Bertrand Russell, fasst zusammen: »Er war von jener Sorte, die niemals Kleinigkeiten wie explodierende Granaten bemerkt hätte, wenn er gerade über Logik nachdachte.«

Als Wittgenstein im Januar 1919 in ein Offiziers-Gefangenenlager in Monte Cassino kommt, hat er das druckfertige Manuskript seines

Tractatus logico-philosophicus bei sich, das er in den vier Kriegsjahren an der Front niedergeschrieben hat.[507]

Warum aber wurde Rilke von drei Wochen Grundausbildung in der Kaserne bis in die letzte Nervenfaser traumatisiert, während Wittgenstein in viereinhalb Jahren Fronteinsatz so cool blieb, dass es hinter ihm schneite?

Wieder ein Beispiel dafür, dass sich keine zwei Autisten in ihren Besonderheiten gleichen. Das autistische Spektrum ist weit und bietet Platz für viele unterschiedliche Positionen: Manche Asperger-Autisten haben ein schwer gestörtes Körpergefühl, andere sind talentierte Sportler. Die meisten sind still und introvertiert, manche sind laut und extrovertiert. Manche neigen zu Wutausbrüchen, andere sind nicht aus der Ruhe zu bringen. Viele verlaufen sich in ihrer eigenen Wohnung, manche haben einen Brieftauben-Instinkt. Da Autisten in Extremen leben und keine Zwischenpositionen kennen, machen sie eine Sache entweder gar nicht oder 150-prozentig. Sie können nur lieben oder hassen, sie sind auf einem Gebiet entweder komplett unbegabt oder Weltklasse-Experte.

Wir haben das bisher schon zweimal gehört: Während Mozart von ADHS betroffen war, keine Sekunde stillhalten konnte, in fremden Wohnungen Purzelbäume schlug und ganz Wien aufmischte, verbarrikadierte sich Beethoven in seiner Wohnung und vermied Sozialkontakte, wo er konnte. Manche Menschen mit Autismus haben ein wortwörtliches Sprachverständnis und können kaum unterscheiden, ob eine Äußerung metaphorisch gemeint oder ob das Gesagte wörtlich zu nehmen ist – Andere wiederum sind besessen von sprachlichen Feinheiten, Mehrdeutigkeiten und Wortspielen.

So auch hier: Neben der Rilke-Position – kompletter Zusammenbruch in der Kaserne – gibt es auf dem autistischen Spektrum auch die Wittgenstein-Position: äußerste Tapferkeit und Kaltblütigkeit an der Front.

Und Wittgenstein war kein Einzelfall. So berichtet zum Beispiel die Frau eines anderen Autisten: »Manchmal schwärmt er [ihr Mann] heute geradezu von der Zeit bei der Bundeswehr. Da war alles so klar strukturiert, einheitlich, eindeutig und ohne, dass man immer überlegen musste, was derjenige denn nun wirklich meint. Wenn ein Befehl gebrüllt wurde, so war der auch so gemeint. Es gab dabei keinen ›Hintergedanken‹, keine ›Gefühlsebene‹, kein ›zwischen den Zeilen lesen‹, auf das man Rücksicht nehmen musste. Jeder Spint [sic] hatte dieselben Maße, war gleich eingeräumt und es gab nichts Überflüssiges. Der Tag war klar geregelt und jeder wusste, was er zu tun hatte. Sogar das Merken der Namen war nicht erforderlich, denn alle trugen ein Namensschild. Eigentlich die ›Welt‹, in der er sich am ehesten zuhause fühlen konnte.«[508]

Asperger-Papst Tony Attwood empfiehlt Autisten sogar einen Job beim Militär, »da die Person mit Asperger-Syndrom selbst unter Beschuss relativ ruhig bleibt und wenig Emotionen zeigt, die die militärische Aufgabe gefährden könnten.«[509]

Rilke sah das freilich anders. Die drei Wochen in der Kaserne warfen ihn derart aus der Bahn, dass er in den folgenden fünf Jahren kaum eine Zeile zu Papier brachte.

KEIN ANSCHLUSS UNTER DIESEM MENSCHEN

Warum Franz Kafka nicht telefonierte

Prag
Dezember 1917

Franz Kafka, gleich nach dem Abitur als untauglich ausgemustert und später – gegen seinen Willen – von seinem Arbeitgeber protegiert, bleibt vom Militärdienst verschont.

Als er und Felice Bauer sich nach einer fünfjährigen Fernbeziehung im Dezember 1917 endgültig trennen, ist darüber wahrscheinlich niemand glücklicher als Felice Bauers Postbote. Kafka hat nämlich seine Dauerverlobte seit ihrem Kennenlernen im August 1912 mit einer Flut aus Briefen, Postkarten, Telegrammen überschwemmt, die man heute als *love bombing* bezeichnen würde. Oft kamen drei oder vier am selben Tag.[510]

Richtig – Kafka war, wie so viele Autisten, ein zwanghafter Briefeschreiber. Wer im persönlichen Gespräch unsicher ist, keinen Blickkontakt halten kann, und aus Erfahrung weiß, dass er ständig Dinge sagt, die als arrogant, beleidigend und unpassend empfunden werden, weicht lieber auf die Schriftform aus.

Richtig – Das Telefon war damals eine relativ neue Erfindung, es gab noch Vorbehalte gegen diese ungewohnte Form der Kommunikation, und die wenigsten Privathaushalte hatten ein eigenes Telefon. Wer telefonieren wollte, musste sich in ein Postamt begeben und auf einen Anschluss warten. Außerdem war die Sprechzeit für Ferngespräche begrenzt, in Prag auf drei Minuten.

Trotzdem bleibt die Frage, warum Kafka seiner Dauerverlobten in Berlin alle paar Stunden wegen der banalsten Kleinigkeiten schrieb, die sich in einem kurzen Telefongespräch hätten klären lassen? Telefonieren wäre in diesem Fall sogar ganz unkompliziert gewesen: Beide hatten ein Telefon an ihrem Arbeitsplatz.

Warum war das Telefon für Kafka immer die letzte Option, um mit jemandem in Kontakt zu treten? Warum machte er sich stattdessen die

Mühe, ausschließlich schriftlich zu kommunizieren, mit Abertausenden von Briefen, Postkarten, Telegrammen? Warum bat er andere immer inständig, auf keinen Fall anzurufen, sondern zu schreiben?[511]

Weil Kafka als Autist eine unüberwindliche Abneigung gegen das Telefon hatte.

Eigentlich möchte man annehmen, dass das Telefon für Autisten ein angenehmer Kommunikationskanal ist, weil sie dort, ähnlich wie im Internet, nicht mit all ihren merkwürdigen Eigenheiten sichtbar werden, weil dort nur der Inhalt zählt.

Das ist richtig, aber trotzdem haben die meisten Autisten riesige Probleme mit dem Telefon. Es geht hier nur um das Anrufe-Entgegennehmen, denn andere anzurufen kommt sowieso nicht infrage: Ist der Angerufene nicht da, sieht er auf dem Display, dass der Autist versucht hat, ihn zu erreichen. Der muss also, unter Umständen tagelang, damit rechnen, jederzeit unerwartet zurückgerufen zu werden. Inakzeptabel.

Ein paar Erklärungen für normale Menschen, für die Telefonieren eine ganz einfache Selbstverständlichkeit ist:

Ein Telefon – noch schlimmer: ein Handy – schwebt wie ein Damoklesschwert über dem konzentriert arbeitenden Denker. So, wie es akustisch Hypersensible an den Rand des Nervenzusammenbruchs bringt, wenn jemand einen Luftballon aufbläst – er könnte platzen –, bedeutet die reine Anwesenheit eines Telefons eine ständige Bedrohung durch rücksichtslose Kommunikationsfanatiker, die kein größeres Vergnügen kennen, als ungebeten in fremdes Leben einzudringen und die in verlustreichen Schlachten erkämpfte Seelenruhe in Stücke zu schlagen. Darum nahm zum Beispiel Erik Satie überall, wo er zu Besuch war, als Erstes den Telefonhörer von der Gabel.[512]

Das Telefon befindet sich in der eigenen Wohnung, also an einem sicheren Rückzugsort. Klingelt sich jemand in diese Privatsphäre hinein und beginnt auch noch ein Gespräch, ist das so, als würde er sich persönlich Zutritt verschaffen. Bei bekannten Personen ist das gerade noch erträglich, nicht aber bei Fremden. Außerdem will das Telefon ans Ohr gehalten werden. Die Wirkung ist dieselbe, als würde jemand neben dem Autisten stehen und ihm direkt ins Ohr sprechen: eine Verletzung der autistischen Schutzzone.

Beim Telefonieren kann man sein Gegenüber nicht sehen. Für jemanden, der schon in einem Vier-Augen-Gespräch Riesenprobleme mit der Deutung von Körperhaltung und Mimik hat, ist das schwer, weil außer der Stimme alle anderen Interpretationshilfen wegfallen. Und bei fremden Gesprächspartnerinnen, mit denen man keine Erfahrung hat, ist es eine kaum zu lösende Aufgabe.

Den meisten normalen Menschen fällt Reden leichter als Schreiben. Reden stimuliert den Gedankenfluss, man startet nicht mit einer ausgegorenen Idee, sondern die Ideen werden erst im Verlauf des Gesprächs geboren. Bei Autisten ist es umgekehrt. Für sie ist Reden, also auch Telefonieren, wesentlich anstrengender als Schreiben. Schreiben hat auch den Vorteil, dass man beliebig lange an einer Formulierung feilen kann – einen einmal ausgesprochenen Satz aber kann man nicht zurücknehmen. Ein großes Problem für Autisten, denn sie sagen ungewollt ständig Dinge, die als provozierend oder beleidigend empfunden werden.

Aus Sicht eines Autisten, der das Konzept »Small Talk« nicht versteht und sich nur über harte Fakten unterhalten kann, sind fast alle Anrufe überflüssig. Die meisten Menschen rufen ja nicht an, um eine Information zu erhalten oder um ein Problem zu klären, sondern in erster Linie aus sozial-kommunikativen Gründen. Das ist gefährlich, denn spätestens seit der Erfindung der Flatrate verführt Telefonieren zu oberflächlichem Blabla. Man ruft »schnell mal« an, ohne ein genaues Konzept zu haben, und das Gespräch zieht sich in die Länge, weil das gedankliche Fundament fehlt. Wer dagegen eine E-Mail schreibt, muss eine Meinung haben, Schreiben zwingt zur Rechenschaft, schon der Vorgang des Schreibens stimuliert das Gehirn, denn man muss sich besinnen, ehe man schreibt. Man kann gut über »nichts« telefonieren, aber man kann nicht über »nichts« eine E-Mail schreiben.

Eine E-Mail lässt sich jederzeit beginnen und abbrechen, ohne Rechtfertigung und Entschuldigung. Ein Telefongespräch aber kann man nicht von jetzt auf gleich beenden. Darf man einfach sagen »Ich habe keine Energie mehr, und außerdem ist ja alles gesagt, ich muss jetzt aufhören«, oder ist das unhöflich? »Früher habe ich, wenn ich am Telefon alles gesagt hatte, einfach aufgelegt«, schreibt ein Betroffener, »ich war ja schließlich fertig, es gab nichts mehr zu sagen. Mir musste erst jemand erklären, dass man ›Tschüss‹ sagt oder das Gespräch auf eine andere Weise beendet.«[513]

Darum sagen viele Autisten – selbst solche, die es dank ihrer Spezialbegabung zu Multimillionären gebracht haben[514] –, dass sie in ihrem ganzen Leben nie telefoniert haben, dass sie immer alles per Brief, Fax, E-Mail, Textnachricht organisieren.

Und in ganz komplizierten Fällen, wenn ein Gespräch wirklich unvermeidbar ist, schicken Autisten ihre Partnerin an die Front. Vladimir Nabokov zum Beispiel überließ die verhassten »Leitungsgespenster«, wie er sie nannte, komplett seiner Frau. Und war ein Telefongespräch einmal überhaupt nicht zu umgehen, wie zum Beispiel mit Regisseur Stanley Kubrick wegen der Verfilmung von *Lolita*, schaltete Nabokov seine Frau dazwischen: Sie hielt den Hörer, redete mit Kubrick, Nabokov stand neben ihr und soufflierte.[515] Zum Glück hatte Kubrick als Autist Verständnis für diese Macke.

Patricia Highsmith zu diesem Thema: »Telefonate … sind mir zuwider … Distanz ist so aufregend, so geheimnisvoll … Ich will nicht, dass eine menschliche Stimme sie einfach so überwindet.«[516]

Kinderbuchkünstler Janosch: »Der größte Luxus, den ich kenne, ist, kein Telefon zu haben.«[517]

Auch Karl Lagerfeld telefonierte so gut wie nie – in seinem Metier sehr kontraproduktiv und eigentlich kaum vorstellbar. Genauso wie Philippe Starck und Greta Thunberg.[518]

Und Bob Dylan sorgte 2016 für erheblichen Wirbel, als er sich nicht nur weigerte, seinen Literaturnobelpreis persönlich entgegenzunehmen, sondern selbst telefonischen Kontakt mit dem Nobelpreiskomitee kategorisch ablehnte.[519]

Brit Wilczek, eine der erfahrensten Autismus-Therapeutinnen weltweit, legt den Finger in die Wunde: »Wenn Menschen immer sofort ans Telefon gehen, wenn es klingelt oder piept, aus Angst, etwas zu versäumen, oder aus Furcht, andere könnten gekränkt sein, und wenn auf diese Weise eine Kultur der ständigen Erreichbarkeit … entsteht, dann tut das keinem der Beteiligten gut. Aber interessanterweise fällt es den meisten Menschen unglaublich schwer, aus diesen Verhaltensmustern auszubrechen. Die [sozialen] Autopiloten sind in ihrer Funktion und Wirkungsweise zu stark: Alles, was Kontakt verspricht, hat unmittelbare Priorität … Ab einer bestimmten Frequenz und Dichte von Informationen und Kontakten ist ein wirklich nährender Kontakt nicht mehr möglich. Dennoch halten viele Menschen an dieser Verhaltensweise hartnäckig fest, obwohl sie bei eingehender Betrachtung nicht funktional ist.«[520]

Historikerinnen und Biografen sind immer am dankbarsten für jene Perioden, in denen sie ihre Protagonisten fern von Familie und Freunden antreffen. Solange Mozart auf Reisen war, sprudelte die Korrespondenz – zurück in Salzburg und Wien verstummt er für uns. Und die Briefwechsel zwischen Gotthold Ephraim Lessing und Eva König, zwischen Napoleon Bonaparte und Joséphine de Beauharnais, zwischen Clara Wieck und Robert Schumann enden alle mit dem Tag der Hochzeit.

Insofern müssen wir dankbar sein, dass Franz Kafka und Felice Bauer nie heirateten oder zusammenzogen. Und so erweist sich auch Kafkas autistische Telefon-Phobie als Glücksfall für die Nachwelt: Die Gespräche wären verhallt, die Briefe und Postkarten blieben.

ICH SEHE WAS, WAS DU NICHT HÖRST

Tesla, der Fledermausmann

April 1919

Im April 1919, Nikola Tesla ist aufgrund seiner fatalen Neigung, Verträge vorschnell zu zerreißen, vollständig verarmt, erscheint in der Zeitschrift *Electrical Experimenter* der dritte Teil einer Artikelserie, in der Tesla seine Erfindungen vorstellt und mit autobiografischen Anekdoten unterfüttert.

Tesla schreibt: »Damals [mit 25 Jahren] konnte ich das Ticken einer Uhr durch die Mauern dreier Räume hindurch hören und zuckte vom Geräusch einer auf dem Tisch landenden Fliege zusammen. Ein in mehreren Meilen Entfernung vorbeifahrender Wagen erschütterte meinen ganzen Körper. Der Pfiff einer 20 bis 30 Meilen entfernten Lokomotive versetzte den Stuhl, auf dem ich saß, in so heftige Schwingungen, dass der Schmerz kaum zu ertragen war. Der Boden unter meinen Füßen zitterte unaufhörlich. Ich musste mein Bett auf Gummipolster stellen, um überhaupt schlafen zu können … Um unter einer Brücke durchlaufen zu können, musste ich all meine Willenskraft zusammennehmen, weil ich dabei einen vernichtenden Druck auf meinem Schädel spürte. Im Dunkeln hatte ich die Sinne einer Fledermaus und konnte durch ein besonderes kribbelndes Gefühl an der Stirn die Gegenwart eines Objektes auf eine Entfernung von vier Metern wahrnehmen.«[521]

Von akustischer Hypersensibiliät haben wir schon bei Kafka und anderen gehört. Was Tesla hier beschreibt, geht aber noch weit darüber hinaus. Autistische Gehirne sind neuronal intensiver verknüpft als normale Gehirne. Außerdem fehlt, wie wir schon gehört haben, eine Art Firewall, die nebensächliche Reize wegfiltert. Aufgrund dieser Hirnprogrammierung nehmen Autisten die Welt intensiver wahr, haben einen Blick für das Unscheinbare, registrieren Bewegungen, Schwingungen, Gerüche, Strukturen, Muster, Zusammenhänge, deren Existenz normale Menschen schlicht leugnen würden. Ähnlich wie Greifvögel und Bienen, die Farben sehen, von denen Menschen keine Ahnung haben. Wie Hunde, die Töne und Gerüche wahrnehmen, die es für

Menschen nicht gibt. Wie Fledermäuse, die sich in der Dunkelheit mithilfe ihres Echolot-Sinns orientieren.

Diese geradezu übernatürlich anmutende Fähigkeit, eine versteckte, zweite Wirklichkeit wahrzunehmen, zieht sich als Leitmotiv durch fast alle Beschreibungen von Asperger-Autisten.

So berichten zum Beispiel staunende Zeitgenossen über Henry David Thoreau: »Nicht die kleinste Kleinigkeit entging seiner scharfen Beobachtungsgabe.« »Es schien, als hätte er doppelt so viele Sinne wie andere. Sie verschafften ihm Zugang zu Geheimnissen, die andere nicht sehen konnten. Er hatte die Wahrnehmungsschärfe eines Bibers, einer Biene, eines Hundes, eines Hirschs, als würde er die Welt mit deren Sinnen lesen … fast wie in einem Märchen.«[522]

Rainer Maria Rilke war derart hellhörig gegenüber den Vorgängen im eigenen Körper, dass er seine tödliche Leukämie schon im frühesten Anfangsstadium erspüren und die damit einhergehenden Fehlentwicklungen detailliert beschreiben konnte, ohne jede Kenntnis der Krankheit und ihrer Symptome, zweieinhalb Jahre vor der ersten ärztlichen Diagnose. Geradezu unheimlich wirkt zum Beispiel ein Brief, in dem er schreibt, er habe die (unidentifizierte) krankhafte Veränderung »bis ins Knochenmark« gespürt – ein Ausdruck, den er sonst nie gebrauchte –, womit er intuitiv exakt den klinischen Ort bestimmte, von dem diese unheilschwangeren Veränderungen ihren Ausgang nahmen.[523]

Franz Kafkas bester Freund erinnert sich: »In seiner Gegenwart veränderte sich der Alltag, alles wirkte wie zum ersten Mal gesehen, war neu … Auf tausend ganz leichten Wegen, so schien es, flogen ihm als Betrachter Zusammenhänge zu, die man nie geahnt hatte, die aber nichts Willkürliches … hatten, sondern echte Zusammenhänge waren, winzige aber richtige getreue Erkenntnisse … aus denen ein ganz neues System von Erkenntnissen [hervorging].«[524]

Und eine Freundin über Bob Dylan, mit ganz ähnlichen Worten: »Wenn wir die Straße entlang gingen, sah er Dinge, die sonst kein anderer sah … Seine Reaktionen auf die Dinge – auf Wetter, Leute, Autos, Gebäude, Formen – haben mich verblüfft.«[525]

Die praktischen Anwendungsmöglichkeiten dieser Sinnes- und Wahrnehmungsschärfe sind vielfältig:

Nikola Tesla ist einer der Väter des Radars. Wer weiß – vielleicht wäre er nie auf die Idee gekommen, hätte er das Prinzip nicht aus eigener körperlicher Erfahrung gekannt?

Steve Jobs war nicht zuletzt auch darum so erfolgreich, weil er immer Kleinigkeiten bemerkte, die andere übersehen hatten. So verblüffte er zum Beispiel seine Mitarbeiter, als ihm bei der Testvorführung eines Werbespots auffiel, dass, verglichen mit der Vorgängerversion, zwei Einzelbilder herausgeschnitten waren[526] – ein analoger Film besteht aus 24 Bildern pro Sekunde.

Viele Autistinnen und Autisten haben ein untrügliches Gespür für Kunst und Stile, können zum Beispiel mit absoluter Treffsicherheit sagen, ob ein Werk von einem bestimmten Künstler stammt oder nicht, ob etwa die Muster der Spritzer auf einem Jackson-Pollock-Gemälde authentisch sind.[527]

Kaiserin Elisabeth von Österreich, eine große Verehrerin Heinrich Heines, konnte auf einen Blick untergeschobene Heine-Texte von echten unterscheiden, rein intuitiv. Alle ihre Urteile wurden später von Philologen bestätigt.[528]

Ein Autist arbeitet als Barkeeper, weil er aus jedem Cocktail die Bestandteile herausschmeckt.[529] Eine Autistin verhinderte einen Hausbrand, weil sie ein defektes Kabel in der Wand hörte.[530] Eine andere sagt, dass sie ihren Kindern anriechen kann, ob diese gesund oder krank sind, lange bevor Fieber oder andere Symptome auftreten.[531] Und ein Autist schreibt gar, er könne einem Menschen seine Herkunft oder Nationalität »anriechen«, weil jedes Land, jede Großstadt einen ganz eigenen, spezifischen Geruch hat, der zum Beispiel der dort getragenen Kleidung und den dort kursierenden Geldscheinen anhaftet.[532]

Da ist es naheliegend, dass sich in Literatur und Film gerade unter den Ermittlern und Forensikern so viele Menschen mit autistischen Zügen finden: Sherlock Holmes, Hercule Poirot, Nero Wolfe, Gil Grissom, Adrian Monk, Abby Sciuto, Temperance Brennan, Spencer Reid, Rico Sander, Saga Norén, Leander Lost. Mag vieles an diesen Charakteren auch medial überzeichnet sein, so ist doch der Kerngedanke richtig: Aufgrund ihrer autistischen Weltwahrnehmung sehen sie Dinge, die andere Menschen nicht sehen.

Nikola Teslas bizarre Übersensibilität der Sinnesorgane und sein daraus resultierender Echolot-Sinn erinnern schon beinahe an Superkräfte. In der Tat gibt es im Marvel-Universum einen Superhelden namens Daredevil, einen jungen Mann, der durch einen Unfall sein Augenlicht verloren und im Gegenzug einen Radar-Sinn entwickelt hat, mit dessen Hilfe er die Unterwelt aufmischt. Ob Superhelden-Mastermind Stan Lee bei der Kreation von Daredevil vielleicht auch Teslas Fledermaus-Radar im Sinn hatte, wissen wir nicht. Fest steht aber, dass Tesla aufgrund seiner geradezu überirdischen Fähigkeiten unserer Vorstellung von einem Superhelden so nahekam, wie das ein Mensch überhaupt nur vermag:

Er erzeugte in seinem Labor mithilfe hochfrequenter Spannungen Nieselregen und Kugelblitze. Ströme von einer Million Volt flossen durch seinen Körper, brachten in seiner Hand gehaltene Glühbirnen zum Leuchten und Metallstangen zum Schmelzen, Flammen und Blitze zuckten aus seinen Gliedmaßen. All das, erinnert sich ein Augenzeuge, »ließ bei den Betrachtern den Eindruck entstehen, als würden sie sich in der Kammer eines Magiers befinden, der in direkter Verbindung mit den brodelnden Abgründen der Hölle stand.«[533]

Keine Zaubertricks freilich, keine okkulten Mächte, sondern Resultate von Teslas autistischer Hypersensibilität, seiner Fähigkeit, Vibrationen und elektrische Spannungen zu fühlen und intuitiv zu kanalisieren. Tesla spielte mit Resonanzwellen und elektrischen Strömen wie Mozart mit Tönen und Nabokov mit Wörtern. Er selbst erklärte es so: »Der menschliche Körper ist nichts anderes als eine Art Maschine, die auf die Einwirkung äußerer Kräfte reagiert … Und ich bin eben eine empfindlichere Maschine als meine Mitmenschen; ich kann Reize wahrnehmen, für die sie unempfindlich sind, und ich bin in der Lage, diese Eindrücke zu verstehen und zu deuten.«[534]

Teslas erstaunliche Fähigkeit, Umgebungsschwingungen und elektrische Spannungen aufzufangen und zu verarbeiten, übertrug sich sogar auf seine nähere Umgebung. Mehrere Zeugen versicherten unabhängig voneinander, in Teslas Gegenwart – außerhalb seines Laboratoriums – geheimnisvolle Energieströme verspürt zu haben, die ihre Haut »zum Jucken und Kribbeln« gebracht hätten: »Etwas Heißes berührte mich an verschiedenen Stellen«; »Ich konnte in der Luft um mich herum eine eigenartige Spannung spüren. Gelegentlich wurde diese Atmosphäre so dicht, daß es sich in meinem Gesicht und auf meinen Händen anfühlte, als ob mich Spinnweben streifen würden.«[535]

Im Umkreis von Teslas Labor flogen Funken zwischen den Sandkörnern des Bodens, Blitze traten aus metallischen Objekten aus, Pferde wurden wild, weil sie über ihre metallischen Hufe Elektroschocks verspürten. Einmal verursachte er in New York sogar ein ausgewachsenes Erdbeben, stärker als jedes natürliche, das die Stadt jemals erlebt hatte. In einem Dutzend Wohnblocks rings um Teslas Labor zitterte der Boden, Putzbrocken fielen von der Decke, Stühle bewegten sich durch den Raum, Wasserleitungen barsten, ein Stöhnen und Kreischen drang aus Gebälk und Wänden. Als die Polizei Teslas Labor stürmte, war er gerade dabei, den Oszillator, der das Erdbeben ausgelöst hatte, mit einem Vorschlaghammer zu zertrümmern.[536]

So verwundert es nicht, dass Tesla zum Mythos und zum integralen Bestandteil der Popkultur wurde. Seine Auftritte in Romanen, Comics, Filmen, Videospielen sind Legion. Keine Rolle, in die das sagenumwobene Genie nicht schon geschlüpft wäre: Geheimagent, Zeitreisender, Alien, Superheld.[537]

Menschen, die Tesla kannten, priesen ihn wie einen Gott: »Sein Gesicht glühte von einer fast überirdischen Ausstrahlung, und seine durchdringenden Augen schienen meine innersten Gedanken zu lesen.«[538] Selbst die seriösesten Biografen geizen nicht mit Superlativen wie »Magier«, »Prophet«, »Übermensch«. Schon Teslas erster Biograf, der ihn noch gut gekannt hatte, war fasziniert vom göttlichen Nimbus seines Protagonisten: »Er wirkte wie ein blitzeschleudernder Jupiter … wie ein Prometheus, der Energie in Elektrizität verwandelt und der Menschheit zum Geschenk macht … wie ein Herkules, der mit seinen mechanischen Schwingungsgeneratoren die Erde erschüttert; wie ein Merkur, der die Weiten des Raumes mit seinen kabellosen Strahlen durchdringt … Im alten Griechenland wäre ihm ein Platz im Reich der Götter sicher gewesen.«[539]

Und so ist es nur konsequent, dass die Tesla Science Foundation im Jahr 2021 bei der Orthodoxen Kirche Serbiens den Antrag stellte, Tesla offiziell in den Rang eines Heiligen zu erheben.

SEHNSUCHT NACH SYMMETRIE

Ludwig Wittgensteins Haus für die Götter

Wien
November 1925

Karl Wittgenstein (1847–1913) war ein Selfmade-Milliardär wie aus dem Bilderbuch. Aus einer Familie von Kaufleuten und Unternehmern stammend – nicht verwandt mit dem Adelsgeschlecht Sayn-Wittgenstein –, arbeitete er sich nach einem abgebrochenen Ingenieurstudium innerhalb von zwanzig Jahren aus eigener Kraft zum mächtigsten Eisen- und Stahlbaron der Donaumonarchie hoch. Karl Wittgenstein war das österreichische Pendant zu Thyssen und Krupp in Deutschland, zu Carnegie in den USA.

1898 – erst 51 Jahre alt – machte er seinen gesamten Industriebesitz zu Geld, das er in Immobilien und Aktien investierte, hauptsächlich in der Schweiz und in den USA. Durch diesen klugen Schachzug überstand das märchenhafte Vermögen sowohl den Ersten Weltkrieg als auch die Hyperinflation, die Weltwirtschaftskrise sowie die Beschlagnahmung jüdischen Vermögens durch die Nazis. In den ersten Jahrzehnten des 20. Jahrhunderts waren die Wittgensteins eine der reichsten Familien der Welt.

Karl Wittgenstein hatte acht Kinder, von denen uns hier drei interessieren: Hermine (1874–1950), die als Älteste für ihre Geschwister die Rolle einer Ersatzmutter einnahm und umfangreiche Familienerinnerungen verfasste; Margarethe (1882–1958), seit 1905 verheiratet mit dem New Yorker Fabrikanten Jerome Stonborough (wir alle kennen ihr lebensgroßes Porträt in der Münchner Neuen Pinakothek, gemalt von Gustav Klimt); und Ludwig (1889–1951), umtriebigstes und exzentrischstes *enfant terrible* der Sippe, heute vor allem bekannt als Philosoph.

Im November 1925 beschließt Margarethe, sich im 3. Wiener Bezirk, auf einer Parzelle zwischen Kundmanngasse, Parkgasse und Geusaugasse, ein repräsentatives Stadtpalais errichten zu lassen. Als Architekt wird Paul Engelmann beauftragt, ein Schüler von Adolf Loos.

An dieser Stelle kommt ihr Bruder ins Spiel. Ludwig, nach gescheiterten Karrieren als Maschinenbauingenieur, Eremit und Volksschullehrer in einem seelischen Tief und auf der Suche nach neuen Herausforderungen, beginnt sich für das Bauprojekt zu interessieren und ist sofort angefixt. Ein neues autistisches Spezialinteresse ist geboren, sein fünftes nach Flugzeugtechnik, Philosophie, Gärtnerei und Pädagogik.

Hermine erinnert sich: »Nun kam auch Ludwig hinzu, interessierte sich in seiner intensiven Weise sehr für die Pläne und Modelle, begann sie abzuändern und verbohrte sich mehr und mehr in die Sache, bis er sie endlich ganz in die Hand bekam … Ludwig zeichnete jedes Fenster, jede Tür, jeden Riegel der Fenster, jeden Heizkörper mit einer Genauigkeit, als wären es Präzisionsinstrumente … Ich glaube noch den Schlosser zu hören, der ihn anlässlich eines Schlüsselloches fragte: ›Sagen Sie, Herr Ingenieur, kommt es Ihnen da wirklich auf den Millimeter an?‹ und noch ehe er ganz ausgesprochen hatte, fiel ein lautes, energisches ›Ja‹, so dass der Mann beinahe erschrak. Ja, Ludwig hatte ein so empfindliches Gefühl für Maße, dass es ihm oft auf einen halben Millimeter ankam … Ich erinnere mich z. B. an zwei kleine, schwarze, gusseiserne Radiatoren [Heizkörper], die in zwei korrespondierenden Ecken eines kleinen Zimmers stehen; schon die Symmetrie der zwei schwarzen Gegenstände in dem hellen Zimmer gibt ein Wohlgefühl! … Jeder dieser Eck-Radiatoren besteht aus zwei Teilen, die haargenau im rechten Winkel zueinander stehen und zwischen denen ein kleiner, auf den Millimeter fixierter Zwischenraum frei gelassen ist … Es wurden einige Modelle gegossen, doch zeigte es sich, dass das, was Ludwig vorschwebte, in Österreich gar nicht gegossen werden konnte … Ganze Partien von Röhrenstücken mussten als unbrauchbar ausgeschieden, die anderen auf den halben Millimeter genau zugeschliffen werden … Die Versuche wurden oft bis in die Nacht hinein unter Ludwigs Leitung fortgesetzt … und tatsächlich verging zwischen dem Entwurf der scheinbar so einfachen Radiatoren und ihrer Lieferung ein ganzes Jahr … Bei den Besprechungen mit der Firma, die schließlich die Türen ausführte, bekam der verhandelnde Ingenieur vor Aufregung einen Weinkrampf … Den stärksten Beweis für Ludwigs Unerbittlichkeit in Bezug auf Maße gibt vielleicht die Tatsache, dass er den Plafond [die

Decke] eines saalartigen Raumes um drei Zentimeter heben ließ, als beinahe schon mit dem Reinigen des fertiggebauten Hauses begonnen werden sollte; sein Gefühl war absolut richtig und diesem Gefühl musste gefolgt werden.«[540]

Als sich Ludwig schließlich auf immer neue Änderungen im Millimeterbereich kaprizierte, zog Margarethe die Notbremse und drehte ihrem Bruder den Geldhahn zu. Im Dezember 1928 war das Projekt im Wesentlichen abgeschlossen.

Dieses Gebäude ist ein Musterbeispiel für autistische Hyperfokussierung auf unbedeutende Details anstelle des Ganzen, verbunden mit autistischem Symmetriezwang. Wittgenstein schuf auf diese Weise ein »autistisches Haus«, ein abstraktes Kunstwerk, hausgewordene Logik und Perfektion, eine symmetrische Komposition aus Linien, Winkeln, Flächen und Volumina, ein absolutes Unikum in der Wiener Architektur, von einer Austerität, neben der mancher Bauhaus-Entwurf geradezu barock wirkt. Er selbst meinte, das Haus hätte »gute Manieren«, Hermine nannte es »ein Haus für die Götter«, aber wohnen wollte dort nie jemand.

Ludwig Wittgenstein ließ Röhren auf einen halben Millimeter genau zuschleifen und die Decke eines Raumes um drei Zentimeter anheben, weil auf dem Planeten Asperger alles streng symmetrisch ist. Asymmetrien sind für Autisten unerträglich, sie stören sich an unterbrochenen Reihen, an fehlenden Zwillingsstücken, an Unregelmäßigkeiten in Mustern: Getragen werden können nur Hosen mit zwei symmetrischen Taschen; nur eine Tasche auf einer Seite geht nicht. Die Schnürsenkel beider Schuhe müssen exakt gleich gebunden sein. Ein schiefhängendes Bild, eine Zahnlücke: inakzeptabel.

Dieser Symmetrie-Zwang kann fatale Folgen haben. So schildert zum Beispiel Jean-Jacques Rousseau in seiner Autobiografie mit der für Autisten typischen Offenheit, was passierte, als er der Frau seines Lebens begegnete: »Ich sagte mir, dieses Wesen dort … ist ein Meisterwerk der Natur und der Liebe, ihr Geist, ihr Körper, alles an ihr ist vollkommen, sie ist gut und edelmütig, ist liebenswürdig und schön …« Aber im entscheidenden Moment sorgte dann doch wieder der Autismus-Teufel für die Katastrophe: »In dem Augenblick, da mir die Sinne über ihrem Busen vergehen wollten … gewahrte ich, daß sie eine schiefe Brust hatte. Ich ward betroffen, sah näher zu und glaubte zu entdecken, daß die eine ihrer Brüste nicht gleich der anderen gebaut sei. Und von nun an zermarterte ich meinen Kopf, wovon man wohl eine schiefe Brust bekommen könne … , wandte diesen Gedanken so lange um und um, bis es mir schließlich klar wie der Tag war, daß ich in dem bezauberndsten Wesen, das ich nur zu erdenken vermochte, nichts als eine Art Ungeheuer in den Armen hielte … Sie faßte die Sache zunächst scherzhaft auf … da ich jedoch im Innersten beunruhigt blieb und es ihr nicht zu verbergen vermochte, sah ich sie endlich … ihre Kleidung zurechtrücken, aufstehen und an ihrem Fenster niedersitzen.« Damit war die Beziehung beendet. Abschließender Kommentar der Brüskierten: »Lass die Finger von den Frauen und befasse dich stattdessen mit Mathematik!«[541]

Rousseau, äußerst selektiv in der Wahl seiner Freunde und wahrlich kein Frauenheld, konnte nicht genug betonen, dass er die Liebe seines Lebens gefunden hatte – um bei der ersten Gelegenheit alles zu ruinieren. Das ist Leben im Schatten des Autismus: Die Sucht nach Symmetrie, gepaart mit dem Zwang, alles bis zum Ende durchzuanalysieren, und der Unfähigkeit, nicht zu sagen, was einem gerade durch den Kopf geht. Rousseau war kein böser Mensch, und seine Geliebte vor den Kopf zu stoßen, war das Letzte, was er wollte – aber aufgrund seiner autistischen Hirnprogrammierung konnte er nicht anders.

Ein Freund berichtet über Immanuel Kant: »Dann konnte ihn aber auch die geringste Kleinigkeit stören, besonders wenn dadurch eine natürliche oder angenommene Ordnung unterbrochen wurde, die dann gleichfalls die Ordnung seiner Ideen unterbrach. In einer Stunde [einer Vorlesung] fiel mir seine Zerstreutheit ganz besonders auf. Am Mittage versicherte mir Kant, er wäre immer in seinen Gedanken unterbrochen worden, weil einem dicht vor ihm sitzenden Zuhörer ein Knopf am Rocke gefehlt hätte. Unwillkürlich wären seine Augen und seine Gedanken auf diese Lücke hingezogen worden und dies hätte ihn so zerstreut.«[542]

Thomas Jefferson brauchte 55 Jahre, um sein Herrenhaus Monticello zu bauen. Das lag nicht nur daran, dass er, genau wie Wittgenstein, jedes Bauteil und jedes Stück Inneneinrichtung selbst entwarf und unzählige Gags einbaute (Drehtüren, versenkbare Betten, zusammenklappbare Lesepulte, Speiseaufzüge, meteorologische Messstationen), sondern auch daran, dass, genau wie bei Wittgenstein, Symmetrie oberstes Gebot war. Wich ein Grundriss, eine Wand, eine Fensteröffnung auch nur um Millimeter vom symmetrischen Ideal ab, ließ Jefferson alles wieder abreißen und von vorne beginnen.

Und sogar Franz Kafka – normalerweise ein hyperkorrekter Gentleman, extrem schüchtern und distanziert – konnte, wenn ihn ein asymmetrischer Anblick plagte, geradezu übergriffig werden. So erinnert sich eine erstaunte Bekannte, »daß sich Kafka ohne die Konversation zu unterbrechen, plötzlich zu mir niederbeugte und den Gürtel meines Sommerkostüms, der lose zu beiden Seiten herunterhing, behutsam anfaßte und zusammenschnallte. Scheinbar hat ihn die Unordnung in der Kleidung irritiert.«[543]

Offen stehende Schubladen, verschieden große Brüste, ein fehlender Knopf, ein loser Gürtel, asymmetrische Heizkörper und Zimmerdecken – Für normale Menschen sind das harmlose Kleinigkeiten, aber einen Autisten kann so etwas verrückt machen. Es gibt dann nur zwei Möglichkeiten: Gleichgewicht herstellen oder sich aus der asymmetrischen Situation zurückziehen.

In diesen Zusammenhang gehört auch ein anderer autistischer Special Effect: Das Rückwärtssprechen. Es ist nämlich technisch gesehen nichts anderes als die Spiegelung an einer Symmetrieachse.

Hört ein Autist zum Beispiel das Wort »Klimastreik« (Greta Thunberg spricht fließend rückwärts[544]), dann ist eine Asymmetrie entstanden, ein getrennter Zwilling. Das Wort muss dann gespiegelt werden:

Klimastreik|kiertsamilK
… und das Universum ist wieder im Gleichgewicht.

Mozart schrieb rückwärts und komponierte musikalische Palindrome (Stücke, die vorwärts und rückwärts gespielt gleich klingen).[545]

Ludwig van Beethoven hatte höchstwahrscheinlich eine uneheliche Tochter, von deren wahrer Abstammung weder sie selbst noch der offizielle Vater je erfuhren. Der Komponist und seine Geliebte (eine Adelige, für die viel auf dem Spiel stand) wahrten das Geheimnis zeitlebens, und erst sehr viel später vermochten Historiker und Biografen in akribischer Detektivarbeit die wahren Hintergründe aufzudecken.

Der Name dieser Tochter: Minona.[546]
Und Minona heißt rückwärts anoniM.

Wir dürfen davon ausgehen, dass diese Idee von Beethoven stammt, einem Sprachjongleur und Wortspiele-Erfinder von Gottes Gnaden.

Lewis Carroll schrieb Briefe in Rückwärts- und Spiegelschrift:[547]

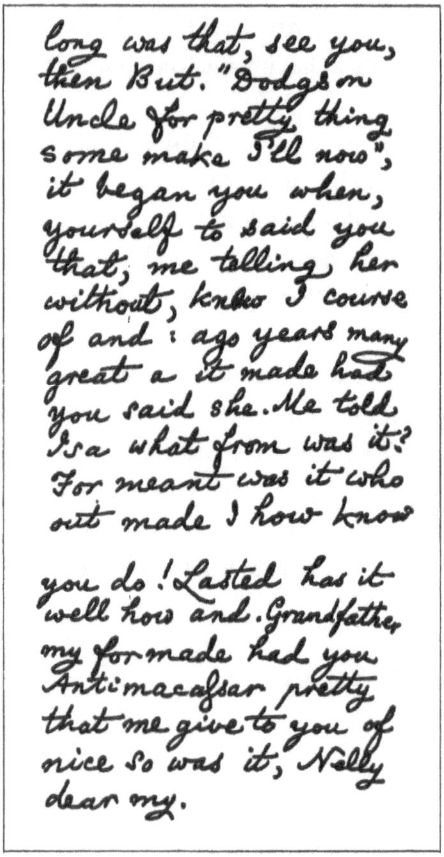

long was that, see you,
then But." Dodgson
Uncle for pretty thing
some make I'll now",
it began you when,
yourself to said you
that, me telling her
without, knew I course
of and: ago years many
great a it made had
you said she. Me told
Isa what from was it?
For meant was it who
out made I how know

you do! Lasted has it
well how and. Grandfather
my for made had you
Antimacassar pretty
that me give to you of
nice so was it, Nelly
dear my.

Abbildung 25: Lewis Carroll, Brief an eine jugendliche Leserin (1891), wortweise von hinten zu lesen (»My dear Nelly,« …)

In H.G. Wells' Roman *Die Zeitmaschine* (1895) läuft die Zeit rückwärts: »So kehrt ich zurück … Die Zeiger schwangen auf den Zifferblättern rückwärts … Ich durchfuhr jede Minute noch einmal, aber jetzt erschien jede Bewegung als die genaue Umkehrung der früheren … Ich begann unsere eigene vertraute Architektur zu erkennen, der Tausenderzeiger lief auf seinen Ausgangspunkt zurück … dann umgaben mich die alten Wände des Laboratoriums.«

Vladimir Nabokov schrieb Gedichte, die vor- und rückwärts gelesen denselben Text ergeben[548], und seine Biografie des russischen Schriftstellers Nikolai Gogol ist eine der ungewöhnlichsten der Weltliteratur: Sie endet mit Gogols Tod und beginnt mit seiner Geburt.

Woody Allen zieht die nabokovsche Schraube noch eine Umdrehung fester: »Mein nächstes Leben möchte ich rückwärts leben. Man fängt an, indem man stirbt, das Schlimmste hat man dann schon mal hinter sich. Plötzlich wacht man in einem Altersheim auf und fühlt sich von Tag zu Tag besser. Irgendwann wird man dort hinausgeworfen, weil man zu gesund ist. Man bekommt Rente, und eines Tages geht man zu seinem letzten Arbeitstag. Der beginnt gleich mit einer riesigen Abschiedsparty und einer goldenen Uhr, die man geschenkt bekommt. Nun arbeitet man die nächsten 40 Jahre, bis man jung genug ist, um den Ruhestand zu genießen. Man feiert, trinkt Alkohol und wechselt ständig den Partner. Dann ist man bereit für das Gymnasium und schließlich für die Grundschule. Man wird zu einem Kind und hat keinerlei Verantwortung. Irgendwann ist man ein Säugling und wird schließlich geboren. Die letzten neun Monate des Lebens verbringt man schwimmend in einem luxuriösen, perfekt klimatisierten Wellness-Apartment, mit einem hervorragenden Zimmerservice. Und dann ist es so weit: Man beendet sein Leben als Orgasmus!«

Zurück in die Wiener Parkgasse. Hausherrin Margarethe Wittgenstein musste nach dem Anschluss Österreichs emigrieren, im Krieg diente das Haus als Heereslazarett, danach als Soldatenbaracke und Pferdestall der Roten Armee. Margarethes Sohn verkaufte das arg ramponierte Gebäude 1968 auf Abriss, nach Protesten wurde es 1971 unter Denkmalschutz gestellt, schließlich 1975 von der Volksrepublik Bulgarien erworben, die es bis heute als Kulturinstitut nutzt.

Die architektonische Substanz blieb im Wesentlichen unangetastet, aber das ursprüngliche Konzept der Innengestaltung, von Ludwig Wittgenstein in zweieinhalbjähriger Arbeit hart durchdesignt, ist beschädigt: Raumteiler wurden entfernt, Türen ausgetauscht, Wände und Heizkörper weiß gestrichen, Teppiche verlegt, Holzvertäfelungen angebracht.

Ludwig Wittgenstein hätte diesen Entstellungen ganz sicher den Abbruch vorgezogen.

LEBEN IM ZWEI-WELTEN-MODELL

Hermann Hesse und die verlorene Autistengeneration

Zürich, Schanzengraben 31
7. Februar 1926

Am Mittag des 7. Februar 1926 liegt Hermann Hesse mit einem schweren Kopf im Bett. Erst in den Morgenstunden ist der Dichter von einem Faschingsball nach Hause gekommen – dem ersten seines Lebens –, von dem er nicht nur einen Kater, sondern auch ein Aha-Erlebnis der besonderen Art mitgebracht hat.

Am Nachmittag, als er sich besser fühlt, schreibt er einem Freund: »Aber wenn die Fastnacht vorbei ist, werde ich mich umbringen, aus Kummer darüber, daß ich ein so überlebensgroßer Trottel war und mein ganzes Leben vergeudet habe … Ich glaubte, die Leute seien alle ungefähr so wie ich. Hätte ich gewußt, wie einfach, dumm und lieb die Herren Menschen sind, so wäre mir viel erspart geblieben. Aber was habe ich auch für Freunde, daß sie mich Jahrzehnte lang so haben herumlaufen lassen!«[549]

Hesse hat also bis zu diesem Zeitpunkt – er ist achtundvierzig, zum zweiten Mal verheiratet, Vater dreier Kinder, weltbekannter Schriftsteller – immer gedacht, alle Menschen seien ungefähr so wie er. Das ist typisch autistisch: Autisten, unfähig, sich in andere hineinzuversetzen und die Perspektive zu wechseln, gehen immer davon aus, alle anderen Menschen wären genau wie sie, würden genau dieselben Vorlieben, Abneigungen und moralischen Werte teilen – bis sie sich eine blutige Nase holen.

Leider ebenfalls typisch: Der Umwelt bleibt zwar nicht verborgen, *kann* nicht verborgen bleiben, dass sich hier jemand grundlegend vom Rest der Welt unterscheidet, zieht daraus aber keine weitergehenden Schlüsse, weist die Betroffenen auch nicht darauf hin.

Eine andere Frau mit Autismus beklagt, genau wie Hesse: »Das Asperger-Syndrom wurde bei mir erst im Alter von sechsunddreißig Jahren diagnostiziert. Genau wie die anderen, bei denen diese Diagnose erst lange nach ihrer Kindheit gestellt wurde, kommt es mir wie ein mittelgroßes Wunder vor, dass ich noch am Leben bin. Wenn ich auf die schmerzlichen Jahre zurückblicke, die ich entfremdet, anders, isoliert und gequält verbracht habe, kann ich kaum begreifen, wie ich das durchgestanden habe und warum es so lange dauerte, die Ursache für dieses Leiden zu finden.«[550]

Ein Problem, das allen über-dreißigjährigen Asperger-Autisten vertraut ist. Diese Tragik des Nicht-Erkannt-Werdens zieht sich als Leitmotiv durch die Biografien aller vor 1990/95 geborenen Menschen mit Autismus, die ihr Leben lang die unglaublichsten Spleens in die Welt hinausschrien, ohne damit Aufsehen zu erregen.

Da berichten Betroffene zum Beispiel,

- dass sie sich während ihrer gesamten Schulzeit in jeder Pause auf der Toilette einsperrten,
- dass sie jahrelang jeden Tag exakt hundert Kilometer mit dem Fahrrad herumfuhren,
- dass sie Dinge immer nur in gerader oder ungerader Anzahl kauften,
- dass sie sich nie die Haare kämmen und waschen ließen (wegen taktiler Hypersensibilität),
- dass sie vor jeder Berührung zurückzuckten,
- dass sie sich jahrelang nur von einem bestimmten Lebensmittel ernährten,
- dass sie fremde Menschen für ihre Eltern, dass sie Schaufensterpuppen für Verkäuferinnen hielten,
- dass sie mit Hausschuhen zur Schule gingen,

und so weiter, jahrelang, immer unter den Augen der Eltern und Lehrer.

Das ist aber nie jemandem aufgefallen.

Fast alle Asperger-Autisten, die vor 1990/95 geboren wurden, durchliefen eine mehr oder weniger normale Schulkarriere, ohne jemals einer Psychologin vorgestellt zu werden. Landeten sie doch einmal bei einem Arzt, konnte der nichts finden. Das merkwürdige Verhalten dieser Kinder wurde als Renitenz ausgelegt, als Boshaftigkeit, Faulheit, Verzogenheit, Starrsinn, Fundamentalopposition. Nie hat ein einziger Verwandter, Freund, Lehrer, Arzt bemerkt, dass diese Menschen nicht am Rande der Normalwelt, sondern weit jenseits der Grenze auf einem anderen Planeten lebten.

Aber was hätten die Autisten tun sollen? Um Hermann Hesses Formulierung aufzugreifen: Was hatten die Autisten bis vor dreißig Jahren eigentlich für Eltern, Verwandte, Lehrerinnen, Schulfreunde, Kommilitonen, Arbeitskolleginnen, dass sie sie Jahrzehnte so herumlaufen ließen? Manchmal fragt man sich schon, wer sozial inkompetenter ist: die ahnungslosen Außerirdischen vom Planeten Asperger, die nur dem Diktat ihrer Gene folgen und gar nicht richtig mitbekommen, was um sie herum geschieht, oder ihre »normalen« und angeblich so empathischen Mitmenschen, die etwas Unübersehbares übersehen? Eine Betroffene bringt es auf den Punkt: »Ich hatte weiß Gott meine bizarren Angewohnheiten, aber ich machte eben nicht genug Ärger, um wirklich Aufmerksamkeit zu erregen.«[551]

Wieder einmal findet sich Goethes Wort bestätigt, wonach man nur sieht, was man weiß. Das heißt: Wäre vor den 1990er-Jahren auch nur ein einziger Mensch über Asperger-Autismus und seine Symptome informiert gewesen, dann hätte er die Betroffenen eigentlich auf der Stelle als dessen typische Verkörperung erkennen müssen.

Die erste Autobiografie einer Asperger-Autistin erschien aber erst 1986, bis zu *Rain Man* vergingen weitere drei Jahre, erst 1994 fand Asperger-Autismus Eingang ins diagnostische Standardwerk der amerikanischen Psychiater, noch 1996 gab es weltweit erst sechs Bücher zum Thema (davon nur eines in deutscher Übersetzung), den meisten deutschen Psychiatern/Psychologinnen brauchte man vor dem Jahr 2000 überhaupt nicht mit dem Thema Autismus zu kommen, und bis vor wenigen Jahren beschäftigten sich fast ausschließlich Kinder- und Jugendpsychiater mit dem Thema – als würde sich Autismus am 18. Geburtstag in Luft auflösen. Bis zum heutigen Tag gibt es kaum Kliniken, Psychiater und Psychotherapeutinnen, die sich für erwachsene Autisten zuständig fühlen, die Wartezeiten betragen oft mehrere Jahre.

Jahrzehntelang mussten sich die undiagnostizierten Autisten unter schwierigsten Bedingungen zurechtfinden, in der Gesellschaft, in der Schule, am Arbeitsplatz. Sie wurden missverstanden, ausgenutzt, beschimpft, gemobbt, fielen durch alle Maschen des Gesundheitssystems und der Bürokratie, um oft erst mit vierzig oder fünfzig Jahren richtig diagnostiziert zu werden, wenn ihnen ihre Probleme endgültig über den Kopf gewachsen waren. Vor ca. 1995 geboren zu sein, war schlicht und ergreifend Pech für Asperger-Autisten. Der bekannte Autismus-Forscher Simon Baron-Cohen bezeichnet diese Menschen sogar als »lost generation of adults«.[552]

Aber hätte man das Problem der unerkannten Autisten nicht intuitiv lösen können?

Manche Betroffene, die mehr Glück hatten als andere, zum Beispiel die berühmte Temple Grandin (geb. 1947), erzählen, dass ihre Eltern, Großeltern, Lehrerinnen, Nachbarn natürlich nicht die geringste Ahnung von Autismus hatten, dass sie aber dennoch *intuitiv* die richtigen Maßnahmen ergriffen: Sie erklärten ihren kleinen Sonderlingen soziale Verhaltensregeln, gaben ihnen praktische Alltagstipps, tolerierten und förderten ihre Spezialbegabungen. Das ist kein großer Aufwand. Man muss nur bereit sein, das Unübersehbare zu sehen und sich ein paar Minuten Zeit zu nehmen.

Und warum merken die Betroffenen selbst nichts von ihrem Autismus? Weil sie nichts anderes kennen.

Käme plötzlich eine böse Fee daher, die einen normalen Menschen von einer Sekunde auf die andere in einen Autisten verwandelt – der frischgebackene Sonderling würde sofort eine Psychotherapeutin aufsuchen oder sich vor den nächsten Zug werfen. Anders der geborene Autist: Lebenslang begleitet von seiner Eigenheit, freundet er sich im Laufe der Zeit mit dem Wahnsinn an.

Geht eine Veränderung schnell und mit jähen Erschütterungen vonstatten, dann gibt es ein klar unterscheidbares, ein alarmierendes »Vorher« und »Nachher«. Verändert sich aber etwas langsam und in stillen Übergängen, dann verschmelzen, für den Betroffenen unmerklich, das »Vorher« und das »Nachher« zu einem harmlosen »Immer schon«. Für Menschen mit Autismus ist es ab dem Kindergarten die normalste Sache der Welt, als Außenseiter dazustehen, immer von der Mehrheitsmeinung abzuweichen, immer gegen den Strom zu schwimmen, sie kennen nichts anderes. Darum halten sie dann auch später den Überlebenskampf jenseits von Elternhaus und Schule für ganz normal, für die ganz selbstverständliche Weiterführung ihres merkwürdigen Lebens auf diesem merkwürdigen Planeten.

Normalen Menschen wird das widersprüchlich erscheinen. Wenn jemand als Autist ohnehin immer nur nach innen blickt, müsste er dann nicht viel früher als andere auf seine eigenen Probleme stoßen? Das muss er leider nicht, denn genau dieses Problem wird ja mit dem Begriff »Autismus« beschrieben: Selbstbezogenheit. Die Autisten blicken zwar sehr genau nach innen, sehen dort aber immer nur sich selbst, ihnen fehlt der Vergleich, sie leben in ihrer eigenen Welt, auf einer einsamen Insel, ohne Brücken zur Außenwelt. Autismus-Experten nennen das »One-person world« oder »Zwei-Welten-Modell«[553]. »Ich dachte immer, die *anderen* wären komisch«, schreibt eine Betroffene, »und wartete darauf, dass sie endlich normal würden, also so wie ich. Erst mit siebzehn fiel der Groschen: *Ich* war die Abweichlerin!«[554]

Temple Grandin über ihre Schulzeit: »Ich wusste einfach nicht, was ich falsch machte. Mir war seltsamerweise nicht bewusst, dass ich anders war. Ich dachte, die Mitschüler seien anders.«[555]

»Er selbst hat gar nicht gemerkt, dass er anders war«, sagt Bill Gates' Schwester, »weil er immer so auf sich bezogen war.«[556]

Menschen mit Autismus tun jahrzehntelang immer das, was ihnen persönlich richtig erscheint. Nie käme einer von ihnen auf die Idee, einmal jemanden um Rat zu fragen. Nie würde er sich erkundigen, ob das, was er anderen zuliebe tut, auch wirklich deren Wunsch ist. Nie dächte er an die Möglichkeit, dass jemand anderer Meinung sein könnte, weil er doch alles so sorgfältig abgewogen hat. Hinterher wundert sich der Autist dann immer, warum die anderen wieder ein Problem mit ihm haben und warum seine wohldurchdachte Entscheidung wieder in einer Katastrophe endete. Wie in dem bekannten Witz: »Was faselt der Verkehrsfunk da von einem Geisterfahrer? Das sind Hunderte!«

Genau zeitgleich mit Hesses Aha-Erlebnis, im Februar 1926, erscheint in Berlin der 60. Jahresband der *Monatsschrift für Psychiatrie und Neurologie*. Er enthält einen Aufsatz der Moskauer Jugendpsychiaterin Grunja Sucharewa mit dem Titel »Die schizoiden Psychopathien im Kindesalter«, die erste wissenschaftliche Beschreibung von Asperger-Autisten. Nach Jahrtausenden Asperger-Autismus, nach zig Millionen unerkannter Betroffener ist Sucharewa die Erste, die genauer hinsieht und die richtigen Schlüsse zieht. Und genau wie Hesse und alle anderen Autisten wird auch diese Abhandlung, selbst innerhalb der Fachwelt, bis 1995 vollkommen unbeachtet bleiben.[557]

NICHT GESELLSCHAFTSFÄHIG

Wittgenstein im Porzellanladen

Cambridge, Trinity College, Philosophische Fakultät
18. Juni 1929

Der Lebenslauf des vierzigjährigen Ludwig Wittgenstein ist nicht das, was man klar strukturiert und zielstrebig nennen würde: Zunächst Studium der Ingenieurwissenschaften in Berlin und Manchester (1906–11), anschließend Philosophiestudium in Cambridge (1911–13), dann Rückzug in eine selbst gebaute Blockhütte über einem norwegischen Fjord (1913–14), dann viereinhalb Jahre als Soldat an der Front (1914–18). Nach der Rückkehr aus der Kriegsgefangenschaft verschenkt er sein ererbtes Millionenvermögen[558], es folgen kurze Karrieren als Volksschullehrer (1919–26) und Architekt (1926–28), und seit Januar 1929 ist Wittgenstein wieder zurück in Cambridge.

Dort ermutigt ihn sein alter Lehrer, Mentor und Freund Bertrand Russell, doch endlich zu promovieren. Wittgenstein ziert sich zunächst, weil er abgesehen von seinem im Schützengraben verfassten *Tractatus logico-philosophicus* noch keinen längeren philosophischen Text geschrieben hat und das auch nicht plant, weil er es prinzipiell ablehnt, Fußnoten zu verwenden, und weil ihm die für Promovenden vorgeschriebene Robe nicht gefällt.

Russell, der seinen Schüler und Freund rückhaltlos bewundert, schlägt darum vor, doch einfach den *Tractatus*, der schon seit sechs Jahren gedruckt vorliegt, als Doktorarbeit einzureichen. Damit ist dem schriftlichen Teil schon einmal Genüge getan und es fehlt nur noch die mündliche Prüfung. Doktorvater und Erstprüfer ist George Edward Moore, Russell fungiert als Beisitzer.

Ein Wittgenstein-Biograf schreibt: »Das Rigorosum wurde für den 18. Juni 1929 anberaumt, und was dann stattfand, kann man eigentlich nur als Farce bezeichnen. Als Russell und Moore den Prüfungsraum betraten, schmunzelte Russell und meinte: ›Das ist das Absurdeste, was mir in meinem ganzen Leben untergekommen ist.‹ Die Prüfung begann erst einmal als gemütliche Plauderei unter alten Freunden. Dann, als er sich der Absurdität der Situation bewusst wurde, sagte Russell zu Moore: ›Komm schon, du musst ihn irgendwas fragen, schließlich bist du der Professor.‹ Nun folgte eine kurze Diskussion darüber, dass Wittgenstein nach Russells Ansicht unerschütterliche Wahrheiten mit nichtssagenden Behauptungen ausgedrückt hätte. Natürlich gelang es ihm nicht, Wittgenstein zu überzeugen, der die Sitzung schließlich beendete, indem er seinen beiden Prüfern auf die Schulter klopfte, verbunden mit der tröstenden Bemerkung: ›Ich weiß, dass Ihr es nie kapieren werdet, aber macht euch nichts draus.‹«[559]

Das hätte gewaltig in die Hose gehen können. Aber Russell kennt Wittgenstein schon viel zu lange, um sich noch an solchen Flausen zu stören, und auch Moore, den Wittgenstein schon früher bei mehr als einer Gelegenheit schwer beleidigt hat, urteilt im Prüfungsprotokoll gnädig: »Ich persönlich halte Wittgensteins Arbeit für das Werk eines Genies, und selbst wenn ich mich vollständig irren sollte, liegt es auf jeden Fall immer noch weit über den Anforderungen für den Doktorgrad.«[560]

Eines der ungeschriebenen Gesetze aller Promotions-Ordnungen dieser Welt lautet: »1.) Klopfe niemals deinen Prüfern auf die Schulter« und »2.) Reibe ihnen nicht unter die Nase, dass sie es nie kapieren werden (auch, falls das tatsächlich so sein sollte)«. Jeder kennt diese Regeln. Außer Autisten wie Wittgenstein.[561] Ein Autist braucht nämlich glasklare Informationen, er weiß nur, was man ihm explizit zeigt, sagt, erklärt.

Kommunikation setzt sich zusammen aus nur 7 Prozent Worten/Sachinhalt, der Löwenanteil entfällt auf 38 Prozent Stimme/Tonlage und 55 Prozent Körpersprache.[562] Für normale Menschen ist das kein Problem, aber Autisten beherrschen nur die sieben Prozent Worte. Die restlichen 93 Prozent aller Kommunikationssignale sind für sie ein einziges großes Fragezeichen. Für Autisten zählt nur die Information auf der Sach-Ebene, der Austausch von Fakten und Informationen. Alles andere – Andeutungen, Körpersprache, Tonlage, Mimik, soziale Regeln, Tabus, Konventionen – gibt es für sie nicht, es geht durch sie hindurch, sie nehmen es nicht wahr. Eine Autismus-Expertin erklärt: »Unsere alltägliche Kommunikation ist für Autisten, als müssten sie drei Fremdsprachen zugleich sprechen.«[563]

Und als ob das nicht schon kompliziert genug wäre, fehlt den Autisten auch noch der soziale Autopilot, also die Fähigkeit, Stimmungen und Emotionen spontan und unwillkürlich zu deuten, zu benennen, und richtig zu reagieren. »Normale« Menschen können sich auf solche Programme verlassen, die im Unterbewusstsein abgespeichert sind und automatisch ablaufen. Autisten haben keine solchen Programme, die ihnen die Deutung fremden Verhaltens und die Steuerung des eigenen Verhaltens abnehmen. Sie leben in einer fremden Welt, deren Regeln ihnen nie jemand erklärt hat. Sie müssen die Deutung und Steuerung selbst übernehmen, jede soziale Situation bewusst analysieren und dann bewusst reagieren. Ein Betroffener schreibt: »Da draußen existierte ein gigantisches Netzwerk, ähnlich wie das Internet, und alle waren angeschlossen außer mir.«[564] Anthony Hopkins formulierte es so: »Ich hatte immer das Gefühl, alle anderen hätten bei ihrer Geburt so eine Art Gebrauchsanweisung bekommen, nur bei mir schien man das irgendwie vergessen zu haben.«[565]

Darum haben Autisten die Gabe, eine soziale Lage absolut falsch zu beurteilen und alles in der ersten Sekunde zu ruinieren.

Ludwig van Beethoven war berüchtigt dafür, jeden mit seiner ehrlichen Meinung über den österreichischen Kaiser zu beglücken: »Der Schurke gehört an den Galgen!«[566] Im Metternich'schen Überwachungsstaat landete man schon aus weit geringeren Anlässen hinter Gittern, aber Beethoven hatte Narrenfreiheit, weil er als einer der bekanntesten Künstler seiner Zeit in einer eigenen Liga spielte.

Anton Bruckner auf die Aufforderung einer jungen Dame, noch ein paar Tage länger zu Besuch zu bleiben: »Ja, liab's Kind, recht gern, aber i hab' nur eine Unterhos'n mit.«[567]

Eine Einladung zum Abendessen ließ Albert Einstein durch seinen Sekretär mit der Mitteilung beantworten, »daß Herr Professor die Einladung … leider nicht befolgen kann, da der Abend bereits anderweitig vergeben ist«. Das kann man machen – sollte man aber nicht, wenn die Einladung vom Reichskanzler kommt.[568]

»Ich kann unmöglich zum Essen kommen«, antwortete Alfred Hitchcock auf eine Einladung. »Ich bin ein echter Feinschmecker, und ich habe keine Ahnung, was Ihre Frau möglicherweise auf den Tisch bringt.«[569]

»Und was bringt Sie nach Amerika?«, fragte Kurt Gödel einen vor dem Nazi-Terror in die USA geflohenen Juden.[570] Neun Jahre später, bei der Anhörung zu seinem Antrag auf Einbürgerung in die USA, erklärte er dem Richter ausführlich eine Lücke in der amerikanischen Verfassung, die es seiner Ansicht nach erlaubte, Amerika auf legale Weise in eine Diktatur zu verwandeln. Dass es zu keiner Katastrophe kam, ist nur Gödels Freund Einstein zu verdanken, der ihm geistesgegenwärtig das Wort abschnitt.[571]

Als Steve Jobs in seiner Anfangsphase einen Kredit über 100.000 Dollar brauchte, bekam er eine Audienz beim Präsidenten von Atari – und legte seine nackten Füße auf den Schreibtisch des Mannes.[572]

Das sind keine Tritte in den Fettnapf mehr, das sind sozial-kommunikative Kettensägenmassaker. Wer die Metapher vom Elefanten im Porzellanladen erfand, hatte zweifellos einen Autisten im Sinn. Gäbe es einen Bußgeldkatalog für Fettnapftritte, wären alle Autisten ab dem Kindergarten pleite.

Die Autisten können das immer gar nicht verstehen: »Warum reagieren die anderen so unlogisch? Ich habe doch nur die Wahrheit gesagt und mich an die Fakten gehalten?« Zugegeben: Rein technisch gesehen ist es meist der Autist, der die Steilvorlage liefert, weil ihm der soziale Autopilot fehlt. Aber wenn ein Autist jemandem ungewollt auf den Schlips tritt, dann stünden doch immer zwei Wege offen:

a) »Also, was du da gerade von dir gegeben hast, kommt mir jetzt schon ein bisschen merkwürdig vor und steht in völligem Gegensatz zu dem Bild, das ich bis jetzt von dir hatte. Ich vermute, du hast das nicht böse gemeint, oder sollte ich dich irgendwie falsch verstanden haben?«

b) Sofortiger Abbruch aller Beziehungen, Wut, Sprachlosigkeit, Hass, verletzte Gefühle, Rachegedanken. Drahtzäune werden gezogen, Schützengräben ausgehoben, Minengürtel gelegt, ein Mord geplant.

Muss gesagt werden, wofür sich neunundneunzig Prozent der Menschen in neunundneunzig Prozent der Fälle entscheiden? Weil sie davon ausgehen, dass der – unerkannte – Autist genauso tickt wie sie, dass also etwas, das nach Beleidigung klingt, auch als solche gemeint sein muss. Leider sind die angeblich so empathischen Normalmenschen ebenso wenig in der Lage, auf die autistischen Abweichler einzugehen, wie diese es nicht schaffen, sich sozialkompatibel einzubringen. Eine ehemalige Lebensgefährtin Elon Musks bringt das Dilemma auf den Punkt: »Wenn jemand an Depressionen oder Angststörungen leidet, haben alle Mitgefühl. Leidet aber jemand an Autismus, dann heißt es nur: ›Was für ein Arschloch!‹«[573]

Jean-Jacques Rousseau schreibt über sein Fettnapftalent: »Wer wie aus Wolken in eine Gesellschaft hinabfällt, dem ist es fast unmöglich, auch nur eine Minute lang ohne schlimme Folgen für sich zu sprechen … Ich würde die Geselligkeit wie jeder andere lieben, wenn ich nicht sicher wäre, mich darin nicht nur zu meinem Nachteil, sondern auch völlig anders zu zeigen, als ich wirklich bin.«[574]

Auch Hans Christian Andersen kannte dieses Problem: »Nicht einen Gedanken hatte ich, den ich nicht sogleich aussprach.«[575]

Ein Freund über Henry David Thoreau: »Seine gefährliche Offenheit im Umgang mit anderen brachte ihm … den Beinamen ›der schreckliche Thoreau‹ ein.«[576]

»Die unverblümte Art, wie er seine Zu- und Abneigungen kundtat«, erinnert sich ein Malerkollege an Vincent van Gogh, »war manchmal ausgesprochen peinlich, doch geschah es ohne jede Bosheit, ohne das leiseste Bewusstsein, dass er Anstoß erregte.«[577]

Patricia Highsmith war gefürchtet dafür, jede Art von Kommentar oder Kritik zeitnah und ungefiltert herauszuhauen: »Sie sprach aus, was ihr in den Sinn kam«, schreibt eine Freundin. »Es war, als hätte ihr ein innerer Kontrollmechanismus gefehlt. Sie war unfähig, nicht zu sagen, was sie dachte … Sie bemerkte überhaupt nicht, dass sie unhöflich gewesen war.«[578]

Auch Elon Musk ist berüchtigt für seinen unempathischen Umgang mit Angestellten. »Sein größter Feind«, analysiert ein Geschäftspartner sehr zutreffend, »wird immer er selbst und sein Umgang mit Menschen sein.«[579] Musk kontert erwartungsgemäß mit typisch autistischer Logik: »Ich kritisiere doch nur die Fehler, nicht die Menschen oder ihren Charakter. Physik interessiert sich nicht für verletzte Gefühle. Das Einzige, was zählt, ist, ob die Rakete abhebt.«[580]

Manche Autisten schreiben tatsächlich, dass sie von ihren eigenen (nicht-autistischen) Kindern »erzogen« wurden: »Papa, pass besser auf, du kommst sonst so komisch rüber!«; »Mama, man zeigt nicht mit dem Finger auf andere Leute!«[581]

Es gibt sogar Autismus-Ratgeber, die Textbausteine für soziale Situationen enthalten:

Falsch: »Ich will mich nicht länger mit Ihnen unterhalten. Tschüss.«

Richtig: »Es war sehr nett, mit Ihnen zu reden. Auf Wiedersehen.«[582]

Normale Menschen mögen darüber lachen, aber so ein Kommunikations-Werkzeugkoffer hätte das Leben von Rousseau, Van Gogh, Highsmith, Musk und vielen anderen Autisten sehr viel einfacher gemacht.

VERSCHOLLEN IM HÖRSAAL

Warum Einstein sein Haus nicht wiederfand

Princeton, New Jersey
Winter 1933/34

Während sich Dr. Ludwig Wittgenstein in Cambridge mit einem Stipendium durchschlägt (sein Millionenerbe hat er verschenkt), ist Albert Einstein auf Wohnungssuche.

Nach 18 Jahren an der Preußischen Akademie der Wissenschaften war Einstein Anfang 1933 gezwungen, Deutschland endgültig zu verlassen. Als Jude und Pazifist in Hitler-Deutschland zur *persona non grata* erklärt und sogar zur Fahndung ausgeschrieben, ist er nach einigen Zwischenstationen im Oktober 1933 in der Universitätsstadt Princeton gelandet, wo er die letzten 22 Jahre seines Lebens verbringen wird.

Und wie überall, wo Einstein auftaucht, beginnt sich auch in Princeton schon bald nach seiner Ankunft ein Kranz von Mythen und Anekdoten um das kauzige Original zu spinnen.

Ein Biograf schreibt: »So erwarb sich Einstein schnell den Ruf eines zerstreuten Professors, in erster Linie aus dem Grund, weil er sich nicht daran erinnern konnte, wo er wohnte. Ein Universitätsmitarbeiter erinnert sich an ein Ereignis während Einsteins erstem Winter [1933/34] in Princeton: ›Zweimal erzählten mir verschiedene Mädchen, die in Princeton lebten, von seinen Orientierungsproblemen. Beide sagten, Einstein hätte sie in einer Seitenstraße angesprochen und nach dem Weg zur Nassau Hall [ein Universitätsgebäude] gefragt. In beiden Fällen erklärte Einstein, er wolle zur Nassau Hall, weil er nur von dort den Weg zu seinem Haus finden würde. Beide Mädchen fragten ihn nach seiner Adresse und schlugen ihm dann kürzere Routen für den Nachhauseweg vor. Einstein bedankte sich, meinte aber, er würde den Weg zu seinem Haus nur über Nassau Hall finden.‹«[583]

Schon zuvor in Berlin hatte Einstein immer wieder Probleme gehabt, sein Haus in der Haberlandstraße wiederzufinden, und hatte er es dann gefunden, »sah er immer so aus, als habe er sich ganz zufällig in diese Räume [seine Wohnung] verirrt und müsse nun dort leben, weil ihm der Ausgang nicht bekannt ist.«[584]

In Princeton erschien Einstein auch oft verspätet zu Einladungen, weil er sich nicht an die Adresse oder an die Wegbeschreibung erinnern konnte, und einmal musste er sogar an seinem eigenen Arbeitsplatz, dem *Institute for Advanced Study*, anrufen:

»Guten Tag, könnte ich bitte den Dekan sprechen?«

»Der ist gerade nicht im Haus, vielleicht kann ich Ihnen helfen?«

»Könnten Sie mir bitte die Adresse von Professor Einstein geben?«

»Wir dürfen keine Privatadressen von Mitarbeitern herausgeben; wer sind Sie überhaupt?«

»Bitte sagen Sie es niemandem, aber ich *bin* Professor Einstein, ich wollte gerade nach Hause gehen, aber ich weiß nicht mehr, wo ich wohne.«[585]

Gut möglich, dass der Nobelpreisträger in solchen Momenten gerade in den Tiefen seines mathematisch-physikalischen Paralleluniversums unterwegs war, aber Einsteins Orientierungsschwäche ist auch ein typisches Autismus-Symptom. Alle Autisten schreiben, dass sie sich schon in einer Telefonzelle verlaufen. In einer Fußgängerzone müssen sie alle paar Meter nach dem Weg fragen, und alleine in einer fremden Stadt kann sich ein Autist eigentlich nur in eine Ecke setzen und solange weinen, bis ihm jemand hilft.

Ein normales, nicht-autistisches Gehirn konstruiert aus Details nämlich automatisch einen Gesamtzusammenhang. Anders das autistische Gehirn: Es analysiert und speichert alle Eindrücke separat als Detail-Informationen. Wie ein Scheinwerfer, der einen kleinen Bereich intensiv ausleuchtet, dabei aber den Rest im Dunkeln belässt.

Der Vorteil: Autisten sehen Details und Kleinigkeiten, die anderen Menschen verborgen bleiben.

Der Nachteil: Autisten erkennen nicht das Gesamtbild, erleben die Welt als ein Durcheinander aus zusammenhanglosen Fragmenten. Wir haben das schon im Zusammenhang mit der Gesichtsblindheit gehört, die Psychologen nennen es »schwache zentrale Kohärenz«.

Für einen Menschen mit Autismus ist eine Stadt also keine Einheit, sondern eine Ansammlung einzelner Bausteine: Häuser (»alle sechsstöckig«), Kirchen (»viel Rokoko, wenig Barock, kaum Klassizismus«),

Straßen (»viele Einbahnstraßen, die meisten in Nord-Süd-Richtung«), Autos (»mehr Pick-ups als vor acht Jahren«). Nach einem Stadtrundgang kann der Autist einen genauen Bericht über alle erdenklichen Details abliefern: die Form der Haustüren, das Design der Straßenschilder, den Inhalt der Speisekartenaushänge an den Gaststätten, die Baumaterialien der Gebäude, Hunde, Autokennzeichen, Straßennamen. Er hat aber keine Ahnung, wie er zum Hotel zurückfindet. Aus diesem Grund verlaufen sich Autisten in ihrer eigenen Wohnung und können keine Stadtpläne lesen.

Fast alle Autisten berichten, wie sie sich ständig verlaufen, in Einkaufszentren, in Verwaltungsgebäuden, ja selbst in der Schule, auf ihrem seit Jahren gewohnten Arbeitsweg oder am Arbeitsplatz: »Ich konnte meinen Weg zur Arbeit nie finden, ohne dass ich mich irgendwo verirrte, eine Einbahnstraße in die falsche Richtung fuhr, meine Abfahrt verpasste und an der falschen Stelle wieder umkehrte … Immer wieder erreichte ich meinen Arbeitsplatz in Schweiß gebadet, klebrig, von Angst gelähmt und vollkommen verwirrt.«[586]

Eine andere Betroffene: »Diese Baustelle war gestern aber noch nicht da. Verwirrt schaue ich mich um … Ich mag es nicht, wenn sich die Umgebung ändert. Nun muss ich dadurch die Straßenseite wechseln, wie alle anderen Fußgänger auch. Nur, dass die anderen keinen Gedanken daran verschwenden, mir aber gerade klar wird, dass ich all die Jahre nie auf ebenjener anderen Straßenseite gelaufen bin. Die Häuserfront, die ich sonst nie sehen konnte, weil ich mich ja direkt davor bewegte, sieht merkwürdig fremd aus, und ich glaube, ich betrachte sie tatsächlich zum ersten Mal.«[587] Also genau wie Einstein in Princeton, der sein Haus nur dann wiederfand, wenn er immer am selben Ausgangspunkt startete.

Vladimir Nabokov hatte zwanzig Jahre nach Einstein das gleiche Problem. Genau wie Einstein lehrte auch er nach der Emigration an einer amerikanischen Universität (Cornell University in Ithaca/NY), und genau wie Einstein verlief er sich dort zuverlässig auf dem Weg zu seinem Hörsaal, wenn ihn seine Frau nicht hinführte. Nach seinem Rückzug aus dem Lehrbetrieb war er außerstande, seinem Nachfolger den Hörsaal zu zeigen, in dem er ein Jahrzehnt lang russische Literaturwissenschaft unterrichtet hatte.[588]

Ein Betroffener beschreibt, wie man als Autist zur Schule findet: »Ab diesem Schild sind es noch 10 Schritte bis zur Ecke. Dann 15 Schritte bis zum Zebrastreifen. Dort 3 Sekunden stehen bleiben, wenn kein Auto kommt, mit 7 Schritten über die Straße gehen.«[589] Die Welt wird aufgespalten in kleinste Puzzleteilchen, an denen sich der Autist entlanghangelt. Sobald sich aber eines der Details ändert – Zebrastreifen um zehn Meter verlegt, Baustelle, neuer Radweg –, verliert er die Orientierung.

Und ist Franz Kafkas Werk nicht auch deshalb so schwer verständlich und zugänglich, weil durch seine Überbetonung der Details alles in Stücke zerfällt? Durch das autistische Starren auf Einzelheiten geht der rote Faden verloren, sowohl in Kafkas Privatleben als auch in seinen Erzählungen.[590]

Beide Sichtweisen, die nicht-autistische und die autistische, haben ihre Vor- und Nachteile: Der nicht-autistische Mensch hat in der Praxis des Alltagslebens zunächst einmal den besseren Gesamtüberblick. Was er aber im Gedächtnis behält, ist nur ein allgemeiner Eindruck, die »Essenz« des Ganzen, eine Interpretation. Will er sich später bestimmte Details erschließen, ist ihm das nur auf der Basis dieses reduzierten, zusammengekürzten Extraktes möglich. Das, was die Menschen für Erinnerungen halten, sind oft gar keine echten Erinnerungen, sondern verfälschte Erinnerungen an Erinnerungen. Aus diesem Grund sind zum Beispiel Zeugenaussagen die unzuverlässigsten Beweismittel überhaupt.[591]

Anders der Autist: Vom Alltagsleben überfordert, weil ihm der Gesamtüberblick fehlt, erweist er sich im Rückblick als der Überlegene, denn er hat Zugriff auf die originalen, unverfälschten Details. Seine Erinnerungen sind keine subjektiven Neuinterpretationen, sondern objektive Schnappschüsse.

Temple Grandin bestätigt: »Das ist der große Unterschied zwischen ›normalen‹ Menschen und Autisten … Wir [die Autisten] sehen die Details, aus denen sich die Welt zusammensetzt, während sie für die ›normalen‹ Menschen verschwimmen und irgendeiner abstrakten Idee Platz machen.«[592] Grandin machte diese Detailfokussierung zu ihrem beruflichen Alleinstellungsmerkmal: Eines der größten Probleme in Viehzuchtanlagen und Schlachthöfen sind Ausbrüche von Panik unter den Tieren. Verletzungen und Stress gehen aber zulasten der Fleischqualität, also muss etwas dagegen getan werden. Die auf die Spur gesetzte Temple Grandin fand heraus, dass sich die Tiere an winzigen Details störten, die bis dahin nie jemand bemerkt hatte: Lichtreflexe in Pfützen, baumelnde Ketten, über Zäunen hängende Jacken, sich drehende Ventilatoren, plötzlicher Farbwechsel in der Ausstattung. Sobald diese Kleinigkeiten abgestellt waren, lief alles reibungslos. Als detailfokussierte Autistin sah Temple Grandin, was Tausende von »normalen« Ingenieuren und Arbeitern nicht gesehen hatten, weil ihnen die Schlachtanlage als Gesamtheit den Blick auf die Details versperrte.[593]

Diese Hyperfokussierung auf Details ist auch der Grund, weshalb Autisten beim Militär für die Auswertung von Luftaufnahmen eingesetzt werden. Die Autisten sehen nicht besser oder schärfer als Nicht-Autisten, aber sie sehen anders. Zeigt man zum Beispiel normalen Menschen ein Satellitenbild mit einem großen grünen Rechteck, dann sagen sie: »Da ist ein Fußballfeld« und gehen darüber hinweg. Der Autist sagt: »Da ist ein 100 mal 70 Meter großes Rechteck, was könnte das sein?« Diese nüchtern-rationale Unvoreingenommenheit, diese Bevorzugung von Details gegenüber dem Gesamtbild macht die Autisten in diesem Fall so wertvoll. Normale Menschen, die alles nach ihrer Erfahrung bewerten und in ein gewohntes Interpretationsraster einordnen, mögen im Leben des Alltags besser zurechtkommen. Sucht man aber nach Truppen, Waffenlagern und Raketenrampen, ist es besser, sich an kleinste Details zu halten und nicht zu früh zu bewerten.

Albert Einstein zog klugerweise nie wieder um. Die letzten 21 Jahre seines Lebens pendelte er, wie es sich für einen ordentlichen Autisten gehört, mit uhrwerkhafter Präzision zwischen seinem Wohnhaus und dem Campus hin und her, immer zu den gleichen Zeiten, immer denselben Weg. Ein Augenzeuge erinnert sich: »Der Anblick dieses Mannes, wie er so durch die Straßen spazierte, war für die Bewohner von Princeton ein spannendes Ereignis, vergleichbar dem Anblick eines wilden Waldtieres für einen Stadtmenschen.«[594]

»BEETHOVEN KLINGT EBEN LUSTIGER ALS BRAHMS.«

Wie Charles Schulz den ersten autistischen Comic der Welt schuf

2. Oktober 1950

Am 2. Oktober 1950 erscheint in sieben amerikanischen Tageszeitungen die erste Episode des Comicstrips *Peanuts* aus der Feder des 28-jährigen Charles Schulz.

Schulz hätte sich als Titel eigentlich *Li'l Folks* oder *Charlie Brown* gewünscht, aber das United Features Syndicate, das die Comics in einer quasi-monopolistischen Stellung an die Zeitungen verkauft, sitzt am längeren Hebel: entweder »Peanuts« oder gar nicht. Schulz gibt nach, weil er froh ist, seinen Comic endlich gedruckt zu sehen, und wird den Titel Peanuts zeitlebens hassen.

Hätte Schulz damals ein paar Jahre in die Zukunft sehen können, dann hätte er hartnäckiger verhandelt, denn *Peanuts* entwickelte sich schnell zum Sensationserfolg. Bis zu seinem Tod im Februar 2000 textete und zeichnete er 17.897 Episoden, Tag für Tag gedruckt in 2600 verschiedenen Zeitungen, gelesen von 355 Millionen Menschen in 75 Ländern. Lizenzen, Zeichentrickfilme, Fernseh-Shows, Musical-Produktionen, Merchandising-Artikel machten Schulz zum Milliardär, *Peanuts* wurde zum Bestandteil der Weltkultur, jeder kennt Charlie Brown, Snoopy, Lucy, Schroeder, Linus und all die anderen.

Aber wer kennt ihren Schöpfer und seinen Autismus?

Peanuts ist geradezu ein autistisches Manifest. Denn wie so viele andere Kreative vor und nach ihm hat auch Charles Schulz seine autistischen Lebenserfahrungen, Vorlieben, Abneigungen, Spleens in sein Werk hineingeschrieben – ohne selbst davon zu wissen.

In *Peanuts* treten ausschließlich Kinder auf, in 17.897 Folgen ist nicht ein Erwachsener zu sehen, es ist nie von ihnen die Rede. Der gesamte *Peanuts*-Kosmos wird ausschließlich von Kindern bevölkert. Und zwar von Kindern, die wie Erwachsene reden und handeln. Dieser geniale Kunstgriff, dem *Peanuts* einen Großteil seiner Wirkung verdankt, ist vollkommener Spiegel autistischer Lebenserfahrung: Als von Autismus Betroffener wusste Schulz genau, wie es sich anfühlt, zuerst mit der intellektuellen Reife eines Erwachsenen in einem Kinderkörper und dann als kindlich Gebliebener in einem Erwachsenenkörper zu leben. Mehr dazu auf den Seiten 109–115.

Peanuts ist lakonisch, unaufgeregt, minimalistisch. Es gibt dort keine Weltreisen, keine Verfolgungsjagden, keine Beziehungsdramen, keine Verbrechen, keine Politik. Die gesamte Handlung spielt sich in den immer gleichen Bungalows ab, den gleichen Wohnzimmern, Gärten, Hinterhöfen, Straßen, Schulen, wo die alterslosen Kinder-Akteure herumstehen und philosophieren. Auch stilistisch beschränkt sich der Strip auf das absolute Minimum. Klare, einfache Tuschelinien, gezeigt wird nur das unbedingt Erforderliche – keine Mode, keine Einrichtungsgegenstände, keine Hintergründe. »Leer«, möchte man fast sagen.

Diese Ruhe und dieser Minimalismus sind typisch autistisch: Menschen mit Autismus wirken nach außen hin immer gleich, genau wie Charles Schulz selbst, der nur einen Gesichtsausdruck kannte. Autisten leben in ihrem eigenen stillen Paralleluniversum, sind sachlich, technisch, kühl, organisiert, schnörkellos, abgeklärt. Begriffe wie Aktionismus oder *horror vacui* sind Autisten fremd. Kluges Leben besteht ihrer Ansicht nach aus Weglassen:

Der Komponist mit dem kleinsten Oeuvre der Musikgeschichte ist einer der einflussreichsten und meistzitierten: Erik Satie.

Vier der bedeutendsten Denker und Schriftsteller aller Zeiten sind die mit dem quantitativ geringsten Output: Emily Dickinson (600 Seiten), Franz Kafka (500 Seiten), Ludwig Wittgenstein (200 Seiten), Kurt Gödel (100 Seiten).

Und *Peanuts*, der erfolgreichste Comicstrip aller Zeiten, ist der, der mit der wenigsten Tusche auskam.

Peanuts ist berühmt für seine Redundanz. Die Serie, in der wie gesagt praktisch nichts passiert, lebt von einer Handvoll Running Gags, tausendfach durchdekliniert in allen erdenklichen Variationen: Charlie Brown, dessen Drachen immer im Baum landen und dessen Baseballmannschaft immer verliert. Lucy, die Charlie Brown immer den Football unter dem Fuß wegzieht und ihn als Psychiaterin berät. Snoopy, der auf dem Dach seiner Hundehütte liegt und philosophiert. Linus, der jedes Jahr zu Halloween auf die Ankunft des »Großen Kürbisses« wartet.

Das ist nichts anderes als ein Spiegel des autistischen Grundbedürfnisses nach Konstanz und Vorhersehbarkeit: Ein Autist tut immer die gleichen Dinge auf immer die gleiche Weise und immer in der gleichen Reihenfolge, trägt jahrzehntelang immer die gleiche Kleidung, befolgt jahrzehntelang (wie Charles Schulz) immer exakt den gleichen Tagesablauf – und hangelt sich fünfzig Jahre an den immer gleichen Running Gags entlang.

Das bekannteste unter den vielen autistischen Leitmotiven in *Peanuts* ist Ludwig van Beethoven: Schroeder spielt auf seinem Kinderklavier ausschließlich Beethoven-Stücke und zitiert Beethoven ständig als moralische Instanz. Beethoven ist allgegenwärtig, als Büste auf dem Klavier, als Bild an der Wand, als T-Shirt-Aufdruck, als versteckte Anspielung (Schroeder wohnt zum Beispiel in 1770 James Street, 1770 ist Beethovens Geburtsjahr). Und jedes Jahr am 16. Dezember wird Beethovens Geburtstag gefeiert.[595]

Aber warum ausgerechnet Beethoven? Kaum jemand könnte doch dem kindlichen US-Vorstadtkosmos der 1950er-Jahre zeitlich und thematisch ferner stehen? Schulz wurde schon zu Lebzeiten immer wieder gefragt, warum er sich ausgerechnet auf das Kuriosum Beethoven fokussierte, und meinte dann immer, »Beethoven« klinge eben lustiger als »Brahms« (den er musikalisch höher schätzte). Das mag sein, aber der wahre Grund liegt in Schulz' Autismus. Er hatte zwar keine Ahnung von Autismus, aber er spürte instinktiv das unsichtbare Band, die gemeinsame Hirnprogrammierung: »Dieser Beethoven ist genau wie ich.«

Und abgesehen vom Erz-Autisten Ludwig van Beethoven wimmelt *Peanuts* auch noch von anderen typisch autistischen Motiven:

Snoopy hat in seiner Hundehütte Vincent van Goghs *Sternennacht* an der Wand hängen – von allen Gemälden dieser Welt ausgerechnet eines von einem autistischen Maler. Und obendrein auch noch eines, das wie kein anderes die typisch autistische Fähigkeit zur Muster-Erkennung und typisch autistisches Hintergrundrauschen abbildet (S. 170–175). Darum integrierte Schulz auch so oft die Noten ins Bild, die Schroeder spielt: weil er als Muster- und Strukturen-fokussierter Autist die grafischen Effekte liebte, die dadurch entstanden.

Der kleine gelbe Vogel Woodstock bedient sich einer geheimnisvollen, aus senkrechten Strichen bestehenden Sprache, die nur Snoopy versteht – eine typisch autistische »Privatsprache«, man denkt an Thomas A. Edisons Morse-Geheimsprache mit seiner Frau (S. 152–153).

Alle Protagonisten in *Peanuts* tragen (genau wie Charles Schulz) über einen Zeitraum von fünf Jahrzehnten immer exakt dieselben Kleidungsstücke. Linus ist nie ohne seine »security blanket« zu sehen, was im Deutschen unzureichend mit »Schmusedecke« übersetzt wurde. Nur der Originalbegriff bringt das autistische Bedürfnis nach Konstanz und Sicherheit zum Ausdruck. Peppermint Patty trägt immer Sandalen oder Badelatschen, auch im Winter – eine typisch autistische Reaktion auf taktile Hypersensibilität: Viele Autisten tragen nie Socken (Albert Einstein), tragen auch in der Öffentlichkeit Hausschlappen, Sandalen, Badelatschen (Ludwig van Beethoven, Thomas Jefferson, Mark Zuckerberg), laufen immer barfuß, auch im Winter (Vincent van Gogh, Friedensreich Hundertwasser, Steve Jobs).

Patty versteht auch immer alles falsch, was für andere völlig klar ist, sowohl soziale Regeln als auch metaphorische Wendungen. So glaubt sie zum Beispiel, an einer Schule für »gifted children« (begabte Kinder) gäbe es für die Kinder Geschenke (gifts). Genau wie Charles Schulz, der damit auch immer Riesenprobleme hatte.

Patty schläft in der Schule ständig ein, weil sie unter Narkolepsie leidet – eine Störung, die im Zusammenhang mit Autismus auftreten kann.[596]

Marcie spricht Patty ausschließlich mit »Sie« und mit »Sir« an – typisch für Autisten, die kein Verständnis für soziale Konventionen haben. Hans Christian Andersen wurde von seinem Großvater mit »Sie« angeredet, Ludwig Wittgenstein redete seine Mitschüler mit »Sie« an.

Pig Pen ist extrem schmutzig, immer von einer Staubwolke umgeben, wird als »Dreckmagnet« bezeichnet – typisch autistisches Desinteresse an der eigenen Außenwirkung, oft einhergehend mit Vernachlässigung der Körperhygiene.

Franklin und Linus interessieren sich für das Alte Testament und zitieren häufig daraus – typisch autistisches Interesse für ein kurioses Spezialgebiet und typisch autistische Angewohnheit, Passagen aus Lieblingstexten zu zitieren.

Das sind zu viele Autismus-Symptome und vor allem zu spezifische, um als Zufall durchzugehen. Nur ein selbst Betroffener kann das Phänomen Autismus so umfassend und so treffsicher abbilden.

Und auch im echten Leben, außerhalb seines Comicstrips, verkörperte Charles Schulz den Typus des Autisten in geradezu lehrbuchmäßiger Perfektion: Er war schüchtern, leise und unsichtbar, ging allen aus dem Weg, vermied jede Art von Blick- und Körperkontakt, selbst zu seinen eigenen Kindern. Er hasste Reisen, war berüchtigt dafür, alle zugesagten Interviews, Vorträge, Preisverleihungen in letzter Sekunde abzusagen, schickte seine Frau und seine Kinder immer alleine in den Urlaub. Er verließ seinen Zeichentisch fünfzig Jahre lang nur unter massivstem Druck und verbrachte den größten Teil seines Lebens in seinem autistischen Paralleluniversum: »Wenn Leute über die Fünfziger oder die Sechziger oder die Siebziger Jahre reden, dann weiß ich immer gar nicht, was die meinen. Ich habe in meinem Haus gelebt und nichts von all dem mitbekommen.«[597] Und zum Thema Publikumsresonanz und Leserbindung (355 Millionen täglich!) meinte er in seinem autistischen *L'art pour l'art*-Denken nur: »Ich zeichne meinen Comicstrip ausschließlich für mich selbst, und ganz bestimmt nicht, um den Lesern eine Freude zu machen – diese Vorstellung ist doch total absurd.«[598]

DIE BERÜHMTESTE ZUNGE DER WELT

Einstein albert

Princeton, New Jersey
14. März 1951

Am 14. März 1951, die *Peanuts* erscheinen schon in mehreren Dutzend Tageszeitungen, wird Albert Einstein 72 Jahre alt. Der Entdecker der Relativitätstheorie, 1932 aus Hitler-Deutschland geflohen, wirkt seit 1933 am *Institute for Advanced Study* in Princeton, wo man an diesem Abend ihm zu Ehren eine Geburtstagsfeier ausrichtet.

Als er und seine Begleiter aufbrechen, lauern draußen die Paparazzi. Einstein kennt das schon: Seit über dreißig Jahren kann er keinen Fuß vor die Tür setzen, ohne Mikrofone und Kameras ins Gesicht zu bekommen. Er ist der berühmteste Physiker der Welt, der berühmteste Jude der Welt, der berühmteste Pazifist der Welt, gilt als Jahrhundertgenie und moralische Instanz.

Einstein ist müde von dem langen Tag, und den Medienrummel um seine Person hasst er sowieso; »Lichtaffen« und »natürliche Feinde« nennt er die Fotografen und Reporter. Er will einfach nur nach Hause und seine Ruhe haben. Das kann er aber nicht, denn er sitzt auf der Rückbank einer Limousine, eingeklemmt zwischen dem ehemaligen Direktor des Instituts, Frank Aydelotte, und dessen Frau Marie.

Immer mehr Reporter drängen sich vor das Autofenster, um ein Bonmot oder ein Foto zu erhaschen, und vielleicht ist das Blitzlichtgewitter der Tropfen, der das Fass zum Überlaufen bringt: Einstein, ansonsten ein Musterbeispiel an Coolness, verliert die Beherrschung und streckt seinen Verfolgern die Zunge heraus. Nur einer der Fotografen drückt geistesgegenwärtig im richtigen Moment auf den Auslöser, und das Zungenbild ist im Kasten.

Dass dieses Bild massenhaft verbreitet wurde und Weltruhm erlangte, war zunächst gar nicht dem Fotografen und seiner Agentur zu verdanken, die juristische Konsequenzen fürchteten und lange debattierten, ob ein solches Foto überhaupt gedruckt werden darf. Es war

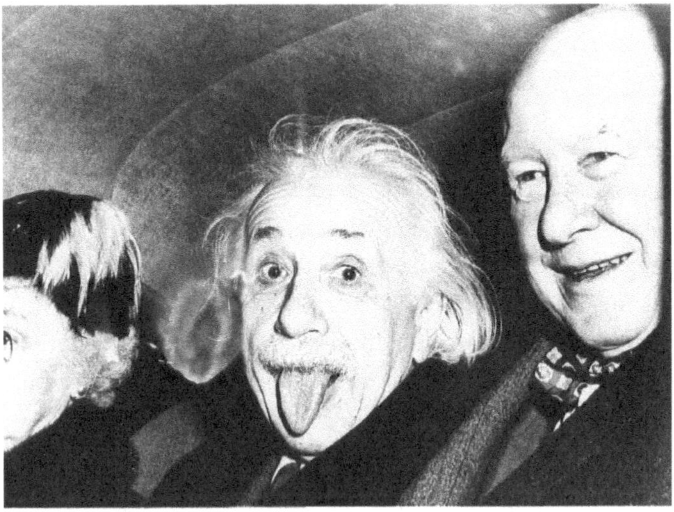

Abbildung 26: Das berühmte Zungenbild von Albert Einstein

Einstein selbst, der das Bild in Umlauf brachte. Dem nonkonformistischen Kindskopf gefiel die Aufnahme, er bestellte einen Abzug, schnitt sein Gesicht heraus, ließ diesen Ausschnitt vergrößern und vervielfältigen, und verschickte sein Konterfei mit der herausgestreckten Zunge an Freunde, Bekannte und Kollegen, verbunden mit Grüßen und humorigen Bemerkungen: »Die ausgestreckte Zunge gibt meine politischen Anschauungen wieder.« Eine Pop-Ikone war geboren, Einsteins ultimatives Markenzeichen, millionenfach reproduziert auf Postern, T-Shirts und Grußkarten.

Aber warum genau streckte Einstein den Fotografen und Reportern die Zunge heraus?

Eine Ursache, die nichts mit Autismus zu tun hat: Als Pazifist, Jude und Nonkonformist stand Einstein, wie so viele andere Künstler und Intellektuelle der McCarthy-Ära, auf der Abschussliste des FBI. Die antikommunistischen Hexenjäger hörten sein Telefon ab, sahen seine Post durch, legten ein 1800 Seiten starkes Dossier an, beantragten die Ausbürgerung des »extremen Radikalen«. Ausgerechnet Einstein, der sich, den Klauen der Nazis entkommen, wie kein anderer für Frieden und Völkerverständigung einsetzte, wurde als subversiver Agent des Kommunismus bespitzelt und verleumdet. Seine Nerven lagen blank.

Drei Ursachen, die mit Einsteins Autismus zu tun haben:

Einstein musste an diesem Abend – auf einem der Fotos, die Sekunden vor dem Zungenbild entstanden, ist es zu sehen – ein gestärktes Hemd und eine Krawatte tragen, ein Riesenstress für den sensorisch hypersensiblen Autisten. Und sollte er an diesem Abend womöglich auch noch gezwungen gewesen sein, Socken zu tragen – für ihn die Vorstufe zur Hölle –, war die Grenze des Erträglichen überschritten.

Einstein war ein notorischer Einzelgänger. »Er hasste nichts mehr, als im Zentrum der Aufmerksamkeit zu stehen«, erinnert sich ein Bekannter, »und war seine Anwesenheit bei einer Veranstaltung unvermeidbar, verglich er das mit der Raubtierfütterung im Zoo.«[599] War er privat zum Essen eingeladen und entdeckte an der Garderobe mehr als fünf Mäntel, machte er auf der Stelle kehrt und verließ das Haus.[600] Nachvollziehbar, dass der autistische Eremit, von Reportern und Fotografen massiv bedrängt, die Beherrschung verlor.

Einstein hatte als Mensch mit Autismus keinerlei Interesse an gesellschaftlichen Konventionen und an seiner eigenen Außenwirkung. Warum sollte man einen Nobelpreis-Vortrag (1922) nicht in einem zerschlissenen, aber sehr bequemen Smoking halten? Warum sollte man bei einem Empfang im Weißen Haus (1934) Socken tragen? Warum sollte man bei Vorlesungen und Vorträgen keine Sandalen, sackartigen Hosen und Schlabberpullover tragen? Und warum sollte man einer übergriffigen Pressemeute nicht die Zunge herausstrecken? Die sind doch selbst schuld.

Autisten staunen immer, wenn sie hören, wie viele Menschen sich einsam fühlen, denn Autisten werden – aus ihrer Sicht – zeitlebens von Kontaktwünschen geradezu überschwemmt. Einstein selbst wunderte sich: »Woher kommt es, dass mich niemand versteht und jeder mag?«[601] Das ist ein unter Autisten weitverbreitetes Dilemma, an dem sie auch noch selbst schuld sind. Sie sind ruhig, friedfertig, lieb, nett, unaggressiv, sind nie beleidigt, hören geduldig zu und erzählen nie von ihren eigenen Problemen. In der Gegenwart eines Autisten kann man seinen Verteidigungsmodus ausschalten. Resultat: Alle mögen die Autisten, alle finden sie sympathisch, alle suchen ihre Nähe. Obwohl ihnen selbst nichts unangenehmer ist als Nähe und Sozialkontakte.

Aber was wäre die Alternative? Mit voller Absicht unhöflich sein? Wie Hermann Hesse ein Schild an den Gartenzaun hängen: »Besucher, die weder eingeladen noch angemeldet sind, werden ersucht, wieder umzukehren.«? Dann blieben die Feinsinnigen weg, und die Rücksichtslosen kämen trotzdem.

Jean-Jacques Rousseau zog sich auf der Flucht vor Sozialkontakten in eine abgelegene Einsiedelei zurück, aber die Schlacht war nicht zu gewinnen: »Die Entfernung zwischen Paris und mir hinderte nicht, daß mich täglich Scharen von Müßiggängern überliefen, die nicht wußten, was sie mit ihrer Zeit anfangen sollten.«[602]

Rainer Maria Rilkes größter Wunsch war es, »still und ungefunden zu bleiben«, ebenfalls ohne Erfolg: »Ganz gleich, wie sehr ich versuche, mich zu verbergen, die Menschen finden mich; gefunden, werde ich verschlungen wie ein warmes Brioche.«[603]

Einstein verbarrikadierte sich in seinem Arbeitszimmer, das er nur unter dem massiven Druck seiner Frau verließ. Er gab sogar zu, dass er seine berüchtigte Verschlamptheit ganz bewusst als Schutzschild gegen Sozialkontakte einsetzte: »Ich aber bewahre mir meine Indolenz [Schmerzlosigkeit, Gleichgültigkeit gegenüber dem eigenen Äußeren], die schon den Vorteil hat, dass mich mancher ›Fatzke‹ in Ruhe lässt, der mich sonst aufsuchen würde.«[604]

Bob Dylans Freundin zu diesem Thema: »Er war immer sehr paranoid. Ich erinnere mich, dass beim bloßen Gedanken an einen Spaziergang sein Knie zu zucken begann. Er hat sich dann gefragt, wer ihm wohl über den Weg laufen würde.«[605]

Wie alle Autisten Emily Dickinson beneiden! Mit 20 zog sie sich in ihr Zimmer zurück und blieb dort 36 Jahre bis zu ihrem Tod. Wenn jemand etwas von ihr wollte, durfte er sich kurz mit ihr durch die geschlossene Tür unterhalten – aber nur, wenn sie einen kommunikativen Tag hatte.

Was immer Einstein auch unternahm, um sich die Menschen vom Leib zu halten, er hatte keine Chance. Ob er nun wie ein Obdachloser herumlief, ob er bei ihm zu Ehren veranstalteten Empfängen einfach aufstand und nach Hause ging, oder ob er anderen die Zunge herausstreckte – alle liebten das kauzige Original.

»NICHTS IST MIR SO UNÄHNLICH WIE ICH SELBST.«

Die talentierte Miss Highsmith

New York
30. November 1955

Im November 1955 erscheint Patricia Highsmiths bis heute bekanntestes Buch: *The Talented Mr. Ripley* (auf Deutsch zunächst unter dem Titel *Nur die Sonne war Zeuge*, später unter *Der talentierte Mr. Ripley* veröffentlicht).

Tom Ripley ist ein Gelegenheitsgauner, der einen reichen Erben tötet, um dessen Identität anzunehmen und aus dem Vermögen des Ermordeten seinen ausschweifenden Lebensstil zu finanzieren. Der Plan gelingt, weil Ripley den Kunstgriff beherrscht, sich niemals auf ein einziges Ich festzulegen. Der charmante Psychopath kann jede Verkleidung, jeden Charakter, jede Stimme annehmen, um die von ihm Ermordeten und Betrogenen perfekt zu verkörpern.

Hierin ist Tom Ripley, Patricia Highsmiths Lieblingsfigur und *Alter Ego*, der genaue Spiegel seiner Schöpferin:

- Biologisch war sie eine Frau, kleidete und benahm sich aber wie ein Mann.
- Sie ging Menschen aus dem Weg, hatte aber Dutzende von Liebesaffären.
- Sie hatte Affären sowohl mit Männern als auch (deutlich mehr) mit Frauen.
- Sie war bezaubernd und unausstehlich, sanft und brutal.
- Sie war extrem sensibel, erdachte aber die grausamsten Mordmethoden und war gefürchtet für ihre Rücksichtslosigkeit.
- Sie hetzte gegen Juden, hatte aber viele jüdische Liebhaber und eine Schlüsselposition in der jüdischen Presse.
- Sie zeichnete mit der linken und schrieb mit der rechten Hand.
- Tagsüber schrieb sie Texte für Comic-Hefte, nachts Romane.
- Obwohl Englisch ihre Muttersprache war, verfasste sie ihre Tagebucheinträge in Deutsch, Französisch, Spanisch und Italienisch.

Patricia Highsmith war ein einziger Widerspruch in sich, niemand wusste sie richtig einzuordnen. Eine Freundin: »Mit jedem Menschen, den sie kannte, war sie immer eine andere Pat.« Die Schriftstellerin selbst: »Es gibt einen eklatanten Unterschied zwischen meinem Inneren, das mein wahres Ich ist, und seinen verschiedenen Erscheinungsformen in der Außenwelt.«[606]

Alle Menschen mit Autismus schreiben in ihren Autobiografien, dass sie gar nicht mehr richtig wissen, wer sie eigentlich sind. Weil sie nie authentisch sein dürfen, weil sie ständig schauspielern müssen, weil sie andauernd von einer Rolle in die andere wechseln, je nachdem, was gerade von ihnen erwartet wird. Durch die ständige Schauspielerei und Anpassung werden sie zu einer bizarren Kombination aus Gegensätzen, die einander eigentlich ausschließen. Darum ist kaum jemand in der Lage, einen Autisten richtig einzuordnen, am allerwenigsten er selbst. Auf Englisch nennt man das *identity diffusion*.

Jonathan Swifts Patensohn erinnert sich: »Er zeigte sich der Welt unter einer Maske, die er nur in der Gesellschaft engster Freunde abnahm.« Swift schlüpfte ständig in verschiedene Identitäten, verkleidete sich als Stallbursche, Kellner, Schuster, Pfarrer, publizierte unter mindestens acht verschiedenen Pseudonymen, jemand nannte ihn »my hieroglyphic friend«.[607]

Jean-Jacques Rousseau schreibt selbstanalytisch: »Nichts ist mir so unähnlich wie ich selbst. Manchmal bin ich ein harter und wilder Menschenverächter, dann wieder gerate ich mitten im Zauber der Gesellschaft … in Ekstase. Manchmal bin ich streng und devot, doch bald bin ich wieder ein freizügiger Libertin. Ein Proteus, ein Chamäleon, eine Frau sind weniger wechselhaft als ich.«[608]

Ein ratloser Biograf schreibt über Kaiserin Elisabeth von Österreich: »So zeigt sich in Elisabeth ein Charakter voller faszinierender Widersprüche: rastlos und verträumt, leidenschaftlich und ermüdet, selbstquälerisch und rücksichtslos, pflichtvergessen und überbeschäftigt, gebildet und unklug, himmelhoch jauchzend und zu Tode betrübt, empfindsam und verletzend, liebevoll und abweisend, nervös und launenhaft, hochherzig und kleinlich, emanzipiert und frustriert, erregbar und gequält, angehimmelt und unbeliebt, hochgelobt und kritisiert, angestarrt und übersehen.«[609]

Vincent van Goghs Bruder Theo, der ihn kannte wie kein Zweiter: »Es ist geradezu, als ob zwei verschiedene Menschen in ihm steckten, der eine unglaublich begabt, sanft und sensibel, der andere egoistisch und gefühlskalt. Die beiden treten immer abwechselnd in Erscheinung, erst der eine auf seine charakteristische Art, und dann wieder der andere als das genaue Gegenteil. Auf diese Weise ist er sein eigener Feind, und das ist ein Jammer, weil er damit anderen und sich selbst das Leben schwer macht.«[610]

Auch Alfred Hitchcock war ein Hort der widersprüchlichsten Charakterzüge:

- bürgerlicher Gentleman und Chronist extremster Gefühlslagen,
- introvertierter Autist und Publicity-Genie,
- düsterer Einzelgänger und unterhaltsamer Charmeur,
- empfindsamer Romantiker und harter Manipulateur,
- sensibler Künstler und rücksichtsloser Großunternehmer,
- braver Familienvater und obsessiver Blondinen-Stalker,
- sittenstrenger Katholik, besessen von Vergewaltigungsszenen,
- privat die Sanftheit in Person, als Drehbuchautor und Regisseur eiskalter Sadist,
- hyperkorrekt in der Öffentlichkeit, mit einem privaten Hang zu obszönen Witzen und sadistischen Scherzen.[611]

Kein Wunder, dass früher viele Autisten als schizophren diagnostiziert wurden, also »mit gespaltenem Bewusstsein«, von griechisch *schizein* (›zerspalten‹) und *phren* (›Geist‹, ›Seele‹).[612]

Auch wer hier an *Zelig* denkt, liegt richtig. Die Hauptperson dieses Films aus dem Jahr 1983 ist ein gesichtsloser Niemand ohne eigene Identität, der sich chamäleonartig seiner jeweiligen Umwelt anpasst. Ins Krankenhaus eingeliefert wird er selbst zum Psychiater, in der Nähe von Gangstern wird er zum Gangster, unter Juden zu einem Juden, unter Nazis zu einem Nazi: »Es ist sicher«, lautet sein Credo, »so wie die anderen zu sein.« Dieser soziale Konformitätsdruck führt erst zu einer physiognomischen Anpassung und dann zur psychischen Deformation. Auf so eine verrückte Idee kann nur ein selbst von Autismus Betroffener kommen, nämlich Drehbuchautor, Regisseur und Hauptdarsteller Woody Allen.

Ganz schlimm erwischte es Hans Christian Andersen. Frustriert und verunsichert vom negativen Feedback auf sein autistisches Verhalten wurde er völlig konfus. Alle paar Jahre schrieb er eine neue Autobiografie, als könne er sich mit sich selbst nicht auf eine endgültige Version einigen. Diese Autobiografien bestehen zu einem großen Teil aus geradezu tragikomischen Schilderungen seiner Versuche, sich an Einzelpersonen oder Familien anzudocken, sich so gut wie möglich einzufügen und die anderen zu imitieren, um nicht negativ aufzufallen. Diese ständige Schauspielerei war, so eine Biografin, »der Beginn eines Prozesses psychischer Selbstbeschädigung, eines Lebens, in dem er immer nur schauspielerte, bis er am Ende überhaupt nicht mehr wusste, wer er eigentlich war.«[613] Andersen selbst: »Wie ich glaube, habe ich vom Charakter fast aller meiner Bekannten einen Begriff, und sogar einen ziemlich klaren; dagegen ist mir mein eigener ganz unerklärlich.«[614]

Aus diesen Gründen bezeichnen sich sozialschauspielernde Autisten als »dressierte Äffchen« oder als »lächelnde Roboter«.[615] Vor allem der zweite Vergleich könnte zutreffender nicht sein: Autisten wirken genau wie der Android Data aus *Star Trek*, der immer versucht, das Verhalten seiner menschlichen Kollegen zu imitieren: Er legt den Kopf schief, runzelt die Stirn, lächelt gezwungen, nimmt eine betont lässige Haltung ein, versucht sich an Witzen, plappert Small-Talk-Fetzen nach. Das wirkt dann immer peinlich und deplatziert, wie eine schlecht gespielte Theaterrolle. Bei normalen Menschen wirken soziale Signale normalerweise flüssig und natürlich, aber von einem Autisten dargeboten werden sie zur Karikatur. Darum ist die Figur des Data (ebenso wie davor Mister Spock und danach Seven of Nine) für viele Autisten geradezu ein Idol. Und darum stammt auch der klassische Kanon aller Roboter-Geschichten aus der Feder eines Asperger-Autisten: *I, Robot* von Isaac Asimov.

UNANGENEHM BERÜHRT

Glenn Gould und die Schulterklopf-Attacke

New York, West 57th Street, Geschäftsräume von Steinway & Sons
8. Dezember 1959

Wären Glenn Gould und William Hupfer am 8. Dezember 1959 beide einfach im Bett geblieben, dann hätten sie sich eine Menge Ärger erspart.

Glenn Gould: 27 Jahre, musikalisches Wunderkind, Star-Pianist.

William Hupfer: 60 Jahre, Cheftechniker bei Steinway & Sons, zuständig für das Stimmen und Reparieren von Flügeln.

Gould, aus seiner Heimatstadt Toronto angereist, ist zu Gast in der Steinway Hall, der Zentrale des Konzertflügel-Herstellers in Manhattan. Dort trifft er sich mit Frederick Steinway und dessen Assistenten. Nach einer Weile kommt Hupfer hinzu.

Was dann geschah, lässt sich in einem internen Dossier der Firma Steinway nachlesen: »Hupfer betrat das Büro … und als er Gould begrüßte, legte er ihm die Hand auf die Schulter. Alle drei Steinway-Mitarbeiter betonen nachdrücklich, dass dies kein ›Schlag auf den Rücken‹ gewesen sei und dass Hupfer keinerlei Druck auf Goulds Rücken oder Schulter ausgeübt habe. Gould jedoch zuckte bei der körperlichen Berührung zusammen und beschwerte sich bei Hupfer wegen der Berührung. Hupfer entschuldigte sich. Es gab keinerlei Beweis für eine Verletzung oder sonstige Unfallfolge im üblichen Sinn des Wortes. Obwohl Gould ein wenig beleidigt war, blieb er in den Geschäftsräumen …«

Einige Wochen nach dem Treffen begann Gould zu behaupten, Hupfer habe seine linke Schulter verletzt. Er klagte über Muskelkrämpfe, Schmerzen, Koordinationsschwierigkeiten, konsultierte fünf Spezialisten, ließ sich neun Monate lang zweimal täglich von einem Chiropraktiker behandeln und sagte fast alle Konzerte ab. Er vergrub sich mit eingegipstem Oberkörper sechs Wochen in einem Hotel, trug den Arm monatelang in einer Schlinge, übte nur noch mit einer Halskrause, forderte schließlich von Steinway Schadensersatz in Höhe von 300.000 Dollar und bekam dort Hausverbot.

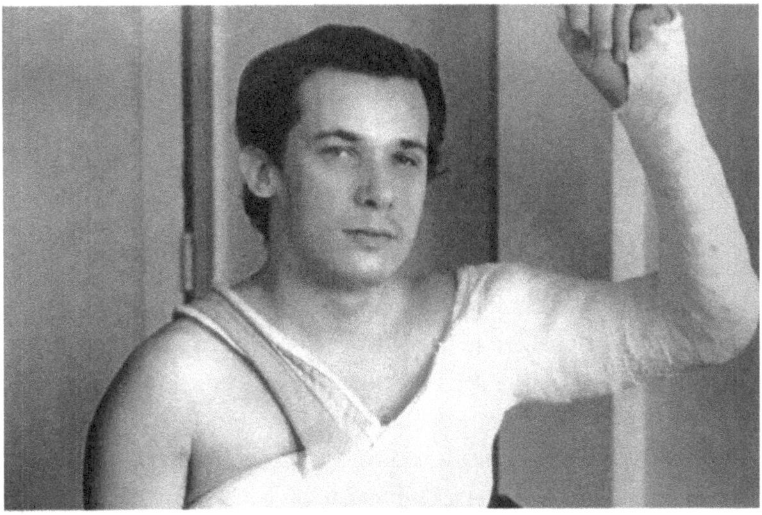

Abbildung 27: Das kann passieren, wenn man einen hypersensiblen und Nähe fürchtenden Autisten leicht an der Schulter berührt. Glenn Gould im April/Mai 1960

Nach zwei Jahren endete die Posse mit einer außergerichtlichen Einigung. Steinway ersetzte Gould die entstandenen Arztkosten in Höhe von 9372,35 Dollar und verteilte ein Memo an alle Mitarbeiter: »Es ist von entscheidender Bedeutung, dass es mit diesem Künstler weder zu Händeschütteln noch zu sonstigem körperlichen Kontakt jedweder Art kommt – ganz gleich unter welchen Umständen. Die Gründe dafür liegen auf der Hand.«

William Hupfer fasste später zusammen: »Ich habe ihn nicht geschlagen. Niemals. Aber glauben Sie mir, jetzt würde ich ihm gerne eine schmieren, dafür, dass er so eine miese Ratte war.«

Und so schlimm, wie Gould immer behauptete, kann die Verletzung rein physisch nicht gewesen sein. Er gab während der ganzen Zeit immer wieder Konzerte, bei denen von einer Behinderung wundersamerweise nicht das Geringste zu bemerken war, und auch die Ärzte konnten nie eine konkrete Verletzung finden.[616]

Denn die Verletzung war psychischer Natur.

Glenn Gould hatte als Asperger-Autist[617] panische Angst vor körperlicher Nähe und vor Berührungen. Wer sich einem Autisten auf weniger als einen Meter nähert, betritt militärisches Sperrgebiet. Einen

Autisten berühren darf nur ein Arzt oder eine Sexualpartnerin; alle anderen Menschen sollten für physischen Kontakt sehr gute Gründe und eine ausdrückliche Erlaubnis haben.[618]

Für Autisten ist es darum genauso normal, einen Schritt zurückzutreten, wenn jemand auf sie zukommt, wie vor einer heißen Herdplatte zurückzuzucken. Bis um 1980 war das kein großes Problem, denn bis dahin war es noch üblich, sich zur Begrüßung aus einem Sicherheitsabstand von einem Meter kurz die Hand zu geben. Dann wurden die Sitten immer emotionaler und übergriffiger. Bestes Beispiel für diese Verwilderung ist der Unfug des Umarmens und Auf-die-Wange-Küssens. Für Autisten ist das Horror. Der bloße Gedanke an Umarmungsabsichten löst bei ihnen Fluchtreflexe aus. So, wie es im gesellschaftlichen Umgang einen Riesenunterschied macht, ob man sich mit Du oder Sie anredet, drückt Umarmtwerden für Autisten den allerhöchsten Grad von Vertrautheit aus, den sie nur sehr wenigen Personen gewähren.

Und dann kam Corona: Dank der Pandemie verhielten sich zum ersten Mal seit Jahrzehnten alle Menschen so, wie die Autisten es sich immer als Standard gewünscht hätten. Man bleibt zu Hause, geht sich aus dem Weg, Sicherheitsabstand zwei Meter, Händeschütteln und Umarmungen sind tabu. Es ist tragisch, dass es erst einer Pandemie-Katastrophe bedurfte, um autistische Lebensstrategien hervorzulocken, die von nun an noch negativer konnotiert sein werden.

Diese Berührungsängste nehmen oft groteske Formen an. So spricht Jonathan Swift durch sein *Alter Ego* Gulliver: »Sowie ich ins Haus trat, nahm mich meine Frau in die Arme und küsste mich; und da ich so viele Jahre hindurch nicht mehr an die Berührung mit diesem widerlichen Wesen gewöhnt gewesen war, fiel ich auf fast eine Stunde in Ohnmacht.«

Ein Freund über Henry David Thoreau: »Wenn man ihn am Arm fassen will, könnte man ebenso versuchen, den Ast einer Ulme zu greifen.«[619]

Patricia Highsmith trat, wenn jemand sie berühren oder begrüßen wollte, immer einen Schritt zurück und ließ zur Begrüßung ausgestreckte Hände unbeachtet in der Luft hängen. Eine Vertraute: »Sie signalisierte mit ihrer ganzen Haltung: Komm mir nicht zu nahe.« Eine andere: »Wenn man sie umarmte, war es, als ob man ein Brett hielt.«[620]

Eine Verwandte von Charles Schulz: »Es war echt harte Arbeit, ihn zu umarmen. Als würde man einen Baum umarmen. Er stand stocksteif da.« Seine Tochter: »Das Umarmen habe ich in anderen Familien gelernt.«[621]

Eine andere Autistin, die überhaupt nicht verstehen kann, warum eine Umarmung Trost spenden sollte: »Da geht es einem schon schlecht und dann wird man auch noch umarmt!«[622]

Eine andere Betroffene berichtet sogar, dass sie ihr Baby nach drei Tagen abstillen musste, weil sie die Nähe nicht ertrug.[623] Und wenn eine Autistin schon die Nähe ihres eigenen Säuglings nicht erträgt, dann mag man sich vorstellen, wie es ist, wenn ein *fremder* Mensch sie in die Arme schließen will.

Die Zahl autistischer Sozialkontakte schrumpft durch diese ständigen Offensiven im Laufe der Zeit von »sehr wenig« auf »null«. Was machen wohl südeuropäische, nahöstliche, lateinamerikanische Autisten, denen ihre Mitmenschen noch viel vehementer auf den Leib rücken?[624]

Glenn Gould hielt nach der Schulterklopf-Attacke immer stundenlang seine Kaffeetasse umklammert, um ja niemandem die Hand geben zu müssen. Außerdem überreichte er jedem, der ihm die Hand schütteln wollte, ein gedrucktes Kärtchen, auf dem genau erklärt wurde, dass das wegen seiner empfindlichen Pianistenfinger leider nicht infrage kam: »Seien Sie versichert, dass ich nicht unhöflich sein will. Mein Ziel ist einfach nur, jedes Verletzungsrisiko auszuschließen.«[625]

YOUR COOPERATION WILL BE APPRECIATED .....

A pianist's hands are sometimes injured in ways which cannot be predicted. Needless to say, this could be quite serious.

Therefore - I will very much appreciate it if handshaking can be avoided. This will eliminate embarrassment all around. Rest assured that there is no intent to be discourteous - the aim is simply to prevent any possibility of injury.

Thank you.

GLENN GOULD

Abbildung 28: Glenn Goulds »No handshaking«-Karte

ALS BABY HABE ICH VIELLEICHT WAS ERLEBT

Wie aus Alfred Hitchcock wurde

Belgrad, Universität
Mai 1964

Den Mai und Juni 1964 verbringen Alfred Hitchcock und seine Frau Alma in Europa. In einer Kombination aus Urlaub und Abschiedstournee besuchen sie Hitchcocks Heimatstadt London sowie Stationen in Frankreich, Monaco, Deutschland, Österreich, Italien und Jugoslawien. Überall nutzt Hitchcock die Gelegenheit, um alte Weggefährten zu treffen, an zu seinen Ehren veranstalteten Special Events teilzunehmen und Interviews zu geben.

Im Mai folgen die Hitchcocks einer Einladung von Filmstudenten der Universität Belgrad. Der Meister hat seinen persönlichen Lieblingsfilm *Shadow of a Doubt* aus dem Jahr 1943 mitgebracht und stellt sich den Fragen des Publikums. Einer der Organisatoren, Vlada Petrić – damals noch Filmkritiker und Redakteur beim Belgrader Fernsehen, später Professor für Filmgeschichte an der Harvard University –, interviewt den *Master of Suspense*:

Petrić: »Sie sind fasziniert von Verbrechen und Spannung, sie befassen sich viel mit den Ängsten der Menschen. Woher kommt Ihr Interesse für diese Themen?«

Hitchcock: »Das ist eine interessante Frage. Ich habe das noch nie jemandem erzählt, aber ich kann mich genau erinnern. Es passierte, als ich in meiner Wiege lag: Ich lag da, noch zu klein, um mich zu bewegen, und über mir war das riesige Gesicht einer meiner Tanten. Sie beugte sich über meine Wiege, ihr Gesicht kam immer näher und näher, wurde immer größer und größer. Plötzlich gab dieses Gesicht grauenhafte Geräusche von sich: ›B-bibble, b-bibble, b-bibble‹, wobei sie mit dem Finger über ihre Lippen wackelte.«

Petrić bemerkte später: »Diese Antwort sollte ich nie vergessen. Von da an fiel mir in seinen Filmen immer auf, dass er ganz gezielt Nahaufnahmen von Gesichtern einsetzte, um einen Effekt von Horror zu erzeugen. Einige der unvergesslichsten Schlüsselbilder in Hitchcock-Filmen sind Nahaufnahmen von Gesichtern, die intensive Emotionen hervorrufen. Jedes Mal, wenn ich einen dieser Horror-close-ups sehe, muss ich an diesen Abend in Belgrad zurückdenken und an das Bild des riesigen Gesichts, das in Baby Alfreds Wiege glotzte.«[626]

Eines von Hitchcocks wichtigsten Stilmitteln basiert auf Erinnerungen an sein erstes oder zweites Lebensjahr!

Erinnerungen an Details aus der frühesten Kindheit gehören zu den typischen Symptomen des Asperger-Autismus.[627] Die meisten Autobiografien von Betroffenen beginnen mit dem zweiten oder spätestens mit dem dritten Lebensjahr, und auch viele bekannte Persönlichkeiten auf dem Autismus-Spektrum waren berühmt für ihr Gedächtnis, das bis in die früheste Kindheit zurückreichte.

Profi-Einsiedler und Naturforscher Henry David Thoreau verblüffte andere immer mit Anekdoten und Beobachtungen aus seinen ersten Lebensjahren: »An dieser Stelle hat Mrs. X immer die Gänse über die Straße getrieben …«, »An dieser Stelle hat mich beinahe eine Kuh aufgespießt …« – alles von seiner Mutter bestätigt: »Da war er acht Monate alt.«[628]

Auch Marie Curie war berühmt für ihr lückenloses Gedächtnis. Noch im Alter erzählte sie ihren Töchtern und Biografen von ihren Erlebnissen als Zwei- und Dreijährige.

Vladimir Nabokov zehrte sein Leben lang vom Reichtum seiner Kindheitserinnerungen. Einen Tag im August 1903 (er war vier Jahre und drei Monate) beschreibt er zum Beispiel so: »In diesem Augenblick wurde mir deutlich bewusst, dass das siebenundzwanzigjährige Wesen in weichem Weiß und Rosa, das meine linke Hand hielt, meine Mutter war, und das dreiunddreißigjährige in hartem Weiß und Gold, das meine Rechte hielt, mein Vater. Zwischen ihnen, die gleichmäßig ausschritten, stolzierte ich, trippelte und stolzierte von Sonnenfleck zu Sonnenfleck in der Mitte eines Weges, den ich … als eine Allee ornamentaler junger Eichen … identifiziere … Jetzt aber kam die Kleidung meines Vaters, die prächtige Garde-Kavallerie-Uniform mit der glatten goldenen Wölbung ihres Harnischs, der ihm auf Brust und Rücken flammte, wie die Sonne zum Vorschein.«[629] Noch dreißig, fünfzig, siebzig Jahre später schöpfte Nabokov aus dem unversiegbaren Quell seines

Kindheitsparadieses und schilderte diese lebendigen Eindrücke in seinen Büchern: Farben, Klänge, Gerüche, Gebäude, Möbel, Spielzeug.

Auch Autor und Illustrator Janosch erinnert sich bis ins Detail an alles, was er je erlebt hat – für ihn leider auch ein Fluch, weil seine ersten dreizehn Lebensjahre ein Martyrium waren.[630]

Wir alle haben schon einmal die Erfahrung gemacht: Ein zufälliger Auslöser (ein Geruch zum Beispiel) fördert ein jahrzehntelang verschüttetes Ereignis an die Oberfläche, Bilder und Gedanken steigen auf, ganze Szenen strömen durch unseren Kopf, werden noch einmal erlebt, so klar und deutlich, als sei es gestern gewesen. All das war also nicht vergessen, sondern die ganze Zeit vorhanden, nur versteckt in einer abgelegenen Rumpelkammer unseres Gehirns.[631]

Im Unterschied zu normalen Gehirnen, deren verschüttete Erinnerungen nur hin und wieder vom Geräusch oder Geruch oder Anblick eines zufälligen Auslösers aktiviert werden, sind autistische Gehirne aus unbekannten Gründen immerzu bis in die hintersten Winkel ausgeleuchtet.

Den faszinierendsten Einblick in früheste Kindheitserinnerungen verdanken wir dem Asperger-Autisten Peter Schmidt (geb. 1966). In seiner Autobiografie *Der Junge vom Saturn* (2013) schildert er bis ins Detail seine Eindrücke von der Zeit im Körper seiner Mutter und bei seiner Geburt: »Und ich nehme ein grisseliges Schlierenspiel wahr. Und es sind so komische Vibrationen da. Wie fernes Gegrummel von Musik … Derweil wandern die Schlieren an mir vorüber … Irgendwie bin ich immer enger eingepellt, und ich will irgendwie weg … Es dutummt immer öfter und angstet immer mehr. Die Umpellung erdrückt mich fast … Die Vibrationen kommen ganz unmerklich tief dröhnend und auf einmal ganz schnell näher und näher, ganz bedrohlich spürbar … Dann zerhackt sich das bisher stets fließende Schlierenspiel selbst in schneidend blitzige Zuckungen, die mich wahnsinnen … Schlagartig ist der schier unermessliche Druck weg … Stattdessen feinnadelt es. Von allen Seiten fühle ich mich geprickelt und gepiesackt … Ich bin da und habe immer noch panische Erstickungsängste … Ich spucke und wäähe los … Ich sehe, aber ich sehe doch nichts. Dann angsten mich starre, ganz grelle, gelbe, gerade Linien, die schwertstechend das Dunkel des Raums durchbrechen … Dahinter dichtdrücken oft weiße wedelnde Wesen. Manchmal kommen diese weißen Wesen auch von oben angstend rüber … Dann höhle ich mich in mein Wattewischelwuselweichweiß, um bald weg zu sein … Ich fühle mich den mich umgebenden riesigen Weißkittelwesen hilflos ausgeliefert. Die kommen aus einem fernen kleinen Schatten, sind erst verschwommen, wachsen immer schneller, bis sie ganz riesig vor mir sind … Irgendwann begreife ich die starren grellen Schlieren als meine Außenwelt … Und es weißgrellt überall.«[632]

Solche frühen Kindheitserinnerungen von Autisten sind viel mehr als kuriose Anekdoten. Sie öffnen Türen zu verborgenen Welten. Da die Erinnerungen »normaler« Menschen meist erst mit dem fünften oder sechsten Lebensjahr einsetzen, sind die ersten Lebensjahre für 99 Prozent der Menschen ein weißer Fleck. Psychologen, Ärzte, Erzieherinnen, Eltern tappen im Dunkeln.[633]

Peter Schmidts Beschreibung – eine medizinisch-psychologisch-literarische Sensation ersten Ranges – öffnet so eine Tür in früheste, sogar vorgeburtliche, Kindheitserinnerungen, blieb aber weitgehend unbeachtet, sowohl innerhalb der autistischen Community als auch in medizinischen Fachkreisen. Die Kinderpsychologen sind eingeladen, mehr Autobiografien von Asperger-Autisten zu lesen.

Dieser Zugriff auf frühe Kindheitserlebnisse ist wohl auch der Grund, weshalb gerade Jean-Jacques Rousseau mit *Émile oder Über die Erziehung* (1762) *das* epochemachende, bis heute maßgebliche Standardwerk der Pädagogik schreiben konnte: weil er sich als Asperger-Autist daran erinnerte, was ihn als Kleinkind an Erwachsenen und an ihren Erziehungsmethoden so sehr gestört hatte. Im Gegensatz zu seinen Mitmenschen sah er Erziehung nicht aus der retrospektiven, verklärten Erwachsenenperspektive, sondern aus der originalen Kinderperspektive. Nur so konnte er den radikalen Gegenentwurf zur damals gängigen Erziehungspraxis formulieren, nämlich dass die Kindheit eine enorme Bedeutung hat, weil der Mensch in dieser Phase entscheidende Prägungen erfährt – obwohl sich normale Menschen später nicht mehr an sie erinnern.

Dieses monströse autistische Gedächtnis hat aber auch einen großen Nachteil: Da sich auf der autistischen Festplatte alle eingehenden Bilder und Erlebnisse unterschiedslos einbrennen, können unerwünschte und negative Eindrücke nicht herausgefiltert oder gelöscht werden. Selektive Erinnerung ist aber ein biologischer Schutzmechanismus: Wir behalten die sonnigen Sommertage im Gedächtnis, nicht die verregneten. Wir erinnern uns an die schönen Liebesmomente, nicht an den Streit. Darum war früher auch alles besser. Vergessen können ist also eine gesunde Überlebensstrategie.

Und nichts vergessen können ist ein Fluch, denn wenn das Gedächtnis kein Sieb ist, läuft es über. Es gibt Menschen, die sich an jedes Detail ihres Lebens erinnern: an jedes gesprochene Wort, jede Mahlzeit, jeden Film, jede Autofahrt, jeden Einkauf, jede Nachrichtensendung. Diese Unfähigkeit, zu vergessen, ist eine Krankheit mit einem eigenen Namen: *Hyperthymestisches Syndrom*. Solche Menschen, oft Autisten, kreisen ständig um Verlorenes und Versäumtes, um Enttäuschungen, Fehler, Ungerechtigkeiten, und irgendwann werden sie depressiv. Darum bescheinigte schon Grunja Sucharewa 1926 in ihren weltweit ersten Beschreibungen von Asperger-Autisten ihren Probanden diese typische »Neigung zum zwangsmäßigen Grübeln«.[634]

Ein Leitmotiv in Franz Kafkas Werk, vielleicht das wichtigste überhaupt, ist das ständige Scheitern. Dinge nehmen immer die schlimmstmögliche Wendung, nichts gelingt, immer schieben sich neue Hindernisse vors Ziel, ein Irrweg nach dem anderen. Das ist nichts anderes als der literarische Spiegel von Kafkas autistischer Lebenserfahrung und seiner Unfähigkeit, zu vergessen. Er selbst nannte es seine »Unfähigkeit zu glücklichen Zufällen«.[635]

»Ich stehe unter einem bösen Fluch«, schreibt eine Betroffene stellvertretend für alle Autisten, »bei mir geht immer alles schief.«[636]

Und wer aufgrund seines lückenlosen Gedächtnisses überzeugt ist, immer Pech zu haben und in jede Katastrophe hineinzuschlittern, der beschwört das Unglück natürlich erst recht herauf.

ÖKOSYSTEM PAUSENHOF

Wie Steve Jobs zu seiner Garage kam

Mountain View (CA), Diablo Avenue 286
Frühjahr 1967

Zur Mitte des siebten Schuljahres stellt der zwölfjährige Steve Jobs seinen Eltern ein Ultimatum. »Ich beharrte darauf, dass sie mich auf eine andere Schule geben«, erzählte er später seinem Biografen. »Als sie sich weigerten, erklärte ich ihnen, dass ich einfach nicht mehr zur Schule gehen würde, wenn ich zu meiner alten zurückkehren müsste. Also suchten sie nach den besten Schulen, kratzten jeden Cent zusammen und kauften für 21.000 Dollar ein Haus in einer hübscheren Gegend.«

Die Familie zieht fünf Kilometer südwärts in die Trabantenstadt Los Altos. Das neue Heim am Crist Drive 2066 hat gegenüber dem alten Haus zwei entscheidende Vorteile:

1. Es hat eine große Garage, also ausreichend Platz und Ruhe für Steve, um an seinen geliebten elektronischen Geräten zu basteln. Hier werden die ersten Apple-Computer entstehen.

2. Das neue Haus liegt in einer der besten Gegenden des Santa Clara Valley, in unmittelbarer Nachbarschaft zu Ingenieuren von Hewlett-Packard und Intel, bei denen sich der Amateurbastler Steve Rat und Material holen kann: »Die meisten Dads in der Nachbarschaft stellten wirklich tolle Dinge her, wie Solarzellen und Radar. Ich wuchs voller Bewunderung für diese Dinge auf und löcherte die Leute mit Fragen.« Der wichtigste dieser Nachbarn, der HP-Ingenieur Larry Lang, wohnt sieben Türen weiter. Er nimmt Jobs unter seine Fittiche, wird sein Mentor, versorgt ihn mit elektronischen Bauteilen und verschafft ihm Kontakte zu Gleichgesinnten und zur Industrie.[637]

Sich so ausführlich mit Steve Jobs' Schulwechsel auseinanderzusetzen, heißt nichts weniger, als in die Ursprünge unserer digitalen Gegenwart einzutauchen und festzustellen, dass, hätte das Schicksal die Weichen damals nur um wenige Millimeter verstellt, alles anders gekommen wäre: Hätte Jobs nicht 1967 Schule und Wohnort gewechselt, dann hätte er sein Computer-Geschäft entweder überhaupt nicht oder nur langsamer und unter weniger günstigen Bedingungen aufbauen können. Er wäre wahrscheinlich von anderen Computerpionieren überholt worden, und die Geschichte des Personal Computers und aller Folgeprodukte (iPod, iPhone) wäre anders verlaufen.

Aber aus welchem Grund stellte der zwölfjährige Steve seinen Eltern ein Ultimatum, warum drohte er so lange mit Schulverweigerung, bis sie in eine andere Gegend zogen?

Schulsysteme sind auf das durchschnittliche, normal entwickelte Kind zugeschnitten. Das ist gut für die normalen Kinder. Aber wie sieht es für autistische Kinder wie Steve Jobs aus?[638]

Einerseits ist die Schule, geprägt durch Routinen, Regelmäßigkeit und Berechenbarkeit der täglichen Abläufe, ein stabilisierender Faktor, der dem autistischen Bedürfnis nach Ordnung, Struktur und Vorhersehbarkeit entgegenkommt. Andererseits ist die Schule aber auch ein Ort sozialen Mit- und Gegeneinanders und insofern eine Katastrophe für Kinder mit einer schweren sozial-kommunikativen Störung, von der Lehrer und Mitschüler oft nicht die geringste Vorstellung haben.

Niemand käme auf die Idee, einem blinden Kind ein normales gedrucktes Schulbuch vorzulegen oder eine Rollstuhlfahrerin auf die Sprossenwand zu schicken. Hat aber ein autistisches Kind riesige Probleme mit überfüllten Klassenzimmern, Hektik, Durcheinander, flirrenden Neonröhren, Pausenklingeln, dann lautet die Standardreaktion: »Ich muss ihn/sie genauso bewerten wie alle anderen Schülerinnen und Schüler. Alles andere wäre unfair.« Darum bezeichnen viele Autisten ihre Schulzeit als die schlimmste Zeit ihres Lebens.

Im Kindergarten kann man sich als von Autismus Betroffener noch halbwegs durch den Tag mogeln. Man setzt sich in eine entlegene Ecke und malt ein Bild, oder man buddelt im Sandkasten ein Loch, und die anderen Kinder lassen einen in Ruhe. In der Grundschule ist das dann nicht mehr so einfach. Darum fällt den meisten Autisten erstmals in der Grundschule auf, dass sie anders sind.[639]

Autistische Kinder leiden unter einem Mangel an sozialem Instinkt, der sie als naiv und unreif, egozentrisch und eigensinnig erscheinen lässt. Es gelingt ihnen darum kaum, Freundschaften zu schließen und in Gruppen integriert zu werden. Autistische Kinder sind für ihre Mitschüler nicht interessant, sie wirken fremd und beunruhigend, weil sie seltsame Leidenschaften verfolgen. Sie sind schüchtern, schwächlich, leise, haben ein geringes Selbstvertrauen, kümmern sich nicht um ihr Äußeres oder ihren Marktwert. Darum bleiben sie Einzelgänger, werden ausgegrenzt und gemobbt. Es ist sicher kein Zufall, dass das Märchen *Das hässliche junge Entlein* gerade von Hans Christian Andersen geschrieben wurde. Als Autist wusste er nur zu gut, wie es sich anfühlt, wegen Andersartigkeit gebissen, gehackt, geärgert und verspottet zu werden.[640]

Viele Autisten ecken in der Schule auch an, weil sie sich einfach nur mit den Unterrichtsfächern befassen, die sie interessieren. Schon Hans Asperger berichtet in seinen ersten Fallbeschreibungen von Kindern, die den Unterricht störten, weil er ihnen »zu blöd« sei.

Jahrhundertpianist und Universalgenie Glenn Gould hatte nicht einmal einen offiziellen Schulabschluss, weil er sich immer weigerte, am Sportunterricht teilzunehmen.[641]

Auch Steve Jobs wurde immer wieder nach Hause geschickt, weil er den Unterricht störte: »Die Schule beging einen Fehler«, sagte er, »mich blödsinnigen Stoff auswendig lernen zu lassen, statt mein Interesse zu wecken.«[642]

Das meinte auch Greta Thunberg, die 2018 den Unterricht boykottierte, sich dabei aber auf ihren Autismus berufen konnte und Unterstützung erfuhr. Die berühmteste Schulschwänzerin der Welt argumentiert sehr richtig, dass ihr und ihren Kindern alles Schulwissen dieser Welt wenig nützt, wenn die Umwelt und die Zivilisation zusammengebrochen sind: »Warum sollte ich für eine Zukunft lernen, die es schon bald nicht mehr geben wird, wenn niemand irgendetwas unternimmt, um diese Zukunft zu retten? Welchen Sinn hat es, in der Schule Fakten zu lernen, wenn die wichtigsten Fakten … unseren Politikern und unserer Gesellschaft nichts bedeuten?«[643]

Allen Problemen zum Trotz schlagen sich Asperger-Autisten in der Schule oft recht gut, je nach Spezialbegabung. Und das, was man nicht versteht, lernt man eben auswendig, die meisten haben ein sehr gutes Gedächtnis. Das Schöne am Frontal-Unterricht war früher auch – aus autistischer Sicht –, dass man fünfundvierzig Minuten lang seine Ruhe vor den Mitschülern hatte. Stillsitzen, Zuhören und Lernen ist etwas, das die meisten Autisten perfekt beherrschen.

Umso schwieriger wird es in Situationen außerhalb des Unterrichts, die wenig strukturiert verlaufen: Freistunden, Wandertage, Klassenfahrten. Die meisten normalen Kinder mögen Durcheinander und Lärm, für einen Autisten ist das Sozialstress pur. Im Erwachsenenleben sind es dann aus den gleichen Gründen Feste und Reisen, die Autisten den Angstschweiß auf die Stirn treiben. Und als wären dreißig Schüler in einem Klassenzimmer nicht schon schlimm genug, rennen in der Pause zweihundert Kinder durcheinander, treten dem Autisten auf die Füße, rennen ihn über den Haufen und texten ihn mit merkwürdigem Zeug zu. Ein soziales Minenfeld für einen Außerirdischen ohne Gebrauchsanweisung. »Der Unterricht ist Erholung, die Pause ist Stress«, schreibt ein Betroffener.[644]

Da autistische Kinder auf jedem Schulhof die Lachnummer sind oder verprügelt werden, da es nie gut ankommt, in der Pause Ohrenstöpsel und Sonnenbrille zu tragen, und da jeder Mensch Situationen meidet, in denen er nur verlieren kann, ziehen sich die kleinen Autistinnen und Autisten während der Pausen zurück: Sie suchen Zuflucht in der Schulbibliothek, simulieren Krankheiten, besuchen den Hausmeister, verstecken sich im Gebüsch oder auf den Toiletten. »Ich saß immer auf einer Bank oberhalb des Spielplatzes«, schreibt eine Betroffene, »und beobachtete von meinem Hochsitz aus das ganze Ökosystem dieser Pausenhof-Spezies.«[645]

Schon im Vorschulalter drücken sich viele kleine Asperger-Autisten wie Erwachsene aus: umfangreiches Wissen, reichhaltiger Wortschatz, perfekte Grammatik. Als Kinder sind sie ihren Altersgenossen sprachlich und intellektuell weit voraus. Bezeichnenderweise war es gerade Hans Asperger, der in seinen ersten Fallstudien von 1944 die Formulierung »kleiner Professor« prägte.

Sprachlich und intellektuell sind Asperger-Kinder ihren Altersgenossen voraus, nicht aber, wie erwähnt, im sozialen Verhalten. Autisten sehen Sprache auch gar nicht primär als Kommunikationskanal – sie haben kein Interesse an Kommunikation –, sondern als Medium des reinen Wissens- und Informationsaustauschs. So, wie Autisten ihre Spezialinteressen ausgesprochen analytisch-systematisch betreiben –

mit Katalogen, Listen, Tabellen, Diagrammen –, sehen sie auch Sprache eher als eine Art Technik- oder Kunstgattung. Ein Betroffener erklärt: »Meine Leidenschaft galt der Geometrie und der Mechanik der Sprache. [Vor der Autismus-Diagnose] sah ich sprachliche Kommunikation immer als eine Art Ingenieurs-Job, ich analysierte die Architektur von Sätzen, so wie ein Ingenieur die tragenden Teile einer Brücke identifiziert, und ich liebte es, Sätze grammatikalisch zu analysieren.«[646]

Darum werden aus den kleinen Professoren trotz ihres enormen Wissens später nur selten große Professoren, und aus den Wunderkindern werden keine Wunder-Erwachsenen: weil sie nur die technische, nicht aber die intuitiv-soziale Ebene der Sprache beherrschen. Und auf dem Schulhof macht man sich mit Besserwisserei auch keine Freunde.

Viele hochfunktionale Autisten, die sich oft schon mit drei Jahren selbst das Lesen beigebracht hatten, schreiben, dass sie in der Grundschule wieder um Jahre zurückgeworfen wurden:

Isaac Asimov: »Als ich [mit fünf] eingeschult wurde, war ich sehr verblüfft darüber, dass die anderen Kinder noch nicht lesen konnten. Noch verblüffter war ich darüber, dass sie etwas, das man ihnen erklärt hatte, wieder vergaßen, und dann musste man es ihnen nochmal erklären und dann nochmal und nochmal.«[647]

Charles Schulz: »Das Ziel der Lehrer war immer nur, die ganze Klasse auf den kleinsten gemeinsamen Nenner herunterzuziehen, und das machte mich wahnsinnig.«[648]

Ein anderer Betroffener erzählt, was passierte, als ihn sein Vater zum ersten Mal in den Kindergarten brachte: »Ich teilte ihm mit, dass in meiner Gruppe lauter kleine Kinder waren und dass hier ein Irrtum vorliegen musste – ich gehörte ja wohl aufs Gymnasium, ein paar Straßen weiter.«[649]

Ein anderer Autist gab einem Bericht über seine Kindergarten- und Grundschulzeit den Titel »Allein unter Kindern«.[650]

Wort und Konzept sowohl der Hochbegabung als auch des Asperger-Autismus waren zu Steve Jobs' Schulzeit noch weitgehend unbekannt. Die Betroffenen waren eben einfach sehr gute Schüler. Eltern und Lehrer kümmerten sich nur um die lauten Problemfälle, die Autisten schrien nicht um Hilfe, und so passierte auch nichts. Die einzige Reaktion auf die intellektuelle Hochbegabung der kleinen autistischen

Professoren, falls es überhaupt eine Reaktion gab, war immer nur die, sie eine oder zwei Klassen überspringen zu lassen.

Und genau das ist fatal, denn es ist wissenschaftlich nachgewiesen, dass die emotional-soziale Reife von Asperger-Kindern immer mindestens drei Jahre hinter der von Gleichaltrigen zurückliegt.[651] Hinzu kommt, dass die hochbegabten Autisten oft schon mit fünf Jahren eingeschult werden. Das heißt, sie schleppen einen Reife-Rückstand von mindestens vier Jahren mit sich herum: 3 Jahre Asperger plus 1 Jahr kalendarisch. Werden dann auf dieser Basis noch zusätzlich eine oder zwei Klassen übersprungen, summiert sich die soziale Kluft zu den Mitschülern auf fünf bis sechs Jahre. Für autistische Kinder mit dem sozial-kommunikativen Niveau eines Babys ist es schon unmöglich, mit gleichaltrigen Mitschülern sozial zu konkurrieren. Ein Altersunterschied von biologisch drei beziehungsweise mental sechs Jahren bricht ihnen dann endgültig das Genick. Operation gelungen, Patient tot.

Isaac Asimov (der mit fünf in die Schule kam und dann zwei Klassen übersprang): »Ich war sowieso schon klein für mein Alter, ich war sowieso schon schwach für mein Alter, und dann war ich auch noch zweieinhalb Jahre jünger als meine Mitschüler. Klar, dass ich der Prügelknabe war.«[652]

Andy Warhol schnitt beim Einschulungstest so gut ab, dass man ihn gleich in die zweite Klasse steckte – während seiner gesamten Schulzeit ein Riesennachteil für den todbleichen, zarten, schüchternen Sonderling. Immer pünktlich am ersten Tag der Sommerferien hatte er einen Zusammenbruch und verbrachte die Ferien im Bett – um nicht draußen seinen Klassenkameraden begegnen zu müssen.[653]

Warren Buffett erinnert sich: »Bei Mädchen hatte ich keinen Erfolg. Weil ich eine Klasse übersprungen hatte, war ich immer der Jüngste und konnte nie richtig Anschluss finden.«[654]

Auch Elon Musk, aufgrund seiner Hochbegabung schon mit fünf Jahren eingeschult, war immer der jüngste und kleinste Schüler seiner Klasse, wurde aufgrund seiner sozialen Unbeholfenheit gehänselt und regelmäßig verprügelt.[655]

Alle sahen nur die olympiareifen intellektuellen Leistungen, die guten Noten, die kleinen Professoren. Niemand sah die hilflosen Sozialversager, die kommunikativ Behinderten. Man hätte die kleinen Autisten nicht Schuljahre überspringen, man hätte sie einige Jahre sitzenlassen sollen, in einem Trainingslager zwischenparken, um sie dann, sozial-kommunikativ hochgerüstet, wieder auf ihre Mitschüler loszulassen – oder wohl eher die Mitschüler auf sie.

Auch dem Überflieger Steve Jobs wurde von der Schulleitung angeboten, zwei Klassen (die fünfte und sechste) zu überspringen. Seine Eltern beschlossen klugerweise, ihn nur eine Klasse überspringen zu lassen. Trotzdem sah sich der unbeholfene Einzelgänger mit Jungen konfrontiert, die ein Jahr älter waren als er, wurde schikaniert, und stellte seinen Eltern schließlich das Ultimatum: entweder komplette Schulverweigerung oder eine andere Schule. Der Rest ist Geschichte.

IST DAS KUNST ODER KANN DAS WEG?

Andy Warhols Messie-Syndrom

New York, 33 Union Square West
September 1974

Anfang September 1974 – Steve Jobs bereist gerade Indien, wo er sich mit Hinduismus und Buddhismus beschäftigt – verlegt Andy Warhol sein New Yorker Studio *The Factory* vom sechsten Stock des Decker Building in neue Räumlichkeiten an der Ecke Broadway/East 17th Street.

Als er die Umzugskisten packt, hat er eine Idee: Wozu eigentlich alles wieder auspacken? Das meiste ist sowieso nur überflüssiger Plunder. Wegwerfen ist aber auch keine Option, dafür ist er zu sehr Jäger und Sammler.

Die ersten *Time Capsules* sind geboren. Von nun an wird Warhol bis zu seinem Tod im Februar 1987 jede Woche eine große Umzugskiste packen, beschriften, mit Klebeband versiegeln und nicht mehr anrühren: »Sobald ich etwas bekomme, möchte ich es am liebsten gleich aus dem Fenster werfen, aber stattdessen sage ich danke und lege es in den Karton der Woche.«[656]

Etwa 100 dieser 612 *Time Capsules*, alle gelagert im Andy Warhol Museum in Pittsburgh, wurden in den letzten Jahren geöffnet und inventarisiert. Sie sind gefüllt mit den unterschiedlichsten Objekten, von wichtig bis trivial, vom wertvollen Kunstwerk bis zum Sondermüll: Arztrezepte, Audiokassetten, Batterien, Briefe, Bücher, Einladungskarten, Filme, Glückwunschkarten, leere Kaffeebüchsen, Krawatten, eigene Kunstwerke, Medikamente, Perücken, Schecks, Süßigkeitenverpackungen, Zeitungsausschnitte, zusammen über 300.000 Gegenstände.

Auch jenseits der *Time Capsules* war Andy Warhol ein obsessiver Sammler. Ausgestattet mit unbegrenzten finanziellen Mitteln kaufte und hortete er wie ein Besessener: Kunst, Möbel, Spielautomaten, Teppiche, Uhren, Nippes, Porzellan, Indianerschmuck, ausgestopfte Tiere, Kinderspielzeug, Zeitschriften, Comics. Es gab nichts, was Warhol nicht sammelte, beim Einkaufsbummel, auf Auktionen, auf Flohmärk-

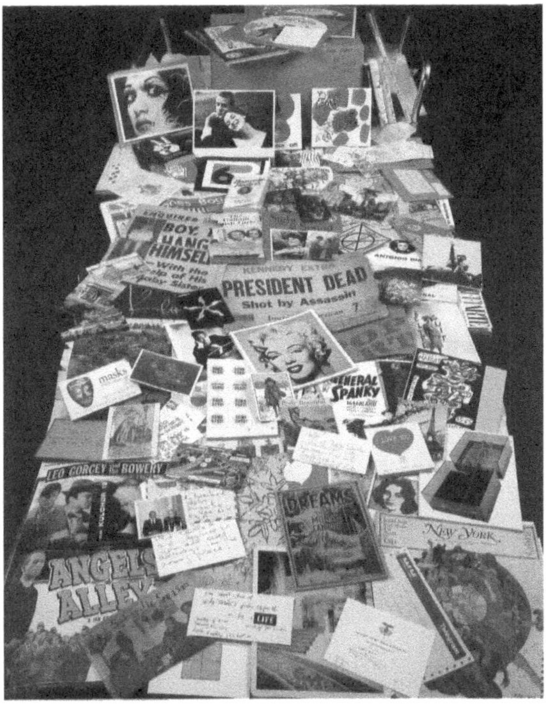

Abbildung 29: Eine geöffnete Time Capsule

ten. Zusätzlich zu den 612 *Time Capsules* hinterließ er mehrere mit Beute vollgestopfte Häuser. Psychologen würden Warhols Sammelwut als »Messie-Syndrom« bezeichnen.[657]

Alle Menschen mit Autismus sind leidenschaftliche Sammler und Archivare. Listen, Gegenstände, Sammlungen sind nämlich einfacher zu durchschauen als Menschen. Dinge sammeln und archivieren ist neben festen Routinen eine der wenigen Möglichkeiten, in dieser chaotischen Welt ein Minimum an Ordnung herzustellen. Darum gibt es nichts, was ein Autist nicht auflisten, klassifizieren, ordnen, sammeln würde:

Hans Christian Andersen archivierte alles, was ihm unter die Finger kam: Briefe, Fotos, Notizen, Zeichnungen, Rechnungen, Basteleien, Christbaumschmuck, Reisekoffer, Schuhe, Stifte, Scheren – alles zu bestaunen im Bys Museer in Andersens Geburtsstadt Odense.

Patricia Highsmith behielt jedes Stück Papier, auf das sie je geschrieben hatte, alle Dokumente ihres Lebens, jedes Stück Nippes, heute alles fein säuberlich geordnet in ihrem Nachlass im Schweizerischen Literaturarchiv in Bern. »Besitztümer«, gestand sie, »machen neun Zehntel meines Lebens aus.«[658]

Auch Stanley Kubrick hinterließ eine Sammlung von tausend Kisten, in denen er jahrzehntelang sein gesamtes Leben deponiert hatte: Zeitungsausschnitte, unbenutztes Filmmaterial, Notizen, Korrespondenz, Fotos. Es gibt darüber sogar einen Dokumentarfilm: *Stanley Kubrick's Boxes*.[659]

Karl Lagerfeld hinterließ, ähnlich wie Andy Warhol, acht Häuser, vom Keller bis zum Dachboden gefüllt mit sämtlichen Objekten und Dokumenten seines Lebens: Möbel, Gemälde, Skulpturen, Geschirr, Designermode, Zeichnungen, Notizen, nicht zuletzt auch 300.000 Bücher (S. 146).

Viele Autisten schreiben, dass sie seit ihrer Kindheit alles systematisch aufbewahren, vom Kassenzettel bis zur Eintrittskarte, vom Schulheft bis zum Terminkalender, dass sie, genau wie Warhol, ihre eigenen *Time Capsules* anlegen – ohne je davon gehört zu haben.

Nach Warhols Tod benötigten Räumtrupps mehrere Monate, um sein sechsstöckiges New Yorker Stadthaus zu inventarisieren und zu leeren. Abgesehen von Durchgangsschneisen zu Kühlschrank, Toilette und Bett waren die meisten Räume vom Fußboden bis zur Decke mit Beute gefüllt, das meiste noch unausgepackt. Ein Jahr später wurde ein kleiner Teil des Nachlasses bei Sotheby's versteigert. Der Katalog umfasst sechs Bände mit 10.000 Positionen, die Auktion dauerte zehn Tage.

MAN IST, WAS MAN ISST

Steve Jobs erfindet den Apfel-Computer

Los Altos (CA), Crist Drive 2066
März 1976

Im März 1976 sitzen die beiden Computer-Tüftler Steve Jobs und Steve Wozniak in Jobs' Garage in Palo Alto und versuchen sich in Brainstorming. Um ihre neuen Computer im großen Maßstab auf den Markt zu bringen, müssen sie schnellstens eine ordentliche Firma gründen, so viel steht fest. Aber wie soll das Unternehmen heißen? Matrix Electronics vielleicht? Oder Executek?

Jobs erinnert sich: »Ich war zu dieser Zeit Frutarier. Ich aß nur Obst … Und wir waren drei Monate im Verzug, einen neuerfundenen Firmennamen anzumelden, so dass ich drohte, die Firma Apple zu nennen, wenn nicht bis fünf Uhr an diesem Tag jemand einen interessanten Namen vorschlagen sollte. Ich hoffte, die Kreativität der Leute anzuregen, aber sie blieb stecken. Und deshalb heißen wir Apple.«[660]

Jobs ist zu diesem Zeitpunkt seit neun Jahren bekennender Obst- und Gemüse-Fan: »Als ich hierherzog, waren hier überall Obstgärten«, erinnert er sich, »der Typ, der hier wohnte, brachte mir bei, wie man ein guter Biogärtner wird und wie man kompostiert. Noch nie in meinem Leben hatte ich besseres Gemüse und Obst gegessen. Zu dieser Zeit fing ich an, Bio-Obst und -Gemüse zu schätzen.«[661]

Und wenn sich Steve Jobs einmal für etwas entschieden hat, dann macht er es in seinem autistischen Entweder-oder-Fanatismus richtig. Zuerst hört er auf, Fleisch zu essen, und dann werden seine Diäten immer extremer: Erst ernährt er sich monatelang ausschließlich von Müsli, dann monatelang nur von Brokkoli, dann monatelang nur von Blattgemüse, dann monatelang nur von Karotten. Und im März 1976, als die Entscheidung für einen Firmennamen ansteht, befindet sich Steve Jobs gerade in einer Nur-Äpfel-Phase.[662]

Dass Menschen mit Autismus feste Routinen brauchen, um in dieser für sie unverständlichen Welt ein Gefühl der Kontrolle zu behalten, haben wir schon gehört. Gegen das Chaos da draußen und im Kopf gibt es nämlich nur drei Heilmittel: Wiederholung, Wiederholung, Wiederholung. Und darum ernähren sich viele Autisten jahre- oder jahrzehntelang auch fast ausschließlich von einem ganz bestimmten Lebensmittel mit ganz bestimmten Eigenschaften:

Jean Paul trank nur ein ganz bestimmtes Bier, das er sich in großen Mengen über weite Entfernungen liefern ließ.[663]

Kaiserin Elisabeth ernährte sich jahrzehntelang fast ausschließlich von Kuhmilch, Ziegenmilch, Eiern, Orangen und rohem Rindfleischsaft, wobei sie speziell um die Milch einen bizarren Kult entwickelte. Wurde ihr irgendwo Milch serviert, die ihr besonders gut schmeckte, kaufte sie sofort die entsprechende Kuh oder Ziege und schickte sie nach Wien. Dadurch verfügte der Hof bald über eine professionelle Molkerei, die die kaiserliche Familie mit Milch und Milchprodukten von Kühen aus aller Welt versorgte. Zu bestimmten Gelegenheiten bestellte sich die Kaiserin dann ein Gläschen Milch von einer ganz bestimmten Kuh, die sie untrüglich am Geschmack erkannte. Auch auf ihren zahlreichen Reisen akzeptierte sie nur die Milch ganz bestimmter Kühe und Ziegen, die darum auf allen ihren Irrfahrten quer durch Europa und den Nahen Osten mitgenommen werden mussten, per Kutsche, per Bahn, per Schiff.[664] So berichtet zum Beispiel der Griechischlehrer der Kaiserin, mit dem sie täglich mehrere Stunden verbrachte, von einer Schiffsreise auf der Adria: »Um drei Uhr nachmittags brachte man ihr ihre Milch von einer Ziege aus Malteserrasse, die aus Wien mitgeführt wurde … Wenn sie ihre Milch trinkt, deren Zubereitung und Verwahrung sie mit einem fast religiösen Zeremoniell vornehmen lässt, wirft sie den Kopf zurück wie unter einem geistigen Raptus oder infolge der Intensität einer seelischen Berührung.«[665]

Vincent van Gogh ernährte sich jahrelang fast ausschließlich von schwarzem Roggenbrot, Reis und Kaffee.[666]

Albert Einstein verzehrte durchschnittlich zehn Eier pro Tag, und während der Saison vertilgte er jeden Tag mehrere Kilo Spargel und Erdbeeren.[667]

Ludwig Wittgenstein aß während eines Aufenthaltes an einem bestimmten Ort die ganze Zeit ausschließlich das, was ihm dort als Erstes serviert worden war: »Es ist egal, was ich esse, solange es immer dasselbe ist.«[668]

Alfred Hitchcock aß jahrzehntelang jeden Tag das gleiche Mittagessen (Steak mit Kartoffeln und Tomatenscheiben), nahm nie eine Mahlzeit ohne Kartoffeln zu sich.[669]

Andy Warhol aß zwanzig Jahre lang zum Mittagessen genau die Campbell's-Dosensuppen, die er dann auf Leinwand adelte; später aß er oft über lange Zeiträume nur Bonbons und rohes Fleisch.[670]

Warren Buffett ernährt sich seit über siebzig Jahren ausschließlich von den gleichen Lebensmitteln: Steak und Kartoffeln mit viel Soße, Hamburger mit sehr viel Extrasalz, Pommes frites, Eiscreme, Pepsi, ab 1988 dann Cherry Coke, jeweils genau fünf Dosen pro Tag. Ein Riesenproblem für jemanden, der berufsbedingt ständig an Dinnerpartys, Geschäftsessen, Empfängen teilnehmen muss, aber Buffett kann nicht anders und lässt im Notfall auch alle fünfzehn Gänge eines Geschäftsessens unangetastet zurückgehen.[671]

Karl Lagerfeld trank jahrzehntelang ausschließlich Diät-Cola.

Greta Thunberg aß und isst über lange Zeiträume immer nur ein ganz bestimmtes Lebensmittel, zum Beispiel nur Gnocchi von einer bestimmten Größe und Konsistenz, nur Avocados, nur Spiralnudeln.[672]

Manche Autisten ernähren sich überwiegend von ganz bestimmten Gerichten in ganz bestimmten Fast Food- oder Restaurantketten (nur Pommes bei McDonald's, nur Fischbrötchen bei Nordsee), weil sie so sicher sein können, immer genau das gleiche standardisierte Produkt zu bekommen. Die Autobiografie einer Asperger-Autistin trägt den Titel *Ein guter Tag ist ein Tag mit Wirsing.*

Obwohl die einseitige Ernährung oft zu Mangelerscheinungen, Fettleibigkeit oder zu einer ausgewachsenen Essstörung führt, sind die Autisten machtlos. Eine Betroffene erklärt: »Mir wurde es nie langweilig, immer wieder das gleiche zu essen, und selbst wenn es je ein wenig monoton werden sollte, war das nichts im Vergleich mit der Lebensgefahr, die damit verbunden war, sich unbekanntem Essen auszusetzen.«[673]

Der tragischste Fall von autistischer Mangel-Ernährung ist Kurt Gödel. Weil er sich vor Vergiftungen fürchtete, musste seine Frau jedes Essen vorkosten. Er hielt sich an eine strenge selbst auferlegte Diät aus Butter, Eiern, Milch, Kartoffelbrei und Babynahrung. Vor Vergiftungen fürchtete er sich aber nicht nur, wie es immer heißt, wegen seiner Paranoia, sondern auch wegen seiner geschmacklichen Hypersensibilität.

Wer winzigste Spuren von künstlichen Aromen, Farbstoffen, Konservierungsstoffen und sonstigen Zusätzen herausschmeckt, dreht irgendwann durch und rührt kein Essen mehr an. Als Gödel die vielen störenden Geschmäcker nicht mehr ertragen konnte, verweigerte er die Nahrungsaufnahme. Offizielle Todesursache: »Unterernährung und Auszehrung, verursacht durch eine Persönlichkeitsstörung«. Die Persönlichkeitsstörung heißt Autismus.

Zurück zu Steve Jobs ins Frühjahr 1976. Hatte er sich einmal für eine Obst- oder Gemüse-Diät entschieden, terrorisierte er auf seine – wie er selbst sagte – »typisch bekloppte Art« alle Menschen in seiner Umgebung so lange, bis ihnen der Appetit auf Bagels und anderes Teufelszeug gründlich vergangen war. Und eine Zeit lang aß er derart viele Karotten, dass seine Haut, so berichten Freunde, den »Farbton eines Sonnenuntergangs« annahm.[674]

Können wir uns also nicht glücklich schätzen, dass Steve Jobs sein Unternehmen gerade in dem Moment gründete, als er sich in einer Nur-Äpfel-Phase befand? Oder mag sich jemand vorstellen, an einem *Brokkoli*-Computer zu arbeiten?

AUTOISMUS

Warum Glenn Gould beim Autofahren Scheuklappen trug

New York
April 1981

New Yorker Autofahrer und Fußgänger der 1970er- und 80er-Jahre sind manches gewohnt: Prostituierte, Drogenabhängige, langhaarige Hippies, Sexkinos, brennende Mülltonnen, gewaltbereite Demonstranten, prügelnde Polizisten – alles ganz normal.

Wer aber in Manhattan im April und Mai 1981 zufällig zur richtigen Zeit am richtigen Ort ist, wird mit einem Anblick der besonderen Art belohnt: ein schwarzer 1977er Lincoln Continental mit kanadischem Kennzeichen, gesteuert von einem Fahrer mit Scheuklappen.

Der Regisseur und Musikjournalist Bruno Monsaingeon (geb. 1943), der sieben Dokumentarfilme über Glenn Gould gedreht hat, erinnert sich: »Mit seinem Wagen ›Longfellow‹ – ein schwarzer Lincoln Intercontinental mit getönten Scheiben – fuhren wir jede Nacht vom Aufnahmestudio, in dem wir damals die *Goldberg-Variationen* aufzeichneten, quer durch New York zurück zu unserem Hotel, mitten durch jene Stadt, die er von allen am meisten hasste, erst von Osten nach Westen, dann von Süden nach Norden. Aufgrund des Straßenrasters war es praktisch unmöglich, nicht an der Fifth Avenue und am Times Square vorbeizukommen, in seinen Augen Symbole des Sittenverfalls schlechthin. Aber Glenn hatte alles vorausgeplant: Er deckte seinen Kopf mit einem merkwürdigen Ding aus Leder ab – Gott weiß, wo er es aufgetrieben hatte – und fixierte es mit seiner Schirmmütze: eine Art Scheuklappen, von der Art, wie man sie Pferden anlegt, damit sie nur geradeaus sehen und sich nicht erschrecken. Auf diese Weise war für ihn alles, was links und rechts des Weges lag, ausgeblendet, und er musste nicht mit ansehen, was auf den Gehwegen vor sich ging und was ihn so störte.«[675]

Scheuklappen am Steuer? Richtig, das musikalische *enfant terrible*, das die Gabe hatte, dreistündige Kompositionen nach einmaligem

Lesen der Noten auswendig zu spielen, war ein Exzentriker wie aus dem Bilderbuch: Gould trug auch im Sommer bei größter Hitze immer Mantel und Schal, er zählte vor wichtigen Ereignissen stundenlang die Sekunden rückwärts, er las Kühen Gedichte vor, er konnte beim Klavierspielen nur auf einem ganz bestimmten Stuhl sitzen, und er war zu Studio-Aufnahmen erst ab ein Uhr nachts imstande, wenn draußen keine Autos mehr fuhren.

Dennoch stellt sich die Frage: Warum trug Glenn Gould beim Autofahren Scheuklappen?

Weil er als Autist riesige Probleme mit Multitasking hatte.

Mit »Multitasking« ist nicht Telefonieren oder SMS-Schreiben gemeint, auch nicht Unterhaltungen mit dem Beifahrer, Sich-über-andere-Verkehrsteilnehmer-Aufregen, Essen, Trinken und Körperpflege. Wenn hier im Zusammenhang mit Autofahren der Begriff »Multitasking« fällt, dann ist nur der Akt des Fahrens an sich gemeint. Aus autistischer Sicht funktioniert Autofahren nämlich so:

20 Autos im Auge behalten und ihr Verhalten vorausahnen,
3 Busse im Auge behalten und ihr Verhalten vorausahnen,
2 Straßenbahnen im Auge behalten und ihr Verhalten vorausahnen,
10 Radfahrer im Auge behalten und ihr Verhalten vorausahnen,
50 Fußgänger im Auge behalten und ihr Verhalten vorausahnen,
Ampeln finden und im Auge behalten,
Dutzende von Schildern finden, lesen und verstehen,
ungezählte Zebrastreifen und Spurmarkierungen finden,
auf Löcher in der Fahrbahn achten,
den Weg finden,
Straßennamen lesen,
die richtige Spur wählen,
alle paar Sekunden in den Rückspiegel sehen,
alle paar Sekunden in die Seitenspiegel sehen,
den Tacho kontrollieren,
die Gangschaltung bedienen,
die Kupplung bedienen,
die Bremse bedienen,
das Gaspedal bedienen,

den Blinker bedienen,
den Scheibenwischer bedienen,
das An und Aus des Blinkers wegfiltern,
das Hin und Her des Scheibenwischers ausblenden,
gegen tiefstehende Sonne, Regen und Schnee kämpfen,
die Regentropfen und Schneeflocken ausblenden,
die Heckscheibenheizung kontrollieren,
die Lüftung kontrollieren,
die Außengeräusche ausblenden,
die Gespräche der Mitfahrenden ausblenden.

Autisten haben riesige Probleme, die auf sie einströmenden Reize zu filtern. Unsere fünf Sinne versorgen uns in jeder Sekunde mit elf Millionen Bits an Informationen. Bewusst verarbeitet werden bei normalen Menschen davon aber nur 40 bis 50 Bits, also nur 0,0005 Prozent (anschaulicher: von 2 km Informationen wird nur 1 cm bewusst wahrgenommen). Es ist also nicht so, dass visuelle und akustische Reize automatisch die Aufmerksamkeit erregen. Vielmehr verschwinden bei normalen Menschen 99,9995 Prozent aller Reize, obwohl physikalisch vorhanden, sofort im Spam-Filter.

Anders bei Menschen mit Autismus: Alles, was von normalen Gehirnen als Kleinigkeit und Nebensächlichkeit sofort ausgesondert wird und gar nicht ins Bewusstsein gelangt, drängt sich Autisten automatisch auf, sie werden davon überschwemmt. Die kompletten elf Millionen Bits sehen/hören auch die Autisten nicht, das würde zu einem Systemabsturz führen, aber ihr Filter lässt viel zu viel durch. Sie nehmen einen winzigen Lichtreflex mit der gleichen Intensität wahr wie einen Blitz. Sie hören die Geräusche im Nebenzimmer genauso deutlich wie die gegenübersitzende Gesprächspartnerin, das Singen der Vögel genauso laut wie die Musik im Radio. Sie sehen und hören alle Autos, Busse, Straßenbahnen, Radfahrer, Fußgänger genauso deutlich wie das Auto direkt vor ihnen. Jeder Sinneseindruck ist gleichwertig.

Normale Menschen sehen/hören also nicht die ganze Masse an Rohdaten, sondern eine gefilterte Version. Technisch-physikalisch werden ihre Netzhäute und Trommelfelle in einer bestimmten Situation von genau den gleichen Reizen getroffen wie die der Autisten, aber die Normalmenschen nehmen es nicht wahr, sie wissen nicht, dass sie es sehen/hören. Die Autisten wissen es und verbrauchten einen Großteil ihrer Hirnkapazität dafür, den Informations-Tsunami zu analysieren und auszusieben.[676]

Darum kann ein Autist nichts »nebenbei« erledigen. Alles, was er tut, muss er ganz genau planen und sich dann bei der Ausführung auf jeden einzelnen Schritt konzentrieren, mit absoluter Präzision, wie bei einem chirurgischen Eingriff. Darum bedeutet Autofahren die totale Reizüberflutung für ein autistisches Gehirn, das zu viele Details wahrnimmt und Wichtiges nicht von Nebensächlichem unterscheiden kann.

Außerdem haben Autisten, es wurde schon gesagt, aufgrund ihrer Nervenverkabelung Schwierigkeiten, mehrere Sinneskanäle gleichzeitig einzusetzen. Manche Autisten können zum Beispiel nicht gleichzeitig sehen und hören, was schon dazu geführt hat, dass sie im Kleinkindalter als taub diagnostiziert oder an den Augen operiert wurden.[677]

Es geht nicht darum, sich als Autist besser zu konzentrieren, sich mehr Mühe zu geben, eine entspanntere Einstellung zu entwickeln. Ein autistisches Hirn ist leider wie ein altes Telefon-Kupferkabel aus den 1970er-Jahren: Wenn *ein* analoges Signal durchläuft, ist die Leitung besetzt. Die Nicht-Autisten dagegen haben eingebaute Glasfaserkabel für viele digitale Signale. Beides ist keine Leistung, sondern eine Frage der Ausstattung, mit der man geboren wurde. Der autistische Savant Daniel Tammet, der Pi auf 22.514 Stellen hinter dem Komma im Kopf hat und eine Fremdsprache innerhalb einer Woche lernt, erklärt: »Ich kann nicht Auto fahren, da sich meine Wahrnehmung auf Details konzentriert. Es ist wie mit Gesichtern. Es genügt nicht, die Details wahrzunehmen, man muss sie auch zu einem Gesamteindruck zusammenfügen.«[678]

Viele bekannte Autisten lösten das Problem, indem sie nie den Führerschein machten:

»Der Professor fährt nicht Auto«, meinte Albert Einsteins Frau, »es ist zu kompliziert für ihn.«[679]

Auch Andy Warhol hatte keinen Führerschein und ließ sich immer von Freunden herumfahren oder benutzte Taxis.[680]

Autisten, die es trotzdem versuchten, bereuten ihren Pakt mit dem Autoteufel nach ein paar Millisekunden:

Um seinem autistischen Spezialinteresse Schmetterlingsjagd zu frönen und der lauten Stadt zu entfliehen, unternahm Vladimir Nabokov viele Versuche, Autofahren zu lernen. Ohne Erfolg. Sein verzweifelter Fahrlehrer: »Autofahren fiel ihm nicht etwa schwer – es ihm beizubringen, war hoffnungslos.«[681]

Woody Allen, der das Auto als seinen »Erzfeind« bezeichnet, resümiert: »Wenn einfach alle Menschen, die ich kannte, in der Lage zu sein schienen, Auto zu fahren, warum sollte es ausgerechnet mir nicht gelingen? Aber es war zwecklos … In dem Augenblick, als ich den Plymouth [sein erstes und einziges Auto] verkaufte, hatte ich das Gefühl, als wäre mir ein Tumor entfernt worden.«[682]

Und Glenn Gould war nicht nur im fremden Manhattan, sondern auch in seiner vertrauten Heimstadt Toronto der Albtraum aller Autofahrer und Verkehrspolizisten: Er raste in Leitplanken, fuhr auf den Bürgersteig, schlingerte in Schneeverwehungen, landete in Flüssen, fuhr auf Lastwagen auf, beschädigte Bäume und parkende Autos, verursachte unzählige Blechschäden, war ständig in Konflikt mit den Verkehrsbehörden, hatte ständig Bußgelder zu zahlen und musste immer wieder vor Gericht. »Ich glaube, man kann wohl sagen«, meinte er, »dass ich ein etwas geistesabwesender Fahrer bin.«[683] Ohne von seinem Autismus und dem daraus resultierenden Multitasking-Problem zu wissen, löste er es schließlich genau richtig: mit Scheuklappen.

Diese Unfähigkeit zum Multitasking, von Autismus-Experten »Monokanal-Problem« genannt, äußert sich nicht nur im Straßenverkehr.

Normale Menschen können in einem überfüllten Zug lesen.
Chirurgen hören während einer Operation Musik.
Menschen reden miteinander, während sie tanzen,
während sie anderen die Haare schneiden,
während im Hintergrund der Fernseher läuft,
beim Autofahren.

Für Menschen mit Autismus ist das vollkommen unbegreiflich.

Vladimir Nabokov zum Beispiel verblüffte andere immer damit, dass er nach einem Abend im Restaurant wörtlich die Unterhaltungen an den Nachbartischen wiedergeben konnte[684] – es war ihm unmöglich, sie wegzufiltern.

Glenn Gould hatte das gleiche Problem: »Wenn ich im Restaurant sitze, bin ich die ganze Zeit damit beschäftigt, drei oder vier Gespräche an den Nebentischen zu entwirren.« Verständlich, dass er sich bald weigerte, vor Publikum aufzutreten: Die Geräusche und Bewegungen von zweitausend Konzertbesuchern lenkten ihn zu sehr von seinem Klavierspiel ab.[685]

Darum schreiben viele Autisten, dass sie in der Schule immer unbedingt in der ersten Reihe sitzen wollten: Einen Meter tiefer im Lärmstrudel hätten sie die Lehrerin nicht mehr herausfiltern können.

Kommentar der ahnungslosen Normalmenschen: »Stell dich nicht so an, jeder wird von Hintergrundgeräuschen oder anderen Störfaktoren abgelenkt, das geht uns doch allen so!« Nein, tut es nicht. Ginge es tatsächlich allen so, dann gäbe es auf der Erde, genau wie auf dem Planeten Asperger, nämlich keine Großraumbüros, keine Hintergrundmusik in Supermärkten, keine Kirchenglocken, keine Autoradios.

Und keine Gangschaltungen. Zum Glück für Millionen von Autisten wird sich zumindest dieses Problem dank des Siegeszugs der getriebe- und schaltungslosen E-Autos bald von selbst erledigt haben.

DER TRICK MIT DEM NASENBLICK

Das Geheimnis um Karl Lagerfelds Sonnenbrille

Emden, Nordseehalle
15. Dezember 1990

Am 15. Dezember 1990 hat Otto Waalkes in *Wetten, dass …?* den Auftritt seines Lebens. Er zieht alle Register seiner Kunst, brennt Gag-Feuerwerke nie gesehenen Ausmaßes ab, der Saal tobt. Unterdessen sitzt Karl Lagerfeld wie versteinert auf dem Gästesofa, statuengleich, laut schweigend, das genaue Gegenteil von dem, was alle anderen tun. Eine eisgekühlte, clevere Pointe, Asperger pur. Wie immer trägt Lagerfeld seine schwarz-weiße Uniform und eine Sonnenbrille.

Dass Menschen mit Autismus aufgrund ihrer sensorischen Hypersensibilitäten und in ihrem Bedürfnis nach Konstanz immer dieselben, oft sehr originellen, Kleidungsstücke tragen, haben wir schon gehört. Aber warum trug Lagerfeld bei jeder Gelegenheit eine Sonnenbrille?

Bekannt ist, dass die Gläser geschliffen waren, um seine leichte Kurzsichtigkeit zu korrigieren. Auch der Schutz vor Fremdkörpern (Staub, Glassplitter, Funken) mag ein willkommener Nebeneffekt gewesen sein.

Trug er die Sonnenbrille aus ästhetischen Gründen? Das Kontrastpaar *weiße Haare/schwarze Sonnenbrille* als bewusst komponierter Teil seines schwarz-weißen Outfits, verbunden mit der Aura des Geheimnisvollen? Das mag eine Rolle gespielt haben.

Der wichtigste Grund: Karl Lagerfeld trug eine Sonnenbrille, weil sie, aus autistischer Sicht, zwei große Vorteile hat:

1. Sie schützt vor Blickkontakt.
2. Sie schützt die hypersensiblen Augen vor Tages- oder Sonnenlicht.

1. Unfähigkeit zu Blickkontakt
Autisten haben riesige Probleme mit Blickkontakt.

Ein Freund über Henry David Thoreau: »Er blickte die ganze Zeit immer nur auf den Boden, auch während des intensivsten Gesprächs.«[686]

In Filmaufnahmen, bei Interviews, von Reportern befragt, wirkt Albert Einstein immer so, als würde er einem Unsichtbaren antworten. Er redet vor sich hin, blickt auf den Boden, in sich hinein, durch die Menschen hindurch, aber nicht zu seinem Gesprächspartner.

Ein Musikverleger über Béla Bartók: »Er sah einem nie direkt in die Augen, und sein fein ziseliertes Gesicht blieb undurchdringlich wie eine Maske.«[687]

Auch Ludwig Wittgenstein hielt bei Gesprächen immer den Kopf gesenkt, manchmal warf er ihn auf und blickte in die Ferne, nicht aber zu seinem Gesprächspartner.[688]

Kurt Gödel war berüchtigt dafür, seine Vorlesungen ausschließlich mit dem Rücken zum Auditorium zu halten – obwohl er nie etwas an die Tafel schrieb. Ein Student: »Es war offensichtlich, dass er seine Zuhörer einfach nicht ansehen konnte.«[689]

Menschen mit Autismus sind nämlich der Meinung, dass Blicke in fremden Augen nichts verloren haben. Für sie ist das so, als sähe ihnen jemand direkt ins Gehirn hinein, mentaler Voyeurismus, psychischer Hausfriedensbruch. Eine Psychotherapeutin meint, die autistische Abneigung gegen Blickkontakt rühre daher, dass jemand, der sich für »falsch« und »minderwertig« hält, einen solchen »Blick in die Seele« als ganz besonders bedrohlich empfindet.[690]

Und warum sollte man jemandem ins Gesicht sehen, wenn man ohnehin keine nonverbalen Signale lesen kann? Ein Betroffener schreibt: »Ich habe … nicht verstanden, weshalb es so wichtig sein soll, das Gegenüber anzusehen, wenn man miteinander spricht. Die Übertragung des Inhalts geht doch nicht über die Augen. Um zu verstehen, was der andere sagt, benötige ich meine Ohren und die sind aber seitlich am Kopf, so dass Hören – und ich finde das absolut logisch – deutlich besser geht, wenn ich jemandem ein Ohr zuwende.«[691] Das ist typisch autistische Argumentation: Gesellschaftliche Konventionen sind meist unlogisch und darum irrelevant. Es zählen nur Technik, Logik, Physik, Effizienz.

Doch leider bewirkt Nichtansehen kein Nichtangesehenwerden, und die Angst vor Blickkontakt kann krasse Formen annehmen:

»Ich will nicht, dass jemand so tief in mich hineinguckt … weil mein tiefstes Inneres dann total schutzlos ist.« »Ich erstarre dann innerlich oder fühle mich zerschossen von den Blicken.«[692]

»Wenn mich jemand auffordert, ihm in die Augen zu sehen, explodiert in mir die Angst … er könnte sich mit seinen Augen durch meine äußere Maske hindurchbrennen, durch mein gut einstudiertes Äußeres hindurchsehen und zu meinem angsterfüllten Kern vordringen.«[693]

Eine Autistin schreibt gar, dass sie es nicht ertragen kann, wenn man ihrem *Foto* in die Augen sieht.[694]

Viele Betroffene müssen herumliegende Zeitschriften umdrehen oder Porträts/Fotos von der Wand nehmen, weil sie es nicht ertragen können, von ihnen angesehen zu werden.

Emily Dickinson ergriff vor Besuchern die Flucht, warf die Haustür hinter sich zu, versteckte sich im Keller, verbarrikadierte sich in ihrem Zimmer, unterhielt sich mit Besuchern nur in einem dunklen Korridor oder durch die angelehnte Tür.[695]

Sobald Kaiserin Elisabeth von Österreich jemanden erblickte, den sie kannte, bekam sie Schweißausbrüche, bog in einen Seitenweg ein, rannte weg, verschanzte sich hinter Schleiern, Fächern, Regenschirmen. Diese Aversion gegen Blickkontakt – dem sie als Kaiserin in ganz besonderem Maße ausgesetzt war – machte sie auch zum Gegenstand eines ihrer autobiografischen Gedichte:

Es tritt die Galle mir fast aus,
Wenn sie mich so fixieren;
Ich kröch' gern in ein Schneckenhaus
Und könnt' vor Wut krepieren.

Gewahr' ich gar ein Opernglas
Tückisch auf mich gerichtet,
Am liebsten sähe ich gleich das
Sammt der Person vernichtet.[696]

Um nicht pausenlos angestarrt zu werden, setzte Elisabeth sogar eine ihrer Angestellten als Double ein.[697]

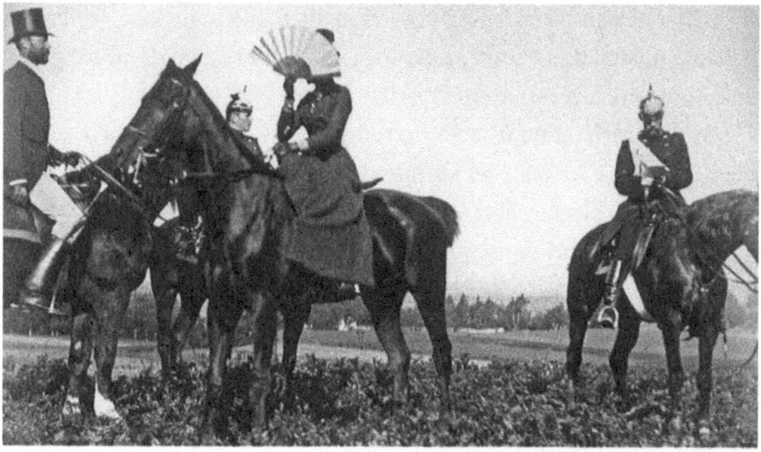

Abbildung 30: Kaiserin Elisabeth, die keinen Blickkontakt ertragen konnte und sich in ihren letzten 29 Lebensjahren nicht mehr freiwillig fotografieren ließ, verschanzte sich in der Öffentlichkeit hinter Fächern, Schleiern, Schirmen.

Glenn Gould empfand den Blick von Konzertbesuchern, die er persönlich kannte, als ganz besonders schlimm und bezahlte sogar Freunde und Bekannte dafür, *nicht* zu seinen Konzerten zu kommen. Mit 31 Jahren musste er seine Konzertkarriere ganz beenden, weil er es nicht mehr ertragen konnte, von dreitausend Augenpaaren angesehen zu werden.[698]

Eine Betroffene schreibt gar, fremde Augen würden sie »wie Laserstrahlen durchbohren« – und zog die ultimative Konsequenz, indem sie von den Niederlanden nach Japan auswanderte, weil dort direkter Blickkontakt verpönt ist.[699]

Standardkommentar der über Autismus uninformierten Normalmenschen zu diesem Thema: »Stell dich nicht so an, das ist doch überhaupt kein Problem!« Aber wenn Blickkontakt für Autisten kein Problem wäre, dann würden sie sich ja nicht so anstellen – oder nach Japan auswandern. Wie immer geht es um Nicht-Können, nicht um Nicht-Wollen.

Die kreativste Ausrede für die Vermeidung von Blickkontakt stammt wieder einmal von Glenn Gould. Wenn er gefragt wurde, warum er den Leuten nie ins Gesicht sehe, meinte er, er liefe immer mit gesenktem Kopf durch die Gegend, um nur ja nicht versehentlich auf

Insekten zu treten. Man glaubte ihm das sogar, weil er als fanatischer Tierschützer bekannt war.[700]

Ein anderer findiger Autist beschreibt, wie er seine Kurzsichtigkeit als Geheimwaffe gegen den Blickkontakt einsetzt: »Ich trage meine Brille nur selten, weil ich sonst zu viel sehe. Mit Brille kommt es mir vor, als wäre ich plötzlich in eine Welt von Fremden hineingeworfen, die mich alle anstarren, so deutlich und so nah, dass mich diese Nähe überwältigt. Es ist viel besser für mich, in einer Art Nebel dahinzutreiben.«[701]

Um nicht andauernd als unhöflicher Trottel dazustehen, gibt es drei Möglichkeiten:

1. »Entschuldigen Sie bitte, dass ich keinen Blickkontakt halte, das ist kein Ausdruck von Desinteresse oder Verlogenheit. Ich bin von Autismus betroffen, empfinde Blickkontakt darum als unerträglich, und kann mich nur auf den Inhalt Ihrer Aussage konzentrieren, wenn ich den optischen Kanal ausschalte.« Erfolgschancen: minimal.
2. Der Trick mit dem Nasenblick: Der Autist starrt seinem Gegenüber hin und wieder auf einen Punkt oberhalb der Nase zwischen den Augen (ideale Dauer: drei Sekunden). Das funktioniert sehr gut, die meisten Betroffenen behelfen sich auf diese Weise.
3. Sonnenbrille

2. Empfindlichkeit gegenüber Tages- und Sonnenlicht

Dass Menschen mit Autismus, weil ihr Filtersystem nicht richtig funktioniert, von zahlreichen taktilen, olfaktorischen und akustischen Hypersensibilitäten geplagt werden, haben wir schon gehört. Und sogar normales Tageslicht wird von den meisten Betroffenen als unerträglich hell empfunden, »als würde man aus einer dunklen Höhle in die Sonne treten«, weshalb viele selbst bei bewölktem Himmel eine Sonnenbrille tragen – wobei sie dann aber wieder der Druck der Bügel stört; notfalls muss eine Schirmmütze herhalten.

Nikola Tesla arbeitete wegen seiner Abneigung gegen Sonnenlicht fast nur nachts, alle seine Laboratorien waren komplett verdunkelt, und auch in seinem New Yorker Büro, in dem außer ihm noch zwei bedauernswerte Sekretärinnen arbeiteten, mussten tagsüber alle Rollläden geschlossen bleiben. Tesla: »Sonnenstrahlen verursachen in meinem

Gehirn Schläge von einer derartigen Gewalt, dass ich fast bewusstlos werde.«[702]

Als Ludwig Wittgenstein bekanntgab, sich für zwei Jahre in eine einsame Waldhütte über einem norwegischen Fjord zurückzuziehen, warnten ihn Freunde, es würde dort im Winter sehr lange dunkel sein. Wittgensteins Reaktion: »Das ist gut, ich kann Helligkeit nicht ausstehen.«[703]

Nicht nur natürliches Sonnenlicht wird als störend empfunden, viele Betroffene leiden auch unter flackernden Leuchtstoffröhren und Energiesparlampen. Diese Lampen gehen pro Sekunde fünfzigmal an und aus, was ein normaler Mensch nicht sieht, sehr wohl aber mancher Autist. Ein Riesenproblem in Klassenzimmern und Büros.

Solche Störfaktoren, für normale Menschen gar nicht wahrnehmbar, machen das Leben vieler Autisten zu einem Spießrutenlauf. Darum trugen/tragen viele Prominente, die unter Autismus-Verdacht stehen, bei jedem Anlass Sonnenbrille, auch in geschlossenen Räumen: Andy Warhol, Anthony Hopkins, Bob Dylan, George Lucas, Tim Burton, Karl Lagerfeld.

BARRIEREFREIE KOMMUNIKATION

Warum Mark Zuckerberg Facebook erfand

4. Februar 2004

Am 4. Februar 2004 geht Facebook online, gegründet von Mark Zuckerberg (1984) und dreien seiner Kommilitonen an der Harvard University. Zunächst nur als Datingseite für Studenten der eigenen Universität gedacht, wird das Netzwerk nach und nach für immer mehr Hochschulen freigegeben und verbreitet sich schnell in den ganzen USA. Ein Jahr nach seiner Gründung hat Facebook bereits eine Million registrierte Nutzer, im Dezember 2005 sind es 5,5 Millionen, und ein weiteres Jahr später ist Mark Zuckerberg mit 23 Jahren der jüngste Selfmade-Milliardär der Welt.

Zuckerbergs autistische Züge sind zahlreich: Er ist introvertiert, selbstbezogen, stur, sozial schwierig, emotionslos, linkisch, hat eine steife Körperhaltung, den ewig gleichen Gesichtsausdruck, und sieht deutlich jünger aus als er ist.

Er wirkt geistesabwesend, unnahbar, unwirklich, seine Gesprächspartner sagen, sie wüssten nie, ob er ihnen überhaupt zuhört. Er trägt eine merkwürdige Frisur und wurde kaum jemals anders gesehen als mit Jeans, grauem T-Shirt und Badelatschen.

Er lebte bis zu seiner Heirat in einem gemieteten Reihenhäuschen mit spartanischer Einrichtung, schlief auf einer Matratze auf dem Fußboden, fährt mit dem Fahrrad ins Büro, verschenkt große Teile seines Vermögens.

Er schloss mit seiner Frau einen Liebesvertrag, der besagt, dass er mit ihr pro Woche mindestens eine Nacht sowie hundert weitere Minuten verbringen muss (S. 100).

Und genau darum erfand Mark Zuckerberg Facebook: Um als schüchterner, kommunikationsschwacher Exzentriker selbst leichter Kontakte knüpfen zu können.

Der wichtigste Kanal, durch den autistische Menschen mit der Außenwelt in Kontakt treten, ist nämlich, wie schon erwähnt, nicht das gesprochene, sondern das geschriebene Wort. Schreiben ist für Autisten der beste und sicherste Weg, Botschaften aus ihrem Schneckenhaus zu senden. Darum redeten viele prominente Künstler und Wissenschaftlerinnen auf dem autistischen Spektrum nur, wenn sie gefragt wurden. Ansonsten schrieben sie wie die Besessenen:

Thomas Jefferson, das Superhirn der amerikanischen Revolution, Verfasser der *Declaration of Independence*, einer der Gründerväter der USA, wichtigster US-Präsident aller Zeiten, trat in den 40 Jahren seiner politischen Karriere nur zweimal kurz ans Rednerpult. Sein Vorgänger im Präsidentenamt, John Adams: »In der ganzen langen Zeit, in der ich zusammen mit ihm im Kongress saß, hörte ich ihn kein einziges Mal auch nur drei zusammenhängende Sätze sagen.«[704] Als Präsident saß Jefferson dann durchschnittlich zehn Stunden pro Tag am Schreibtisch, wobei er ausschließlich schriftlich kommunizierte, sowohl innerhalb des Systems als auch nach außen. Wer ihm etwas mitteilen wollte, selbst engste Mitarbeiter, musste ihm schreiben, und auch die Antwort erfolgte nie anders als in schriftlicher Form.[705]

Jean Paul schrieb lange Briefe an Freunde, von denen ihn nur eine Gasse oder eine Wand trennte, brachte es sogar fertig, Briefe an persönlich in seiner Wohnung Anwesende zu schreiben.[706]

Emily Dickinson kommunizierte mit ihrer besten Freundin jahrzehntelang fast ausschließlich per Brief – die Freundin wohnte im Nachbarhaus.

Lewis Carroll, der in Gesellschaft nur unter Lebensgefahr den Mund aufmachte, schrieb Zehntausende von Briefen, durchschnittlich fünf pro Tag. Alleine das Verzeichnis seiner Briefe umfasst 24 Bände. Er verfasste sogar eine kleine Abhandlung über die Kunst des Briefeschreibens und -archivierens: *Eight or Nine Wise Words about Letter-Writing* (1890).[707]

Auch Rainer Maria Rilkes beachtlicher Mitteilungsdrang beschränkte sich fast ausschließlich auf das geschriebene Wort. Er schrieb Zehntausende von Briefen, oft 50 Seiten am Tag.[708]

Hermann Hesse kommunizierte mit seiner zweiten und dritten Frau über lange Zeiträume ausschließlich per Zettel (er nannte sie »Hausbriefe«), abzulegen zu bestimmten Zeiten an vereinbarter Stelle, damit es in den streng getrennten Wohnbereichen zu keiner ungeplanten Begegnung kam.[709]

»Mir widerstrebt das Reden ganz und gar«, erklärt Franz Kafka. »Nur das Schreiben ist die mir entsprechende Form der Äußerung.«[710] »Mit meiner Mutter habe ich in den letzten Jahren durchschnittlich nicht zwanzig Worte täglich gesprochen, mit meinem Vater kaum jemals mehr als Grußworte gewechselt.«[711] – Kafka lebte mit seinen Eltern 31 Jahre in einer gemeinsamen Wohnung.

Alfred Hitchcocks Oscar-Dankesrede von 1968 ist in die Geschichte eingegangen als die kürzeste aller Zeiten: »Thank you!«, meinte er nur lakonisch. Nach Gelächter und Applaus ging er zurück zum Mikrofon und fügte hinzu: »… very much indeed«.

Man weiß von Familien, in denen das autistische Kind mit den anderen Familienmitgliedern zu Hause hauptsächlich über Textnachrichten kommuniziert, weil es sich schriftlich viel leichter öffnen kann als mündlich. Autismus-Spezialistinnen empfehlen anderen Psychiatern, besonders schwer zugänglichen Patienten einen Laptop vorzusetzen und sich mit ihnen per E-Mail auszutauschen – im selben Raum, wohlgemerkt.

Eine Autistin schreibt: »Wir suchen das Kleine und Überschaubare. Daher ist es nicht erstaunlich, dass viele hochfunktionale Autisten, die nicht in der Lage sind, sich über den Lärm der Welt hinwegzusetzen und mit anderen zu kommunizieren, stattdessen die Abgründe der Realität überwinden, indem sie schreiben. Das ästhetische Wunder, dass man seine Gedankengänge und Gefühle in die soliden Linien dauerhafter Buchstaben zerlegen und festhalten kann, bietet uns die Möglichkeit, Tonlagen aufzuspüren … Auf dem Papier finden wir eine friedliche Welt aus Kunst und Ordnung, ein Land, das wir mit anderen teilen können.«[712]

Aus diesem Grund sind die meisten Asperger-Autisten so computer- und internet-affin. Im Internet gelangen sie nämlich stressfrei an Informationen, die früher eine Begegnung mit Menschen erfordert hätten. In E-Mails, Foren, Chatrooms und Blogs können autistische Menschen einfach sie selbst sein. Hier können sie in ihrem eigenen Tempo kommunizieren, in ihrer eigenen Sprache, aus ihrem gewohnten Umfeld heraus, frei von den Zwängen der nicht-autistischen Gesellschaft.

Darum entwickelte Mark Zuckerberg Facebook: Dort stand er nicht unter dem Druck, seine sozial-kommunikativen Einschränkungen zu kompensieren, sich »normal« zu verhalten, auf Stimme und Tonlage zu achten, auf Körpersignale, soziale Interaktion, Blickkontakt, äußere Erscheinung. Im Internet zählt nur, *was* man sagt, nicht *wie* man auftritt. Eine Betroffene nannte das »barrierefreie Kommunikation«.[713]

In Internetkreisen gilt Asperger inzwischen sogar als ganz normaler Gehirnzustand der Nerds und erfolgreichen Unternehmensgründer; die Amerikaner sprechen vom »Geek Syndrom« (geek = Streber, Computerfreak, Fachidiot, Außenseiter). Der Autismus-Spezialist Steve Silberman schreibt dazu im Dezember 2001 im Computermagazin *Wired*: »Die Kultur im Silicon Valley hat sich so entwickelt, dass sie den Bedürfnissen von Erwachsenen im Autismus-Spektrum entgegenkommt. In den Geek-Höhlen der Programmierer sind soziale Umgangsformen nebensächlich. Wenn dein Code fehlerfrei ist, spielt es keine Rolle, wie schräg du bist. Niemand wird dich darauf ansprechen, dass du seit zwei Wochen das gleiche Shirt trägst. Autisten fällt Multitasking schwer, vor allem, wenn eines der Tasks direkte Kommunikation mit anderen Menschen ist. Die traditionelle Büro-Kommunikation, sprich: Flurfunk, durch einen Bildschirm und E-Mail zu ersetzen, gibt dem Programmierer Kontrolle über das Chaos des Alltags. Flache Hierarchien können hilfreich sein für Menschen, die soziale Interaktionen nur schwer lesen können. Eine WYSIWYG [What you see is what you get]-Welt, in der Anerkennung einzig und allein auf messbaren Indikatoren beruht, ist der Traum eines Autisten.«

Aus diesem Grund wurde schon der erste Prototyp eines Computers von einem Tüftler gebaut, der unter dringendem Autismus-Verdacht steht: Der britische Mathematiker Charles Babbage (1791–1871) entwarf ab 1822 mehrere programmierbare Rechenmaschinen, die als mechanische Vorläufer des Computers gelten.[714]

Und darum liegen so viele Informatiker, Programmierer, Computer- und Internet-Pioniere auf dem autistischen Spektrum: Bill Gates, Steve Jobs, Elon Musk, Mark Zuckerberg und tausend andere.

»ALS OB EIN WELTKRIEG STATTFÄNDE«

Wie Al Gore beinahe den Planeten gerettet hätte

Oslo, Henrik Ibsens gate 51 (Nobel-Institut)
12. Oktober 2007

Am 12. Oktober 2007 wird der Friedensnobelpreis zu gleichen Teilen dem UN-Klimarat IPCC und dem ehemaligen US-Vizepräsidenten und Präsidentschaftskandidaten Al Gore zugesprochen.

Aus der Begründung des Nobelpreiskomitees: »Al Gore ist seit langer Zeit einer der weltweit führenden Umweltpolitiker. Ihm wurde zu einem frühen Zeitpunkt bewusst, vor welche Herausforderungen der Klimawandel die Welt stellt. Seine starke Überzeugung, die sich in politischen Aktivitäten, Vorlesungen, Filmen und Büchern niederschlug, hat den Kampf gegen den Klimawandel gestärkt. Er ist vermutlich der Mensch, der als Einzelner am meisten für die Schaffung eines größeren, weltweiten Verständnisses für die Maßnahmen geschaffen hat, die nun beschlossen werden müssen.«

Das ist richtig. Al Gore (geb. 1948) ist seit Anfang der 1990er-Jahre der aktivste und weltweit bekannteste Warner vor der Klimakatastrophe. Seine Bücher, Dokumentarfilme, Vortragsreihen, Bildungsprogramme sind Legion, er wurde mit sämtlichen existierenden Preisen ausgezeichnet. Nie zuvor oder danach – mit Ausnahme von Greta Thunberg – hat sich ein einzelner Mensch so intensiv, so konsequent, so kompetent für den Klimaschutz engagiert. Dass Gore – unter äußerst fragwürdigen Umständen – bei den Präsidentschaftswahlen 2000/2001 seinem Konkurrenten George W. Bush unterlag und auf weitere juristische Schritte verzichtete, um die Verwaltung seines Landes nicht länger lahmzulegen, war gut gemeint, hat sich aber als Tragödie für diesen Planeten und seine acht Milliarden Bewohner erwiesen.

Es fällt auf, dass sich gerade aus dem kleinen Kreis der Asperger-Autisten (nur ein Prozent der Bevölkerung) vier der wichtigsten Umwelt-Aktivisten aller Zeiten rekrutieren: Henry David Thoreau, Friedensreich Hundertwasser, Al Gore und Greta Thunberg. Je nach Definition könnte man auch Elon Musk dazuzählen.

Greta Thunberg erklärt das so: »Wenn das so ist und das tatsächlich passiert [die Klimakatastrophe], dürfen wir über nichts anderes mehr reden. Sobald man das Fernsehen einschaltet, müsste sich alles nur darum drehen. Schlagzeilen, Radio, Zeitungen – man dürfte von nichts anderem lesen oder hören. Als ob ein Weltkrieg stattfände.«[715]

Eine Autistin nannte diese Art zu denken einen »Durchführmechanismus«: Wenn ein Mensch mit Autismus etwas als richtig erkannt hat, dann ist es in Stein gemeißelt und muss durchgezogen werden. Mit allen Konsequenzen, Entweder-Oder, ja oder nein, ganz oder gar nicht. In diesem Fall heißt das: Von dem Moment an, wo eine Autistin liest, dass der CO_2-Ausstoß aus Verbrennungsmotoren den Planeten ruiniert, kann sie kein Auto und kein Flugzeug mehr benutzen. Es geht nicht mehr, man darf es nicht mehr tun, es ist ein inneres Gesetz. Sobald ein Autist von Bevölkerungsexplosion, Regenwaldabholzung, Klimakatastrophe, Plastikflut und all den anderen Missständen erfährt, hat er keine andere Wahl, als sein Leben umzukrempeln: Er muss sofort Umweltschutzorganisationen unterstützen, auf Auto und Flugzeug verzichten, auf umweltschädliche Produkte, Konsumterror und all den anderen Plunder.

Ist das wirklich so extremistisch, wie es klingt? Wenn die Badewanne überläuft, dann dreht doch auch jeder schnellstmöglich das Wasser ab, statt tatenlos zuzusehen, wie die Wohnung überschwemmt wird?

Schon die Verwendung des Wortes »Umweltschützer« ist manipulativ: Erstens, weil die sogenannte »Um«-Welt nichts von uns Getrenntes, nichts um uns herum Stattfindendes ist, das wir nach Belieben bewohnen oder nicht bewohnen, schonen oder ausbeuten können. Wir sind vielmehr ein integraler Bestandteil dieses Ökosystems, in und mit dem wir leben oder zugrunde gehen. Es geht nicht darum, die Umwelt zu schützen, sondern uns selbst.

Zweitens, weil der Soll-Zustand einen Namen bekommt, nicht der Fehler. Wem fiele es ein, Menschen, die keine Morde begehen, als »Lebensschützer« zu bezeichnen? Zu Recht hält die Sprache den »Nicht-Mörder« für den selbstverständlichen Normalzustand, der keines Hinweises bedarf. Menschen, die sich korrekt verhalten und keinen Raubbau an unseren Lebensgrundlagen betreiben, als »Umweltschützer« zu bezeichnen, ist genauso absurd wie »Gesundheitsfanatiker« für Menschen, die regelmäßig zur Vorsorge-Untersuchung gehen.

Wie so oft entlarvt die Sprache einen Missstand und verweist zugleich auf eines der größten Probleme von Menschen mit Autismus, vielleicht das größte überhaupt: Verhaltensweisen, die vom rein logisch-technischen Standpunkt korrekt sind, erscheinen unter dem Druck der nicht-autistischen Mehrheit, die den Standard definiert, als Spleens. Darum ecken Autisten ständig an, wenn sie behaupten, eigentlich seien *sie* die Vernünftigen, die »Normalen«.[716]

Wenn Al Gore seit dreißig Jahren gegen den CO_2-Ausstoß predigt, wenn Greta Thunberg mit dem Elektroauto 28 Stunden von Stockholm nach London fährt und den Atlantik auf einem Segelboot überquert, wenn Millionen von Autistinnen und Autisten leben wie besitzlose Asketen, dann werden sie immer für ihre Besserwisserei und ihren Pessimismus kritisiert. »Shooting the messenger« heißt das auf Englisch, »Spontane Merkmalsübertragung« nennen es die Psychologen: Statt diejenigen zu kritisieren, die den Missstand verursacht haben, wird der negative Inhalt einer Botschaft auf den Überbringer beziehungsweise die Kritikerin projiziert – etwa so sinnvoll, als würde man bei einer Hitzewelle auf das Thermometer einschlagen.

Die Autisten und Klima-Aktivistinnen tun das aber alles nicht, um den bösen Konsumknechten die Laune zu vermiesen und um dem Rest der Welt zu demonstrieren, was für tolle Menschen sie selbst doch sind. Sie machen das automatisch, es ginge ihnen schlecht, wenn sie anders leben müssten. Autisten – Tieren manchmal ähnlicher als Menschen (S. 64–67) – praktizieren nur instinktiv, was viele nicht-autistische Menschen in den letzten Jahrzehnten unter dem Diktat der Konsum-, Glücks- und Freizeitindustrie verlernt haben: Was man nicht braucht, muss man auch nicht haben.

Henry David Thoreau lebte zwei Jahre als Selbstversorger in einer selbst gezimmerten Waldhütte, trank auch sonst nichts als Wasser, gebrauchte seinen Mantel als Bettdecke. Menschen mit kleinerem Geldbeutel empfahl er allen Ernstes, sich als Unterkunft einfach eine große Holzkiste zu besorgen. »Ich schlug mich allein durch meiner Hände

Arbeit durch«, schreibt er, »und fand, dass eine Arbeitszeit von sechs Wochen im Jahr zur Deckung aller Ausgaben im Verlauf eines ganzen Jahres ausreichte.«[717]

Kaiserin Elisabeth von Österreich unternahm tagelange Gewaltmärsche bei jedem Wetter, schlief in ihren Palästen nackt auf Feldbetten, aß so gut wie nichts.[718]

Auch Vincent van Gogh aß fast nichts, kleidete sich in Lumpen, lebte in leerstehenden Hütten, war im Winter ohne Mantel und barfuß unterwegs, schlief bei Eiseskälte in Strohhütten ohne Decke auf dem Fußboden, sogar im Freien.[719]

Marie Curie hauste in ungeheizten, unmöblierten Bruchbuden, ernährte sich nur von Obst und Tee. Ihre Tochter: »Ebenso [beschloss] sie, daß die materielle Existenz keinerlei Bedeutung hat, daß sie nicht vorhanden ist. Von diesem Prinzip ausgehend, baut[e] sie sich ein spartanisches Dasein auf, das etwas sonderbar Unmenschliches hat[te].«[720]

Rainer Maria Rilke lebte drei Jahrzehnte wie ein Vagabund aus dem Koffer, besaß nichts außer ein paar Kleidungsstücken, Büchern und Manuskripten.[721]

Auch Franz Kafka lebte wie ein Asket, schlief auf dem Fußboden, verweigerte sich Wärme, Nahrung, Medizin, und verarbeitete diese Expertise in der Erzählung *Ein Hungerkünstler*.[722]

Friedensreich Hundertwasser lebte im neuseeländischen Dschungel unter primitivsten Bedingungen in einem umgebauten Schweinestall.

Steve Jobs schlief jahrelang auf einer Matratze auf dem Fußboden, besaß kein Mobiliar außer einem Tisch und ein paar Stühlen. Bevor er berühmt wurde, war er immer barfuß unterwegs, auch bei Schnee.[723]

Mark Zuckerberg besitzt einen einfachen Mittelklassewagen, den er nie benutzt, und fährt mit dem Fahrrad ins Büro.

Umweltfreundliches Leben besteht hauptsächlich aus Unterlassen. Man muss gar nichts Besonderes tun. Autisten (und andere Asketen) haben auch nicht das Gefühl, auf etwas zu verzichten. Weil man auf Überflüssiges nicht verzichten muss.

Gut, Autisten sind nun einmal so, aber das bedeutet ja nicht automatisch, dass alle anderen Menschen das genauso machen müssen …

… Im Fall des Umweltschutzes wäre es aber sinnvoll, doch einmal dem Vorbild der Autistinnen und Autisten (und anderer) zu folgen. Weil unser Überleben davon abhängt.

Schlägt auf der Internationalen Raumstation ISS ein Weltraumschrottteilchen ein Loch in die Hülle, dann rückt sofort die komplette Mannschaft aus, um das Problem zu beheben, weil die strukturelle Integrität erste Priorität hat. Das kann jeder nachvollziehen: Havariert die Station oder entweicht der Sauerstoff, stirbt die Besatzung, und das milliardenteure High-Tech-Wunder wird unbrauchbar.

Und wir hier unten auf unserem Raumschiff Erde täten gut daran, auch endlich die Lecks zu versorgen. Wenn in ein paar Jahrzehnten auf der Erde 15 Milliarden Menschen leben, wenn der letzte Regenwald abgebrannt ist, wenn die Permafrostböden aufgetaut und die Gletscher geschmolzen sind, wenn die Hälfte aller Tierarten ausgestorben ist, wenn in den Meeren mehr Plastik als Fisch schwimmt und das Klima verrücktspielt, wenn plündernde Warlords und Millionen von Klimaflüchtlingen durch das marodieren, was einmal unsere Immobilie in bester Lage war, dann können sich unsere Enkel nämlich all die Häuser, sicheren Arbeitsplätze, Ersparnisse und Rentenansprüche sonst wo hinstecken.[724]

WIKILIX GEGEN DEN REST DER WELT

Der Fall Julian Assange

März 2010

Anfang 2010 wird die Öffentlichkeit erstmals auf WikiLeaks aufmerksam: eine Enthüllungsplattform, die ihr brisantes Material von Whistleblowern und anderen Quellen erhält, denen sie Anonymität und damit Schutz vor Enttarnung und Verfolgung garantiert. So ist seit 2006 ein öffentlich zugängliches Archiv vormals geheim gehaltener Dokumente entstanden, dessen wachsende Inhalte Regierungen, Unternehmen und Organisationen mehr und mehr zu fürchten lernen: Korruption, Giftmüll-Dumping, Misshandlung politischer Gefangener, zweifelhaftes Geschäftsgebaren von Banken.

Der große Coup kommt im März 2010: WikiLeaks stellt ein Video ins Netz (*Collateral Murder*), das zeigt, wie US-Soldaten in Bagdad völlig willkürlich und aus reiner Lust am Töten mehr als ein Dutzend Zivilisten, Journalisten und anschließend auch die zu Hilfe geeilten Rettungskräfte mit einem Maschinengewehr niedermähen.

In den nächsten Monaten folgen weitere US-Militärdokumente und Videos zu Einsätzen im Irak und in Afghanistan (*Afghan War Diary*), eine Viertelmillion diplomatischer US-Berichte über Regierungen und Regierungsmitglieder in aller Welt, geheime Militärdokumente zum Gefangenenlager Guantanamo, Dateien von Sicherheits- und Überwachungsunternehmen, interne E-Mails amerikanischer Geheimdienste, syrischer und saudi-arabischer Politiker. Millionen belastender Dokumente, die ein nie geahntes Ausmaß an Kriegsverbrechen, Folter, Justizwillkür, Menschenrechtsverletzungen, Massenüberwachung und Korruption offenbaren.

Als Reaktion auf diese Enthüllungen wird sofort ein abschreckendes Exempel statuiert – nicht aber an den kriminellen Militärs, Regierungen, Unternehmen und Organisationen, sondern an WikiLeaks-Gründer Julian Assange. Der Programmierer und investigative Journalist sieht sich massiven Angriffen aus Politik, Medien und Militär ausgesetzt, er wird der Spionage, des Hochverrats und des Terrorismus beschuldigt, gezielt dämonisiert, gedemütigt und sozial isoliert. Ein Kommentator des rechtskonservativen, Donald Trump nahestehenden US-Fernsehsenders *Fox* spricht aus, was viele gute Patrioten denken: »Dieser Typ ist ein Verräter! Es gibt nur einen Weg, das zu erledigen: diesen Hurensohn ohne Gerichtsverfahren einfach abknallen!«[725]

Nach plötzlich aufgetauchten Vorwürfen der sexuellen Nötigung wird ein internationaler Haftbefehl gegen Assange erlassen. Im Juni 2012 flüchtet er sich in die ecuadorianische Botschaft in London, in deren fensterlosem Badezimmer er die nächsten sieben Jahre als politischer Flüchtling verbringt.

Im April 2019 entzieht ihm der neue ecuadorianische Präsident das Asylrecht. Assange wird von der britischen Polizei festgenommen und in ein Hochsicherheitsgefängnis gebracht. Die Vereinigten Staaten ersuchen Großbritannien um seine Auslieferung, ihm drohen 175 Jahre Haft. Vierzig Menschenrechtsorganisationen und Hunderte von Ärzten appellieren an die britische Regierung, Assange freizulassen und seine Auslieferung an die USA zu verweigern. Im Januar 2021 entscheidet ein Londoner Gericht, dass er wegen der zu erwartenden Haftbedingungen und bestehender Suizidgefahr nicht an die USA ausgeliefert wird, wogegen die USA Berufung einlegen.

Im April 2021 erscheint das Buch *Der Fall Julian Assange – Geschichte einer Verfolgung*. Der Autor Nils Melzer, als Professor für Internationales Recht und langjähriger UNO-Sonderberichterstatter für Folter über jeden Zweifel erhaben, hat sich über viele Jahre intensiv mit dem Fall Assange befasst und stellt auf 340 Seiten alle bekannten Fakten und Dokumente zusammen. Er kommt zu dem Schluss, dass es sich um einen der größten Justizskandale aller Zeiten handelt: »Wir müssen aufhören zu glauben, dass es bei Julian Assange wirklich um eine Strafuntersuchung wegen Sexualdelikten, Spionage und Hacking geht. Was WikiLeaks getan hat, bedroht die politischen und wirtschaftlichen Eliten weltweit gleichermaßen. Der Fall Assange zeigt, dass es den Regierungen heute nicht mehr um legitime Vertraulichkeit geht, sondern um die Unterdrückung der Wahrheit zum Schutz von unkontrollierter Macht, Korruption und Straflosigkeit.«[726]

Um Assanges Auslieferung an die USA wird weiter gerichtlich gerungen. Zum Zeitpunkt des Erscheinens dieses Buches ist er seit zwölf

Jahren weggesperrt, länger als mancher Mörder. Und obwohl die Journalisten – schon im eigenen Interesse – Sturm laufen und öffentlichen Druck erzeugen müssten, ist ihnen Assange keine Zeile mehr wert.

Aber warum stellte Assange jahrelang immer neue kompromittierende Dokumente ins Netz, obwohl er schon seit 2006 massiv bespitzelt, verfolgt, bedroht worden war? Warum setzte er sich derart kompromisslos für die Wahrheit ein? Warum riskierte er seine Gesundheit, sein Leben?

Im September 2020, während des Prozesses um seine Auslieferung an die USA, wurde das, was für alle Beobachter mit Autismus-Wissen seit Langem auf der Hand lag, endlich auch offiziell von zwei unabhängigen Psychiatern bestätigt: Julian Assange ist von Asperger-Autismus betroffen.[727]

Seine Hintanstellung eigener Interessen zugunsten des Allgemeinwohls ist ein typisches Autismus-Symptom. Auf dem Planeten Asperger wird nicht zwischen eigenem und fremdem Gewinn unterschieden. Menschen mit Autismus wählen immer den sachdienlichen und den rationalen Kurs, der nicht ihnen selbst, sondern der Allgemeinheit den größten Nutzen bringt. Sie handeln so, weil sie nicht von einem sozialen Autopiloten gesteuert werden, sondern von reiner Logik, ungetrübt durch Wertung, Zensur, Eitelkeit, Gewohnheiten und andere sozial-emotionale Automatismen. Autisten lügen nicht, betrügen und manipulieren nicht, sind verantwortungsbewusst, halten sich an Regeln und Gesetze, tun nicht das, was ihnen persönlich nutzt, sondern das, was richtig ist. Auch zum eigenen Nachteil.

Autisten sind nicht »tugendhafter« oder »besser« als andere Menschen. Sie haben nur keine Ahnung, warum alles so ist, wie es ist. Darum halten sie sich einfach an ethische Werte und an die Logik und an die Wahrheit. Wozu mühsam ein Konstrukt erschaffen oder einer Lüge anhängen oder sich anpassen? Das würde ein Höchstmaß an sozialer Fantasie und Geschicklichkeit erfordern, und die haben Autisten nicht.

Autisten haben auch mehr Mut zu einer eigenen Meinung als die meisten anderen Menschen, denn sie stecken aufgrund ihrer andersartigen Hirnprogrammierung seit ihrer Kindergartenzeit in der Oppositionsrolle. Während »normale« Menschen mit dem Erleben von

Gemeinsamkeit und Bestätigung aufwachsen, kennen autistische Menschen nur Unterschiedlichkeit und Konflikt, es ist für sie normal. Sind sie darum überzeugt, dass etwas falsch ist, dann suchen sie nicht den Konsens, sondern widersetzen sich dem Falschen und dem Herdentrieb mit aller Macht:

In seinem Brotberuf als Zollinspektor im New Yorker Hafen war Herman Melville unter Dutzenden von Kollegen der einzige, der nie ein Bestechungsgeld annahm – während seine Familie fast verhungert wäre.[728]

Albert Einstein war einer der ganz wenigen deutschen Intellektuellen, die sich 1915 offen gegen den Krieg aussprachen, was ihm einen Shitstorm von biblischen Ausmaßen eintrug, und nur sein Ruf als weltentrücktes Original rettete ihn vor allzu brutalen Reaktionen. Einstein zu diesem Thema: »Ich fühle mich so solidarisch mit allem Lebenden, dass es mir einerlei ist, wo der einzelne anfängt und aufhört.«[729]

Das Gleiche in spiegelverkehrter Ausrichtung auf der anderen Seite des Kanals: Bernard Shaw war einer der ganz wenigen Briten, die sich während des Ersten Weltkriegs für Verhandlungen einsetzten und blinden Patriotismus rügten, was ihn zur *persona non grata* machte. Als er dann noch eine Schrift *Der gesunde Menschenverstand im Krieg* hinterherschickte, war sein Ruf vollends ruiniert.

Philippe Starck schreibt: »Vor dreißig Jahren, als Ethik in der Wirtschaft noch nicht so schick war, beschloss ich, niemals für die Waffen-, Alkohol-, Zigaretten- und Glücksspielindustrie zu arbeiten, ebenso wenig für die Öl-Industrie oder für religiöse Organisationen. Das ist verdammt schwer, weil das große Gruppen mit viel Geld sind. Sie wollen gar nicht wissen, was mich diese Entscheidung gekostet hat.«[730]

Elon Musk gab alle Tesla-Patente, deren Entwicklung ihn mehrere hundert Millionen Dollar gekostet hatte, öffentlich frei, um die Entwicklung von Elektrofahrzeugen zu beschleunigen. »Er beschwört Gesprächspartner«, schreibt ein Biograf, »ihm zu glauben, dass er nicht irgendwelchen kurzfristigen Geschäftschancen nachjagt. Er versucht, Probleme zu lösen, die ihn seit Jahrzehnten beschäftigen … Er will, dass Elektroautos produziert werden … Wenn die Offenlegung der Tesla-Patente bedeutet, dass andere Unternehmen leichter Elektroautos bauen können, dann ist das gut für die Menschheit, und die Ideen sollten freigegeben werden.«[731] Musk ist berüchtigt dafür, behördliche Vorschriften zu ignorieren, um schneller voranzukommen. So ließ er zum Beispiel die Gigafactory 4 in Grünheide (Brandenburg) ohne Baugenehmigung errichten, komplett auf eigenes Risiko. Keine Machtdemonstration allerdings, sondern eine Mission. Musks Triebfeder ist das Wohl der Menschheit beziehungsweise der Wunsch, wichtige Projekte in die Tat umzusetzen, notfalls auch mit ein paar Milliarden Dollar Verlust. Ein Musk-Kenner erklärt: »Elon interessiert sich zwar nicht für Menschen, aber dafür umso mehr für die Menschheit.«[732]

Greta Thunberg formuliert es so: »Ich kümmere mich nicht darum, beliebt zu sein, ich kümmere mich um Klimagerechtigkeit und den lebendigen Planeten.«[733]

Im Oktober 2015, im vierten Jahr von Assanges Martyrium, erschien der 36. *Asterix*-Band, *Der Papyrus des Cäsar*: Auf Anraten seines Verlegers hat Julius Cäsar aus seinem Buch über den Gallischen Krieg das selbstkritische Kapitel über das unbeugsame Gallierdorf herausgestrichen. Ungünstigerweise gibt es in der Kopistenwerkstatt einen Sympathisanten, der die zensierte Schriftrolle einem gallischen Aktivisten zuspielt. Dieser Enthüllungsjournalist namens Polemix – unschwer als Hommage an Julian Assange zu erkennen – bringt das geheime Dokument, das das Römische Reich bis in seine Grundfesten erschüttern könnte, nach Gallien in Sicherheit …

Assange, der achtmal für den Friedensnobelpreis nominiert war, reagierte souverän: »In einem Asterix-Heft zu erscheinen, das ist noch besser als der Nobelpreis. Viele haben einen Nobelpreis bekommen, aber nur sehr wenige haben es zu einer Figur in Asterix gebracht.«[734]

Genutzt hat es ihm freilich nichts, denn die Misere ist die gleiche wie im Jahr 50 vor Christus: Die Herrschenden mögen allzu oft kriminelle Trottel sein, aber sie haben auf der ganzen Welt das Geld und die Waffen und die Kontrolle über die Medien …

… Auf der ganzen Welt? Nein! Unbeugsame, moralisch integre Menschen dürfen nicht aufhören, der Armee der Finsternis Widerstand zu leisten! Wir werden dazu noch sehr, sehr viel Zaubertrank brauchen.

STILLE WASSER SIND KREATIV

Greta Thunbergs Durchführmechanismus

Stockholm, Mynttorget-Platz zwischen Schloss und Parlament
20. August 2018

Am 20. August 2018, dem ersten Schultag nach den Sommerferien, setzt sich die fünfzehnjährige Greta Thunberg statt in ihr Klassenzimmer zum ersten Mal vor das schwedische Parlament. Bei sich hat sie ein großes selbst gemaltes Schild, auf dem »Skolstrejk för Klimatet« steht, »Schulstreik für das Klima«.

Schon am Abend berichten mehrere schwedische Zeitungen auf ihren Internetplattformen. Am nächsten Tag ist Greta auf den Titelseiten und hat bereits eine Mitstreikerin. Am dritten Tag kommt das Fernsehen. Immer mehr Schülerinnen und Schüler setzen sich zu ihr.

Ursprünglich wollte sie nur drei Wochen streiken, bis zu den schwedischen Parlamentswahlen, aber am letzten Tag ruft sie auf Instagram dazu auf, sich ihr anzuschließen und von nun an jeden Freitag für das Klima zu streiken. Unter den Post setzt sie das Hashtag #Fridaysforfuture.

Nach wenigen Monaten sind Gretas freitägliche Schulstreiks zu einer globalen Bewegung mit Hunderttausenden von Teilnehmern gewachsen. Im Dezember 2018 hält sie eine Rede vor der UN-Klimakonferenz, die viral geht. Im August 2019 überquert sie den Atlantik auf einem Segelboot, um in New York am UN-Klimagipfel teilzunehmen. Das »How dare you!« (»Wie könnt ihr es wagen!«), das sie den Abgeordneten mit Tränen in den Augen entgegenschleudert, geht um die Welt. Vom *Time Magazine* wird sie in die Liste der hundert einflussreichsten Persönlichkeiten des Jahres 2019 aufgenommen, im gleichen Jahr erhält sie den Alternativen Nobelpreis.

Aber wie passt das zu dem, was bisher über die Besucher vom Planeten Asperger berichtet wurde? Wir haben gehört, dass Autistinnen viel Ruhe brauchen, dass sie körperlich wenig belastbar sind, dass sie nicht gerne verreisen, nicht gerne im Fokus des Interesses stehen. Greta Thunberg ist klein, fragil, schüchtern, hat große Probleme mit Lärm und Menschenmassen, sprach früher jahrelang kaum ein Wort und litt bis kurz vor ihrem Auftauchen auf der Weltbühne unter massiven Essstörungen und Depressionen. Wie kann ein Mensch mit derartigen Handicaps ein Pensum dieses Umfangs absolvieren und zur Impulsgeberin einer gesellschaftlichen Revolution werden?

Wenn eine Autistin eine Entscheidung getroffen hat, dann ist sie in Stein gemeißelt. Eine Betroffene nannte das einmal einen »Durchführmechanismus«. Das heißt: Eine einmal begonnene Aufgabe muss immer komplett zu Ende gebracht, ein einmal eingeschlagener Weg muss immer geradeaus bis zum Ziel gegangen werden:

Schriftsteller-Philosoph und Profi-Einsiedler Henry David Thoreau, leidenschaftlicher Öko-Aktivist und Outdoor-Fan, beschloss auf einer seiner Exkursionen, einen Tag lang exakt geradeaus in eine bestimmte Richtung zu laufen und dabei nicht um Haaresbreite von der Linie abzuweichen, die ihm sein Kompass vorgab, durch Wälder und Felder, durch Bäche und Sümpfe. An sich schon eine durch und durch autistische Idee. Und als dann eine Farm auf seinem Pfad lag, ging er nicht etwa außen um das Gebäude herum, sondern öffnete die Vordertür, lief mitten durch das Haus hindurch und verließ es durch die Hintertür.[735]

Nikola Tesla erinnert sich: »Ich hatte die Manie, alles zu Ende zu führen, was ich einmal begonnen hatte ... Einmal begann ich die Werke von Voltaire zu lesen. Zu meiner Bestürzung stellte ich fest, dass es knapp hundert dicke Bände in kleiner Schrift gab ... Ich musste das durchziehen, aber als ich den letzten Band aus der Hand legte, sagte ich mir: ›Nie wieder!‹«[736]

Zwei kuriose Anekdoten. In beiden Fällen ist nichts Schlimmes passiert. Diese autistische Bis-zum-bitteren-Ende-Mentalität kann aber auch ziemlich in die Hose gehen. Ganz schlimm erwischte es zum Beispiel Ludwig van Beethoven und Albert Einstein:

Als Beethovens Bruder starb, hinterließ er einen neunjährigen Sohn, zu dessen gemeinsamen Vormündern er die Mutter sowie Onkel Ludwig bestimmte. Da Beethoven seine Schwägerin für »giftig«, »verdorben«, »verlogen«, »bösartig« und »gemein« hielt, beantragte er die alleinige Vormundschaft über den Neffen. Das Resultat war ein endloser Rechtsstreit, der Beethoven und seine ganze Familie an den Rand des

Wahnsinns brachte: Korrespondenz mit Anwälten, Verwandten, Gutachtern, Lehrern; Beschimpfungen, Diffamierungen, Drohungen, Polizeieinsätze, Gerichtstermine, astronomische Kosten – man fragt sich, wie Beethoven überhaupt noch zum Komponieren kam. Nach zehn Jahren endete das Drama dann mit einem Suizidversuch des Neffen und Beethovens Kapitulation. Seit zweihundert Jahren rätseln die Biografen: »Es drängt sich die Frage auf, was den Komponisten eigentlich angetrieben hat, derart verbissen einen Vormundschaftsstreit auszutragen, der ihn viel Zeit, Geld und geistige Energie kostete und jahrelang von der Arbeit abhielt.«[737]

Die Antwort heißt Autismus. Da Beethoven von seinem Autismus nichts wusste, darum seine eigenen Schwächen nicht kannte und keine Ahnung hatte, was in den Köpfen anderer Menschen vor sich ging, gelangte er zu einer dramatischen Fehleinschätzung. Er hatte zwar, wie alle Autisten, die allerbesten Absichten und die höchsten moralischen Ideale, aber vom echten Leben verstand er so viel wie ein Öl-Lobbyist von Klimaschutz. Seine Taubheit, seine Menschenfurcht, seine soziale Unbeholfenheit, seine finanziellen Engpässe, seine kräftezehrende kreative Arbeit, für alles, was ihn als Vormund ungeeignet machte, war er als Autist blind. Und als er sich dann einmal für die Vormundschaft entschieden hatte, musste er diese Schnapsidee bis zum bitteren Ende durchziehen, durch alle Instanzen, gegen alle Widerstände, auf Kosten seiner Gesundheit, seiner Finanzen, seines guten Rufs, seiner Familie, und beinahe auch des Lebens seines Neffens. An oder Aus. Entweder-Oder. Alles oder nichts.

1905 publizierte Albert Einstein seine Spezielle Relativitätstheorie, 1915 die Allgemeine Relativitätstheorie, außerdem diverse Beiträge zur Quantenphysik, wodurch er die herrschenden Vorstellungen von Materie, Zeit, Raum, Gravitation neu definierte. Spätestens 1919 war Einstein völlig zu Recht der berühmteste Physiker der Welt, er bekam den Nobelpreis, wurde mit Ehrungen und Professuren überhäuft.

Was dann passierte, ist ebenso tragisch wie komisch: Einstein wusste, dass seine Relativitätstheorie noch nicht das letzte Wort sein konnte und verbiss sich in die Suche nach einer einheitlichen Feldtheorie, nach einem allumfassenden Modell, das alle physikalischen Phänomene im Universum verknüpft. Die berühmte »Weltformel«.

Der Physiker Abram F. Joffe, ein guter Bekannter Einsteins, schreibt: »Darin [in seiner Ausdauer und Hartnäckigkeit] lag Einsteins ungeheure Kraft, seine Genialität. Aber das war auch die Tragödie seines Lebens ... Einstein war davon überzeugt, daß ein einheitliches Feld existiert, dessen verschiedene Erscheinungsformen Gravitation und Elektromagnetismus sind. Er bemühte sich beharrlich um eine einheitliche Feldtheorie, konnte sie aber nicht schaffen. Aber seine wissenschaftliche Denkweise verbot es Einstein, das tiefreichende Problem, auf das er gestoßen war, ungelöst zu lassen. Mehr als dreißig Jahre seines Lebens, bis zu seinem Tod, widmete er sich dem gestellten Ziel; er konnte sich mit keiner anderen Aufgabe befassen. So vergingen diese Jahre fast ohne Ergebnis.«[738] Auch hier kratzen sich die Einstein-Kenner seit siebzig Jahren am Kopf: »Selbst hingebungsvolle Verehrer Einsteins«, so ein Biograf, »würden der Einschätzung nicht widersprechen, daß es dem Fortschritt der Physik kaum abträglich gewesen wäre, wenn der unstreitig Größte ihrer Zunft die letzten drei Jahrzehnte seines Lebens – etwa ab dem Jahr 1926 – nur noch mit Segeln zugebracht hätte.«[739]

Wenn man weiß, dass Einstein auf dem autistischen Spektrum lag, ist alles klar: Es war nicht seine »wissenschaftliche Denkweise« (Joffe), die ihn blockierte, sondern sein autistischer Vollendungswahn. Einmal begonnen, musste die Sache mit der Weltformel um jeden Preis zu Ende gebracht werden. Jeder andere Physiker hätte gesagt: »Okay, das mit der Weltformel ist doch komplizierter als gedacht. Ich lege das jetzt erst einmal zu den Akten und widme mich anderen Problemen.« Einstein konnte das nicht. Wäre er nicht 1955 gestorben, würde er bis zum heutigen Tag an der Weltformel herumrechnen.

Dieser autistische Zwang, alles bis zum bitteren Ende durchzukämpfen, kann aber auch ein Segen sein: Eine Autistin berichtet zum Beispiel, wie sie von heute auf morgen beschloss, vom Heroin loszukommen: »Vermutlich litt ich körperlich genausosehr unter den Entzugssymptomen wie die anderen Junkies auch, aber ich glaube trotzdem, daß mir das Aufhören leichter fiel. Ich besaß einen inneren Ausführungsmechanismus, der das tat, wozu ich mich entschlossen hatte, einen Durchführmechanismus [hier prägt sie das Wort], der keine Gefühle einbezog und sich nicht von Impulsen ablenken ließ, einen Mechanismus, der alles durchstehen konnte. Den hatte ich nun mal, mit allen Vor- und Nachteilen. Wenn ich in mich selbst hineinblickte, konnte ich diesen Mechanismus ohne weiteres abtasten und dabei die Gewißheit haben, daß ich in der Lage war, alles, alles einfach alles durchzuführen, wozu ich mich entschlossen hatte … Ich besaß eine grenzenlose Geduld. Falls ich warten mußte, konnte ich endlos lange warten. So lange eben, wie es nötig war … Ich blieb bei der Sache, bis sie erledigt war.«[740]

Ein Interviewer befragt Bill Gates: »Gab es irgendetwas in ihrem Leben, wo Sie sich eingestehen mussten, das ist zu schwierig, da habe ich mich übernommen, da muss ich aufgeben?« Gates: »Nein. Man muss sich dann eben noch mehr anstrengen, noch härter arbeiten.«[741]

Ein Weggefährte über Elon Musk: »Für mich ist er wie der Terminator … Wenn Elon sich in etwas verbeißt, entwickelt er einfach ein ganz anderes Maß an Interesse als andere Menschen. Das ist es, was ihn vom Rest der Menschheit unterscheidet.« Musk selbst: »Ich habe eine Mentalität wie ein Samurai. Ich würde eher Selbstmord begehen als scheitern.«[742]

Zurück zu Greta Thunberg. Im Alter von zwölf Jahren beschloss sie, kein Fleisch mehr zu essen, nicht mehr zu fliegen und nur noch Elektroautos zu benutzen. Erst missionierte sie ihre Eltern und seit August 2018 die ganze Welt: »Ich kann es nicht verstehen, wenn Leute einerseits sagen, dass Klimawandel eine existenzielle Bedrohung ist – und dann andererseits einfach so weiterleben wie immer: Fliegen, Fleisch essen, Autofahren.« »Wenn der Klimawandel aufhören soll, dann sind *wir* es, die ihn stoppen müssen. Es gibt nur Schwarz oder Weiß. Es gibt keine Grauzonen … Entweder so oder so.«[743]

Genau wie Al Gore zwanzig Jahre vor ihr wurde Greta durch ihr kompromissloses Engagement zum Hassobjekt der Klimawandelleugner. Sie wurde diffamiert, beschimpft, für inkompetent erklärt. Ungünstig nur für die Klimawandelleugner und die Hater in den sozialen Netzwerken, dass sie sich mit einer Asperger-Autistin angelegt haben. Diese Art von Mensch ist nämlich immun gegen Beleidigungen, Diffamierung, Mobbing, gegen jede Art von Psycho-Spielchen. Für sie zählen nur Fakten und Argumente. Autisten haben auch kein Interesse an Geld, Erfolg, Ruhm, sind also unempfänglich für Beeinflussung durch

Eitelkeit, persönliche Vorteile oder soziale Zwänge. So, wie sich der schüchterne, ängstliche, neurotische Versicherungsbeamte Franz Kafka in allen juristischen Angelegenheiten mit vulkanischer Coolness gegen seine wutschnaubenden Prozessgegner durchsetzte, hat auch die unscheinbare junge Frau alle Shitstorms einfach an sich abprallen lassen. Weil sie Asperger-Autistin ist und darum etwas hat, was ihre Gegner nicht haben: unendliche Geduld und Zähigkeit, grenzenlose Frustrationstoleranz, absolute Kompromisslosigkeit – autistischen Durchführmechanismus.

Im Februar 2019, keine sechs Monate nach dem Beginn ihres Klimastreiks schon mit einer Erfolgsbilanz im Gepäck, für die andere Menschen mehrmals leben müssen, sprach Greta Thunberg einen Satz, der die autistischen Superkräfte ›Spezialinteresse‹ und ›Durchführmechanismus‹, die Lebensleistung vieler Menschen mit Autismus und den Inhalt dieses Buches so verdichtet zusammenfasst, dass der schüchternen Revolutionärin auch das letzte Wort gebühren soll:

»Ich denke, wenn ich kein Asperger hätte, wäre das alles nicht möglich gewesen.«[744]

ANHANG

Bekannte Persönlichkeiten unter Asperger-Verdacht oder mit einer Asperger-Diagnose, die in diesem Buch auftreten

Woody Allen (geb. 1.12.1935)
Drehbuchautor, Regisseur, Schauspieler
Der Asperger-Verdacht wird seit geraumer Zeit in den Medien diskutiert. Allen selbst hat sich noch nicht zu diesem Thema geäußert.
Schlüsselwerke mit typisch autistischen Zügen: *Der Stadtneurotiker* (sozial unbeholfener Außenseiter; hochassoziatives Denken; Realität/Gedankenspiele/Erinnerungen gehen ineinander über, Heraustreten aus der Realität in eine Meta-Ebene); *Zelig* (Eigenschaftslosigkeit, chamäleonartige Anpassung)

Hans Christian Andersen (2.4.1805 – 4.8.1875)
Märchenautor
Der Autismus-Verdacht wurde geäußert und mit Indizien belegt von: Fitzgerald 2005, S. 34–49; Brown, S. 37–58; Fitzgerald & O'Brien, S. 37–58.
Schlüsselwerke mit typisch autistischen Zügen: *Das hässliche junge Entlein; Die kleine Meerjungfrau; Die Schneekönigin; Die Prinzessin auf der Erbse; Des Kaisers neue Kleider* (S. 87–88)

Isaac Asimov (2.1.1920 – 6.4.1992)
Naturwissenschaftler, Science-Fiction-Autor, Universalgelehrter
Nach dem Studium der Chemie und Medizin arbeitete Asimov zeitweise als Dozent, gab diese Tätigkeiten aber zugunsten des Schreibens auf. Er ist bekannt als einer der bedeutendsten Science-Fiction-Autoren, verfasste neben Hunderten von Science-Fiction-Klassikern aber auch natur- und geisteswissenschaftliche Standardwerke in Mathematik, Geologie, Chemie, Physik, Biologie, Geschichte, Literatur, Musik. Asimov schrieb in einem Zeitraum von etwa 50 Jahren mehr als 500 Bücher, 1600 Aufsätze, ungezählte Kolumnen und 100.000 Briefe. Er schrieb 15 Stunden am Tag, sieben Tage pro Woche, und vollendete ein Buch innerhalb weniger Tage oder Wochen.

Julian Assange (geb. 3.7.1971)
Investigativer Journalist, politischer Aktivist, Gründer von WikiLeaks
Wurde im Alter von 49 Jahren von zwei unabhängigen Psychiatern als Asperger-Autist diagnostiziert.

Béla Bartók (25.3.1881 – 26.9.1945)
Komponist und Volksmusikforscher
Der Autismus-Verdacht wurde geäußert und mit Indizien belegt von: Ledgin (*Asperger's*), S. 107–113; Fitzgerald 2005, S. 181–191; James, S. 117–124.

Anton Bruckner (4.9.1824 – 11.10.1896)
Komponist und Organist
Der Asperger-Verdacht wird in Autismus-Foren und -Chats diskutiert.

Warren Buffett (geb. 30.8.1930)
Finanzgenie, Großinvestor, Philantrop
Der Asperger-Verdacht wird seit geraumer Zeit in den Medien diskutiert. Buffett selbst bestätigt, dass er exzentrisch und sozial unbeholfen ist, hat sich aber noch nicht zum Thema Autismus geäußert.

Tim Burton (geb. 25.8.1958)
Regisseur, Drehbuchautor
Der Asperger-Verdacht wird seit geraumer Zeit in den Medien diskutiert, mit Burtons Ex-Lebensgefährtin Helena Bonham Carter als Kronzeugin.[745] Burton selbst hat sich noch nicht zu diesem Thema geäußert.
Schlüsselwerke mit typisch autistischen Zügen: *Edward mit den Scherenhänden; Die Insel der besonderen Kinder* (Außenseiter mit kuriosen Spezialbegabungen)

Lewis Carroll, eigentl. Charles Lutwidge Dodgson (27.1.1832 – 14.1.1898)
Schriftsteller und Mathematiker
Der Autismus-Verdacht wurde geäußert und mit Indizien belegt von: Fitzgerald 2004, S. 194–205; Fitzgerald 2005, S. 56–65; Brown, S. 117–137.

Schlüsselwerke mit typisch autistischen Zügen: *Alice's Adventures in Wonderland* (Kommunikations- und Integrationsprobleme in einer unverständlichen Umwelt); *Through the Looking-Glass* (Leben in einer spiegelverkehrten, falschen Welt)

Marie Curie, geb. Skłodowska (7.11.1867 – 4.7.1934)
Physikerin und Chemikerin
Der Autismus-Verdacht wurde geäußert und mit Indizien belegt von: Ledgin (*Asperger's*), S. 81–87.

Charles Darwin (12.2.1809 – 19.4.1882)
Naturforscher
Der Autismus-Verdacht wurde geäußert und mit Indizien belegt von: Ledgin (*Asperger's*), S. 57–63; Lyons & Fitzgerald, S. 273–282; Fitzgerald & O'Brien, S. 81–90.

Emily Dickinson (10.12.1830 – 15.5.1886)
Dichterin
Der Autismus-Verdacht wurde geäußert und mit Indizien belegt von: Brown, S. 95–116.

Bob Dylan, eigentl. Robert Allen Zimmerman (geb. 24.5.1941)
Songwriter und Sänger
Der Asperger-Verdacht wird seit geraumer Zeit in den Medien diskutiert. Dylan selbst hat sich noch nicht zu diesem Thema geäußert.
Sehr schlechte Quellenlage. Dylan ist schwer einzuschätzen, weil er nicht nur nichts von sich preisgibt, sondern zusätzlich Spuren verwischt, Fehlinformationen streut, unterschiedliche Versionen erzählt.

Thomas Alva Edison (11.2.1847 – 18.10.1931)
Erfinder und Unternehmer
Der Asperger-Verdacht wird in Autismus-Foren diskutiert (siehe auch Baron-Cohen 2020, S. 71–76).
Edison war höchstwahrscheinlich auch von ADHS betroffen.

Albert Einstein (14.3.1879 – 18.4.1955)
Theoretischer Physiker
Der Autismus-Verdacht wurde geäußert und mit Indizien belegt von: Ledgin (*Asperger's*), S. 49–56; James, S. 107–115; Grandin (*Thinking in Pictures*), S. 210–213; Fitzgerald & O'Brien, S. 199–209; Kalb, S. 261–287.

Elisabeth von Österreich-Ungarn (24.12.1837 – 10.9.1898)
Kaiserin von Österreich, Königin von Ungarn
Da Elisabeth noch nie mit Autismus in Verbindung gebracht wurde, hier eine Zusammenstellung ihrer markantesten Symptome:
Elisabeth hatte Angst vor Menschen, floh geradezu vor ihnen, zog sich vollkommen aus der Öffentlichkeit zurück. Sie hasste es, angesehen und fotografiert zu werden. Sie hatte kuriose Spezialinteressen, die sie mit fanatischem Einsatz betrieb. Sie kannte nur Extreme, hasste oder liebte, tat Dinge nur ganz oder gar nicht. Sie stand zu ihren Überzeugungen, setzte das, was sie für richtig hielt, ohne Rücksicht auf Verluste durch. Sie widersetzte sich dem Herdentrieb, tat immer das Gegenteil von dem, was die anderen taten und was von ihr erwartet wurde, wirkte überall als Dissonanz, als Fremdkörper und Provokation. Sie hasste Oberflächlichkeiten und Trivialitäten, lehnte Rituale und Konventionen ab, verachtete Klassenbewusstsein, Standesdünkel, soziale Unterschiede, Ungerechtigkeiten, geißelte das aristokratische System. Sie beurteilte Menschen ausschließlich nach ihrem Charakter und ihren Leistungen, lehnte den Adel und die feine Gesellschaft ab, verhöhnte und brüskierte Könige und Fürsten, umgab sich gezielt mit einfachen Menschen aus dem Volk. Sie war außerordentlich intelligent, kreativ und sprachbegabt. Sie wirkte unnahbar, geistesabwesend, unwirklich. Sie war hypersensibel gegen Gerüche und Geschmäcker. Sie ernährte sich jahrzehntelang ausschließlich von einer kleinen Auswahl ganz bestimmter Lebensmittel. Sie lebte wie eine Asketin, aß fast nichts, schlief auf dem Boden, hatte eine eiserne Selbstbeherrschung und Disziplin. Elisabeth war höchstwahrscheinlich auch von ADHS betroffen.

Bill Gates (geb. 28.10.1955)
Programmierer und Unternehmer (Gründer von Microsoft), Universalgelehrter, Philanthrop
Der Asperger-Verdacht wird seit geraumer Zeit in den Medien diskutiert; siehe auch Grandin (*Thinking in Pictures*), S. 214 f.; Baron-Cohen 2020, S. 75.
Gates bestätigt zwar, dass er introvertiert und außergewöhnlich ist, hat sich aber noch nicht zum Thema Autismus geäußert.

Kurt Gödel (28.4.1906 – 14.1.1978)
Mathematiker und Philosoph
Der Autismus-Verdacht wurde geäußert und mit Indizien belegt von: Lyons & Fitzgerald, S. 175–183; Fitzgerald & O'Brien, S. 265–275.

Al Gore (geb. 31.3.1948)
Politiker und Klimaschutzaktivist
Der Asperger-Verdacht wird seit geraumer Zeit in den Medien diskutiert. Gore selbst hat sich noch nicht zu diesem Thema geäußert. Seine sozial-kommunikativen Handicaps hat er mithilfe von Coaches und dank enormer Routine und Disziplin gut in den Griff bekommen.

Glenn Gould (25.9.1932 – 4.10.1982)
Pianist, Musikschriftsteller, Komponist
Der Autismus-Verdacht wurde geäußert und mit Indizien belegt von: Ledgin (*Asperger's*), S. 123–129; Fitzgerald 2005, S. 192–202; James 2005, S. 195–201.

Temple Grandin (geb. 29.8.1947)
Tierverhaltensforscherin, Autorin, Autismus-Aufklärerin
Wurde als junge Erwachsene psychiatrisch diagnostiziert.
Vgl. den Dokumentarfilm *Temple Grandin* (dt.: *Du gehst nicht allein*)

Hermann Hesse (2.7.1877 – 9.8.1962)
Schriftsteller
Der Asperger-Verdacht wird in Autismus-Foren und -Chats diskutiert.

Patricia Highsmith (19.1.1921 – 4.2.1995)
Schriftstellerin
Der Autismus-Verdacht wurde geäußert und mit Indizien belegt von: James, S. 177–182; Lyons & Fitzgerald, S. 227–253.
Schlüsselwerk mit typisch autistischen Zügen: *Der talentierte Mr. Ripley* (genau wie seine Erfinderin ein Meister des Identitätswechsels)

Alfred Hitchcock (13.8.1899 – 29.4.1980)
Regisseur, Drehbuchautor, Produzent
Der Autismus-Verdacht wurde geäußert und mit Indizien belegt von: Fitzgerald 2015, S. 147–149; Cutler, S. 68–71.
Schlüsselwerke mit typisch autistischen Zügen: *Das Fenster zum Hof* (passive Beobachtung statt aktiver Teilnahme); *Über den Dächern von Nizza* (Eier-Phobie); *Die Vögel* (rücksichtsloser Umgang mit Schauspielern, Interesse an Dingen statt an Menschen)

Anthony Hopkins (geb. 31.12.1937)
Schauspieler
Wurde im Alter von siebzig Jahren psychiatrisch diagnostiziert und outete sich selbst in mehreren Interviews als Asperger-Autist.[746]
Hopkins ist höchstwahrscheinlich auch von ADHS betroffen.

Friedensreich Hundertwasser (15.12.1928 – 19.2.2000)
Maler, Grafiker, Architekturdesigner, Umweltschutzaktivist
Der Asperger-Verdacht wird in Autismus-Foren und -Chats diskutiert.

Janosch, eigentl. Horst Eckert (geb. 11.3.1931)
Autor und Illustrator
Outete sich selbst in mehreren Interviews als Asperger-Autist.[747]

Jean Paul, eigentl. Johann Paul Friedrich Richter (21.3.1763 – 14.11.1825)
Schriftsteller
Der Asperger-Verdacht wird in Autismus-Foren und -Chats diskutiert.

Thomas Jefferson (13.4.1743 – 4.7.1826)
US-Präsident, Staatstheoretiker, Architekt, Erfinder, Universalgelehrter
Der Autismus-Verdacht wurde geäußert und mit Indizien belegt von: James, S. 69–75; Fitzgerald & O'Brien, S. 59–67 und Ledgin (*Jefferson*).

Steve Jobs (24.2.1955 – 5.10.2011)
Designer, Programmierer, Erfinder (Apple, iPhone, iPod, Pixar)
Der Asperger-Verdacht wird seit geraumer Zeit in den Medien diskutiert; siehe auch Grandin (*Different*), S. 385 f.; Jobs selbst hat sich nie zu diesem Thema geäußert.

Franz Kafka (3.7.1883 – 3.6.1924)
Schriftsteller
Der Autismus-Verdacht wurde geäußert und mit Indizien belegt von: Stuger.
Schlüsselwerke mit typisch autistischen Zügen: *Die Verwandlung* (als monströser Fremdkörper unter Menschen); *Der Prozess* (Kampf gegen undurchsichtige Verhältnisse und anonyme Mächte); *Der Bau* (verschanzt in einem unterirdischen Höhlensystem)

Immanuel Kant (22.4.1724 – 12.2.1804)
Philosoph
Der Autismus-Verdacht wurde geäußert und mit Indizien belegt von: Fitzgerald 2005, S. 119–125.

Stanley Kubrick (26.7.1928 – 7.3.1999)
Regisseur, Drehbuchautor, Produzent
Der Autismus-Verdacht wird seit geraumer Zeit in den Medien diskutiert; siehe auch Lyons & Fitzgerald, S. 185–197.

Karl Lagerfeld (10.9.1933 – 19.2.2019)
Modeschöpfer, Designer, Fotograf
Der Asperger-Verdacht wird seit geraumer Zeit in den Medien diskutiert. Lagerfeld selbst hat seinen Autismus auf Nachfrage bestätigt[748],

verbarg ihn aber hinter seiner enormen Intelligenz und seinem extrovertierten Wirken in der Öffentlichkeit.
Er war höchstwahrscheinlich auch von ADHS betroffen.

George Lucas (geb. 14.5.1944)
Regisseur, Drehbuchautor
Der Asperger-Verdacht wird seit geraumer Zeit in den Medien diskutiert. Lucas selbst hat sich noch nicht zu diesem Thema geäußert.

Herman Melville (1.8.1819 – 28.9.1891)
Schriftsteller
Der Autismus-Verdacht wurde geäußert und mit Indizien belegt von: Fitzgerald 2005, S. 50–55; Brown, S. 81–94.
Schlüsselwerke mit typisch autistischen Zügen: *Moby-Dick* (Leben fernab der Zivilisation; autistische Obsession und Interessensverengung; unverbundene Exkurse und Abschweifungen; durchnummerierte Kapitel); *Bartleby the Scrivener* (Friedfertigkeit, Genügsamkeit, Isolation, Kommunikationsprobleme, Arbeitswut, Wiederholungszwang, Angst vor Veränderung)

Wolfgang Amadeus Mozart (27.1.1756 – 5.12.1791)
Komponist und Brief-Autor
Der Autismus-Verdacht wurde geäußert und mit Indizien belegt von: Ledgin (*Asperger's*), S. 139–146; Fitzgerald 2005, S. 153–157.
Mozarts autistische Züge liegen oft verborgen unter vielen Schichten anderer Besonderheiten, z. B. ADHS und Savant-Inselbegabung.

Elon Musk (geb. 28.6.1971)
Programmierer, Designer, Ingenieur, Unternehmer (PayPal, SpaceX, Tesla, Neuralink, xAI, Twitter/X)
Outete sich selbst als Asperger-Autist (*Saturday Night Live* Show, 8.5.2021) und ist höchstwahrscheinlich auch von ADHS betroffen.

Vladimir Nabokov (23.4.1899 – 2.7.1977)
Schriftsteller, Literaturwissenschaftler, Schmetterlingsforscher
Der Asperger-Verdacht wird in Autismus-Foren und -Chats diskutiert.

Isaac Newton (4.1.1643 – 31.3.1727)
Physiker und Mathematiker
Der Autismus-Verdacht wurde geäußert und mit Indizien belegt von: James, S. 33–44; Fitzgerald & O'Brien, S. 29–49.

Rainer Maria Rilke (4.12.1875 – 29.12.1926)
Schriftsteller
Der Asperger-Verdacht wird in Autismus-Foren und -Chats diskutiert.

Jean-Jacques Rousseau (28.6.1712 – 2.7.1778)
Schriftsteller, Philosoph, Komponist
Der Asperger-Verdacht wird in Autismus-Foren und -Chats diskutiert.
Schlüsselwerk mit typisch autistischen Zügen: *Émile oder Über die Erziehung* (Erinnerungen an die früheste Kindheit); *Du contrat social* (Abscheu vor gesellschaftlichen Konventionen)
Rousseau war höchstwahrscheinlich auch von ADHS betroffen.

Erik Satie (17.5.1866 – 1.7.1925)
Komponist, Musikphilosoph
Der Autismus-Verdacht wurde geäußert und mit Indizien belegt von: Fitzgerald 2005, S. 168–180; James, S. 89–96.
Saties Werke sind der autistische Gegenentwurf zum Konzept der romantischen Musik: witzig, kurz, klar, einfach, kühl, sachlich, nüchtern, abgeklärt, ruhig, objektiv, mathematisch, durchsichtig, schnörkellos, philosophisch, minimalistisch.

Arthur Schopenhauer (22.2.1788 – 21.9.1860)
Philosoph
Der Asperger-Verdacht wird in Autismus-Foren und -Chats diskutiert.
Schopenhauers autistische Züge wurden oft verdeckt durch seine erstklassige Erziehung, Bildung, Eloquenz, Weltläufigkeit, tadellose Kleidung.

Charles Schulz (26.11.1922 – 12.2.2000)
Comic-Texter und -Zeichner
Der Asperger-Verdacht wird in Autismus-Foren und -Chats diskutiert.

Schlüsselwerk mit typisch autistischen Zügen: *Peanuts* (Minimalismus; Kinder sprechen und agieren wie Erwachsene.)

BERNARD SHAW (26.7.1856 – 2.11.1950)
Schriftsteller
Der Asperger-Verdacht wird in Autismus-Foren und -Chats diskutiert. Shaws autistische Züge verschwanden oft hinter seinen tadellosen Manieren und seiner herausragenden Intelligenz.
Schlüsselwerk mit typisch autistischen Zügen: *Pygmalion* bzw. *My Fair Lady* (Professor Higgins, verschrobener Eremit mit linguistischem Spezialinteresse, autistisches *Alter Ego* seines Schöpfers)
Shaw war höchstwahrscheinlich auch von ADHS betroffen.

PHILIPPE STARCK (geb. 18.1.1949)
Designer
Outete sich selbst in mehreren Interviews als Asperger-Autist.[749]

JONATHAN SWIFT (30.11.1667 – 19.10.1745)
Schriftsteller
Der Autismus-Verdacht wurde geäußert und mit Indizien belegt von: FITZGERALD 2005, S. 29–33; JAMES, S. 45–52.
Schlüsselwerk mit typisch autistischen Zügen: *Gulliver's Travels* (Swifts *Alter Ego* gerät als inkompatibler Fremdkörper in Gesellschaften, deren bizarre Regeln er nicht versteht. Die vierte Reise zu den Houyhnhnms und Yahoos ist eine Metapher auf den Dualismus Asperger/Nicht-Asperger.)

DANIEL TAMMET (geb. 31.1.1979)
Zahlen- und Sprachengenie, Autor, Autismus-Aufklärer
Psychiatrisch diagnostiziert als Asperger-Autist und Savant (Mensch mit herausragenden Inselbegabungen).

NIKOLA TESLA (10.7.1856 – 7.1.1943)
Physiker
Der Autismus-Verdacht wurde geäußert und mit Indizien belegt von: FITZGERALD & O'BRIEN, S. 127–139.

Henry David Thoreau (12.7.1817 – 6.5.1862)
Schriftsteller, Philosoph, Naturkundler, Umwelt- und Menschenrechtsaktivist
Der Autismus-Verdacht wurde geäußert und mit Indizien belegt von Brown, S. 59–79.
Schlüsselwerke mit typisch autistischen Zügen: *Walden* (Manifest autistischen Lebens in Isolation und Bedürfnislosigkeit); *Resistance to Civil Government* (Wahrheits- und Gerechtigkeitsliebe, Auflehnung gegen Autoritäten, gewaltfreier Widerstand)

Greta Thunberg (geb. 3.1.2003)
Klimaschutzaktivistin, Gründerin von *Fridays for Future*
Wurde als Elfjährige psychiatrisch diagnostiziert.

Ludwig van Beethoven (17.12.1770 – 26.3.1827)
Komponist
Der Autismus-Verdacht wurde geäußert und mit Indizien belegt von: Fitzgerald 2005, S. 158–167; Heijder.

Vincent van Gogh (30.3.1853 – 29.7.1890)
Maler
Der Autismus-Verdacht wurde geäußert und mit Indizien belegt von: Fitzgerald 2005, S. 205–214; James, S. 77–88; Grandin (*Thinking in Pictures*), S. 213 f.
Der Autismus-Anteil ist schwer herauszufiltern, weil Van Gogh psychisch in vielerlei Hinsicht auffällig war, er litt unter anderem an einer Bipolaren Störung.[750]

Andy Warhol, eigentl. Andrew Warhola (6.8.1928 – 22.2.1987)
Maler, Grafiker, Filmemacher
Der Autismus-Verdacht wurde geäußert und mit Indizien belegt von: Fitzgerald 2005, S. 231–238; James, S. 183–194.

Herbert George Wells (21.9.1866 – 13.8.1946)
Schriftsteller
Der Autismus-Verdacht wurde geäußert und mit Indizien belegt von: Fitzgerald & O'Brien, S. 151–183.
Schlüsselwerk mit typisch autistischen Zügen: *Der Unsichtbare* (Autisten leben wie unter einer Tarnkappe, sind praktisch unsichtbar, werden übersehen und vergessen)

Ludwig Wittgenstein (26.4.1889 – 29.4.1951)
Philosoph
Der Autismus-Verdacht wurde geäußert und mit Indizien belegt von: Gillberg, S. 128–134; Fitzgerald 2004, S. 57–141; James, S. 133–142; Cutler, S. 195–198.
Schlüsselwerk mit typisch autistischen Zügen: *Tractatus logicus-philosophicus* (eigenwillige, kristallklare Sprache und Logik, mathematisch-ingenieurhafte Gliederungssystematik, Selbstbezogenheit, Desinteresse am Leser)

Mark Zuckerberg (geb. 14.5.1984)
Programmierer und Unternehmer (Gründer von Facebook/Meta)
Der Asperger-Verdacht wird seit geraumer Zeit in den Medien diskutiert. Zuckerberg selbst hat sich noch nicht zu diesem Thema geäußert.
Schlüsselwerk mit typisch autistischen Zügen: Facebook (Zuckerberg, ein schüchterner Außenseiter, entwickelte Facebook ursprünglich nur, um selbst leichter Kontakte knüpfen zu können.)

Zur Diagnoseproblematik

Wir wissen, wie Beethoven seinen Filzhut trug (»weit aus dem Gesichte nach hinten bei hochgetragenem Kopfe«), wir kennen seinen Lieblingswein und jedes Haus, in dem er ein paar Wochen seines Lebens verbrachte.

Wir wissen, welche und wie viele Käfer Charles Darwin an welchem Tag seines Lebens sammelte und welche Haustiere Mozart im Laufe seines Lebens hielt.

Wir wissen, dass Einstein seine Geige »Lina« nannte und gerne Erdbeeren aß.

Wir wissen genau, ob diese Männer Rechts- oder Linkshänder waren, was sie an welchem Tag ihres Lebens schrieben oder komponierten, wann und wohin sie reisten und mit welchen Frauen sie liiert waren. Manche dieser Persönlichkeiten sind so gut dokumentiert, dass sich viele Tage ihres Lebens bis auf die Stunde genau rekonstruieren lassen. Jeder Brief, jeder Tagebucheintrag, jeder Notizzettel, jede Zeugenaussage ist ausgewertet.

Wir wissen alles. Nur die wichtigste Frage bleibt immer unbeantwortet: die Frage nach dem Warum. Was nämlich in keiner biografischen Betrachtung zur Sprache kommt, ist eine essenzielle psychische Konditionierung, die das Leben und Werk dieser Personen in einem völlig neuen Licht erscheinen ließe: Asperger-Autismus.

1. Kann man eine psychische Störung überhaupt objektiv messen?
Mittlerweile gibt es standardisierte und sehr zuverlässige Autismus-Tests. Allerdings überlappen sich viele psychische Probleme, wodurch sie schwer voneinander abzugrenzen sind, zum Beispiel Asperger-Autismus, ADHS, Bipolare Störung, Zwangsstörungen, schizoide Persönlichkeitsstörung, Depressionen. Wolfgang Amadeus Mozart zum Beispiel, Anton Bruckner, Vincent van Gogh, Franz Kafka waren so reich an psychischen Auffälligkeiten, dass kaum zu unterscheiden ist, wo die eine Störung anfängt und die andere aufhört.

Was ist Ursache, was ist Wirkung? Viele Betroffene leiden nämlich unter Symptomen, die nicht zwingend zum Asperger-Syndrom gehören, sich vielmehr erst sekundär unter dem Anpassungsdruck der Gesellschaft entwickeln: Angststörungen, Paranoia, depressive Episoden, Wutanfälle, Panikattacken, Essstörungen, Schlafstörungen, Sozialphobie. Diese Symptome werden dokumentiert, aber der zugrunde liegende Autismus bleibt oft unerkannt.

2. »Den« typischen Muster-Autisten gibt es nicht. Jeder ist ein Unikat mit speziellen Einschränkungen, Begabungen und Eigenheiten, die sich bei jedem Individuum in unterschiedlichen Kombinationen manifestieren. Autismus tritt auch in ganz unterschiedlichen individuellen Schweregraden auf. Thomas Jefferson, Ludwig van Beethoven, Nikola Tesla, Alfred Hitchcock, Patricia Highsmith, Glenn Gould zum Beispiel waren ohne jeden Zweifel bis in ihre letzten Seelenwinkel hinein Asperger-Autisten. Bei anderen wie Woody Allen, Bob Dylan, Al Gore, Karl Lagerfeld, George Lucas, Tim Burton könnte man auch von »starken autistischen Zügen« sprechen.

Generell ist schwer zu entscheiden, ob jemand von Geburt an stärker oder schwächer von Autismus betroffen ist oder ob er nur aufgrund seiner Intelligenz, Resilienz und Disziplin in der Lage ist, effektivere Anpassungs- und Kompensationsstrategien zu entwickeln.

3. Die Psychologen und Psychotherapeutinnen bewerten nur das, was letztlich eingetreten ist. Sie fragen kaum nach der genetischen Grundprogrammierung des zu Diagnostizierenden, nach seinen Wünschen, Vorlieben, Abneigungen. Ausgewertet wird in erster Linie das, was unter dem Einfluss der Familie, im Rahmen einer bestimmten Gesellschaftsordnung, unter dem Druck sozialer Normen, unter Mitwirkung anderer dann tatsächlich stattfand, was von der Umwelt zugelassen und schließlich Realität wurde.

Es gibt zum Beispiel einen Aufsatz, in dem dargelegt wird, warum Albert Einstein kein Asperger-Autist gewesen sein kann. Eines der Argumente lautet wie folgt: »Die lebenspraktischen und sozialen Leistungen [von Asperger-Autisten] sind unterdurchschnittlich … und führen zu einer ausgeprägten Einschränkung in der Lebensqualität … Trotz der guten kognitiven Begabung erreichen viele der Betroffenen keine reguläre berufliche Anstellung, bleiben abhängig von sozialen Diensten oder erhalten frühzeitig eine Rente … Von keinem diagnostizierten Patienten ist bekannt, dass er einen Nobelpreis erhalten hätte oder gar Millionär geworden wäre. Das Kriterium, das zum eindeutigen Ausschluss der Diagnose führt, ist die zwingend erforderliche Beeinträchtigung in sozialen oder beruflichen Funktionsbereichen. Diese hat bei Einstein eindeutig nicht vorgelegen.«[751]

Einstein war also nach Ansicht dieser Autorin beruflich und sozial zu erfolgreich, um von Autismus betroffen gewesen sein zu können. Dabei war Einsteins beruflich-sozialer Erfolg gar nicht das *Resultat* seiner Weltgewandtheit, seines sicheren Auftretens, seines sozialen Networkings. Seine Karriere wurde vielmehr von anderen initiiert, organisiert und an ihn herangetragen. Dank günstiger Umstände war er *trotz* seiner starken sozialen Beeinträchtigungen erfolgreich. Einstein war nur zufällig zur richtigen Zeit mit der richtigen Idee am richtigen Ort, traf zufällig den Massengeschmack, füllte zufällig eine Lücke, die Relativitätstheorie wurde zur neuen Heilslehre, ihr Entdecker zum Messias eines technikbegeisterten Jahrhunderts, alle liebten das kauzige Original – und weil das so war, wird Einstein heute die posthume Autismus-Diagnose verweigert.

Hätte zufällig ein anderer Physiker kurz vor Einstein die Relativitätstheorie entdeckt (die Idee lag in der Luft), dann hätte Einstein nie eine Professur bekommen, dann wäre er nie interviewt oder fotografiert worden, dann hätte er den Rest seiner Tage als bizarrer, weltfremder, lebensuntauglicher Sonderling in seinem Turmzimmer im Berner Patentamt zugebracht – und niemand hätte heute ein Problem mit einer posthumen Autismus-Diagnose. Wir sollten also mehr auf die Grundprogrammierung achten, weniger auf das Endergebnis.

Angesichts dieser Tücken kann man verstehen, dass viele Psychologen und Psychotherapeutinnen einer posthumen Autismus-Diagnose beziehungsweise einer Ferndiagnose auf der Basis von Indizien skeptisch gegenüberstehen und sich vorsichtshalber gar nicht oder nur sehr zurückhaltend zu diesem Thema äußern.

Seriosität und wissenschaftliche Belastbarkeit in allen Ehren, aber übertriebene Vorsicht kann auch in die Irre führen, wie der Fall Elon Musk zeigt:

Musk war immer wieder auffällig geworden, durch seinen bizarren Humor, seine merkwürdigen Auftritte, seine linkischen Bewegungen, seine unglücklichen Äußerungen, seinen Mangel an Empathie. Für jeden Autismus-Kenner, für jeden selbst Betroffenen war klar: Musk liegt auf dem autistischen Spektrum.

Musks Biograf Ashlee Vance, der ihn damals kannte wie kein Zweiter, schrieb 2015 zur Frage nach dem immer wieder geäußerten Autismus-Verdacht: »Insbesondere im Silicon Valley gibt es die küchenpsychologische Neigung, Menschen, die ein wenig anders oder merkwürdig sind, als autistisch oder am Asperger-Syndrom erkrankt zu bezeichnen. Dabei sind diese Krankheiten ausgesprochen schwierig zu diagnostizieren oder auch nur zu definieren. Musk dieses Etikett zu verpassen wäre deshalb unangemessen und viel zu einfach … Musks Verhalten passt gut zu jemandem, den Neuropsychologen als hochbegabt bezeichnen würden.«[752]

Das war der Stand der Dinge – bis sich Musk im Mai 2021 in einer TV-Show plötzlich als Asperger-Autist outete.

Bis zum heutigen Tag gibt es nur zwei Biografien historischer Persönlichkeiten, in denen das Wort »Autismus« fällt:

Norm Ledgin: *Diagnosing Jefferson. Evidence of a Condition that Guided His Beliefs, Behavior, and Personal Associations*, Arlington/TX: Future Horizons, 1998

Walter Heijder: Beethoven: *The Asperger Connection*, Amsterdam: Ludwig Publishers, 2020

Dass beide Bücher nicht von Psychiatern, Psychologinnen oder Historikern, sondern von Asperger-Autisten geschrieben wurden, sagt alles über die derzeitige Situation. Nur als selbst Betroffene konnten diese Autoren korrekt interpretieren, was Generationen von Nicht-Autisten übersehen hatten.

Es ist gut, dass es diese beiden Bücher gibt, aber Jeffersons und Beethovens Asperger-Symptome gehören nicht in separate Spezial-Untersuchungen, die außerhalb der autistischen Community niemand kennt, sondern als roter Faden in jede von nun an erscheinende Biografie. Das gilt auch für folgende Persönlichkeiten:

Woody Allen, Hans Christian Andersen, Isaac Asimov, Julian Assange, Jane Austen, Dan Aykroyd, Charles Babbage, Syd Barrett, Béla Bartók, Samuel Beckett, Alexander Graham Bell, Gottfried Benn, William Blake, Emily Brontë, Anton Bruckner, Warren Buffett, Luis Buñuel, Tim Burton, William Butler Yeats, Lewis Carroll, Marie Curie, Charles Darwin, Charles de Gaulle, Emily Dickinson, Walt Disney, Bob Dylan, Thomas A. Edison, Albert Einstein, Sergei Eisenstein, Elisabeth (Sisi) von Österreich, Paul Erdös, Richard Feynman, Bobby Fischer, Ian Fleming, Henry Ford, Dian Fossey, Caspar David Friedrich, Mahatma Gandhi, Greta Garbo, Bill Gates, Antoni Gaudí, Carl Friedrich Gauß, Kurt Gödel, Al Gore, Glenn Gould, Olaf Gulbransson, Daryl Hannah, William Randolph Hearst, Georg Wilhelm Friedrich Hegel, Jim Henson, Hermann Hesse, Patricia Highsmith, Alfred Hitchcock, Adolf Hitler, Friedrich Hölderlin, Anthony Hopkins, Edward Hopper, Howard Hughes, Friedensreich Hundertwasser, Henrik Ibsen, Michael Jackson, Steve Jobs, James Joyce, Franz Kafka, Wassily Kandinsky, Immanuel Kant, Alfred Kinsey, Paul Klee, Stanley Kubrick, Karl Lagerfeld, Niki Lauda, Charles Lindbergh, Konrad Lorenz, Courtney Love, H.P. Lovecraft, George Lucas, Herman Melville, Gregor Mendel, Michelangelo Buonarroti, Piet Mondrian, Wolfgang Amadeus Mozart, Elon Musk, Vladimir Nabokov, Napoleon Bonaparte, Isaac Newton, Friedrich Nietzsche, George Orwell, Philipp II. von Spanien, Enoch Powell, Marcel Proust, Charles Richter, Jean Paul Richter, Leni Riefenstahl, Rainer Maria Rilke, Jean-Jacques Rousseau, Bertrand Russell, Carl Sagan, Erik Satie, Arthur Schopenhauer, Charles Schulz, Bernard Shaw, Steven Spielberg, Baruch de Spinoza, Philippe Starck, Rex Stout, Richard Strauss, August Strindberg, Jonathan Swift, Satoshi Tajiri, Nikola Tesla, Henry David Thoreau, Tiberius (römischer Kaiser), Anton Tschechow, Alan Turing, Mark Twain, Vincent van Gogh, Robert Walser, Andy Warhol, Simone Weil, Orson Welles, H.G. Wells, Opal Whiteley, Norbert Wiener, Robin Williams, Ludwig Wittgenstein, Virginia Woolf, Mark Zuckerberg.

Anmerkungen

1 Warhol im Gespräch mit einem TV-Produzenten (Bockris, S. 116; James, S. 188). In *Men in Black 3* (2012) tritt Warhol zwar nicht als Außerirdischer, aber als für Aliens zuständiger Undercover-Agent auf – vermutlich eine Reaktion auf diese Interview-Äußerung.

2 Bruckners Freund und Biograf Göllerich, Bd. I, S. 10.

3 Shaw im autobiografischen Vorwort zu seinem Roman *Unreif* (*Immaturity*); s.a. Holroyd, S. 26.

4 Einsteins Bekannte und Biografin Antonina Vallentin, S. 24. Auch Steven Spielberg wird seine Gründe gehabt haben, den treuherzigen Blick seines Aliens E.T. ausgerechnet dem Vorbild von Einsteins Augen nachzuempfinden (Neffe, S. 325).

5 Aus den Erinnerungen von Wittgensteins Schwester an die Schulzeit ihres Bruders (Wittgenstein, S. 152f.).

6 Steven Levy im *Wired Magazine*, 20. September 2019.

7 Musk bestätigte seinen Alien-Status immer wieder in diversen Twitter-Diskussionen; siehe z.B. https://www.news.de/promis/855935867/elon-musk-ist-ein-alien-laut-eigenen-angaben-auf-twitter-tesla-ceo-und-spacex-chef-bestaetigt-er-sei-ausser irdischer/1/.

8 Asperger 1944. Seine Probanden waren Kinder, die durch einen Mangel an Empathie auffielen, durch Isolationismus, gestörte Kommunikation und kuriose Spezialinteressen. Asperger selbst nannte sie »autistische Psychopathen«, der Begriff »Asperger-Syndrom« wurde erst 1981 nach seinem Tod geprägt. Manche Autoren vermeiden heute den Begriff »Asperger«, weil Hans Aspergers Rolle im Nationalsozialismus nicht ganz klar ist. Andere vermeiden das Wort »Syndrom«, weil es zu sehr nach Krankheit klingt. Manche sprechen vom *sogenannten* Asperger-Syndrom, andere nur noch von »Hochfunktionalem Autismus« oder von einer »Autismus-Spektrum-Störung« (ASS). Da sich aber die Bezeichnung so fest etabliert hat, derzeit keine bessere in Sicht ist, und auch die Psychologen und Psychotherapeutinnen daran festhalten, wird in diesem Buch weiterhin der Begriff »Asperger-Autismus« verwendet.

Wenn im Zusammenhang mit Autismus das Wort »hochfunktional« fällt, dann ist damit nicht »hochbegabt« oder »genial« gemeint, sondern »im Vergleich mit schweren Fällen noch relativ gut funktionierend«. Sehr stark von Autismus betroffene Menschen am »dunklen«, »behinderten« Ende des Spektrums (Rain Man zum Beispiel) können ihren Alltag nicht alleine bewältigen, brauchen Betreuer, leben in Heimen. Sie sind hilfsbedürftig und »niedrigfunktional«. Weniger schwere Fälle am »hellen« Ende des Spektrums (viele Asperger-Autisten) können aufgrund ihrer Intelligenz, Resilienz und Disziplin auch ohne fremde Hilfe leidlich zurechtkommen und sind insofern »hochfunktional«.

Die verwirrende Vielfalt des Phänomens Autismus zeigt sich schon daran, dass sich kaum zwei Autoren auf etwas so Fundamentales wie eine einheitliche Terminologie einigen können: Was ist »klassischer Autismus«? Ist »Kanner-Autismus« dasselbe wie »frühkindlicher Autismus«? Wann geht »Hochfunktionaler frühkindlicher Autismus« in das »Asperger-Syndrom« über? Wo verläuft die Grenze zwischen »Asperger-Autismus« und »Hochfunktionalem Autismus« und »Schizoider Persönlichkeitsstörung«, oder handelt es sich um dasselbe Phänomen? Eine Neuordnung scheint unvermeidbar. Alle sind sich einig: Das Autismus-Spektrum ist bunter und vielfältiger und komplexer als bislang in der Literatur dargestellt, die traditionellen Diagnosekriterien sind unzeitgemäß und müssen neu formuliert werden. Im aktuellen Diagnostikkatalog der Weltgesundheitsorganisation von 2022 (ICD-11) taucht zum Beispiel der Begriff »Asperger« gar nicht mehr auf, dort ist nur noch von »Autism Spectrum Disorder« die Rede. Die Diskussion ist im Gang. Zur Problematik und zur erforderlichen Reform der Autismus-Terminologie: Girsberger; Baron-Cohen 2020, S. 181; Riedel & Clausen, S. 12–18; Theunissen, S. 24–30.

9 Theunissen, S. 16; Girsberger, S. 46. In den letzten Jahrzehnten wird Autismus immer häufiger beobachtet und diagnostiziert, was aber nicht an einer Steigerung der tatsächlichen Zahl der Betroffenen oder an einer Verwässerung des Begriffs liegt, sondern am wachsenden gesellschaftlichen Bewusstsein, am verbesserten Wissensstand (früher: »geistig behindert«, »schizophren«, »Sozialphobie«; heute: »autistisch«) und daran, dass immer mehr Autisten im Erwachsenenalter erkannt werden. Dass in der Vergangenheit weniger Menschen diagnostiziert wurden, bedeutet nicht, dass es sie nicht gab oder dass es ihnen gut ging. Was von Kritikern gerne als modisches Etikett bezeichnet wird (»Heutzutage hat doch jeder irgendeine psychische Störung …«), ist eine grundsolide, aufwendige und international standardisierte medizinisch-wissenschaftliche Diagnose, die dem, was schon immer da war, endlich einen Namen gibt. Die meisten Fachleute gehen heute von einer Prävalenz von 1–1,2% aus, manche sogar von 1,5%. Da bis zu einer offiziellen Diagnose viele Widerstände zu überwinden sind, muss mit einer hohen Dunkelziffer undiagnostizierter Autisten gerechnet werden, vor allem unter den älteren. Von der Gesamtheit aller von Autismus Betroffenen sind etwa zwei Drittel dem Asperger-Syndrom zuzuordnen. Etwa ein Drittel sind schwerere Fälle, mit denen sich dieses Buch nicht befasst.

10 Der Begriff »Spektrum« soll veranschaulichen, dass das Phänomen Autismus eine Vielzahl unterschiedlicher Symptome und Ausprägungen umfasst, die sich nur schwer voneinander abgrenzen lassen. Früher übliche Begriffe wie »klassischer Autismus«, »Kanner-Autismus«, »Atypischer Autismus«, »Asperger-Syndrom« werden heute immer mehr vermieden, weil sich gezeigt hat, dass eine klare Abgrenzung solcher Subtypen nicht möglich ist. Man geht stattdessen von einem fließenden Übergang mit »milderen« und »stärkeren« Autismusformen aus.

11 Ist Autismus eine »Krankheit«? Eine »Behinderung«? Eine »Besonderheit«? Eine terminologische Gratwanderung. Fest steht, dass kein einziger Mensch mit einer leichteren Form von Autismus »geheilt« werden will – was technisch auch gar nicht möglich wäre. Und wer krank ist, muss *per definitionem* auch schon einmal gesund gewesen sein beziehungsweise wieder gesund werden können. Anders als Kay in Hans Christian Andersens Märchen *Die Schneekönigin*, der sich, vom Splitter eines magischen Spiegels getroffen, von einem normalen Jungen in einen eiskalten Autisten verwandelt, wird man aber nicht zum Autisten aufgrund eines Unfalls oder einer Verletzung. Das autistische Gehirn wurde nicht beschädigt, durch eine Infektion, einen Schlaganfall. Autisten sind schon so geboren, sie waren nie *kein* Autist. Der Autismus war von Beginn an fester Bestandteil ihres Wesens, gehört zu ihnen wie Augenfarbe und Stimme.

Wenn Asperger keine Krankheit ist, ist dann vielleicht »Behinderung« das passende Wort? Es ist richtig, dass aufgrund sozial-kommunikativer Defizite und nonkonformen Verhaltens nach außen hin manchmal der Eindruck einer Behinderung entsteht und dass diese unsichtbare und schwer fassbare Störung oft katastrophale Folgen hat. Von den weniger stark Betroffenen wird Autismus aber nicht als schwere Behinderung empfunden, weil autistisches Leben nicht nur mit Nachteilen, sondern auch mit Vorteilen verbunden ist, zum Beispiel mit einem guten Gedächtnis, überbordender Kreativität und außergewöhnlichen Talenten auf bestimmten Spezialgebieten. So wie Gift und Medizin nahe verwandt sind, kann *zu viel* von einer Norm-Abweichung aus einem Menschen einen geistig Behinderten machen (*Rain Man*), ein *kleines bisschen* derselben Abweichung aber manchmal sogar von Nutzen sein. Eine Betroffene erklärt: »Je mehr ich überlege, desto unsicherer werde ich, ob ich überhaupt so wie die ›Normalen‹ sein möchte. Man kann Autismus nicht mit den meisten anderen Sorten von Behinderungen vergleichen: Es ist anders, wenn sich ein Mensch mit gelähmten

Beinen wünscht, gehen zu können, oder wenn ein Mensch, der blind ist, sehen können möchte, oder wenn ein Mensch, der eine geistige Behinderung hat, gerne ›klüger‹ wäre. Bei Autismus ist die Behinderung derart eng verbunden mit der eigenen Persönlichkeit, daß vielleicht gar keine Persönlichkeit mehr übrig bleiben würde, wenn man alles, was mit dem Autismus zusammenhängt, entfernen könnte.« (S. Schäfer, S. 166). Darum verzichten viele diagnostizierte Asperger-Autisten darauf, einen Behindertenausweis zu beantragen: weil sie sich nicht behindert fühlen. Und natürlich auch, weil sie da mit einer leibhaftigen Behördenmitarbeiterin sprechen müssten.
»Krankheit« oder »Behinderung«? Die Sprache findet nicht den richtigen Ausdruck, weil es für das, was kaum jemand kennt und versteht, auch kein Wort gibt. Eine Betroffene schlug vor, Asperger-Autismus nicht als »geistige«, sondern als »seelische« Behinderung zu bezeichnen (Hübner, S. 234). Eine andere nennt ihren Autismus eine »unsichtbare Behinderung« (https://www.welt-der-frauen.at/unzulaenglich-fuer-die-welt-da-draussen/). Ein anderer Autist spricht von »a poetic deformation of the mind« (Osborne, S. vii).
Keine nach außen hin sichtbare schwere Behinderung, keine richtig schwere Krankheit. Sollte man leichtere Formen von Autismus also vielleicht ganz aus den diagnostischen Handbüchern der Psychiatrie herausnehmen, so wie es vor Jahrzehnten mit der Homosexualität geschehen ist? Besser nicht. Im echten Leben ist es zwar wenig hilfreich, sich auf eine Autismus-Diagnose zu berufen, aber die Worte »Behinderung« und »Krankheit« öffnen zumindest für die schwerer Betroffenen die Tür zum Sozial- und Gesundheitssystem und zu gewissen Nachteilsausgleichen (Schulbegleiter, Ergotherapie, zusätzliche Urlaubstage).

12 Trotz aller Verkürzungen und Vereinfachungen: *Rain Man* hat für die Autisten in aller Welt mehr bewirkt als die Arbeit sämtlicher Psychiater, Psychologinnen und Ärzte in einem halben Jahrhundert. Als der Film 1989 in die Kinos kam, kannte kaum jemand den Begriff Autismus. *Rain Man* war es, der die Welt mit Autismus bekannt machte und ein beispielloses Interesse an diesem Thema auslöste. Jede Zeitung und jede Zeitschrift brachte nun Artikel über Autismus. Die Macher des Films bekamen Dankesbriefe von Eltern autistischer Kinder: Die Umwelt zeige plötzlich viel mehr Verständnis für die Probleme ihrer kleinen Sonderlinge. Der Film hatte die im Verborgenen lebenden Autisten sichtbar gemacht, für die eigenen Angehörigen, für die Nachbarn, Lehrerinnen, Ärzte und nicht zuletzt auch für sich selbst. Menschen, die sich ihr Leben lang gefragt hatten, was mit ihnen nicht in Ordnung sei, sahen *Rain Man* und erkannten sich auf der Stelle wieder, Kinder erklärten auf dem Heimweg vom Kino stolz: »Ich bin Autist!« (zur Rezeption von *Rain Man*: Silberman, S. 396–399). Leider hatten von nun an die meisten Menschen aber auch bestimmte klischeehafte Bilder von Autismus im Kopf, nämlich die eines geistig Behinderten.

13 Zum Thema »Menschen mit psychischen Problemen in Filmen und Serien«: *Rain Man* (1989); *Fight Club* (1999); *The Virgin Suicides* (1999); *Black Swan* (2010); *13 Reasons Why* (*Tote Mädchen lügen nicht*, 2017–20); *Riverdale* (seit 2017); *You* (*Du wirst mich lieben*, seit 2018); *The Queen's Gambit* (*Das Damengambit*, 2020): Viele Filme und Serien geben vor, psychisch Kranke (bzw. Menschen mit einer psychischen Abweichung) ernst zu nehmen und authentisch darzustellen. Das kann nur glauben, wer nicht selbst betroffen ist. Psychische Störungen werden um des Effekts willen hochgespielt oder bagatellisiert, werden als Motiv eingesetzt, um der Handlung Originalität, Spannung und scheinbare Authentizität zu verleihen, um Charaktere ohne großen Aufwand tiefgründiger erscheinen zu lassen. Film und Fernsehen tragen eine große gesellschaftliche Verantwortung, der sie aber nicht gerecht werden. Im Gegenteil: Das Publikum glaubt bestens Bescheid zu wissen über Depressionen, Borderline-Störung, Bipolare Störung, Narzissmus, Drogenabhängigkeit, Autismus, und wurde doch wieder nur mit Stereotypen gefüttert. In der Psychiatrie und im Alltag von Menschen mit psychischen Problemen gibt es keine übernatürlichen Phänomene, keine geheimnisvollen Verbrechen und keine Spontanheilungen. Psychisch Kranke sind weder wahnsinnige Straftäter noch schrullige Witzfiguren, sondern Menschen, die Hilfe und Verständnis brauchen. Siehe hierzu auch den Artikel »Also mir ist das ein bisschen zu irre« von Lara Grellmann in der *Zeit* vom 27.5.2021, S. 68.

14 Viele Betroffene leiden zusätzlich unter Symptomen, die nicht zwingend zum Asperger-Syndrom gehören, sich vielmehr erst sekundär unter dem Anpassungsdruck der Gesellschaft entwickeln: Angststörungen, Paranoia, depressive Episoden, Wutanfälle, Panikattacken, Essstörungen, Schlafstörungen, Zwangsstörungen, Mutismus (Unfähigkeit, zu sprechen), Sozialphobie, Schulverweigerung, gestörtes Sozialverhalten (Stehlen, Lügen), Sucht-Erkrankungen. Diese Symptome werden dann therapiert, aber die Basisstörung Autismus bleibt oft unerkannt (ATTWOOD, S. 20–23, 172–184; GILLBERG, S. 48–58; GIRSBERGER, S. 63, 106; JACOBS, S. 72 f.; MENG-CHUAN & BARON-COHEN; THEUNISSEN ET AL., S. 230–235).
Ausführlich zu einzelnen Komorbiditäten: TEBARTZ VAN ELST, S. 193–199 (Depressionen), S. 200–206 (Angst-Erkrankungen), S. 207–212 (ADHS), S. 213–217 (Ticstörungen), S. 218–227 (schizophreniforme Störungen), S. 228–232 (Borderline-Persönlichkeitsstörung), S. 233–237 (Essstörungen), S. 238–244 (Zwangssyndrome), S. 245–251 (somatoforme Störungen, also Magen-Darm-System, Herz-Kreislauf-System, Atemsystem, Nervensystem, Haut).
Ein prominentes Beispiel für Autismus in Verbindung mit ADHS ist Wolfgang Amadeus Mozart (S. 46–48). Ein prominentes Beispiel für Autismus in Verbindung mit diversen Begleitstörungen ist Greta Thunberg. Sie entwickelte Depressionen, Mutismus und eine schwere Essstörung. Fünf Jahre lang sprach sie nur mit ihren Eltern, ihrer Schwester und ihrer Lehrerin, und wäre fast verhungert. Erst durch die Autismus-Diagnose bekam sie diese Probleme einigermaßen in den Griff: THUNBERG (*Panik*), S. 31; THUNBERG (*Szenen*), S. 24 ff.

15 https://www.newyorker.com/news/our-columnists/the-fifteen-year-old-climate-activist-who-is-demanding-a-new-kind-of-politics (dort englisch).

16 Zu Swifts Autismus-Symptomen: FITZGERALD 2005, S. 29–33 und JAMES, S. 45–52.

17 Swifts *Directions to Servants*, begonnen 1731, wurden 1745 posthum veröffentlicht. Der Text ist online verfügbar auf https://en.wikisource.org/wiki/The_Works_of_the_Rev._Jonathan_Swift/Volume_16/Directions_to_Servants.

18 Eine Asperger-Autistin in *Welt der Frau* 7–8/2014, online auf https://www.welt-der-frauen.at/unzulaenglich-fuer-die-welt-da-draussen/.

19 WILCZEK, S. 96.

20 GERLAND, S. 66.

21 ROUSSEAU, S. 278.

22 W. HARDING (*Contemporaries*), S. 69 (dort englisch).

23 HAMANN, S. 187; THIELE, S. 414.

24 PRASCHL-BICHLER, S. 221: »Sie [Elisabeth] konnte Säuglinge und Kleinkinder nicht leiden, ihr graute sogar vor ihrem Geruch.« Manche Autistinnen schreiben in ihren Autobiografien, dass sie ihr Baby nach wenigen Tagen abstillen mussten, weil sie die Nähe und den Geruch nicht ertrugen (z. B. MANDERSSON, S. 83). Der charakteristische Geruch von Säuglingen ist auch ein Schlüsselmotiv in Patrick Süskinds Roman *Das Parfum* über das autistische Duftgenie Jean-Baptiste Grenouille.

25 WILSON, S. 485 ff.

26 Hier wiedergegeben ist nur ein Drittel der Beschreibung; komplett bei WARHOL, S. 152 f.

27 Die komplette Liste ist faksimiliert und transkribiert bei USHER, S. 151.

28 ROUSSEAU, S. 485.

29 PREISSMANN (*Glück*), S. 139.

30 Kearns Miller, S. 33.
31 Fischer, S. 29.
32 Aus Kafkas bekanntem *Brief an den Vater* (1919).
33 Kafka schrieb das in der für ihn typischen Kamikaze-Manier an seinen Schwiegervater in spe, der diesen Brief glücklicherweise nie zu Gesicht bekam (Kafka Briefe, Bd. 2, S. 272; s. a. Stach, Bd. 2, S. 362 f.). Mit »Familie« meint Kafka, der nie verheiratet war und keine Kinder hatte, seine Eltern und seine drei Schwestern, mit denen er bis zum Alter von dreißig Jahren in einer gemeinsamen Wohnung lebte. Kafka wunderte sich immer, warum er sich alleine wohler fühlte als in Gesellschaft anderer Menschen. Als er einmal einen halben Tag mit seiner Lieblingsschwester verbracht hatte, schrieb er seiner Dauerverlobten Felice Bauer: »Manchmal Liebste glaube ich wirklich, daß ich für den Verkehr mit Menschen verloren bin. Ich habe doch meine Schwester gewiß lieb [es folgt eine Aufzählung ihrer Unternehmungen an diesem Tag] … aber als ich mich … von ihr verabschiedete …, war ich glücklich, ich schnappte förmlich nach Luft, im Alleinsein wurde mir behaglich, wie es mir bei meiner Schwester niemals gewesen war. Warum, Liebste, warum?« (Kafka Briefe, Bd. 2, S. 82). Auch mit Felice Bauer traf er sich in einem Zeitraum von fünf Jahren nur neun Mal, meist nur für wenige Stunden.
34 Ausführlich zur verschollenen Einstein-Tochter: Neffe, S. 107–109; Isaacson (*Einstein*), S. 72–77, 86–88. Ob die Tochter als unehelich geborenes »Kind der Schande« weggegeben wurde, ob sie behindert war oder gar starb, konnte nie geklärt werden.
35 Fölsing, S. 39. Ein Einspänner ist ein Fuhrwerk, das von nur einem Pferd gezogen wird, gemeint ist also ein Einzelgänger.
36 Die fünfzigjährige Patricia Highsmith in ihrem Tagebuch (Highsmith, S. 1157).
37 Rousseau, S. 502–504.
38 Brief an Felice Bauer vom 28.11.1912 (Kafka Briefe, Bd. 1, S. 278). Kafka schreibt weiter, er habe im Leben überhaupt nur ein einziges Mal geweint, nämlich angesichts einer besonders erschütternden Stelle seiner Erzählung *Die Verwandlung*. Sein engster Freund Max Brod schreibt, dass er Kafka in 22 Jahren nur ein einziges Mal weinen sah, nämlich nach der endgültigen Trennung von Felice Bauer im Dezember 1917 (Brod, S. 147).
39 Schmidt (*Junge vom Saturn*), S. 237; Bericht über einen Asperger-Autisten auf https://www.wireltern.ch/artikel/ein-vater-mit-asperger-lernt-seine-familie-verstehen-1019.
40 Bockris, S. 210. Als ein anderer Freund sagte, er würde sich umbringen, fragte Warhol in vollem Ernst, ob er dann seine Armbanduhr haben könne. Der Freund warf Warhol daraufhin die Uhr an den Kopf und Warhol behielt sie bis zu seinem Tod (Bockris, S. 127).
41 Finch, S. 73 (dort englisch). Die meisten Menschen mit Autismus haben aufgrund ihrer sensorischen Hypersensibilitäten große Probleme mit Anzügen, kratzigen Stoffen, Krawatten, festen Schuhen, tragen darum bevorzugt Schlabberlook.
42 Ledgin (*Jefferson*), S. 216 (dort englisch); siehe auch die Liste auf S. 214.
43 Calaprice, S. 55.
44 Der Vollständigkeit halber sei erwähnt, dass Wutausbrüche durchaus zum Repertoire mancher Autisten gehören, ausgelöst durch Überforderung und Überreizung (»sensorischer Overload«). Da sie keine Zwischentöne kennen, da sie im An- oder Aus-Modus leben, sind Autisten entweder ruhig wie ein Felsklotz oder sie explodieren wie ein Vulkan, Zwischengefühle gibt es nicht (siehe z. B. Attwood, S. 182–187). Ludwig van Beethoven zum Beispiel war berüchtigt für seine Wutausbrüche (Caeyers, S. 93), ebenso Vincent van Gogh (Naifeh & White Smith, S. 65, 298) und Hermann Hesse. Auch Elon Musk verfällt nicht selten in seinen berüchtigten »demon mode«, wie es Betroffene nennen.

45 Mozarts Frau Constanze berichtete, dass während der fünfstündigen Geburt ihres ersten Kindes am 19. August 1783 das Streichquartett d-Moll (KV 421) entstand und dass bestimmte Stellen in der Komposition ihre Schmerzensschreie andeuten (Novello, S. 107, s.a. Nissen, S. 473).
46 Novello, S. 110; s.a. Nissen, S. 574.
47 Tesla, S. 20–23 (dort englisch).
48 Vance, S. 195. Das Unternehmen hieß schon »Tesla«, als Musk es übernahm, er hatte keinen Einfluss auf den Namen.
49 Neffe, S. 41, 44. Die Zitate stammen aus Max Brods Roman *Tycho Brahes Weg zu Gott*. Brod beschreibt hier Johannes Kepler, dieser ist aber bis ins kleinste Detail nach dem Vorbild Einsteins geformt, der damals in Prag lebte und mit Brod befreundet war.
50 Sayen, S. 303 (dort englisch).
51 Stach, Bd. 2, S. 321–326, Zitat S. 286.
52 Guiles, S. 212.
53 Melzer, S. 207 f.
54 Bei Assange wurde im September 2020 von zwei unabhängigen Psychiatern Asperger-Autismus diagnostiziert: https://www.computerweekly.com/news/252489508/Assange-has-Aspergers-syndrome-and-depression-court-hears.
55 Rousseau, S. 504.
56 Rousseau, S. 531 f. Rousseau war vom 17. bis 19. Oktober auf Schloss Fontainebleau, um bei der Einstudierung seiner Oper zu assistieren (http://www.rousseau-chronologie.com/ecrivain52-54.html). Die Aufführung fand am 18. Oktober statt.
57 Rousseau, S. 533.
58 Rousseau, S. 534.
59 Guiles, S. 279–281; Warhol & Hackett, S. 393 f. Warhol war berüchtigt dafür, in Gesellschaft nie etwas anderes als »Hi«, »Yes« und »No« zu sagen. Dahinter steckte aber keine snobistische Künstler-Attitüde, sondern Autismus. Jemanden als Warhol-Double auszustaffieren, war nicht schwer. Wenn die Statur stimmte, musste sich der Betreffende nur leichenblass schminken, eine Sonnenbrille und eine silberne Perücke aufsetzen. Als aufkam, dass Warhol Doubles schickte, hagelte es Schadensersatzklagen.
60 Bazzana, S. 266, 150.
61 Schaper, S. 11.
62 Greta Thunberg in einem Fernseh-Interview, 31.3.2019 (https://daserste.ndr.de/annewill/videos/Interview-mit-Greta-Thunberg-Ich-bin-Realistin-Ich-sehe-Fakten,interviewthunberg100.html).
63 Hübner, S. 66.
64 Schroeder, S. 605.
65 Cohen 1995, S. 301 (dort englisch).
66 Sayen, S. 99.
67 Vance, S. 306.
68 Rousseau, S. 826.
69 Mozart Briefe, Bd. III, S. 125 f.
70 Alle Zitate stammen aus Briefen Mozarts an seinen Vater vom Mai und Juni 1781 (Mozart Briefe, Bd. III, S. 111–127).
71 Mozart Briefe, Bd. II, S. 119, 346, 395, 399; Bd. III, S. 272.
72 Nissen, S. 664 f.
73 Niemetschek, S. 73; s.a. Nissen, S. 663.
74 Niemetschek, S. 78; s.a. Nissen, S. 686.
75 Mozart Briefe, Bd. III, S. 233.
76 Niemetschek, S. 76.

77 Nissen, S. 569, 685.
78 Nissen, S. 658, 669 spricht von »Knittelversen«.
79 Riedel.
80 Hübner, S. 113.
81 Naifeh & White Smith, S. 160.
82 Bericht über einen Asperger-Autisten auf https://www.wireltern.ch/artikel/ein-vater-mit-asperger-lernt-seine-familie-verstehen-1019.
83 Dziobek & Stoll, S. 186.
84 Eine Betroffene in *Welt der Frau* 7–8/2014, online auf https://www.welt-der-frauen.at/unzulaenglich-fuer-die-welt-da-draussen/.
85 Finch, S. 12 (dort englisch).
86 Schmidt (*Kein Anschluss*), S. 118, 136, 145, 156, 162, 198.
87 Thayer, Bd. 2, S. 566.
88 Goethe in einem Brief vom 2.9.1812 (Kopitz & Cadenbach, Bd. 1, S. 359). Beethoven und Goethe waren sich im Juli 1812 mehrmals im böhmischen Kurbad Teplitz begegnet, wo sich Beethoven eine Linderung seines Hörleidens erhoffte. Nach wenigen Tagen hatte er es sich dann auch schon mit dem anwesenden Hochadel verscherzt, weil er sich weigerte, den vermeintlich Ranghöheren den Weg freizumachen (der geschmeidigere Goethe hatte damit kein Problem). Ausführlich zu Beethovens Asperger-Symptomen, seiner Egozentrik und Misanthropie, seiner sozialen Unbeholfenheit: Heijder.
89 Begley, S. 42; Stach, Bd. 2, S. 331.
90 Vance, S. 214. Auch in technisch-materieller Hinsicht hat Musk dieses Streben nach Autarkie auf die Spitze getrieben. Einen Großteil seines Erfolgs verdankt er der revolutionären Strategie, alle Komponenten eines Produkts selbst herzustellen: Unabhängigkeit von Lieferanten und Lieferketten, totale Kontrolle über Kosten und Qualität (Isaacson (*Musk*), S. 132).
91 Die Wiener Schriftstellerin Caroline Pichler, geb. Greiner (1769–1843) in der *Wiener Allgemeinen Theaterzeitung* vom 15.7.1843 (https://www.digitale-sammlungen.de/de/view/bsb10498667?page=66). Mozart verkehrte im Salon von Carolines Eltern, Franz und Charlotte Greiner. *Die Hochzeit des Figaro* wurde im Mai 1786 uraufgeführt, Mozart starb im Dezember 1791, die Episode muss sich also in diesem Zeitraum zugetragen haben. Da anzunehmen ist, dass die Tochter des Hauses im Kreise der Wiener High Society wohl kein älteres Stück zum Besten gab, sondern eine aktuelle Melodie, die gerade als Gassenhauer in aller Munde war, sei die Anekdote hier versuchsweise auf Sommer 1786 datiert.
92 Mozarts Schwägerin Sophie Haibel laut Nissen, S. 627 f.
93 Mozarts Unruhe und seine nervösen Tics wurden auch immer wieder mit dem Tourette-Syndrom in Verbindung gebracht (was abzulehnen ist; siehe dazu Anm. 490). Zu Ticstörungen in Verbindung mit Autismus siehe Tebartz van Elst, S. 213–217. Drei Autobiografien, die das Leben sowohl mit Asperger-Autismus als auch mit ADHS beschreiben, sind Rousseau, Linke und Pang. Laut Meng-Chuan & Baron Cohen, S. 1022 dürften 40–50% aller Menschen auf dem Autismus-Spektrum auch von ADHS betroffen sein. Die Psychologin Dr. Ellen Littman (New York City) arbeitet an einem Buch über berühmte Persönlichkeiten unter ADHS-Verdacht.
94 Toeps, S. 70. Eigentlich ist »self stimulating« genau der falsche Begriff, entstanden zu einer Zeit, als man noch dachte, Autisten würden sich mit solchen Handlungen selbst stimulieren. In Wahrheit hat »Stimming« die gegenteilige Funktion: Angesichts äußerer Reizüberflutung versuchen sich die Autisten selbst zu regulieren und Spannungen abzubauen.
95 Detailliert zu Beethovens Autismus-Symptomen: Heijder.

96 Detailliert zu Mozarts Autismus-Symptomen: LEDGIN (*Asperger's*), S. 139–146; FITZGERALD 2005, S. 153–157.
97 Viele schockierte Besucher haben Beethovens Wohnung als eine »wahrhaft admirable Confusion« beschrieben: herumliegende Notenblätter und Briefe, umgekippte und zerbrochene Möbel, verschüttetes Waschwasser, verschimmelte Essensreste, ungeleerte Nachttöpfe … (THAYER, Bd. 2, S. 568; KOPITZ & CADENBACH, Bd. 2, S. 1012; CAEYERS, S. 201).
98 Thomas Jefferson an den amerikanischen Handelsvertreter in Bordeaux, 16. Juli 1789 (https://founders.archives.gov/?q=Date%3A1789-07-16%20Author%3A%22Jefferson%2C%20Thomas%22&s=1111311111&r=1; dort englisch).
99 Thomas Jefferson an US-Außenminister Jon Jay, 19. Juli 1789 (https://founders.archives.gov/?q=Date%3A1789-07-19%20Author%3A%22Jefferson%2C%20Thomas%22&s=1111311111&r=2; dort englisch). Alleine bei der Erstürmung der Bastille waren 30.000 Gewehre erbeutet worden.
100 Eine lange Liste von Thomas Jeffersons autistischen Manierismen bei LEDGIN (*Jefferson*), S. 14–17, 155.
101 ATTWOOD, S. 114; S. SCHÄFER, S. 108, 110; SCHMIDT (*Straßensammler*); SCHOVANEC, S. 81; VERO, S. 84.
102 RIEDEL & CLAUSEN, S. 80.
103 PREISSMANN (*Ermutigung*), S. 166.
104 SCHMIDT (*Junge vom Saturn*), S. 235.
105 BARON-COHEN 2004, S. 205. Siehe auch CARLEY, S. 102; GRANDIN (*Different*), S. 202; KEARNS MILLER, S. 173.
106 KAFKA Briefe, Bd. 1, S. 72. Die »mohammedanischen Friedhöfe« beziehen sich auf Kafkas Plan, nach Palästina auszuwandern, was aber daran scheiterte, dass er bald nach seiner Frühpensionierung 40-jährig an Kehlkopftuberkulose starb.
107 Zu Kants Autismus-Symptomen siehe FITZGERALD 2005, S. 119–125.
108 ROUSSEAU, S. 681 f.
109 Arthur Schopenhauers Mutter Johanna, selbst eine Schriftstellerin von Rang, an ihren achtzehnjährigen Sohn (ZIMMER, S. 62).
110 Kafkas Freundin Milena JESENSKÁ, S. 43. Siehe dazu auch https://www.franz-kafka.de/fundstuecke/kafka-kann-nicht-luegen.
111 HÜBNER, S. 68.
112 TOEPS, S. 49.
113 Gullivers vierte Reise zu den Houyhnhnms und Yahoos (Swift hat das Wort erfunden) ist, wenn man um Swifts Autismus weiß, eine karikierende Metapher auf den Dualismus Asperger/Nicht-Asperger: Die weisen, friedfertigen Houyhnhnms sind die Asperger, die destruktiven und irrationalen Yahoos sind die »normalen« Menschen. Ausführlich zu Gulliver im Land der Houyhnhnms und Yahoos (ohne Autismus-Bezug): DAMROSCH, S. 372–378.
114 https://www.theguardian.com/media/2010/aug/01/julian-assange-wikileaks-afghanistan (dort englisch).
115 Aus Greta Thunbergs Rede vor dem Europäischen Wirtschafts- und Sozialausschuss der EU in Brüssel am 21.2.2019 (THUNBERG, *Panik*, S. 61).
116 W. HARDING (*Contemporaries*), S. 116, 140 (dort englisch).
117 DICKINSON BIANCHI, S. 35 (dort englisch).
118 PLESCH, S. 320 (dort englisch).
119 D'ALESSANDRO, S. 57 (dort englisch).
120 ELLIS, S. 44 f. (dort englisch).
121 Ausführlich zu Jeffersons theoretisch-literarischem Wirken im Hintergrund (ohne Autismus-Bezug): ELLIS S. 54–63, 227–230.

122 Erwähnt sei hier nur Jeffersons dreizehnter Nachfolger Abraham Lincoln (1809–1865). Lincoln war kein Autist, litt aber wie Jefferson unter schweren Handicaps. Er war ein Bild des Jammers, ein Knochengerüst mit eingefallenen Wangen und karikaturhaft dünnen Armen und Beinen, er lief mit gebeugten Schultern, hing in seinen Anzügen wie ein Häufchen Elend, litt zeitlebens unter schweren Depressionen: »Beim Gehen tropfte die Melancholie förmlich aus ihm heraus«, schreibt ein Zeitgenosse. Auch Lincoln, der neben Jefferson wichtigste US-Präsident aller Zeiten, hätte im medialen Haifischbecken keine Minute überlebt.
123 Entgegen der von den alten *Sissi*-Filmen verbreiteten Mär war Franz Josephs Mutter, Erzherzogin Sophie, alles andere als eine eifersüchtige Intrigantin. Wie in den 1990er-Jahren aufgetauchte Briefe beweisen, war Sophie ihrer Schwiegertochter ganz im Gegenteil herzlich zugetan, bewunderte sie sogar, und unterstützte sie nach Kräften. Elisabeths wahre Feinde waren die Hofkamarilla und die Minister ihres Mannes, die sich gegen Neuerungen sperrten und ihr das Leben schwer machten (ausführlich: Praschl-Bichler).
124 Kaiser Franz Joseph war ein fleißiger Verwaltungsbeamter, aber kein weitblickender Staatsmann, unsicher, entscheidungsschwach, leicht beeinflussbar, Wachs in den Händen von Kriegstreibern, Intriganten und Lobbyisten. Da er wusste, dass er dem klugen Urteil seiner Frau vertrauen konnte, fragte er sie in allen wichtigen Angelegenheiten um Rat, wodurch Elisabeth manche törichte Entscheidung verhindern konnte. Konsequenterweise ging es dann nach ihrer Ermordung im September 1898 mit der kaiserlichen Familie und dem Habsburgerreich senkrecht bergab. Gräfin Marie von Festetics, 24 Jahre lang Hofdame und engste Freundin der Kaiserin, mit allen Beteiligten bestens vertraut, und eine scharfsinnige politische Analystin, schreibt 1904 in ihrem Tagebuch: »Übrigens, lebte sie, es stünde anders … Wirklich besprach Er [der Kaiser] alles mit Ihr, und wenn Er … die Tragweite nicht erwägen konnte … , that Er es nicht, wenn Sie abriet, denn Er hatte die höchste Meinung von Ihrem Takt, Ihrer Klugheit und Ihrem Verstande … Mit der Kaiserin wich der gute Engel, die Decadence [der Niedergang] ist furchtbar!« (Festetics, S. 274, 279). Man geht wohl nicht zu weit mit der Behauptung, dass es mit Elisabeth an Franz Josephs Seite weder zum Ersten Weltkrieg noch zum Untergang des Habsburgerreiches gekommen wäre, zumindest nicht in Form eines Totalschadens.
125 »Mein Leben lang …«: Fölsing, S. 820–822. »Wenn ich Präsident wäre …«: Calaprice, S. 128. Ausführlich zu dem Vorgang: Sayen, S. 245–247. Das Angebot war eher symbolisch gemeint, denn es bestand nie der geringste Zweifel, dass Einstein ablehnen würde. Premierminister David Ben-Gurion: »Und was machen wir, wenn er ›Ja‹ sagt? Dann haben wir ein echtes Problem …«. Von 1968 bis 1984 zierte Einsteins Porträt die israelische 5 Lirot-Banknote.
126 Weitere Staatsoberhäupter unter Asperger-Verdacht sind: Kaiser Tiberius (https://pagewizz.com/war-kaiser-tiberius-autist-33636/), Philipp II. von Spanien (James, S. 23–31), Napoleon Bonaparte, Ludwig II. von Bayern, Adolf Hitler (Fitzgerald 2004, S. 25–27), Charles de Gaulle (Fitzgerald & O'Brien, S. 221–233). Deren Psychogramme zu erstellen ist hier aber nicht der Platz.
127 Ausführlich zu diesem recht unglücklich verlaufenen Konzertabend: Caeyers, S. 419–421. Beethoven beging auch den typisch autistischen Fehler, nicht vom Publikum her zu denken. In dem Bestreben, das Beste aus seinen letzten zweieinhalb Jahren zu bieten, packte er drei sehr anspruchsvolle Werke in ein vierstündiges Mammutkonzert. Selbst seine größten Fans beklagten sich hinterher, sie hätten irgendwann einfach nicht mehr folgen können.
128 5. Sinfonie: Beethovens Schüler Carl Czerny, eine verlässliche Quelle: »Das Motiv ist, wenn ich nicht irre, der Gesang einer Goldammer, und zu dieser Zeit war es unter Freunden allgemein bekannt, dass er [Beethoven] sich dieser Töne bewußt bediente.«

(Czerny, S. 49). Beethoven hat das Goldammer-Motiv auch in den beiden Klaviersonaten op. 53 (»Waldstein«) und op. 57 (»Appassionata«) zitiert. 6. Sinfonie: Beethoven hat die Vogel-Bezüge selbst in der Partitur notiert. 9. Sinfonie: Kopitz & Cadenbach, Bd. 1, S. 226, 243; Bd. 2, S. 609; Czerny, S. 49. Finalthema des Violinkonzerts: Tiessen, S. 93. Siehe auch Beethovens Adlatus Schindler in Ley, S. 170.

129 Ausführlich zu Mozarts Star und zu Reflexen des Starengesangs in Mozarts Kompositionen, v.a. im Sextett KV 522: West & King; Passarello, S. 57–75; Haupt.

130 Jean Pauls Privatzoo: De Bruyn, S. 247f. ; Pfotenhauer, S. 299, 392. Laubfrosch: Wetterbeobachtung/Meteorologie ist eines der häufigsten autistischen Spezialinteressen.

131 W. Harding (*Days*), S. 193 (dort englisch).

132 W. Harding (*Days*), S. 192; W. Harding (*Contemporaries*), S. 56, 98 (dort englisch).

133 Die Pferde, eine Auslese der besten und teuersten Exemplare der Welt, brauchte sie zur Ausübung eines ihrer autistischen Spezialinteressen: Dressurreiten und Parforcejagden (S. 126). Die Kühe lieferten ihr die Milch, von der sie sich über lange Zeiträume fast ausschließlich ernährte (S. 288). Das einzige Tier, das sie nie bekam, ist ein Königstiger, den sie sich von ihrem Mann zum Namenstag wünschte (Hamann, S. 282; Lindinger, S. 100).

134 Wilson, S. 459.

135 James 2005, S. 196; Bazzana, S. 38–40; Stegemann, S. 22f., 328.

136 Prince-Hughes, S. 134ff., Zitate S. 201f.

137 Kearns Miller, S. 54 (dort englisch).

138 Bestimmte Vögel vergraben im Herbst 30.000 Kerne in einem Gebiet von 200 km², wovon sie 90 Prozent wiederfinden. Eichhörnchen vergraben im Herbst Tausende von Nüssen (einzeln), die sie alle wiederfinden. Zugvögel lernen Strecken von mehreren Tausend Kilometern auswendig (sie kennen sie nicht schon von Geburt an): Grandin (*Frohes Tier*), S. 293–295, 318, 316.

139 Grandin (*Frohes Tier*), S. 44, 45, 48, 50, 55–60, 98–101, 128–131, 203–208, 244–246, 316–323; Grandin (*Thinking in Pictures*), S. 167–175, 201, 202. Auch die erwähnte Anthropologin Dawn Prince-Hughes, die erst im Umgang mit Gorillas ihren eigenen Autismus erkannte und verstand, betont in ihrer Autobiografie *Songs of the Gorilla Nation* immer wieder, dass Autisten ihrer Ansicht nach eine Art Brücke oder Zwischenstufe zwischen Menschenaffen und normalen Menschen darstellen.

140 Ausführlich zu Beethoven, zu Mälzel und zum Metronom: Caeyers, S. 614–617. Beethovens Metronom-Angaben sorgen seit 200 Jahren für Konfusion, denn die meisten sind aberwitzig schnell, oft kaum spielbar. War dieses Tempo wirklich beabsichtigt? War Beethovens Metronom defekt? Hat er die Werte falsch abgelesen? Die Erklärungsversuche sind Legion, das Rätsel ist bis heute ungelöst.

141 Damrosch, S. 234 (dort englisch).

142 Schrittzähler: Adams, S. 40. Ausführlich zu Jeffersons Zählzwang: Ledgin (*Jefferson*), S. 107, 108, 209–236. Jeffersons *Memorandum Books* (Auflistungen v.a. seiner Ausgaben, aber auch von Wetterdaten und anderen Statistiken) sind zugänglich auf https://founders.archives.gov/volumes/Jefferson/02-01.

143 Göllerich, Bd. III/1, S. 321, 402. Nach außen hin besonders auffallend war Bruckners Fensterzählwahn. So berichtet z.B. ein Freund und Schüler, dass es kaum möglich war, mit Bruckner durch Wien zu laufen, weil er andauernd stehen blieb, um die Fenster großer Gebäude zu zählen. War er an der einen Fassade fertig, ging er auf die andere Seite, um dort weiterzuzählen. Anschließend machte er wieder kehrt, um noch einmal nachzuzählen, dann wieder auf der anderen Seite, und so weiter (Göllerich, Bd. IV/2, S. 566f.; Bd. IV/3, S. 158).

144 Tesla, S. 13; Cheney, S. 16. Tesla achtete auch stets darauf, dass die Zahl seiner Schritte durch drei teilbar war, bevor er stehen blieb. Übernachtete er in einem Hotel, musste die Zimmernummer ein Vielfaches von drei betragen, und beim Abendessen mussten immer 18 Servietten an seinem Platz liegen. Diese zwanghafte Zerlegung in Dreierschritte ist weitverbreitet unter Autisten. So mietete zum Beispiel Kaiserin Elisabeth, wenn sie auf Reisen war, prinzipiell nur Wohnungen mit drei Räumen (Sztáray, S. 30). Und einer der bekanntesten Running Gags in *The Big Bang Theory* besteht darin, dass das autistische Superhirn Sheldon Cooper immer drei Mal (oder in Dreier-Einheiten) an eine Tür klopfen muss.

145 Begley, S. 41; Kafka Briefe, Bd. 1, S. 217 u. Bd. 3, S. 189. Stets besorgt um seinen schwächlichen Körper, sprang Kafka in seinem autistischen Entweder-oder-Fanatismus auf jeden Zug auf, den die sogenannte »Naturheilbewegung« damals durchs Dorf jagte: endlose Turnübungen, Leben bei geöffnetem Fenster und Eiseskälte, strenge Diäten, vegetarische Ernährung, Verweigerung von Medikamenten und Impfungen – und auch das sogenannte »Fletschern«, eine von dem britischen Ernährungs-Guru Horace Fletcher propagierte Methode, jeden Bissen mindestens dreißigmal zu kauen, um eine bessere Verwertung der Nahrung zu erreichen und Übergewicht zu vermeiden. Genau das Richtige für einen hypersensiblen Neurotiker mit autistischem Zählzwang.

146 Asimov 1979, S. 46, 103 (dort englisch).

147 Hundertwassers Gemälde tragen zwar Titel, sind aber zusätzlich auf der Rückseite fortlaufend durchnummeriert (Schmied, S. 78).

148 Schroeder, S. 69f., 72, 322, 347, 608. Bei der Altersberechnung der Kirchenliedkomponisten stellte Buffett fest, dass Frömmigkeit die Lebenserwartung nicht positiv beeinflusst.

149 Weitere Beispiele für Arithmomanie bei Osborne, S. 197f., 202.

150 Ley, S. 337.

151 Ausführlich auf der Basis von Augenzeugenberichten: Thayer, Bd. 4, S. 224f.; s.a. Kopitz & Cadenbach, Bd. 1, S. 457 und Caeyers, S. 663. Ob sich diese Episode im Herbst 1820 oder 1821 zugetragen hat, ist nicht ganz klar, wir entscheiden uns hier für 1821. Trotz Beethovens extremer Schwerhörigkeit war Kommunikation (nach dem Weg fragen, Diskussion mit Polizeibeamten) nicht unmöglich. Er selbst konnte normal sprechen, und seine Kommunikationspartner mussten ihm entweder direkt ins Ohr schreien oder ihm ihre Antworten aufschreiben. Da Beethoven bei seinen täglichen Spaziergängen nicht nur laut sang und mit den Händen gestikulierte, sondern auch alle paar Schritte stehen blieb, um seine Einfälle zu notieren, wurde er von Metternichs Spitzeln mindestens einmal auch wegen Spionageverdachts verhaftet (Kopitz & Cadenbach, Bd. 1, S. 342; Heijder, S. 131). Solche Anschuldigungen verliefen aber stets im Sande, weil in der Wiener Administration und Justiz zu viele Beethoven-Fans saßen.

152 Ley, S. 334. Beethoven verbrachte viel Zeit mit seinem Neffen, weil er nach dem Tod von Karls Vater (Beethovens Bruder) die Vormundschaft über den Knaben vor Gericht erstritten hatte, eine der katastrophalsten autistischen Fehlentscheidungen seines Lebens (ausführlich: S. 318f.). Ähnlich wie Beethoven erging es 200 Jahre später Elon Musk: Als er seine jüngere Schwester auf Partys begleiten wollte, um sie zu beschützen, gestattete sie ihm das nur unter der Bedingung, einen Mindestabstand von drei Metern einzuhalten, um nur ja nicht mit dem exzentrischen Nerd in Verbindung gebracht zu werden (Isaacson (*Musk*), S. 43).

153 Kopitz & Cadenbach, Bd. 1, S. 203 (Robinson Crusoe); Bd. 1, S. 506 (Schlafrock). Manchmal waren Beethovens Zeitgenossen auch selbst die Auslöser dessen, was dann als Beethoven'sches Defizit ins kollektive Gedächtnis einging. Als einer der bekanntesten Bürger Wiens bekam Beethoven ständig ungebetenen Besuch von Touristen, auf der Jagd nach einem Gespräch, einem Autograph, einer Haarlocke. Die Leute kamen unangemeldet, klingelten oder klopften an der Haustür, Beethoven hörte nichts, die Besucher gingen ins Treppenhaus, an die Wohnungstür, klopften wieder, Beethoven hörte immer noch nichts, die Störenfriede drangen immer tiefer in seine Privatsphäre ein, bis sie plötzlich vor ihm standen und ihn zu Tode erschreckten. Dass sie ihn dabei oft in Unterwäsche oder im Nachthemd aufstöberten und dass Beethoven ungehalten auf den Überfall reagierte, trug seinen Teil zur Legende des verlotterten Misanthropen bei.

154 ROUSSEAU, S. 825. Warum sich Rousseau ausgerechnet als Armenier verkleidete, bleibt sein Geheimnis. Es gibt ein Ölgemälde und einen Kupferstich, die ihn in armenischer Tracht zeigen. Rousseaus Abscheu vor gesellschaftlichen Konventionen – nicht nur in Modefragen – war das Leitmotiv seines Lebens und seiner Schriften.

155 W. HARDING (*Days*), S. 288 (dort englisch).

156 GÖLLERICH, Bd. III/1, S. 167, 356. In den Biografien heißt es immer, Bruckner habe als Organist eben Wert auf weite, praktische Arbeitskleidung gelegt. Das ist richtig, aber hinzu kamen taktile Hypersensibilität und Gleichgültigkeit gegenüber der eigenen Außenwirkung.

157 In Emily Dickinsons Welt (ländliches Amerika, 3. Viertel des 19. Jahrhunderts) waren weiße Baumwollkleider nur an heißen Sommertagen zulässig. Ansonsten, also zu allen anderen Jahreszeiten und in allen Lebenssituationen (Hausarbeit, Einkäufe, Kirchgang, Freizeit), waren bunte oder schwarze Kleider aus aufwendigeren Stoffen obligatorisch. Dickinsons Nichte erinnert sich: »Die anderen Frauen konnten einfach nicht verstehen, warum Tante Emily jahrein, jahraus immer nur Weiß trug. Das führte zu den absurdesten Spekulationen … Sie war den Leuten ein Rätsel, weil sie ganz anders war als alle anderen Menschen ihrer Zeit und ihrer Umgebung. ›Selbstverwirklichung‹ war damals noch kein Thema, in einem Landstädtchen hatte man sich eben anzupassen. Warum nur sollte sie Weiß tragen? Aus welchem Grund nur tat sie nicht das, was alle anderen taten? Welches dunkle Geheimnis mochte dahinterstecken?« (DICKINSON BIANCHI, S. 32 f., dort englisch). Ausführlich zum Kleiderkodex der Zeit: MURRAY, S. 170–173.

158 Curies Kleider-Askese: È. CURIE, S. 83, 112, 173, 200. Nur schwarze Kleider: GOLDSMITH, S. 102. Reporter: È. CURIE, S. 192.

159 Einsteins Vorliebe für zertragene Kleidung: CALAPRICE, S. 277; HERNECK, S. 41, 59, 79, 91; PLESCH, S. 319; VALLENTIN, S. 25. Königin/Anarchist: VALLENTIN, S. 114 f.; Mähne/lieber Gott: SAYEN, S. 293 (dort englisch).

160 Hundertwasser in einem Manifest von 1953 (SCHMIED, S. 13).

161 Viele Autisten (vor allem die Kinder) weigern sich, einen Kamm oder eine Schere an sich heranzulassen, weil sie das Gezupfe an der Kopfhaut nicht ertragen, das Geklapper der Schere, die Vibrationen des Rasierapparates, das Kitzeln der abgeschnittenen Haare in Gesicht und Nacken, das Wasserrauschen in nächster Nähe des Gehirns, den Geruch von Shampoo und Haarspray, die körperliche Nähe der Friseurin. Darum fällt auch bei vielen berühmten Künstlern und Wissenschaftlern unter Autismus-Verdacht ein Trend zum Wildwuchs auf: Isaac Newton, Thomas Jefferson, Wolfgang Amadeus Mozart, Ludwig van Beethoven, Arthur Schopenhauer, Marie Curie, Albert Einstein, Bob Dylan, Tim Burton. Das ist nicht, wie es immer heißt, Ausdruck eines freien, rebellischen Geistes, sondern in erster Linie das Resultat taktiler Hypersensibilität. Und die These, dass Albert Einsteins abenteuerliche Frisur der Kurzsichtigkeit seiner zweiten Frau zu verdanken sei, die zu eitel gewesen sei, beim Haareschneiden eine Brille zu tragen – von Biografen tatsächlich vorgeschlagen –, warnt in ihrer Kompliziertheit schon vor sich selbst. Es war taktile Hypersensibilität.

162 Andy Warhol zum Beispiel besaß genau hundert weiße Hemden, Steve Jobs genau hundert schwarze Rollkragenpullover.

163 Isaacson (*Jobs*), S. 64.
164 Orledge, S. 33, 51; s. a. J. Harding, S. 75. Außenstehende kannten Satie nur unter seinem Spitznamen »The Velvet Gentleman« (velvet = Samt).
165 Kearns Miller, S. 146 f. (dort englisch).
166 W. Harding (*Contemporaries*), S. 19 (dort englisch).
167 Pang, S. 27 (dort englisch).
168 Kopitz & Cadenbach, Bd. 2, S. 813 f., 831.
169 Darwins vollständiges Reisetagebuch ist zugänglich auf http://darwin-online.org.uk/content/frameset?itemID=F1925&viewtype=text&pageseq=1. Es gibt auch gedruckte Ausgaben, in denen aber oft Datumsangaben und Textpassagen fehlen.
170 Das Wenige, was wir über den *Glutton Club* wissen, stammt aus den Erinnerungen von Darwins Sohn: Darwin *Life and Letters*, S. 169 f. (dort englisch).
171 Auch Vladimir Nabokov verzehrte den einen oder anderen seiner geliebten Schmetterlinge (sein lebenslanges autistisches Spezialinteresse): »Sie haben widerlich geschmeckt, aber geschadet haben sie mir nicht. Sie schmeckten nach einer Mixtur aus Mandeln und Grünschimmelkäse.« (Boyd, S. 585).
172 Lebenslange massive Darmprobleme sind auch dokumentiert für Immanuel Kant, Thomas Jefferson, Ludwig van Beethoven, Hans Christian Andersen, Rainer Maria Rilke, Hermann Hesse, Albert Einstein, Béla Bartók, Franz Kafka, Ludwig Wittgenstein. Rilke nahm schon 1922 probiotische Medikamente zur Stärkung der Darmflora (Schwilk (*Rilke*), S. 270).
173 Sucharewa, S. 240, 249.
174 Jacobs, S. 63.
175 Wilczek, S. 274.
176 Z. B. Fröhlich et al.
177 Sharon et al.; Kang et al.
178 Sind Darmprobleme die Ursache für Autismus, oder eher die Folge? Welche Rolle spielt der mentale Dauerstress? Liegt die Ursache auf einem bestimmten Gen? Oder in einem bestimmten Hirnbereich?
179 Darwin *Life and Letters*, S. 160 (dort englisch).
180 Eine gute und knappe Zusammenfassung von Darwins Krankengeschichte und ihrer Erforschung ist Kalb, S. 197–220, mit Literatur. Es gibt auch einen eigenen, umfangreichen Wikipedia-Artikel: »Health of Charles Darwin«.
181 Dass Darwin von Asperger-Autismus betroffen gewesen sein muss, wurde erstmals 2002 postuliert und danach noch in zwei weiteren Aufsätzen mit vielen guten Argumenten untermauert: Ledgin (*Asperger's*), S. 57–63; Lyons & Fitzgerald, S. 273–282; Fitzgerald & O'Brien, S. 81–90. Dass viele Autisten mit Darmproblemen zu kämpfen haben, ist eine oft beobachtete Tatsache. Die Hypothese, dass viele unklare Beschwerden von Autisten auf einen vom Darm ausgehenden Vitamin B_{12}-Mangel zurückgehen könnten, basiert auf Beobachtungen des Autors, der Darwins Symptome aus eigener Erfahrung kannte, nach einer langen Odyssee durch das Gesundheitssystem mithilfe des Internets selbst zur Lösung fand und seine Ärzte schließlich zu einer gezielten Suche nach einem Vitamin B_{12}-Mangel überreden musste.
182 Kant in einem Brief (Kühn, S. 256 und https://www.textlog.de/36135.html).
183 Stach, Bd. 2, S. 362; Begley, S. 55.
184 Interview mit Woody Allen, *Stern Online* 26.6.2005, https://www.stern.de/lifestyle/leute/woody-allen--das-glueck-schreibt-mit-weisser-tinte--3291276.html.
185 Darwin, S. 280.
186 Schopenhauers tägliche Routine im Wesentlichen nach Gwinner, S. 186–192, ergänzt durch Details bei Schneider, S. 352–354.

187 Warhols Tagesablauf laut der Schilderung seiner langjährigen Sekretärin und Assistentin, mit der er täglich telefonierte: HACKETT, S. xviii–xx.
188 Z.B. SCHÄFER, S. 220–230; SCHUSTER, S. 50f., 275.
189 Autistische Rituale sind nicht mit Zwangshandlungen zu verwechseln, wie zum Beispiel Waschzwang, Putzzwang, Kleptomanie. Autisten lieben ihre Rituale und wollen sie gar nicht loswerden oder ändern.
190 DAMROSCH, S. 360 (dort englisch).
191 Kants tägliche Routine laut BOROWSKI, S. 48–50; JACHMANN, S. 119, 136f., 166ff., 173; WASIANSKI: Mit den Worten »Es ist Zeit!« ließ er sich jeden Morgen um 4:55 von seinem Diener wecken; Punkt 5:00 Uhr nahm er eine Tasse Tee zu sich und rauchte eine Pfeife; bis 7:00 Uhr bereitete er seine Vorlesungen vor. Dann lief er zur Universität, wobei er immer denselben Weg nahm und immer alleine ging. Von 8:00 bis 11:00 Uhr hielt er seine Vorlesungen, vierzig Jahre lang die gleichen Kurse in der gleichen Reihenfolge; dann ging er zurück nach Hause, schlüpfte wieder in seinen Morgenmantel und arbeitete bis 12:45 Uhr an seinen Schriften, wobei in seinem Arbeitszimmer stets konstante 24 Grad zu herrschen hatten. Im Anschluss empfing er die zum Mittagessen geladenen Gäste, ab 13:00 Uhr wurde ausgiebig gespeist, jeder Gast erhielt stets drei Gerichte und eine halbe Flasche Wein. Um 16:00 Uhr wurde die Tafel aufgehoben und Kant machte einen siebenminütigen Spaziergang, bei jedem Wetter, immer genau dieselbe Strecke, achtmal hin und her. Den restlichen Nachmittag verbrachte er im Gartenhaus eines Freundes. Um 19:00 Uhr machte er einen langen Spaziergang durch die Stadt, immer dieselbe Strecke, immer die gleiche Dauer, angeblich sogar die gleiche Zahl an Schritten. Dann setzte er seine Lektüre fort, und Punkt 22:00 Uhr gingen die Lichter aus.
Kants psychische Auffälligkeiten wurden immer wieder ausführlich diskutiert, eine aktuelle Zusammenfassung des Forschungsstandes findet sich bei GUARD & BOLLER: Nachdem die Autoren Alzheimer, einen Hirntumor und *obsessive compulsive order* ausgeschlossen haben (Autismus wird gar nicht angesprochen), landen sie bei der Diagnose *Lewy-Body-Demenz*. Dass Kant in seinen letzten Lebensjahren an Demenz litt, wird niemand bestreiten, aber die Spleens der vorangegangenen Jahrzehnte (Autismus nämlich) sind damit nicht erklärt.
192 Darwins tägliche Routine, nach den Erinnerungen seines Sohnes (FREEMAN, S. 88f.): 7:00 Aufstehen, anschließend ein kurzer Spaziergang; 7:45 bis 8:00 Frühstück (alleine); 8:00 bis 9:30 wissenschaftliche Arbeit; 9:30 bis 10:30 Durchsicht der Post; 10:30 bis 12:00 wissenschaftliche Arbeit (Darwin konnte wegen seiner gesundheitlichen Probleme nicht länger als eineinhalb Stunden am Stück arbeiten); 12:00 bis 12:45 Spaziergang durch den Park seines Anwesens, bei jedem Wetter, immer der gleiche Weg, mehrere Runden je nach Gesundheitszustand, er zählte die Runden durch mit dem Fuß gekickte Kiesel; 12:45 Mittagessen mit der Familie; anschließend Zeitungslektüre und Korrespondenz; 15:00 bis 16:00 Mittagsruhe auf dem Sofa, Darwin raucht eine Zigarette, seine Frau liest ihm aus einem Roman vor; 16:00 bis 16:30 dritter Spaziergang durch den Park; 16:30 bis 18:00 Arbeit, Verwaltung, Organisatorisches; 18:00 bis 19:30 Ruhepause, seine Frau liest ihm vor; 19:30 Tee, während die Familie zu Abend isst; anschließend zwei Partien Backgammon mit seiner Frau (nach sieben Jahren steht es 2795 zu 2490 für Charles); anschließend wissenschaftliche Lektüre, während seine Frau Klavier spielt; 22:00 Verlassen der Bibliothek; 22:30 Bettruhe.
193 ORLEDGE, S. 70; CURREY, S. 35–37; J. HARDING, S. 76f., 81. Satie, der keine Ahnung von Autismus hatte, aber spürte, dass er anders war als andere, hat sich in seinen *Mémoires d'un amnésique* (*Erinnerungen eines Gedächtnislosen*, 1912) selbst über seinen roboterhaften Tagesablauf lustig gemacht: »Ein Künstler sollte ein geregeltes Leben führen. Hier der präzise Stundenplan meiner täglichen Aktivitäten: Aufstehen:

7:18 Uhr; Inspiration: von 10:23 bis 11:47 Uhr. Ich frühstücke um 12:11 Uhr und verlasse die Tafel um 12:14 Uhr. Ein erholsamer Ausritt weit in meinen Park hinein: 13:19 bis 14:53 Uhr. Dann wieder Inspiration von 15:12 bis 16:07 Uhr. Diverse Beschäftigungen (Fechten, Nachsinnen, Herumstehen, Besuche, Betrachtungen, Geschicklichkeitsübungen, Schwimmen etc. …): von 16:21 bis 18:47 Uhr. Das Abendessen wird um 19:16 Uhr serviert und ist um 19:20 Uhr beendet. Es folgt die laute Lektüre symphonischer Partituren von 20:09 bis 21:59 Uhr. Regelmäßiges Zubettgehen um 22:37 Uhr. Einmal wöchentlich fahre ich um 3 Uhr 19 aus dem Schlaf hoch (dienstags).« SATIE, S. 148–150 (im französischen Original); J. HARDING, S. 116 (in englischer Übersetzung).

194 Dass Kafka notorisch unpünktlich war, weil er gewohnte Routinen nicht abkürzen oder abbrechen konnte, erkannten schon sein engster Freund Max Brod (BROD, S. 50) und sein Meisterbiograf Reiner STACH (Bd. 1, S. 488), ohne freilich zu wissen, dass es sich um eine typisch autistische Macke handelt.

195 Zu typisch autistischen Zügen und autobiografischen Aspekten in Andersens Märchen: BROWN, S. 37–58. Andersen selbst bezeichnete *Das hässliche junge Entlein* als autobiografisch. Nachweise für Andersens Autismus bei FITZGERALD 2005, S. 34–49; FITZGERALD & O'BRIEN, S. 37–58.

196 Diese Ausführungen im Wesentlichen nach BROWN, S. 39–48.

197 Darwins Liste, bis heute die Grundlage manch launiger Hochzeitsrede, ist transkribiert bei DARWIN, S. 266–271 und bei STACH, Bd. 2, S. 358, faksimiliert bei USHER, S. 238 f. (es gibt verschiedene Fassungen). Siehe auch https://www.darwinproject.ac.uk/tags/about-darwin/family-life/darwin-marriage. Nicht nur Darwin heiratete seine eigene Cousine. Auch Mozart hatte sein erstes erotisches Verhältnis mit seiner Cousine (dem berühmten Bäsle), auch Elisabeth heiratete ihren Cousin Franz Joseph (wofür eine päpstliche Sondererlaubnis eingeholt werden musste), und auch Albert Einstein heiratete in zweiter Ehe seine Cousine. Ehen zwischen Cousins und Cousinen (bis heute weltweit verbreitet und auch in Deutschland nicht verboten) schickten sich zwar nicht, waren aber im 19. und frühen 20. Jahrhundert recht häufig. Durch die strikte Geschlechtertrennung in Schule, Beruf und in der Gesellschaft ganz allgemein war der soziale Umgang zwischen Mädchen und Jungen stark eingeschränkt, so dass sich viele junge Erwachsene mangels Alternativen in ihre Cousine bzw. in ihren Cousin verliebten.

198 SAALFRANK, S. 71–73.

199 Eine Asperger-Autistin in GRANDIN (*Different*), S. 94 (dort englisch).

200 BOROWSKI, S. 60; MALTER, S. 22 f.; KÜHN, S. 143.

201 Kafkas komplette »Zusammenstellung alles dessen, was für und gegen meine Heirat spricht« bei STACH, Bd. 2, S. 359 f. Kafka, ein neurotisches Nervenbündel, war dank seiner Intelligenz, seines Humors, seines Charmes und seiner ruhigen, sachlichen Höflichkeit sehr erfolgreich beim anderen Geschlecht. Sein bester Freund Max Brod: »Zu allen Zeiten seines Lebens fühlten sich Frauen von Kafka angezogen – er selbst zweifelte an dieser Wirkung, aber sie steht unbestreitbar fest.« (BROD, S. 65). Kafka hatte Liebesbeziehungen mit mindestens sechs Frauen und war viermal verlobt, davon zweimal mit derselben Frau, Felice Bauer, auf die sich diese Pro-und-Contra-Liste bezieht. Die Verlobung ging dann beide Male in die Brüche, weil der ängstliche, depressive, entscheidungsschwache und von Minderwertigkeitskomplexen geplagte Neurotiker sich auch nach fünf Jahren und aberhunderten von Briefen, Postkarten und Telegrammen nicht durchringen konnte, die Fernbeziehung in eine echte, physische Partnerschaft umzuwandeln.

202 Im Dokumentarfilm *Inside Bill's Brain* von 2019 (hier in Teil 3), verfügbar auf Netflix (dort englisch).

203 MICHELS 1987, S. 222; SCHWILK (*Hesse*), S. 303.

204 Schwilk (*Hesse*), S. 326; Reetz, S. 293. Ausführlich zu Hesses drei Ehefrauen: Reetz.
205 Lehnhardt et al.
206 Laut einer Studie des auf Autismus spezialisierten Redpath Centre in Toronto (https://autismawarenesscentre.com/romance-autism-dating-possible-people-asd/).
207 Hans Christian Andersen, Nikola Tesla, Ludwig Wittgenstein, Andy Warhol und Karl Lagerfeld waren homosexuell und schon aus diesem Grund unverheiratet.
208 Nur *The Manxman* (1929), *Berüchtigt* (1946) und *Über den Dächern von Nizza* (1955) könnten – mit viel gutem Willen – als Liebesgeschichten durchgehen. Sicher spielen Beziehungen zwischen Mann und Frau in vielen Hitchcock-Filmen eine zentrale Rolle, es geht dabei aber immer um Misstrauen, Krisen, Dramen und natürlich um Mord. Hitchcocks schwer gestörtes Verhältnis zur Liebe zieht sich als roter Faden durch seine Biografie: Er hatte null Erfahrungen, heiratete seine erste Freundin (ein überwiegend professionelles Verhältnis), kompensierte seine erotischen Defizite mit anzüglichen Witzen und war krankhaft besessen von einem bestimmten Typ Schauspielerin (kühle Blondine, Grace Kelly).
209 Reetz, S. 178.
210 Buffetts erste Frau im Dokumentarfilm *Becoming Warren Buffett* (2017), verfügbar auf YouTube (dort englisch). Sie verließ ihn nach 25 Jahren Ehe, die beiden hatten aber weiterhin ein sehr gutes Verhältnis und traten in der Öffentlichkeit wie ein Ehepaar auf.
211 Kafka Briefe, Bd. 2, S. 186.
212 Jacobs, S. 210 (dort englisch).
213 Attwood, S. 366.
214 Wohl nicht wie bisher angenommen zehn zu eins. Der Grund für diese frühere Fehleinschätzung liegt darin, dass die Diagnosekriterien überwiegend an Jungen entwickelt wurden, dass autistisches Verhalten bei Männern eher akzeptiert bzw. mit einem »Ach ja, Männer …« abgetan wird, und dass sich Mädchen sozial besser anpassen können, ruhiger und unauffälliger agieren (Girsberger, S. 98; Attwood, S. 58–61; Saalfrank, S. 10; Toeps, S. 123–127). In der öffentlichen Wahrnehmung wird das wahre Geschlechterverhältnis von ca. vier zu eins auch dadurch verzerrt, dass es meistens die Frauen sind, die sich zu Wort melden. Obwohl ihr Anteil an der Gesamtzahl aller Autisten höchstens ¼ beträgt, stammen etwa ⅔ aller autistischen Autobiografien von Frauen. Es sind auch immer die Frauen, die über ihre autistischen Partner schreiben, nie umgekehrt.
215 Reetz, S. 190.
216 Rilke schrieb an den Bruder seiner Frau, dass »alle Gemeinsamkeit nur im Erstarken zweier benachbarter Einsamkeiten bestehen kann.« (Leppmann, S. 180).
217 Allen, S. 248.
218 Siehe z. B. https://www.bild.de/geld/wirtschaft/mark-zuckerberg/mark-zuckerberg-ehevertrag-ein-mal-sex-pro-woche-30740758.bild.html.
219 Thoreau, S. 79, 82, 84, 109 f., 139.
220 Ausführlich zu Thoreaus Autismus-Symptomen und zu seinem Buch *Walden* als autistisches Manifest: Brown, S. 59–79.
221 Z. B. Habegger, S. 550.
222 Hermann Hesse in *In den Felsen. Notizen eines Naturmenschen*, 1907. Es gibt sogar Fotos von Hesse (angefertigt von seiner damaligen Frau), wie er splitternackt in steilen Felswänden herumklettert (Michels 1987, S. 110 f.; Schwilk (*Hesse*), S. 217).
223 Zu Wittgensteins Blockhütte auf der Felsspitze: Wittgenstein, S. 154, 403; Zitat: Monk, S. 96 (dort englisch). Zu seinen Refugien in Irland: Wall, S. 11, 12, 71 ff., 88 ff.
224 Schenkar, S. 650, 768.

225 Leppmann, S. 284.
226 Melzer, S. 215.
227 Thoreau, S. 196f.
228 Darwin, S. 130f.
229 White, S. 170 (dort englisch). In der Literatur heißt es immer, Newton habe sich aus Bequemlichkeit und aus eifersüchtiger Geheimniskrämerei vor der Veröffentlichung geziert. Wenn man aber um Newtons Autismus weiß, versteht man, dass er seine Ruhe haben wollte, nicht gern im Mittelpunkt stand und Angst vor neuen Sozialkontakten hatte – wie auch die Zitate beweisen. Zu Newtons Autismus-Symptomen: James, S. 33–44; Fitzgerald & O'Brien, S. 29–49.
230 Grundlegend zum Prioritätsstreit Leibniz-Newton: Sonar.
231 Nissen, S. 627.
232 Dickinsons Gedichte wurden zu ihren Lebzeiten von ihrer Hausangestellten und Vertrauten aufbewahrt und, entgegen dem Wunsch der Dichterin, nach ihrem Tod nicht verbrannt (Murray, S. 201–206). Dickinsons Nichte bemerkte hierzu kritisch, die Nachlassverwalter und Herausgeber hätten damit den ausdrücklichen Wunsch ihrer Tante nach »Vergessenwerden« missachtet und sie, die nichts mehr hasste als Publicity, gegen ihren Willen der Nachwelt »ausgeliefert« (Dickinson Bianchi, S. 43). Dieselbe Hausangestellte bewahrte auch die einzige bekannte Porträtfotografie Dickinsons vor der Zerstörung.
233 Cohen 1989, S. xxi.
234 È. Curie, S. 90, 190, 221, 285.
235 Plesch, S. 316 (dort englisch).
236 Koch, S. 103; Stach, Bd. 2, S. 71. Verleger Kurt Wolff an Kafka: »Keiner der Autoren, mit denen wir in Verbindung stehen, tritt so selten mit Wünschen und Fragen an uns heran wie Sie und bei keinem haben wir das Gefühl, daß ihm das äußere Schicksal der veröffentlichten Bücher so gleichgültig sei wie Ihnen.« (Koch, S. 104; Stach, Bd. 3, S. 447).
237 Isaacson (*Musk*), S. 253 (dort englisch).
238 Cohen 1989, S. 84–88 (dort englisch).
239 Cohen 1989, S. 257 (dort englisch).
240 Cohen 1989, S. 91–96, 101, 115, 125, 170, 199, 200 (dort englisch).
241 Zu Carrolls Autismus-Symptomen: Fitzgerald 2004, S. 194–205; Fitzgerald 2005, S. 56–65; Brown, S. 117–137. Eine gute Analyse von *Alice* als Spiegel der autistischen Kommunikations- und Integrationsprobleme ihres Autors bei Brown, S. 117–136.
242 Ellis, S. 285; Ledgin (*Jefferson*), S. 69.
243 Mozart Briefe, Bd. IV, S. 199.
244 Habegger, S. 245, 523, 538.
245 J. Harding, S. 103.
246 Schwilk (*Hesse*), S. 132.
247 Neffe, S. 32, 34.
248 Koch, S. 112.
249 Brod, S. 76.
250 Schenkar, S. 57.
251 Patricia Highsmith in ihrem Tagebuch (Highsmith, S. 1015).
252 Bockris, S. 114, 63.
253 Bentley, S. 204.
254 Rilke: Leppmann, S. 318; Ebneter & Unglaub, Bd. 1, S. 483. Einstein: Fölsing, S. 623. Kafka: Stach, Bd. 1, S. 355; Bd. 2, S. 38; Koch, S. 64, 182f. Kafkas Verleger Kurt Wolff erinnerte sich an Kafka als einen »alterslosen Menschen« (Koch, S. 100; Stach, Bd. 2, S. 71). Kafkas Freund Max Brod: »Er betonte oft und zeichnete es in seine Tagebücher ein, für wie jung ihn die Leute hielten.« (Brod, S. 40). Die Fotos des

ausgezehrten, abgehärmten Asketen, die sich dem kollektiven Gedächtnis eingebrannt haben und auch so gut zu Kafkas Werk passen, stammen aus seinen letzten Lebensjahren, als er von einer Lungen- und Kehlkopftuberkulose schwer gezeichnet war. Vor seiner Erkrankung, also etwa bis zum Alter von 35 Jahren, wirkte Kafka ausgesprochen jugendlich, frisch und gesund.

255 Buffett im Dokumentarfilm *Becoming Warren Buffett* (2017), verfügbar auf YouTube (dort englisch).

256 Gates im Dokumentarfilm *Inside Bill's Brain* von 2019 (hier in Teil 2), verfügbar auf Netflix (dort englisch).

257 Jacobs, S. 65 (dort englisch).

258 Sucharewa, S. 248, 250.

259 Kopitz & Cadenbach, Bd. 2, S. 569; Heijder, S. 109, 193.

260 Vögtle, S. 15.

261 Spoto, S. 29. Hitchcock hatte also nicht, wie es immer heißt, eine einsame Kindheit, weil er so klein und korpulent war, sondern weil er sich als Autist aus eigenem Antrieb zurückzog.

262 Interviews mit Karl Lagerfeld in der *Zeit* vom 23.2.1996 und im *Zeit-Magazin Online*, 21.5.2014.

263 Interview mit Elon Musks Mutter: https://madonna.oe24.at/life/wie-maye-musk-sohn-elon-zum-erfolg-brachte/434388393.

264 Thunberg (*Panik*), S. 38, 60, 42.

265 Cohen 1989, S. 95 (dort englisch).

266 Interview mit Temple Grandin im *Magazin der Süddeutschen Zeitung* Nr. 41, 15.10.2010, S. 43.

267 Peter Schmidt in der Sendung *Menschen und Schlagzeilen* vom 9.3.2011, verfügbar auf YouTube.

268 Caeyers, S. 114, 603. Beethovens Schwerhörigkeit war ein zusätzliches Reisehindernis.

269 Zimmer, S. 259.

270 Holroyd, S. 923. Unglücklicherweise hatte es sich Shaws Frau in den Kopf gesetzt, mit ihrem Mann im Schlepptau mehrmals per Auto die Welt zu umrunden, was sie natürlich auch durchsetzte.

271 Asimov 1979, S. 83; Asimov 1995, S. 26 (dort englisch).

272 Strätling, S. 122 f. Dickinson lebte von ihrer Geburt 1830 bis zum Jahr 1840 in einem Haus in der Main Street in Amherst (MA), dann musste die Familie in ein wenige Straßen entferntes Haus umziehen. 1855 konnte das alte Anwesen zurückgekauft und wiederbezogen werden, heute Sitz des Emily Dickinson Museum.

273 *Die Zeit*, 9.9.2015.

274 Preissmann (*Ermutigung*), S. 164–166.

275 Die Zitate stammen aus dem *Pester Lloyd* vom 8. Juni 1867 und aus den Erinnerungen eines Augenzeugen, beides zitiert nach Hamann, S. 258–261. Bei der Krönung 1867 bestand die Stadt offiziell noch aus den beiden Schwesterstädten Buda (dt. Ofen) und Pest. 1872 kam es dann zur Vereinigung zu Budapest.

276 Grundlegend zu Elisabeths Ungarnliebe und -politik, und Grundlage dieser Ausführungen: Hamann, S. 207–270.

277 Rousseau, S. 267. Rousseaus Spezialinteressen im Laufe seines Lebens waren, in dieser Reihenfolge: Zeichnen/Malen, Musik, Pädagogik, Botanik.

278 Wittgenstein, S. 153. Wittgensteins Spezialinteressen im Laufe seines Lebens waren, in dieser Reihenfolge: Ingenieurswesen/Flugtechnik, Philosophie, Schulwesen, Gärtnerei, Architekur, Pharmazie.

279 Der Satz stammt aus einem nie abgeschickten Brief Beethovens an seine Brüder (dem sogenannten »Heiligenstädter Testament«), in dem er seinen Kummer über

seine Ertaubung und seine soziale Isolation ausdrückt. Was Beethoven und seine Zeitgenossen nicht wussten: Der Komponist, ein Asperger-Autist wie aus dem Lehrbuch, wäre auch ohne Ertaubung in der sozialen Isolation gelandet. Genau wie später bei Thomas A. Edison wurde der ohnehin einprogrammierte Autismus und Isolationismus durch die Schwerhörigkeit nur noch zusätzlich gefördert.
Studien zufolge hatten/haben 57% der Menschen im Autismus-Spektrum eine Depression – gegenüber 6% in der Normalbevölkerung (Riedel; Tebartz van Elst, S. 193–200). Zur Suizidrate unter Autisten gibt es nur wenige Untersuchungen. Laut Hirvikoski et al. ist sie unter Autisten mindestens zehnmal höher als unter Nicht-Autisten. Eine Umfrage unter 400 Patienten des bekannten Autismus-Forschers Simon Baron-Cohen ergab, dass zwei Drittel der Befragten Suizidgedanken hatten und dass ein Drittel bereits einen oder mehrere Versuche unternommen hatte (Baron-Cohen 2020, S. 66, S. 179/Anm. 6). Diese Versuchsrate von 33% entspricht dem 270-fachen Wert der Normalbevölkerung, wo nur etwa jeder Achthundertste einen Suizidversuch unternimmt.

280 Hamann, S. 361 ff., 566 f. In Griechenland, wo sie sich oft aufhielt, bekam Elisabeth den Spitznamen »Eisenbahn«, weil sie immer so rasant durch die Gegend lief. Nicht selten wurde die eigenartige Truppe von der Polizei aufgehalten, weil man befürchtete, die Damen würden verfolgt. Sport ist ein seltenes autistisches Spezialinteresse. Abgesehen von einer weitverbreiteten Passion für stundenlange Spaziergänge (belegt auch für Jonathan Swift, Immanuel Kant, Ludwig van Beethoven, Henry David Thoreau, Lewis Carroll, Erik Satie) sind die meisten Betroffenen eher bewegungsfaul und oft motorisch sehr unbeholfen: Ludwig van Beethoven, der beste Pianist seiner Zeit, war berüchtigt für seine Schusseligkeit: Er warf ständig Tintenfässer und Möbel um, verschüttete sein Waschwasser, schnitt sich beim Rasieren, zerbrach alle Bleistifte (Heijder, S. 199 f.). Vladimir Nabokov war unfähig, ein Auto zu fahren, mit der Schreibmaschine zu schreiben, etwas auf einen Kleiderbügel zu hängen, einen elektrischen Bleistiftspitzer zu bedienen, einen Schnürsenkel nicht zu zerreißen, einen Löffel Zucker in eine Kaffeetasse zu schütten, einen Regenschirm zusammenzufalten, einen Lichtschalter anzudrehen, eine Briefmarke auf einen Brief zu kleben (Schiff, S. 81 f., 214 f., 260, 469).

281 Grundlegend zu Andersens Scherenschnitten, mit vielen Abbildungen: Buschhoff & Stein.

282 Naifeh & White Smith, S. 72, 567, 569; Lohmann, S. 87, 101. Vogelnester, -eier und -federn sind häufige autistische Spezialinteressen. Auch Henry David Thoreau sammelte Vogelnester und -eier.

283 O'Neill, S. 379–391; Cheney, S. 272–282. Auch Wolfgang Amadeus Mozart und Ludwig van Beethoven (S. 62–64), Charles Darwin und Ludwig Wittgenstein waren fasziniert von Vögeln.

284 Chandler, S. 34; Spoto, S. 29 f. Eisenbahn-, Bus-, Straßenbahn-, U-Bahn-Streckennetze und -Fahrpläne gehören zu den häufigsten autistischen Spezialinteressen.

285 Schenkar, S. 57 f., 405 f., 897 f.

286 D'Alessandro, S. 77–80 und im Dokumentarfilm *Kubrick's Boxes*. Die Leidenschaft für komplizierte Mechanismen (Schreibmaschinen, Rasenmäher, Spielzeug, Uhren) gehört zu den häufigsten autistischen Spezialinteressen. Ludwig van Beethoven, Lewis Carroll und Thomas Jefferson zum Beispiel waren begeisterte Bastler und Tüftler.

287 D'Alessandro, S. 242. Das Interesse für Schnüre/Wollfäden (mit unterschiedlichen Farben und Oberflächenstrukturen) ist verbreitet unter Autisten. Vincent van Gogh zum Beispiel testete die Wirkung von Komplementärfarben in seinen Gemälden, indem er zunächst entsprechend gefärbte Wollfäden auf der Leinwand nebeneinanderlegte. Schon Hans Asperger berichtet in seinen ersten Fallbeschreibungen (1944) von der Bindfadensammlung eines seiner jugendlichen Patienten.

288 Grundlegend zu Jefferson und Monticello: McLaughlin; s.a. Ledgin (*Jefferson*), S. 87–102. Auch Ludwig Wittgenstein verbiss sich, als er seiner Schwester bei der Planung und beim Bau ihres Hauses helfen wollte, in bizarrste Kleinigkeiten (ausführlich: S. 232f.).

289 Naifeh & White Smith, S. 170. Van Gogh versuchte sich, in dieser Reihenfolge, als Verkäufer in Kunsthandlungen, als Lehrer, Buchhändler, Wanderprediger, Armenseelsorger, Maler.

290 Mozart Briefe, Bd. IV, S. 199f. Wolfgangs Schwester Maria Anna (»Nannerl«) äußerte sich in späteren Jahren oft abschätzig über ihren toten Bruder, tadelte unter anderem seine fehlende Geschäftstüchtigkeit. Aber hätte der genialste Komponist seiner Zeit, der nie weniger als sechzehn Stunden am Tag arbeitete, auch noch sein eigener Manager sein sollen? Wolfgangs Pläne, sich auf einer London-Tournee finanziell zu sanieren, scheiterten an Nannerls Weigerung, sich während seiner Abwesenheit um die Kinder zu kümmern. Und obwohl durch Heirat vermögend, hat sie ihren arg gebeutelten Bruder nie finanziell unterstützt.

291 Heijder, S. 194.

292 Floros, S. 11.

293 Ebneter & Unglaub, Bd. 1, S. 40.

294 Schwilk (*Rilke*), S. 255f. An Rilkes letztem Wohnsitz, einer abgelegenen Schlossruine, streikte der Postbote, weil er von der Flut der Pakete überfordert war. Rilke sollte sie selbst im Postamt abholen – was er aber, wie immer in solchen Fällen, umgehend an andere delegierte.

295 Buffetts erste Frau im Dokumentarfilm *Becoming Warren Buffett* (2017), verfügbar auf YouTube (dort englisch).

296 Preissmann (*Ermutigung*), S. 79, 80, 168. Zitat aus Preissmann (*Romane*).

297 Gebrauchsanweisung für das Leben: Dziobek & Stoll, S. 13; Falk, S. 15; Pang, S. 155; Rousseau, S. 181; Saperstein, S. 36; Satie, S. 364; Schmidt (*Rahmen*), S. 110; Vines, S. 26. »Keine Ahnung, wie man lebt« (»that they do not know ›how to live‹«): Gillberg, S. 32.

298 »Wolkenmenschen«: Vero, S. 93; »Anwesenheit von Körpern«: Williams, S. 211; »Meer«: Prince-Hughes, S. 110.

299 Gerland, S. 51; weitere Fälle bei Schuster, S. 132.

300 Schmidt (*Junge vom Saturn*), S. 122f.

301 Saalfrank, S. 79.

302 Eine Asperger-Autistin in Grandin (*Different*), S. 105 (dort englisch).

303 Preissmann (*Ermutigung*), S. 55.

304 Andersen I, S. 6. Andersen hätte sicher nicht schlecht gestaunt, seinem ausgesprochen markanten Konterfei ab 1952 tagtäglich auf dem dänischen 10-Kronen-Schein zu begegnen.

305 Kafka Briefe, Bd. 3, S. 157.

306 Ein Betroffener in *Uni-Spiegel* 1/2011, 7.2.2011, S. 30. Wie er als Jugendlicher andere Menschen an ihren Hosennähten unterschied, beschreibt Schmidt in *Kaktus*, S. 42f. und in *Junge vom Saturn*, S. 173.

307 Schmidt (*Junge vom Saturn*), S. 191.

308 Schmidt (*Junge vom Saturn*), S. 174.

309 Beispiele bei Schuster, S. 34.

310 Asimov 1979, S. 130; Asimov 1994, S. 3 (dort englisch).

311 Die Leidenschaft für Autokennzeichen ist ein typisches Autismus-Symptom, fast jede autistische Biografie erzählt von einem Nummernschilder-Spleen: Die einen notieren Autonummern in Notizheften, andere lernen Nummernschilder auswendig, andere berechnen die Quersummen, andere übersetzen Autokennzeichen in historische Daten. Siehe z. B. SCHMIDT (*Junge vom Saturn*), S. 62 f.; *Spiegel Online* vom 26.1.2013; https://www.geo.de/magazine/geo-kompakt/4144-rtkl-die-inseln-der-begabung. Friedensreich Hundertwasser ist der einzige bildende Künstler, der Autokennzeichen entworfen hat (SCHMIED, S. 261–263). Warren Buffett notierte als Kind jeden Tag stundenlang alle an seiner Veranda vorbeifahrenden Autokennzeichen und berechnete die Häufigkeit einzelner Buchstaben und Ziffern; später ging er dazu über, von jedem Nummernschild die zweite und dritte Wurzel zu ziehen (SCHROEDER, S. 71). Bill Gates kannte die Nummernschilder mehrerer Hundert Microsoft-Angestellter auswendig (sagt er im Dokumentarfilm *Inside Bill's Brain* von 2019, Teil 2, verfügbar auf Netflix).

312 MANDERSSON, S. 115.

313 ASPIES e. V., S. 161.

314 OSBORNE, S. 55.

315 Simon Baron-Cohens elektronischer Enzyklopädie der Gefühlsausdrücke: https://www.ncbi.nlm.nih.gov/pmc/articles/PMC2247465/. Mittlerweile gibt es mehrere solcher Trainingsprogramme für nonverbale Kommunikation, siehe DZIOBEK & STOLL, S. 146–151. Simon Baron-Cohen, einer der bekanntesten Autismus-Forscher weltweit, ist ein Cousin von Sacha Baron Cohen alias Borat – offensichtlich eine Familie mit einem Faible für skurrile Außenseiter.

316 KEARNS MILLER, S. 128 (dort englisch).

317 CARLEY, S. 94 (dort englisch).

318 SAALFRANK, S. 89.

319 ORTIZ, S. 35.

320 MAGRO, S. 105 (dort englisch).

321 Eine Autismus-Bloggerin auf https://bloosplanet.wordpress.com/.

322 Interview mit Temple Grandin im *Magazin der Süddeutschen Zeitung*, Nr. 41, 15.10.2010, S. 38.

323 FINCH, S. 11, 52 f. (dort englisch).

324 PRINCE-HUGHES, S. 139.

325 KEARNS MILLER, S. 112 f. (dort englisch).

326 HOLROYD, S. 81.

327 HOLROYD, S. 82. Shaw vermachte dem British Museum später aus Dankbarkeit einen Teil seines Vermögens.

328 ATTWOOD, S. 356.

329 ROUSSEAU, S. 41, 82.

330 Nach der Eroberung Washingtons durch britische Truppen im August 1814, bei der das Kapitol mit allen Akten- und Bücherbeständen in Flammen aufgegangen war, verkaufte Jefferson seine Bibliothek, mit damals noch 6487 Bänden die größte und anspruchsvollste des Landes, 1815 an den Kongress. So war beiden Seiten geholfen: Die neue Library of Congress wurde mit einem Schlag zu einer der größten und niveauvollsten institutionellen Bibliotheken Nordamerikas, und Jefferson konnte die dringendsten Schulden begleichen, die ihm durch den Bau und den Unterhalt seines Herrenhauses Monticello entstanden waren.

331 PFOTENHAUER, S. 208. Da sich Jean Paul nur wenige eigene Bücher leisten konnte, fertigte er aus geliehenen Büchern Exzerpte, die bei seinem Tod 13.000 Seiten umfassten (15.000 mit Registern und Registern der Register).

332 EDISON, S. 45 (dort englisch); VÖGTLE, S. 16.

333 Im Dokumentarfilm *Inside Bill's Brain* von 2019 (hier in Teil 1), verfügbar auf Netflix (dort englisch).

334 https://www.businessinsider.de/gruenderszene/media/maye-musk-buch-elon-musk-eine-frau-ein-plan-r/; VANCE, S. 37.

335 Mittlerweile gibt es Speed-Reading-Apps, mit deren Hilfe sich die Lesegeschwindigkeit angeblich vervielfachen lässt, allerdings nur auf dem Bildschirm, nicht in gedruckten Büchern.
336 Dyer & Commerford Martin, S. 33 (dort englisch).
337 https://www.entrepreneur.com/article/290381 (dort englisch).
338 Im Dokumentarfilm *Inside Bill's Brain* von 2019 (hier in Teil 1), verfügbar auf Netflix (dort englisch).
339 Josephson, S. 305.
340 Grandin (*Different*), S. 5.
341 Westfall, S. 63 (dort englisch).
342 Mozart Briefe, Bd. IV, S. 198.
343 Heijder, S. 193.
344 Zimmer, S. 103.
345 Rimer, S. 156 (dort englisch: »obsessive-compulsive behavior«). Edisons erste Frau hatte noch Glück, weil sein Labor damals nur 200 m vom Wohnhaus entfernt lag, sodass er sich dort zumindest alle paar Tage oder Wochen blicken ließ. Die zweite Frau musste dann mitansehen, wie ihr Mann, um sein neuartiges Verfahren zur Eisenerzgewinnung zu perfektionieren, acht Jahre in einer Mine lebte und in dieser Zeit praktisch überhaupt nicht mehr nach Hause kam. Man denkt an Michelangelo, ebenfalls unter starkem Autismus-Verdacht, der zusammengerechnet vier Jahre seines Lebens in Steinbrüchen lebte, um den Abbau und den Abtransport von Marmorblöcken für seine Statuen zu überwachen. Genau wie Edison in seiner Mine hauste er dort unter menschenunwürdigen Bedingungen, ständig in Gefahr, von tonnenschweren Blöcken zerquetscht zu werden, wobei er mehrmals nur um Haaresbreite mit dem Leben davonkam.
346 Naifeh & White Smith, S. 63
347 Holroyd, S. 74, 936.
348 Asimov 1995, S. 11; Asimov 1994, S. 206 (dort englisch).
349 Interview im *Harvard Business Review Magazine*, April 2013 (dort englisch).
350 Schmied, S. 44f.
351 Stanley Kubrick hatte sein Hauptquartier zuerst in Abbots Mead (1965–79), dann in Childwickbury Manor (1978–99). George Lucas baut seit 1978 an seiner berühmten Skywalker Ranch.
352 Isaacson (*Musk*), S. 274f., 548.
353 Allen, S. 440 und Interview mit Woody Allen, *Stern Online* 26.6.2005, https://www.stern.de/lifestyle/leute/woody-allen--das-glueck-schreibt-mit-weisser-tinte--3291276.html.
354 Rimer, S. 203.
355 Edison, S. 54f. (dort englisch); s.a. Josephson, S. 325. Die Morsezeichen sind zu lesen als »Will you marry me?« und »Yes«. Edisons Tochter Marion glaubte sich dagegen zu erinnern, dass Mina Miller nicht per Klopfzeichen antwortete, sondern errötete und einfach nur mit dem Kopf nickte (Rimer, S. 18).
356 Damrosch, S. 225–230; Ehrenpreis, S. 50–68. Da die Inhalte dieser Briefe keineswegs skandalös waren, es also keinen Grund gab, sie vor fremden Augen zu verstecken, handelt es sich um einen rein privaten Spaß.
357 Jean Paul in seiner *Selberlebensbeschreibung*, zitiert nach Langner, S. 25.
358 Pfotenhauer, S. 30. Ausführlich, mit Beispielen: https://www.uni-wuerzburg.de/forschung/jean-paul-portal/aktuelle-editionen/nachlass-exzerpthefte/projektdetails/orthographie/.
359 Ausführlich zu *Vendergood*: Wallace, S. 41–43. Ein Savant (Aussprache französisch: savã) ist ein Mensch mit herausragenden Inselbegabungen, meist auf mathematischem oder künstlerischem Gebiet. Die extreme Hochbegabung geht oft mit Autis-

mus einher und fast immer mit einer schweren geistigen Behinderung. Daher der Begriff: ursprünglich französisch »Idiot savant«, also »gelehrter Schwachsinniger« (grundlegend zu Savants: TREFFERT). Anders als Kino und Fernsehen suggerieren, sind Savants ausgesprochen selten; nur etwa jeder millionste Mensch verfügt über diese erstaunlichen Inselbegabungen. Die einzigen Savants, die ihre Fähigkeiten und ihr Denken jemals selbst in einem Buch beschrieben haben, sind Daniel TAMMET und Josef SCHOVANEC. Der Savant Kim Peek (er kannte u.a. 12.000 Bücher auswendig) war eine der Real-Life-Vorlagen für die Figur des Raymond Babbitt (*Rain Man*).

360 S. SCHÄFER, S. 59.

361 TAMMET (*Elf*), S. 218–220 und TAMMET (*Wolkenspringer*), S. 186–192.

362 *Das interessante Blatt*, Wien, 11. November 1886, S. 2.

363 Zu Elisabeths Interesse an Geisteskrankheiten und Irrenanstalten: HAMANN, S. 282 ff.; LINDINGER, S. 100–106. Elisabeths treu ergebene Hofdame Marie Festetics, die der Kaiserin 24 Jahre lang nicht von der Seite weichen durfte (sie wird auch in dem Zeitschriftenartikel über den Besuch in der Budapester Irrenanstalt erwähnt), hasste von allen Extravaganzen ihrer Herrin nichts mehr als diese Besuche in Irrenanstalten: »Es ging durch Mark und Bein! … Alles so ruhig, so gelaßen und so ganz wahnsinnig … Ich sah und hörte Wahnsinnige! Gräßlich!« (Festetics in ihrem Tagebuch über den Besuch der Anstalt in Bedlam bei London im August 1874; FESTETICS, S. 260 f.).

364 LINDINGER, S. 103.

365 Zusammenfassend: GRANDIN (*Thinking in Pictures*), S. 204–210. Asperger-Papst Tony Attwood: »Die jüngste Forschung zeigt, dass 46 Prozent der Verwandten ersten Grades eines Kindes mit Asperger-Syndrom ein ähnliches Fähigkeits- und Verhaltensprofil aufweisen.« (ATTWOOD, S. 26, 391). Eine eindeutige Stelle im Genom wurde bisher nicht gefunden, es gibt auch keine »Marker«, die auf Autismus hinweisen (THEUNISSEN ET AL., S. 22). Neuerdings konnte aber mithilfe modernster bildgebender Verfahren nachgewiesen werden, dass die Gehirne von Autisten bestimmte strukturelle Charakteristika aufweisen, wodurch es mittlerweile möglich ist, ein Gehirn alleine aufgrund eines optischen Scans mit großer Treffsicherheit als »autistisch« oder »nicht-autistisch« zu identifizieren (GRANDIN, *Autistic Brain*, S. 21–68). Zu einer der physiologischen Ursachen von Autismus, der hohen Dichte an Nervenzellen und Nervenzellenverknüpfungen, siehe WILCZEK, S. 30–36. Der Neurologe Henry Markram vertritt die These, dass die Neigung zu Autismus zwar genetisch angelegt ist, der »Ausbruch« bzw. der Schweregrad des Autismus dann aber ganz entscheidend von diversen Umwelteinflüssen abhängt (WAGNER, S. 151–154; THEUNISSEN, S. 72). Ausführlich zu allen derzeit bekannten biologisch-genetischen und externen Ursachen, Auslösern, Verstärkern von Autismus: THEUNISSEN ET AL., S. 382–394.

Eine Asperger-Autistin hat sich einmal den Spaß gemacht, im Anhang ihrer Autobiografie alle Familienmitglieder mit deren diversen Tics und Auffälligkeiten vorzustellen: Eine Urgroßmutter litt an Panikattacken. Eine Großmutter war ein Rechenwunder, litt unter Platzangst, führte endlose Selbstgespräche. Ein Großvater zerschlug in beispiellosen Wutanfällen alle Spielzeuge und Geräte, die nicht richtig funktionierten. Ein Onkel konnte beliebig lange Linien ohne Lineal auf den Millimeter exakt ziehen, stapelte Küchenzubehör zu meterhohen Türmen auf, trug jahrzehntelang immer dieselben Kleidungsstücke. Die Mutter leidet an Depressionen und Schlafstörungen, hasst jede Art von Veränderungen, lebt mitten im Wald, wo sie sich mit Vögeln und Eichhörnchen unterhält. Der Vater hat einen Sammelwahn und erträgt keine fremden Menschen in seiner Nähe (PRINCE-HUGHES, S. 167–172).

366 Andersen erwähnt den »gemütskranken« Großvater in seinen Autobiografien: Unter anderem redete er seinen Enkel mit »Sie« an (wie später z. B. auch Ludwig Wittgenstein seine Mitschüler und Franz Kafka viele seiner Freunde) und schnitzte »gar

seltsame« Figuren, z.B. Menschen mit Tierköpfen, die er an fremde Kinder verschenkte (Andersen II, S. 12, 15).
367 Naifeh & White Smith, S. 970, 1117. Vincent van Gogh selbst endete, entgegen der schönen Legende, nicht durch Suizid, sondern durch die Unachtsamkeit eines befreundeten jugendlichen Draufgängers, der mit einer defekten Pistole hantierte. Der Schuss erfolgte – wie alle Ärzte und Polizisten bestätigten – aus viel zu großer Entfernung, als dass ihn Van Gogh selbst abgegeben haben könnte. Während er sich schwerverletzt in einen nahe gelegenen Gasthof schleppte und dort um ärztliche Hilfe bat (warum vollendete er die Tat nicht mit einem zweiten Schuss?), ließ der 16-jährige Täter alle Beweismittel verschwinden (darum wurde die Waffe nie gefunden). Aus Angst, wegen Mordes angeklagt zu werden, wagte er nicht, das Unglück zuzugeben (erst 66 Jahre später, kurz vor seinem Tod, legte er ein verklausuliertes Geständnis ab). Van Gogh beschloss, den jungen Mann zu schützen, beschwor die Polizeibeamten immer wieder, nur ja niemanden zu beschuldigen, und starb als Märtyrer. Die sehr lesenswerte Rekonstruktion der Ereignisse des 27. Juli 1890, eine minutiöse Analyse sämtlicher Zeugenaussagen, Beweise und Indizien, bei Naifeh & White Smith, S. 1119–1137.
368 Reetz, S. 23.
369 Fölsing, S. 756–758; Grandin (*Thinking in Pictures*), S. 204.
370 »Jekyll and Hide«, »Zombie-Apokalypse«: Isaacson (*Musk*), S. 4, 38. »Er hat definitiv …«: Vance, S. 41f. »Mein Vater hat jede …«: Isaacson (*Musk*), S. 266 (dort englisch). Musk hat viele Versuche unternommen, sich mit seinem Vater auszusöhnen, dann aber doch resigniert. Seit Jahren verweigert er jeden Kontakt, um nicht selbst weiteren psychischen Schaden zu nehmen.
371 Musk hat seinen Sohn Saxon bei vielen Gelegenheiten als »autistic« bezeichnet, aber nie präzisiert, ob es sich um einen leichteren (Asperger, wie sein Vater) oder einen schwereren Fall (geistige Behinderung) handelt.
372 Thunberg (*Szenen*), S. 56, 142f., 186, 49. Savant-Begabung: Gretas Mutter Malena Ernman, von Beruf Sängerin, ist in der Lage, komplette Opernpartien innerhalb von zwei Tagen auswendig zu lernen.
373 Thunberg (*Szenen*) S. 54, 77, 244, 247f.
374 Elisabeth, S. 143–146; Hamann, S. 458–460; Lindinger, S. 102. Elisabeth verfasste Hunderte von autobiografischen Gedichten in diesem etwas holprigen und dadurch oft unfreiwillig komischen Stil. Sie benutzte diese tagebuchartigen Dichtungen als Ventil für Kritik und Frustrationen, die sie öffentlich nicht äußern durfte. Die Verse haben geringen literarischen Wert, sind aber eine historische Quelle von großer Brisanz. Aus Angst vor Vernichtung oder Zensur verfügte Elisabeth die Verwahrung ihres literarischen Nachlasses nicht in Wiener Archiven, sondern beim Schweizer Bundespräsidenten (Ironie des Schicksals, dass sie bald darauf ausgerechnet in der Schweiz ermordet wurde). Eine gute wissenschaftliche Edition des »Poetischen Tagebuchs« ist Elisabeth.
375 Der den Betrachter Anblickende ist wirklich Émile Bernard (1868–1941), die Brücke im Hintergrund ist wirklich die Brücke von Asnières, die Van Gogh und Bernard wirklich gemalt haben, und die Beschriftung ist zeitgenössisch, also aus einer Epoche, als Van Gogh noch nicht berühmt war und es noch keinen Grund gab, sich mit seinem Namen zu schmücken. Höchstwahrscheinlich stammt der Text von Johanna van Gogh-Bonger, die den Nachlass ihres Mannes Theo und ihres Schwagers Vincent geerbt hatte und minutiös aufarbeitete. Die Bäume tragen kein Laub, die Aufnahme muss also entweder von Januar bis März 1886 oder im November/Dezember 1886 entstanden sein. Da sich Bernard und Van Gogh erst im Oktober 1886 kennenlernten, kommt als Entstehungsdatum nur November/Dezember 1886 infrage.

376 Émile Bernard in seinen Erinnerungen an Vincent van Gogh, publiziert im *Mercure de France*, Dezember 1903, zitiert nach https://blog.kunsthalle-bremen.de/post/155121951277/dort-malt-ein-k%C3%BCnstler-in-rasender-manier.

377 Zu Van Goghs Autismus-Symptomen: Fitzgerald 2005, S. 205–214; James, S. 77–88; Grandin (*Thinking in Pictures*), S. 213 f.

378 Kearns Miller, S. 39, 160 (dort englisch).

379 Geruch als »Sechster Sinn«, Informationsaustausch über Pheromone: Siehe z. B. »Unsere Nase liest die Welt« in der *Zeit* vom 23.8.2018.

380 Neffe, S. 29; Calaprice, S. 61.

381 Brod, S. 337.

382 Michaelis, S. 53 (dort englisch).

383 Dickinsons Schwester wollte das Bild entsorgen, weil es ihr nicht gefiel. Zum Schicksal der Fotografie und des schriftlichen Nachlasses, der von derselben Hausangestellten gerettet wurde: Murray, S. 201–206. Im Jahr 2012 tauchte eine weitere Porträtfotografie auf, die die etwa 30-jährige Emily Dickinson zeigen könnte, eine sichere Authentifizierung ist aber schwierig.

384 Sztáray, S. 134.

385 Hamann, S. 579; Lindinger S. 235 ff. Manche Fotos zeigen sogar ihre Schwester Marie, die ihr sehr ähnlich sah und mit der sie oft verwechselt wurde (Praschl-Bichler, S. 97).

386 Cohen 1995, S. 296 (dort englisch); Fitzgerald 2005, S. 58 f. (dort englisch); s. a. Cohen 1989, S. 92. Hundert Jahre nach Carroll argumentiert eine Betroffene mit beinahe denselben Worten: »Ich hatte das Gefühl, daß man mit Fotos eingefangen wurde … Auf dem Papier ist man bloßgestellt … Man kann nicht weg.« (Williams, S. 212). Kurioserweise war Lewis Carroll selbst ein begeisterter Porträtfotograf, wohl der beste seiner Zeit. Autogrammwünsche, die aus der ganzen Welt eintrafen, erfüllte er, indem er Kollegen mit seinem Namen signieren ließ (Cohen 1989, S. 64). Man denkt an Jean Paul, der Bitten um die Zusendung von Haarlocken mit Haaren seines Pudels beantwortete.

387 Leppmann, S. 369.

388 Monk, S. 567 (dort englisch).

389 Brauns, S. 78 f.

390 Das geht aus einem Brief und einer Postkarte an Felice Bauer hervor, wo Kafka die Missgeschicke aber humorvoll nimmt – weil er ja ohnehin nicht beachtet oder fotografiert werden wollte (Kafka Briefe, Bd. 3, S. 69, 137). Hierher gehört auch Kafkas Anweisung, nach seinem Tod alles Ungedruckte (also fast sein gesamtes Werk) zu vernichten. Das war nicht, wie es immer heißt, Understatement und Koketterie, sondern Ausdruck seines autistischen Wunsches nach Unsichtbarkeit, in diesem Fall durch selbstverordnete *damnatio memoriae*, durch posthume Selbstauslöschung. Kafkas Freund, Biograf und Nachlassverwalter Max Brod befolgte diese Anweisung glücklicherweise nicht, brauchte aber kein schlechtes Gewissen zu haben, weil er Kafka schon zu Lebzeiten gesagt hatte, dass er einen solchen Wunsch ignorieren würde.

391 Brief an Theo, 23. Mai 1889 (Naifeh & White Smith, S. 964).

392 Brief an Theo, Anfang Juni 1889 (Naifeh & White Smith, S. 973).

393 Brief von Theo, 16. Juni 1889 (Naifeh & White Smith, S. 985).

394 Ausführlich zu Vincent van Goghs Selbsteinweisung in die Nervenheilanstalt, zu seinem dortigen Tagesablauf und zur Entstehungsgeschichte der *Sternennacht*: Naifeh & White Smith, S. 961–985. Die kolorierte Tuschezeichnung der *Sternennacht*, früher in der Kunsthalle Bremen, heute in der Eremitage St. Petersburg, die oft als Vorstudie bezeichnet wird, entstand, wie wir heute wissen, erst einige Tage *nach* dem Ölgemälde.

395 Carota et al.; https://www.brainpickings.org/2014/11/13/van-gogh-starry-night-fluid-dynamics-animation/; Grandin (*Autistic Brain*), S. 144 f.
396 Diese These ausführlich und mit vielen Beispielen bei Grandin (*Autistic Brain*), S. 139–154. Neuerdings grundlegend zu diesem Thema: Baron-Cohen 2020.
397 Grandin (*Frohes Tier*), S. 329.
398 Hübner, S. 81, 90.
399 Baron-Cohen 2020, S. 11, 65.
400 Baron-Cohen 2020, S. 141.
401 Grandin (*Autistic Brain*), S. 141.
402 Westfall, S. 16.
403 W. Harding (*Days*), S. 40, 426 f.; W. Harding (*Contemporaries*), S. 21, 33, 70, 94; F. Schäfer, S. 14.
404 W. Harding (*Contemporaries*), S. 40. Aus dem gleichen Grund entdeckte Thoreau auch, unabhängig von anderen, die Dendrochronologie. Er beobachtete, dass sich die Jahresringe der Bäume aufgrund der Abfolge von dünnen und dicken Ringen in eine absolute historische Chronologie einreihen lassen: »Für jemanden, der genau hinsieht, ist das ganz klar erkennbar, und trotzdem bemerken es die meisten Menschen nicht.« (W. Harding, *Days*, S. 440, 454, dort englisch).
405 Rousseau, S. 403–406. Rousseaus Notationssystem wurde zwar publiziert und von Fachleuten wohlwollend kommentiert, setzte sich aber nicht durch.
406 Zu Jeffersons Systematisierungswut: Ledgin (*Jefferson*), S. 107, 108, 209–236. Zu seinen Wetterstatistiken: Ledgin, S. 213, 227. Jefferson-Walze: Geheimschriften, also Chiffriersysteme und -muster, sind eines der häufigsten autistischen Spezialinteressen.
407 Darwin, S. 150. Das Gleiche gilt für Gregor Mendels Vererbungslehre: Keine plötzliche Eingebung, sondern das Resultat systematischer Kreuzungsversuche an 30.000 Erbsenpflanzen über einen Zeitraum von zehn Jahren. Mendel steht wie Darwin unter starkem Autismus-Verdacht, kann hier aber nicht näher behandelt werden, weil sämtliche Quellen (Briefe, Tagebücher, Aufzeichnungen) verloren gingen.
408 Zu Asperger und Schach: Tammet (*Wolkenspringer*), S. 39. Schach ist eines der häufigsten autistischen Spezialinteressen. Lewis Carroll und Vladimir Nabokov zum Beispiel konnten Tage damit zubringen, komplizierte Schachprobleme zu entwerfen. Carrolls Bücher enthalten mehrere solcher Schachprobleme, und *Alice hinter den Spiegeln* ist als Schachpartie erzählt, an deren Ende die als Bauer gestartete Alice schließlich Königin wird. Nabokov schilderte seine Passion für Schachprobleme ausführlich in Nabokov (*Erinnerung*), S. 392–401.
409 Daniel Tammet im Interview auf *Spiegel Online*, 2.3.2009 (er hatte zuvor innerhalb einer Woche Deutsch gelernt). Ausführlich zu Tammets musterbasiertem Zugang zu Fremdsprachen: Tammet (*Elf*), S. 206–220, mit vielen Beispielen.
410 Ausführlich zum Fall Tesla-Westinghouse: O'Neill, S. 101–106, mit einer detaillierten Berechnung der angelaufenen sowie einer Schätzung der zukünftigen Lizenzgebühren.
411 Zu Teslas Autismus-Symptomen: Fitzgerald & O'Brien, S. 127–139.
412 Eine Autistin in *Welt der Frau* 7–8/2014, https://www.welt-der-frauen.at/unzula-englich-fuer-die-welt-da-draussen/.
413 Niemetschek, S. 76; s. a. Nissen, S. 672.
414 Andersen II, S. 44.
415 Ausführlich zu Gödels Odyssee zwischen 1933 und 1940: Dawson, S. 70–130; Budiansky, S. 198–206.
416 Mozart Briefe, Bd. II, S. 442 (dort z. T. französisch).
417 Das lag nicht nur an Beethovens autistischer Weltfremdheit – oft verhandelte er sogar recht hartnäckig –, aber ihm fehlte die rechtliche Handhabe, es gab noch keine

Gesetze zum Schutz des geistigen Eigentums, schon gar keine europaweiten. Beethovens lebenslanger Kampf um seine Rechte als Urheber führte aber immerhin dazu, dass der Frankfurter Bundestag fünf Jahre nach seinem Tod die ersten Gesetze zur Wahrung der Rechte von Komponisten verabschiedete.

418 È. Curie, S. 176 f.

419 Guiles, S. 29, 44.

420 Ausführlich zum Schicksal der verschwundenen Tesla-Dokumente und zu den Geheimwaffen-Mythen: Cheney, S. 327–358; O'Neill, S. 295–302.

421 M. Curie, S. 38.

422 È. Curie, S. 145 f.

423 È. Curie, S. 146.

424 Alle Angaben und Zitate basierend auf Marie Curies eigenen Schilderungen, überliefert von ihr selbst (M. Curie, S. 34–41) und von ihrer Tochter und Biografin Ève (È. Curie, S. 133–151). Pierre Curie starb schon 1906 bei einem Verkehrsunfall, bevor die Folgen seiner Verstrahlung überhandnehmen konnten, Marie dagegen sollte erst 1934 nach einem langen Kampf ihren Strahlenschäden erliegen. Bis heute sind ihre Notizbücher – genau wie alle anderen privaten Besitztümer – so stark verstrahlt, dass sie nur unter Aufsicht von Zivilschutzbeamten und mit Schutzkleidung benutzt werden dürfen.

425 Zu Curies Autismus-Symptomen: Ledgin (*Asperger's*), S. 81–87.

426 Nietzsches Definition des Mitleids als »Multiplikator des Elends« stammt aus *Der Antichrist* (1888), die »Verdoppelung des Wehs« aus *Jenseits von Gut und Böse* (1886).

427 Gerland, S. 17.

428 Prince-Hughes, S. 131.

429 Jefferson in einem berühmten Brief von 1786 (https://founders.archives.gov/documents/Jefferson/01-10-02-0309, dort englisch). Dieser Brief ist konzipiert als ein philosophisches Streitgespräch zwischen »Head« (Verstand) und »Heart« (Emotionen). Die hier zitierten Argumente sind die des Verstandes. »The Heart« antwortet, dass Freundschaft, Mitleid, Hilfsbereitschaft hohe Güter sind und dass jemand, der sich vollständig in sich selbst zurückzieht, dann aber auch keine Hilfe und Anteilnahme von anderen erwarten darf.

430 Sahner, S. 492.

431 Isaacson (*Musk*), S. 170 (dort englisch).

432 Einstein im Rückblick auf sein Lebenswerk, wenige Wochen vor seinem Tod (Fölsing, S. 250).

433 Zu Einsteins Autismus-Symptomen: Ledgin (*Asperger's*), S. 49–56; James, S. 107–115; Grandin (*Thinking in Pictures*), S. 210–213; Fitzgerald & O'Brien, S. 199–209; Kalb, S. 261–287.

434 Einsteins Vorstellung, auf einem Lichtstrahl zu reiten, ist von ihm selbst in verschiedenen Versionen und autobiografischen Skizzen überliefert (eine davon bei Isaacson (*Einstein*), S. 114), sowie bei Wertheimer, chapter VII: Einstein: The Thinking That Led to the Theory of Relativity, S. 169; s. a. Fölsing, S. 76.

435 Einstein 1922 in einem Vortrag (Fölsing, S. 343).

436 Einstein in einem Aufsatz von 1920 (Neffe, S. 234).

437 Grundlage aller Ausführungen zur Speziellen und Allgemeinen Relativitätstheorie und zu ihrer Entdeckung: Fölsing, S. 143, 221, 249 f., 343 f.; Neffe, S. 141–147, 162–167, 234.

438 Andersen II, S. 686.

439 Vögtle, S. 67 f. Wenig überraschend, dass Edison 3500 vollgezeichnete Notizbücher hinterließ. Natürlich spielte hier auch seine Schwerhörigkeit eine Rolle. Man denkt an Ludwig van Beethoven, der mit seiner Umwelt über sogenannte »Konversa-

tionshefte« kommunizierte: Notizbücher, in die seine »Gesprächs«partner ihren Teil der Unterhaltung eintrugen.
440 Tesla, S. 6–9 (dort englisch); O'Neill, S. 318.
441 Einstein in einem Brief an den Mathematiker Jacques Hadamard, der um eine Beschreibung von Einsteins Denktechniken gebeten hatte, um 1944 (Hadamard, S. 142, dort englisch, hier sehr frei übersetzt).
442 Fölsing, S. 23 f.
443 Z. B. Pang, S. 163.
444 Rebello, S. 19 (dort englisch). Hitchcocks Frau: »Er hat mich damit angesteckt. Ich kann überhaupt kein Buch mehr lesen, ohne mir jede Szene als Filmbild vorzustellen, mit genauem Kamerawinkel, mit genauen Dialogen usw.« (Chandler, S. 13, dort englisch).
445 Schenkar, S. 288. Es ist sicher kein Zufall, dass sich Highsmith, bevor sie berühmt wurde, ihren Lebensunterhalt als Autorin von Comic-Geschichten verdiente.
446 Interview mit Temple Grandin im *Magazin der Süddeutschen Zeitung* Nr. 41, 15.10.2010, S. 38. Man denkt an Ludwig Wittgenstein, der überall, wo er hinkam, wochenlang nur das aß, was ihm an diesem Ort als Erstes serviert worden war.
447 Grandin (*Thinking in Pictures*), S. 3–9 (dort englisch; die Reihenfolge in der Übersetzung leicht verändert).
448 Tammet (*Elf*), S. 21 f. und Tammet (*Wolkenspringer*), S. 158–169.
449 Isaacson (*Musk*), S. 240. Zitat: Vance, S. 37.
450 Eine gute Übersicht über verschiedene Kategorien visuellen Denkens findet sich bei Grandin (*Autistic Brain*), S. 134–170 (Kapitel »Rethinking in Pictures«).
451 Der vollständige, endlose Brief an Felice Bauer (im Druck sieben Seiten): Kafka Briefe, Bd. 1, S. 191–198.
452 Alles über den Abend des 13. August 1912, an dem Kafka Felice Bauer kennenlernte, und Kafkas Aufzeichnungen hierzu: Stach, Bd. 2, S. 95–107.
453 Zu Kafkas Autismus-Symptomen siehe Stuger.
454 Unter unseren 56 autistischen Kronzeugen aus Wissenschaft und Kunst finden sich nur zwei, für die ein fotografisches Gedächtnis wirklich verbürgt ist: Nikola Tesla und Isaac Asimov. Tesla konnte alles, was er jemals gelesen hatte, Buchstabe für Buchstabe aus dem Gedächtnis abrufen. Er brauchte eine Seite nur kurz zu überfliegen, um sie dann bei Bedarf vor seinem inneren Auge wie eine Fotografie in aller Ruhe zu studieren (O'Neill, S. 313). Und Isaac Asimov schreibt: »Ich habe ein nahezu fotografisches Gedächtnis. Ich erinnere mich an alles, was ich jemals gelesen habe und kann es nach Belieben abrufen.« (Asimov 1995, S. 10, 12, 208; Asimov 1979, S. 33; dort englisch). Das ist auch der Grund, warum er 500 Bücher und 1600 Aufsätze schreiben konnte: Er musste nie etwas nachschlagen.
Mozart hatte ein absolutes Gedächtnis für Musik: Er war in der Lage, mehrstündige komplizierte Kompositionen nach einmaligem Hören fehlerfrei aus dem Gedächtnis niederzuschreiben. Glenn Gould konnte ihm unbekannte Klavierwerke beliebiger Länge nach einmaligem Lesen der Noten fehlerfrei aus dem Gedächtnis spielen.
455 Borowksi, S. 113; Malter, S. 215 f.
456 Kafka speichert Filmszenen und Kinoplakate ab: Stach, Bd. 1, S. 373–378. Er zeichnet ganze Abende wie mit einer Videokamera auf: Stach, Bd. 2, S. 601 f. Er bittet Felice Bauer ständig um Fotos (aus ihrem Umfeld, Familie, Beruf, Reisen): Stach, Bd. 2, S. 282. Er beschwert sich bei ihr, ihre Briefe seien nicht bildhaft genug: Stach, Bd. 2, S. 146, 445. Er greift in seinen Romanen auf echte Bilder zurück: Stach, Bd. 1, S. 451. Das Zitat stammt aus Brod, S. 268, 103. Dass Kafka seine Dauerverlobte ständig mit Fragen nach den banalsten Details bombardierte, zum Beispiel wie sie bei welchem Anlass gekleidet war, nach dem Blick aus ihrem Bürofenster, war also nicht,

wie bisher immer vermutet, Kontrollzwang und Voyeurismus, sondern typisch autistische Sucht nach Bild-Informationen.

457 Spoto, S. 298.

458 Chandler, S. 13 (dort englisch).

459 Nabokov (*Erinnerung*), S. 35.

460 Schiff, S. 258.

461 Interview mit Karl Lagerfeld im *Zeit*-Magazin, 7.12.2017, S. 28.

462 Schmidt (*Rahmen*), S. 108 f.

463 Theunissen, S. 98.

464 Warhol, S. 121.

465 Vance, S. 306.

466 Sayen, S. 87 (dort englisch).

467 Aus einem Brief von Kafkas Freundin Milena Jesenská, in dem sie schildert, wie Kafka bei dem Versuch, ein Telegramm aufzugeben und von einer Bettlerin Rückgeld zu erhalten, eine wahre Slapstick-Komödie aufführte (Jesenská, S. 41–43).

468 Kafka Briefe, Bd. 3, S. 119 f.; s. a. Stach, Bd. 2, S. 589 f.

469 Kafka Briefe, Bd. 3, S. 287 f.; s. a. Brod, S. 141.

470 »So viel Ruhe …«: Kafka Briefe (Zweitausendeins), S. 314. »Oft dachte ich …«: Kafka Briefe, Bd. 2, S. 40. Unklugerweise schrieb er das ausgerechnet seiner Dauerverlobten Felice Bauer, die gerne mehr Zeit mit ihm verbracht hätte.

471 Bartók, S. 12–18.

472 Dziobek & Stoll, S. 26.

473 Gretas Schwester leidet außerdem unter ADHS, Autismus und Zwangsstörungen (Thunberg, *Szenen*, S. 54, 77, 244, 247 f.). Ein anderer von Misophonie Betroffener: »Wenn ich einen Feueralarm höre, oder wenn ein Luftballon platzt, dann breche ich aus wie ein Vulkan, muss weinen und schreien … Bei Gruppenarbeiten im Klassenzimmer ist mein Kopf immer in eine Million Stücke explodiert.« (Magro, S. 116, dort englisch).

474 Cheney, S. 39; Tesla, S. 41 f.

475 Edison war von Kindheit an schwerhörig, unternahm nichts dagegen, war dankbar für die Stille, schrieb der Taubheit sogar einige seiner wichtigsten akustischen Erfindungen zu (Telegraf, Telefon, Radio, Tonaufzeichnung), weil ihn die Analyse der gefühlten Vibrationen weiterbrachte als die der gehörten Schallwellen: oft biss er in eine Apparatur hinein, um die Vibrationen zu spüren (Dyer & Commerford Martin, S. 20; Ford, S. 18). Schon Beethoven hatte sich mit dem gleichen Trick beholfen: An seinem Flügel war ein Holzstab befestigt, den er sich zwischen die Zähne klemmte (oder an den Kopf drückte), um zumindest die Vibrationen der Musik zu spüren. Aus dem gleichen Grund hielt er bei Konzerten sein Hörrohr an die Bretterwand des Saales (Kopitz & Cadenbach, Bd. 2, S. 1101 f.).

476 Bartók, S. 12 f., mit einer Abbildung der Anti-Lärm-Maschine. Das Prinzip ist das gleiche wie beim Stimming (S. 47): Ein störender Umgebungsreiz soll durch einen selbst erzeugten und darum besser kontrollierbaren Reiz überdeckt werden.

477 J. Harding, S. 196–198; Orledge, S. 74 f. Der Begriff »Einrichtungsmusik« soll ausdrücken, dass die Musik praktisch zum Raum gehört, wie Heizung und Beleuchtung, und dass ein kurzes Motiv ständig wiederholt wird, ähnlich wie ein Tapeten- oder Teppichmuster.

478 Schiff, S. 13, 230.

479 Schenkar, S. 193.

480 Wagner, S. 133.

481 Kafka Briefe, Bd. 3, S. 126; Kafka Briefe (Zweitausendeins), S. 334.

482 Holroyd, S. 81 f., 405, 923.

483 Wahre Beispiele aus Riedel & Clausen, S. 82, 122.

484 Ausführlich zur Problematik des wortwörtlichen Sprachverständnisses: Schuster, S. 219–229.
485 Jacobs, S. 49.
486 Schon Grunja Sucharewa und Hans Asperger berichteten 1926 bzw. 1944 in ihren weltweit ersten Fallbeschreibungen von Asperger-Autisten von einem »besonders schöpferischen Verhältnis zur Sprache« ihrer Probanden, vom Sprechen in Reimen, von einer Vorliebe für kuriose Wörter und Wortspielereien (Sucharewa, S. 241, 244, 250; Asperger, S. 115).
487 Attwood, S. 257.
488 Damrosch, S. 284f. Zu Swift'schen Wortspielen siehe auch Damrosch, S. 19, 223, 424 und Ehrenpreis, S. 32. Swift verfasste sogar eine kleine Schrift über die Kunst des Wortspiels: *The Art of Punning, or, The Flower of Languages, in seventy-nine Rules* (1716).
489 Mozart Briefe, Bd. I, S. 358.
490 Mozart Briefe, Bd. II, S. 66f. Mozarts Neigung zu Obszönitäten und Fäkalausdrücken wurde immer wieder mit dem Tourette-Syndrom in Verbindung gebracht; die Briefpassagen seien gewissermaßen eine schriftliche Manifestation des Tics. Kammer lehnt das zu Recht ab, weil sich Tourette nur spontan mündlich und gestisch äußert, nicht reflektiert schriftlich. Außerdem ist die Vorliebe für Wortspiele und Albernheiten generell ein typisches Asperger-Symptom. Schon Grunja Sucharewa betonte 1926 in ihren weltweit ersten Beschreibungen von Asperger-Autisten immer wieder die merkwürdige Diskrepanz »zwischen Feinheit und läppischer Albernheit« (Sucharewa, S. 241 f.). Überdies hatte die ganze Familie Mozart einen derben, obszönen Humor, es war eine Familientradition.
491 Mozart Briefe, Bd. II, S. 104 (die »baaß« ist seine Base, also Cousine).
492 Mozart Briefe, Bd. II, S. 148.
493 Die beste und kürzeste Zusammenfassung zu Mozarts sprachlichen Spinnereien ist: Mozart Briefe, Bd. VIII, S. 14–22.
494 Zahlreiche Beispiele für Beethovens Lust an Sprachspielen bei Heijder, S. 121–129; s. a. Caeyers, S. 736f.
495 Hitchcock'sche Wortspiele z. B. bei Chandler, S. 21, 227; Spoto, S. 222, 299. »Survival of the fattest«: Chandler, S. 11.
496 Nabokov (*Briefe*), S. 32f.; Beispiele dort auf S. 809–823. Nabokov schrieb seine Bücher zunächst in seiner Muttersprache Russisch, dann im französischen Exil auf Französisch, dann nach der Übersiedlung in die USA auf Englisch. Verschiedene Sprachen zu sprechen ist das eine, aber in einer Fremdsprache Weltliteratur und Wortspiele zu schreiben, ist etwas anderes. Besonders der Wechsel von Russisch zu Englisch fiel Nabokov alles andere als leicht, »wie wenn ein Eiskunstlaufmeister von Kufen auf Rollschuhe umsteigt« (Boyd, S. 712; Schiff, S. 146). Nabokov übersetzte – abgesehen von eigenen Werken – nur drei Bücher ins Russische, eines davon ist *Alice's Adventures in Wonderland*, diese Übersetzung gilt bis heute als die beste in allen Sprachen. Nur als kongenialer Wort-Akrobat war Nabokov in der Lage, Carrolls Sprachspiele adäquat ins Russische zu übertragen.
497 Zu Einsteins Ehe-Ultimatum siehe z. B. Neffe, S. 113f. Er versüßte der Abservierten den Rausschmiss, indem er ihr die Hälfte seines monatlichen Einkommens überließ und darüber hinaus das Preisgeld aus dem erwarteten Nobelpreis versprach, den er acht Jahre später tatsächlich erhielt und auch an sie auszahlte. Die Liste ist faksimiliert und transkribiert bei Usher, S. 88f. Siehe auch https://einsteinpapers.press.princeton.edu/vol8a-doc/116.
498 Swifts Liste ist faksimiliert und transkribiert bei Usher, S. 150f.
499 Es gibt verschiedene handschriftliche Fassungen dieser Liste. Eine Version von 1825 ist faksimiliert und transkribiert bei Usher, S. 242f.

500 Zwei von Kubricks maschinengeschriebenen To-do-Listen sind abgebildet bei D'ALESSANDRO, S. 77–80, die Liste mit Verhaltensmaßregeln für Mitarbeiter auf S. 15. Kubricks Listenwahn wird auch thematisiert im Dokumentarfilm *Stanley Kubrick's Boxes*.
501 »Maria«: EBNETER & UNGLAUB, Bd. 2, S. 636; Goldfische: S. 638.
502 LEPPMANN, S. 365; EBNETER & UNGLAUB, Bd. 2, S. 636.
503 Ausführlich zu Rilkes Einberufung, Musterung, Versetzung: LEPPMANN, S. 365–370; SCHWILK (*Rilke*), S. 213–218; EBNETER & UNGLAUB, Bd. 2, S. 633–658. Rilke hatte im k. und k. Kriegsarchiv in Wien dann täglich sechs Stunden Anwesenheitspflicht, ansonsten konnte er sich frei bewegen und wohnte im Hotel. Dank einer erneuten Intervention seiner Gönner wurde er schon am 9. Juni 1916 ganz aus dem Militärdienst entlassen und konnte Anfang Juli nach München zurückkehren.
504 TESLA, S. 36; O'NEILL, S. 52–54.
505 FÖLSING, S. 704 f., 717 f., 759 f.
506 VANCE, S. 47.
507 Detailliert zu Wittgensteins Zeit beim Militär, zu seinen Kriegstagebüchern, und Quelle aller Zitate: BAUM, v. a. S. 27 f., 47, 89, 101 f.
508 FISCHER, S. 9.
509 ATTWOOD, S. 356.
510 Etwa 650 Briefe, Postkarten und Telegramme Kafkas an Felice Bauer sind bekannt. Felice Bauer musste 1936 mit ihrem Mann und ihren beiden Kindern in die USA emigrieren. Nach dem frühen Tod ihres Mannes war sie gezwungen, die Familie alleine durchzubringen. Als sie durch Krankheit in finanzielle Schwierigkeiten geriet, musste sie Kafkas Briefe, die sie vierzig Jahre gehütet hatte, 1956 für einen Spottpreis verkaufen, angeblich soll sie sie in der Nacht vor dem Verkauf ein letztes Mal gelesen haben. Die Originale sind bis heute nicht wieder aufgetaucht, glücklicherweise gibt es Fotografien. Felice Bauers Gegenbriefe sind nicht erhalten, weil Kafka sie nach dem Ende der Beziehung vernichtete.
511 Kafka hat seine Telefon-Phobie (die er auch auf seine literarischen *Alter Egos* übertrug) in Dutzenden von Briefen dokumentiert:
An Felice Bauer: »Ich telephoniere auf keinen Fall, tu es auch nicht, ich ertrüge es nicht.« (17.11.1912; KAFKA Briefe, Bd. 1, S. 242).
An Milena Jesenská: »Telephonieren werde ich nicht weil es erstens zu aufregend ist und zweitens unmöglich ist.« (2.8.1920; KAFKA Briefe, Bd. 4, S. 276); »Telephonieren ist zu unsicher und zu schwer.« (12.8.1920; KAFKA Briefe, Bd. 4, S. 305).
Das Telefon machte Kafka derart nervös, dass er immer vergaß, was er sagen wollte: »Ich hatte es vor dem Telephon vergessen, wie ich überhaupt vor dem Apparat immer geradezu alles vergesse.« (29.2.1916 an Gertrud Thieberger; KAFKA Briefe, Bd. 3, S. 153).
Er stellte sich so ungeschickt an, dass er keine Verbindung bekam: »Auch telephoniere ich überhaupt so schlecht (aus Rücksicht darauf weigert sich meistens das Telephonfräulein die Verbindung herzustellen) …« (an Milena Jesenská, Ende August 1920; KAFKA Briefe, Bd. 4, S. 315).
Wurde er im Büro angerufen, störten ihn die dort »herumlungernde[n], aufpassende[n], … viel zu gesprächige[n] Menschen« so sehr, dass er »nichts sagen und vor lauter Nachdenken über diese Unfähigkeit auch kaum etwas verstehen« konnte (5.4.1914 an Grete Bloch; KAFKA Briefe, Bd. 3, S. 15).
Und ging ein Telefongespräch ausnahmsweise einmal nicht daneben, platzte Kafka vor Stolz: »Das Telephonkunststück ist gelungen …« (an Milena Jesenská, 3.9.1920; KAFKA Briefe, Bd. 4, S. 330).
Zum Thema »Kafka und das Telefon« gibt es eine ungedruckte Diplomarbeit von 2013: REICHL.

512 ORLEDGE, S. 131.
513 MAGRO, S. 25 (dort englisch).
514 Z.B. PLUMMER, S. 104.
515 SCHIFF, S. 321 f.
516 Die 26-jährige Patricia Highsmith in ihrem Tagebuch (HIGHSMITH, S. 562).
517 https://janosch-gesellschaft.de/leben/erkenntnisse/.
518 Starck: Interview im *Harvard Business Review Magazine*, April 2013. Greta Thunbergs Telefon-Abstinenz geht aus Filmdokumentationen hervor, wo sie viel per E-Mail und WhatsApp kommuniziert, aber nie telefoniert.
519 Die obligatorische Dankesrede lieferte Dylan dann in Form eines Videos ab, in dem er zur allgemeinen Verwunderung viele Passagen aus *Moby-Dick* zitierte, also aus jenem literaturgeschichtlichen Kuriosum, das so viele Asperger-Autisten als ihr Lieblingsbuch bezeichnen, ohne von Melvilles oder von ihrem eigenen Autismus zu wissen.
520 WILCZEK, S. 312 f.
521 TESLA, S. 42 (dort englisch); CHENEY, S. 40; O'NEILL, S. 65.
522 W. HARDING (*Contemporaries*), S. 11, 25, 42 (dort englisch).
523 Ausführlich: LEPPMANN, S. 444, 454. In diesem Brief vom 21.1.1924 an eine Mäzenin, im Original französisch, schreibt Rilke, er habe die krankhafte Veränderung »jusque dans la moelle de mes os« gespürt.
524 BROD, S. 64 f.
525 SHELTON, S. 205.
526 ISAACSON (*Jobs*), S. 429.
527 GRANDIN (*Autistic Brain*), S. 145. Schon Hans Asperger war 1944 ein besonderes Gespür mancher Autisten für künstlerische Stile und Feinheiten aufgefallen, das in der Literatur seither nicht wieder angesprochen wurde und bis heute in allen Aufzählungen typisch autistischer Talente fehlt (ASPERGER, S. 116).
528 HAMANN, S. 440.
529 www.welt.de/vermischtes/article135556812/Dieser-Barkeeper-schuettelt-auch-sein-Gehirn.html. Man denkt an den autistischen Duftkriminellen Jean-Baptiste Grenouille, der aus jedem Parfum die einzelnen Komponenten herausriecht.
530 ORTIZ, S. 64 f.
531 HOLLIDAY WILLEY (*Asperger*), S. 84.
532 CUTLER, S. 219.
533 Beispiele bei O'NEILL, S. 123, 125; CHENEY, S. 185 f.; Zitat: O'NEILL, S. 122 f.
534 Tesla im Gespräch mit seinem Biografen O'NEILL, S. 323 f.
535 CHENEY, S. 313; O'NEILL, S. 334 f.
536 Tesla hatte ein Gerät zur Erzeugung mechanischer Schwingungen an einem tragenden Eisenpfeiler seines Laboratoriums angebracht, der sich durch alle Stockwerke bis in das Fundament erstreckte. Über diesen Pfeiler pflanzten sich die Vibrationen in den felsigen Untergrund fort und verbreiteten sich in alle Richtungen. Selbst schwache mechanische Schwingungen können beachtliche Wirkungen erzielen, wenn sie von einem Objekt aufgenommen werden, dessen Resonanzeigenschaften mit ihrer Frequenz übereinstimmen. Die Resonanzeffekte schaukelten sich immer weiter auf, und die umliegenden Gebäude reagierten auf die Vibrationen aus Teslas Gerät. So ein künstlich erzeugtes Erdbeben war ganz nach Teslas Geschmack. Er testete seinen Oszillator an leerstehenden Gebäuden und berechnete, dass er mit einem 2,5 PS starken Gerät innerhalb von zwölf Minuten das Empire State Building in einen Schutthaufen verwandeln könnte. Er prahlte sogar, mithilfe einiger Tonnen Dynamit und der richtigen Frequenz auf diese Weise die Erde spalten zu können. Ausführlich: O'NEILL, S. 196–208; CHENEY, S. 146–150.
537 Es gibt einen eigenen, umfangreichen Wikipedia-Artikel: »Nikola Tesla in popular culture«.

538 Eine von Teslas Sekretärinnen laut Cheney, S. 105.
539 O'Neill, S. 13f.
540 Wittgenstein, S. 163–166. Zu Wittgensteins architektonischem Perfektionismus als Autismus-Symptom: Fitzgerald 2004, S. 114–116.
541 Rousseau, S. 453f.
542 Jachmann, S. 119.
543 Koch, S. 123.
544 Thunberg (*Szenen*), S. 37.
545 Ein Brief, in dem Mozart rückwärts schreibt: Mozart Briefe, Bd. II, S. 106. Vier sogenannte »Spiegelkanons« für zwei Violinen: KV Anh. 10.16. Die Ausführung geschieht in der Weise, dass zwei Spieler gleichzeitig die Noten in entgegengesetzter Richtung spielen: der eine von vorne nach hinten, die andere von hinten nach vorne (oder: ein Spieler stellt sein Notenblatt auf den Kopf). Auch im Film *Amadeus* gibt es eine Szene, in der Mozart rückwärts spricht.
546 Zu Beethovens tragischer – weil verbotener – Liebesbeziehung mit Josephine Brunsvik-Deym-von Stackelberg, zur Rekonstruktion der geheimen Affäre, und zur höchstwahrscheinlich gemeinsamen Tochter Theresia Cornelia (1813–1897), die ausschließlich Minona gerufen wurde: Caeyers, S. 475–481, 578.
547 Cohen, S. 179f., mit Abbildungen.
548 Schiff, S. 244.
549 Hesse, S. 130; s.a. Schwilk (*Hesse*), S. 285.
550 Prince-Hughes, S. 34.
551 Kearns Miller, S. 233 (dort englisch).
552 Meng-Chuan & Baron-Cohen.
553 Fitzgerald 2015, S. 267; Wilczek, S. 52ff. Darum sind Selbstdiagnosen von Autisten seltener als Analphabeten, die sich mit Büchern selbst das Lesen beibringen. Bis zum heutigen Tag ist kein Fall von autistischer Selbsterkenntnis oder Eigeninitiative bekannt. Alle Autisten werden immer nur zufällig auf ihr Problem aufmerksam, in den meisten Fällen auf dem Umweg über die Diagnose eines Familienangehörigen.
554 Eine Asperger-Autistin in Grandin (*Different*), S. 220 (dort englisch).
555 Temple Grandin, zitiert nach Sacks, S. 375.
556 Gates' Schwester im Dokumentarfilm *Inside Bill's Brain* von 2019 (hier in Teil 1), verfügbar auf Netflix (dort englisch).
557 Ein stark komprimierter Überblick zur Geschichte der Entdeckung und Erforschung von Autismus:
Im Vergleich zu anderen psychischen Abweichungen wurde Autismus erst sehr spät beschrieben und als Störungsbild erkannt. Das Wort »Autismus« wurde 1911 von dem Schweizer Psychiater Eugen Bleuler im Rahmen seiner Forschungen zur Schizophrenie geprägt.
1926 berichtete die russische Jugendpsychiaterin Grunja Jefimowna Sucharewa von einer Gruppe seltsamer Kinder, die durch alle Raster fielen: Probleme im sozialen Umgang und in der Kommunikation, Isolationismus, außerordentliche Sprachbegabung und künstlerische Talente, Unreife und kindisches Benehmen bei gleichzeitiger intellektueller Hochbegabung, kuriose Spezialinteressen, Weltfremdheit, fehlende Flexibilität und Beharren auf Prinzipien, Neigung zu schematischem Denken und zu Automatismen. Da dieser Aufsatz jahrzehntelang unbeachtet blieb, wurde das Phänomen 1981 auf den Namen »Asperger-Syndrom« getauft, weil man Hans Asperger für den Erstbeschreiber hielt. Aus Gründen der historischen Gerechtigkeit müsste es eigentlich »Sucharewa-Syndrom« heißen. Zu Sucharewas Aufsatz, den meisten Autismus-Autoren bis heute unbekannt, siehe Silberman, S. 108–111.
Sieben bzw. acht Jahre nach Sucharewa berichteten dann, unabhängig voneinander und ohne Kenntnis von Sucharewas Abhandlung, der Jugendpsychiater Leo Kanner

in Baltimore (1943) und der Kinderarzt Hans Asperger in Wien (1944) von auffälligen Kindern und Jugendlichen, die, genau wie Sucharewas Probanden, kaum soziale Interaktion, fehlende Kommunikation und ausgeprägte, kuriose Spezialinteressen an den Tag legten. Während Kanner den Autismus ausschließlich für ein großes Unglück hielt, hob Asperger auch positive Merkmale hervor, nämlich eine besondere Originalität des Denkens und Erlebens. Diese beiden Fallbeschreibungen von Kanner und Asperger bilden die Grundpfeiler einer jeden historischen Beschäftigung mit Autismus.

Während Sucharewas und Aspergers deutschsprachige Publikationen (»Autismus als Besonderheit«) in Vergessenheit gerieten und erst Jahrzehnte später wiederentdeckt und ins Englische übersetzt wurden, entwickelte sich Leo Kanners englischsprachiger Aufsatz (»Autismus als schwere geistige Behinderung«) für die wenigen Spezialisten, die sich mit der Thematik befassten, zum Maß aller Dinge. Unter Kanners Einfluss ging die Autismus-Forschung dann jahrzehntelang in eine falsche Richtung: Viele Autisten wurden als schizophren diagnostiziert und falsch behandelt. Kanner hing auch dem Irrglauben an, Autismus sei das Resultat einer lieblosen, allzu logisch-nüchternen Erziehung durch sogenannte »Kühlschrankmütter«. Heute wissen wir, dass Autismus nicht durch einen Mangel an elterlicher Liebe (oder andere externe Faktoren wie z. B. Impfungen) ausgelöst wird, sondern genetisch angelegt ist.

Wiederentdeckt und korrekt interpretiert wurde das 1944 von Hans Asperger beschriebene Störungsbild erst im Jahr 1981 durch eine klinische Studie der Psychiaterin Lorna Wing, wie so viele Autismus-Expertinnen selbst Mutter eines autistischen Kindes. 37 Jahre nach Hans Aspergers vergessener Publikation wies sie als Erste wieder darauf hin, dass es neben der schweren und damals allgemein bekannten Form des »Kanner-Autismus« auch mildere Formen von Autismus gibt, die zudem wesentlich häufiger vorkommen als bis dahin angenommen. Seit diesem bahnbrechenden Aufsatz von 1981 ist für die mildere Variante des Autismus die Bezeichnung »Asperger-Syndrom« üblich. 1986 erschien dann das weltweit erste Buch über Asperger-Autismus, eine Autobiografie der amerikanischen Tierverhaltensforscherin Temple Grandin (geb. 1947).

Diese wenigen medizinischen und autobiografischen Publikationen wurden außerhalb von Fachkreisen zunächst kaum beachtet. Wie so oft war es ein Kinofilm, der den Rest der Welt mit dem Nischenthema bekanntmachte. In *Rain Man* (1989) spielt Dustin Hoffman einen Autisten namens Raymond Babbitt. Unfähig, ein normales Alltagsleben zu führen, lernt er Telefonbücher auswendig, prägt sich im Spielcasino sämtliche Karten ein und löst komplizierteste Rechenaufgaben im Kopf. Dieser Film holte den Autismus aus seiner klinischen Isolation und machte Millionen von Kinogängern zu vermeintlichen Autismus-Experten. Es gab allerdings eine unangenehme Nebenwirkung: Von nun an hatten die meisten Menschen, wieder ganz in der Tradition Leo Kanners, bestimmte klischeehafte Bilder von Autismus im Kopf, nämlich die eines geistig Behinderten.

1991 publizierte der Psychologe Tony Attwood (Vater eines autistischen Sohnes) das zweite Buch zum Thema Asperger-Autismus. Dieser Ratgeber für Betroffene und ihre Familien ist bis heute ein Standardwerk, das weltweit in zahlreichen Überarbeitungen und Neuauflagen vorliegt.

1994 wurde das Asperger-Syndrom ins *Diagnostic and Statistical Manual of Mental Disorders* aufgenommen, das diagnostische Standardwerk der amerikanischen Psychiater.

1995 veröffentlichte der bekannte Neurologe Oliver Sacks eine Sammlung von Fallstudien über kuriose psychische Störungen. Viele Menschen erfuhren hier erstmals von der Existenz und den Symptomen einer neuentdeckten Störung namens Asperger-Syndrom.

1996 gab es weltweit erst sechs Bücher zum Thema Asperger-Autismus, davon nur eines in deutscher Übersetzung. Beim Erscheinen des vorliegenden Buches sind es weltweit über tausend, davon etwa 300 in deutscher Sprache.
Eine sehr detaillierte Geschichte der Erforschung des Autismus ist SILBERMAN. Eine gute und knappe Geschichte der Erforschung des Autismus und des Umgangs mit Autismus findet sich bei GRANDIN (*Autistic Brain*), S. 3–20. Siehe auch OSBORNE, S. 19–28.

558 Wittgenstein verschenkte das von seinem Vater geerbte Vermögen an seine Geschwister, an den österreichischen Staat, an die Stadt Wien und an bedürftige Künstler (auch Rainer Maria Rilke profitierte von dieser Spende). Er behielt nicht eine Krone für sich. Brauchte er einen Zuschuss für Kleidung, Nahrung oder eine Zugfahrt, musste er Freunde und Geschwister anbetteln. Schwester Hermine schreibt: »Hundertmal wollte er sich vergewissern, dass es ganz ausgeschlossen sei, dass irgend eine Summe in irgend einer Form ihm gehöre, und zur Verzweiflung des die Schenkung durchführenden Notars kam er immer wieder darauf zurück.« (WITTGENSTEIN, S. 156f.; s.a. MONK, S. 171, 220).

559 MONK, S. 271 (dort englisch).

560 MONK, S. 272 (dort englisch).

561 Zu Wittgensteins Autismus-Symptomen siehe GILLBERG, S. 128–134; FITZGERALD 2004, S. 57–141; JAMES, S. 133–142; CUTLER, S. 195–198. Ausführlich zu den Reflexen von Wittgensteins Autismus in seinem *Tractatus logico-philosophicus* (z.B. eigenwillige, glasklare Sprache, mathematisch-ingenieurhafte Gliederungssystematik, Selbstbezogenheit, Desinteresse am Leser): FITZGERALD 2004, S. 121–141.

562 Die sogenannte »Mehrabian« oder »7-38-55«-Formel. Diese Gewichtung der einzelnen Komponenten ist zwar nicht unumstritten – andere Psychologinnen und Kommunikationswissenschaftler tendieren eher zu 22% (Text) – 19% (Stimmklang) – 59% (Gestik) –, aber die Kernaussage bleibt die gleiche.

563 Eine Autismus-Expertin in dem Artikel »Einfach anders« von Iris Mainka in der *Zeit* vom 14.9.2023, S. 30.

564 DZIOBEK & STOLL, S. 19.

565 FALK, S. 15 (dort englisch).

566 CAEYERS, S. 663; KOPITZ & CADENBACH, Bd. 2, S. 914.

567 GÖLLERICH, Bd. III/1, S. 604f.

568 FÖLSING, S. 681. Reichskanzler war Wilhelm Marx (1926).

569 SPOTO, S. 580. Als von Autismus Betroffener war Hitchcock ein heikler Esser, nahm zum Beispiel keine Mahlzeit ohne Kartoffeln zu sich.

570 DAWSON, S. 79.

571 BUDIANSKY, S. 232–234.

572 BLUMENTHAL, S. 80.

573 ISAACSON (*Musk*), S. 310 (dort englisch).

574 ROUSSEAU, S. 181, 183.

575 ANDERSEN II, S. 44.

576 W. HARDING (*Contemporaries*), S. 29 (dort englisch); F. SCHÄFER, S. 20.

577 LOHMANN, S. 126f.

578 WILSON, S. 537f.

579 VANCE, S. 223.

580 ISAACSON (*Musk*), S. 365 (dort englisch).

581 GRANDIN (*Different*), S. 77 (dort englisch).

582 Beispiel aus HOLLIDAY WILLEY (*Asperger*), S. 168. Es gibt mehrere solcher Erste-Hilfe- oder Überlebens-Bücher mit Alltagstipps für Asperger-Autisten. Eines der besten ist SEGAR.

583 SAYEN, S. 67 (dort englisch).

584 Neffe, S. 327.
585 Isaacson (*Einstein*), S. 439.
586 Holliday Willey (*Autistin*), S. 73.
587 Hübner, S. 231.
588 Schiff, S. 260.
589 Preissmann (*Glück*), S. 65 f.
590 Zu Kafkas Detailversessenheit als literarischer Spiegel autistischen Denkens siehe Stuger, S. 2339.
591 Nicht-autistische Erinnerungen sind subjektive Rekonstruktionen der Vergangenheit: Tammet (*Wolkenspringer*), S. 74–80 und »Unser Gehirn mag keine Gedächtnislücken« in der *Zeit* vom 7.4.2022. In den letzten Jahren hat sich immer mehr das Modell des »rekonstruktiven Gedächtnisses« durchgesetzt, eines Gedächtnisses also, das keine exakte Wiedergabe eines Ereignisses abspielt, sondern eine nachträgliche Rekonstruktion. Gedächtnisforscher konnten sogar den Nachweis führen, dass es möglich ist, durch manipulative Befragungstechniken vermeintliche Erinnerungen an Erlebnisse zu schaffen, die es nie gegeben hat (»Was war da?« in der *Zeit* vom 30.3.2023).
592 Grandin (*Frohes Tier*), S. 40.
593 Grandin (*Frohes Tier*), S. 44–50.
594 Sayen, S. 67 (dort englisch).
595 Zu Beethoven in *Peanuts* gibt es eine gute, 156 Seiten umfassende Online-Ausstellung (ohne Autismus-Bezug): http://absadmin.users.sonic.net/schulz/pages/page4.html.
596 Die Asperger-Autistin Susanne Schäfer zum Beispiel beschreibt in ihren beiden Autobiografien ausführlich ihre mit Narkolepsie einhergehenden Probleme.
597 Michaelis, S. 404 (dort englisch).
598 Michaelis, S. 371 (dort englisch).
599 Plesch, S. 321 (dort englisch).
600 Vallentin, S. 84.
601 Einstein in einem Interview von 1944 (Calaprice, S. 55). Mit »dass mich niemand versteht« meinte Einstein auch seine physikalischen Forschungen, vor allem die Relativitätstheorie, die zwar ständig zitiert, aber von den Wenigsten verstanden wurde.
602 Rousseau, S. 594.
603 »Still und ungefunden«: Leppmann, S. 361. »Ganz gleich …«: Prater, S. 381. Das Brioche-Bild wählt Rilke, weil dieser Brief – im Original französisch – an Auguste Rodin gerichtet ist, für den er zu dieser Zeit als Sekretär tätig war.
604 Einstein in einem Brief an seine Freundin (und spätere Frau), die ihm Vorhaltungen wegen seiner mangelnden Körperhygiene und seines verwilderten Aussehens gemacht hatte (Fölsing, S. 378).
605 Shelton, S. 202.
606 Ausführlich zu Patricia Highsmiths Doppel- und Mehrfachleben: Schenkar. »Mit jedem Menschen …«: Wilson, S. 18. »Es gibt einen eklatanten Unterschied …«: Wilson, S. 631. Zu Highsmiths Autismus-Symptomen siehe James, S. 177–182; Lyons & Fitzgerald, S. 227–253.
607 »unter einer Maske …«: Damrosch, S. 7 (dort englisch). Swift nahm fremde Identitäten an, angeblich, um einen authentischen Einblick in bestimmte Berufe und Lebenswelten zu erhalten: Damrosch, S. 6, 37, 187. »My hieroglyphic friend«: Damrosch, S. 2.
608 Rousseau über sich selbst in einer Zeitschrift (Landgrebe, S. 93, 106 f.). Proteus ist ein Gott der griechischen Mythologie, der jede beliebige Gestalt annehmen kann.
609 Thiele, S. 13.

610 Theo van Gogh in einem Brief an die gemeinsame Schwester (http://www.webexhibits.org/vangogh/letter/17/etc-fam-1886.htm; dort englisch).
611 Spoto, S. 18, 306.
612 Da Autismus lange Zeit unbekannt war und sich manche Symptome überlagern, griff man bis in die 1990er-Jahre allzu gerne zur Diagnose Schizophrenie. Bezeichnenderweise wurde schon der Begriff »Autismus« im Rahmen von Forschungen zur Schizophrenie geprägt (Eugen Bleuler, 1911). Auch Grunja Sucharewa, die Erstbeschreiberin dessen, was wir heute »Asperger-Autismus« nennen, bezeichnete ihre Probanden noch als »schizoide Psychopathen« (1926). Eine erhebliche Mitschuld an den Fehlentwicklungen der folgenden Jahrzehnte trägt der Kinder- und Jugendpsychiater Leo Kanner, der 1943 kurz vor Hans Asperger einige der ersten Fallbeschreibungen jugendlicher Autisten publizierte. Unter Kanners Einfluss ging die Autismus-Forschung in den USA, falls man von Forschung sprechen kann, jahrzehntelang in eine falsche Richtung: Tausende von Autisten wurden als schizophren diagnostiziert, in überfüllten psychiatrischen Kliniken weggesperrt, oft jahrzehntelang mit Elektroschocks und Drogen misshandelt (ausführlich: Silberman, S. 151–232). Noch bis weit in die 1990er-Jahre wurden viele Autisten in Ermangelung einer besseren Diagnose in die schizophrene Schublade gesteckt. Erst dank der Publikationen des Neurologen Oliver Sacks begann sich die Situation ab ca. 1995 signifikant zu bessern. Auch das Internet hat ab den späten 1990er-Jahren wichtige Aufklärungsarbeit geleistet.
613 Brown, S. 39, 49.
614 Andersen I, S. 6.
615 »Dressiertes Äffchen«: eine Betroffene in *Welt der Frau* 7–8/2014, online verfügbar auf https://www.welt-der-frauen.at/unzulaenglich-fuer-die-welt-da-draussen/. »Lächelnder Roboter«: Williams, S. 42.
616 Ausführlich zur Schulterklopf-Affäre, und Quelle aller Zitate: Bazzana, S. 160–168; Ostwald, S. 189 ff.
617 Zu Goulds Autismus-Symptomen siehe: Ledgin (*Asperger's*), S. 123–129; Fitzgerald 2005, S. 192–202; James 2005, S. 195–201.
618 Eine Betroffene argumentiert typisch autistisch: »Sex ist ein sicherer physischer Kontakt, weil es einen Grund für den Kontakt gibt, während zum Beispiel eine Umarmung unnötig intim ist.« (Kearns Miller, S. 174, dort englisch). Das Einzige in dieser Richtung, was wirklich alle Autisten lieben, sind steuerbare Druckreize, z. B. Massagen, unter schwere Decken legen, enge Kleidung. Darum trugen viele Autisten jahrzehntelang Westen, die ihnen viel zu eng waren – weil sie den Druckreiz liebten: Immanuel Kant (immer gelb), Thomas Jefferson (immer rot), Charles Darwin (immer dunkelblau), Bernard Shaw (immer Tweed), Karl Lagerfeld (immer schwarz). Und nur darum ließ sich Kaiserin Elisabeth, ansonsten eine dezidierte Gegnerin des Modediktats und alles Künstlichen, ihre Taille auf einen Umfang von 51 cm schnüren: weil sie den Druckreiz liebte. Temple Grandin wurde berühmt durch ihre »Squeeze Machine«, also »Drück-Apparatur«, in der sie zur Beruhigung erst sich selbst und dann Rinder einquetschte.
619 W. Harding (*Contemporaries*), S. 17 (dort englisch).
620 Schenkar, S. 660; Wilson, S. 13.
621 Michaelis, S. 405 f. (dort englisch).
622 Wilczek, S. 167.
623 Mandersson, S. 83. Umgekehrt gibt es auch autistische Babys, die nicht gestillt werden wollen (Schuster, S. 33).
624 Es fällt auf, dass die südeuropäische Autismus-Literatur sehr dünn gesät ist. Fast alle Biografien, Ratgeber, wissenschaftlichen Abhandlungen stammen von oder betreffen US-amerikanische, australische, deutsche, niederländische, skandinavische Asperger-Autisten; von italienischen, griechischen, spanischen Betroffenen hört man

so gut wie nichts, erst recht nicht von südamerikanischen, afrikanischen, nah- oder fernöstlichen. Haben diese Kulturkreise kein Interesse an unsozialen Menschen? Gibt es dort keine Psychiater, die sich mit der Problematik befassen? Haben die Betroffenen dort Angst, sich zu outen? Werden unsoziale Menschen dort besser ins soziale Netz, in die Großfamilie integriert? Lernen sie soziales Verhalten dort besser als bei uns? Es ist unbekannt.
Ein interessanter Sonderfall ist Japan. Obwohl stark westlich orientiert, kreativ, demokratisch und sehr tolerant gegenüber persönlichen Spleens, scheint sich die japanische Gesellschaft kaum mit Autismus zu beschäftigen. Vielleicht liegt es daran, dass in der japanischen Kultur viele Regeln gelten, die Autisten das Leben automatisch erleichtern: Augenkontakt, Berührungen, Umarmungen, emotionale Exzesse sind verpönt. Disziplin, Ordnung, Ruhe, Fleiß und Pünktlichkeit sind höchste Tugenden. Es herrscht eine enorme Affinität für Technik, E-Mobilität, Internet, Roboter. Alles Dinge, die Autisten das Herz aufgehen lassen. Denkbar wäre also, dass japanische Autisten in dieser zufällig autistenfreundlichen Umgebung einfach besser zurechtkommen und weniger auffallen. Die niederländische Asperger-Autistin Bianca Toeps zum Beispiel betont in ihrer Autobiografie immer wieder, wie wohl sie sich aus den genannten Gründen in Japan fühlt, und wanderte schließlich sogar dorthin aus.

625 Stegemann, S. 169; Osborne, S. 30. Ein anderer Formulierungsvorschlag für eine solche Autismus-Informations-Karte bei von Dingens, S. 46.

626 Chandler, S. 148 (dort englisch). Zu Hitchcocks einzigartigem visuellen Gedächtnis, das ihm als Regisseur von großem Nutzen war, siehe auch S. 196.

627 Zu Hitchcocks Autismus-Symptomen: Fitzgerald 2015, S. 147–149; Cutler, S. 68–71.

628 W. Harding (*Contemporaries*), S. 59 f.

629 Nabokov (*Erinnerung*), S. 23 f.

630 Bajorek, S. 17. Janoschs Vater war ein brutaler Schläger und Alkoholiker.

631 Das Phänomen, dass Gerüche viel länger halten als andere Erinnerungen, dass kein anderes Sinnesorgan unser Gedächtnis so sehr zu stimulieren vermag wie der Geruchssinn, ist auch bekannt als »Proust-« oder »Madeleine-Effekt«. In Prousts Roman *Auf der Suche nach der verlorenen Zeit* tauchen beim Protagonisten durch den Geschmack eines in Lindenblütentee getauchten Gebäcks (*Madeleine*) plötzlich längst verloren geglaubte Kindheitserinnerungen auf und setzen einen Strom der Erinnerung in Gang, die Initialzündung des fünftausendseitigen Romans. Psychologen sprechen von »Priming« oder »Bahnung«. Proust steht unter dringendem Asperger-Verdacht.

632 Schmidt (*Junge vom Saturn*), S. 17–25. Auch Schmidts völlig neues Vokabular, das seine bizarre autistische Welterfahrung in Tausenden von Neologismen spiegelt, ist ein typisches Asperger-Symptom.

633 Und selbst das Wenige, das für Erinnerungen an die frühe Kindheit gehalten wird, sind meist gar keine echten Erinnerungen, sondern nachträgliche Rekonstruktionen auf der Basis von Fotografien und Familienanekdoten.

634 Sucharewa, S. 246, 252.

635 Kafka in einem Brief an Felice Bauer (Kafka Briefe, Bd. 2, S. 279; s. a. Stach, Bd. 1, S. 148). Kafka fühlte sich zeitlebens als Fremder, Zurückgewiesener, Ausgestoßener, Unverstandener, fehlerhaft, inkompatibel, als Fremdkörper in einer Welt, die er nicht verstand, das ganze Leben war ihm eine ungeheuere und niemals zu bewältigende Prüfung. Seine Schriften sind Reflexionen dieser autistischen Lebenserfahrung, mit seinen Protagonisten als *Alter Egos*, gefangen in einer ewigen Suche, in dem ewigen Kampf, die feindselige Welt um sich herum zu verstehen, was aber nicht funktionieren kann, weil sie diese Welt aus einer anderen Perspektive als ihre Mitmenschen sehen, nämlich aus der autistischen. Kafkas Freundin – ohne jede Vorstellung von Autismus – analysierte ganz richtig: »Für ihn ist das Leben etwas gänzlich anderes als für alle anderen Menschen.« (Jesenská, S. 40). Diese Unvereinbarkeit von Kafkas eigener autistischer Perspektive mit der nicht-autistischen Perspektive seiner Leser, diese Kollision zweier grundverschiedener neurologischer Referenzsysteme, das ist die Quelle von Kafkas berühmter Atmosphäre der Hoffnungslosigkeit, der Sinnlosigkeit, der Verlorenheit, der Fremdheit, der Angst, des Irrwegs, des Ausgeliefertseins, des Absurden, des Grotesken, des Kafkaesken eben. »Kafkaesk« ist geradezu ein Synonym für »autistische Weltwahrnehmung«. Kafkas literarische *Alter Egos* Josef K. (im Labyrinth undurchsichtiger Verhältnisse) und Gregor Samsa (als Ungeziefer unter Menschen) durchleben genau den bösen Traum, aus dem Autisten niemals aufwachen. Siehe dazu Stuger, S. 2341, 2343, 2344, 2346.

636 Grandin (*Different*), S. 156 (dort englisch: »I feel cursed«).

637 Isaacson (*Jobs*), S. 29–39.

638 Zu Steve Jobs' Autismus-Symptomen siehe Grandin (*Different*), S. 385 f.

639 Brit Wilczek, einer der erfahrensten Autismus-Therapeutinnen weltweit: »Die erste Erkenntnis der Unterschiedlichkeit [in Kindergarten oder Grundschule] wird dabei nicht selten wie ein Schock erlebt … Immerhin ist es so, als sei das Kind mit einem Schlag mit sich und seiner Welt ganz allein in einer völlig fremden Um-Welt. Wesen, von denen es vorher dachte, dass sie ähnlich funktionieren wie es selbst, stellen sich als völlig anders heraus – und damit als unberechenbar.« (Wilczek, S. 323).

640 Andersen, geradezu der Prototyp des Außenseiters, wurde zeitlebens wegen seines merkwürdigen Aussehens und wegen seiner Tollpatschigkeit gemobbt. Seit 2005 wissen wir, dass er Asperger-Autist war (Fitzgerald 2005, S. 34–49). Zu den typisch autistischen Zügen und autobiografischen Aspekten in Andersens Märchen siehe Brown, S. 48–55 und S. 87–89, 279 in unserem Buch. Andersen selbst bezeichnete *Das hässliche junge Entlein* als autobiografisch.

641 Bazzana, S. 67.

642 Isaacson (*Jobs*), S. 31.

643 Thunberg (*Panik*), S. 28.

644 Schmidt (*Rahmen*), S. 116.

645 Pang, S. 26 (dort englisch).

646 Cutler, S. 165 (dort englisch). Schon Grunja Sucharewa berichtet 1926 in ihren weltweit ersten Beschreibungen von Asperger-Autisten, zwei ihrer Probanden hätten von den Mitschülern aufgrund ihrer Beschränkung auf reine Fakten und aufgrund ihres monotonen Redeflusses den Spitznamen »Sprechmaschine« bekommen (Sucharewa, S. 251).

647 Asimov 1994, S. 3 (dort englisch).

648 Michaelis, S. 58 (dort englisch).

649 Ein Asperger-Autist in Grandin (*Different*), S. 361 (dort englisch).

650 Schmidt (*Rahmen*), S. 71.

651 Attwood, S. 165.

652 Asimov 1994, S. 4; Asimov 1979, S. 116 (dort englisch).

653 Guiles, S. 24, 32; Warhol, S. 27 f.

654 Buffett im Dokumentarfilm *Becoming Warren Buffett* (2017), verfügbar auf YouTube (dort englisch).

655 Einmal wurde er von Mitschülern bewusstlos geprügelt und so schwer verletzt, dass er eine Woche im Krankenhaus verbringen musste. Bis zum heutigen Tag benötigt er immer wieder chirurgische Eingriffe an der Nase (Isaacson (*Musk*), S. 3, 16 f.).

656 Warhol, S. 142.

657 Ausführlich zu Andy Warhols *hoarding disorder*: Kalb, S. 59–76. Zu seinen Autismus-Symptomen: Fitzgerald 2005, S. 231–238; James, S. 183–194.

658 Schenkar, S. 735.

659 Zu Kubricks *Boxes* siehe z. B. https://cinephiliabeyond.org/stanley-kubricks-boxes/.
660 Interview mit Steve Jobs auf der beiliegenden CD in Freiberger & Swain (dort englisch). Das Wort »Apple« hatte auch den Vorteil, dass es auf alphabetischen Listen weit oben stehen und dem Unternehmen im Telefonbuch einen Platz noch vor Atari sichern würde.
661 Isaacson (*Jobs*), S. 29 ff.
662 Zu Steve Jobs' Frutarismus und zum Ursprung der Firmenbezeichnung Apple: Blumenthal, S. 50 f., 68, 177, 259; Isaacson (*Jobs*), S. 58 f.
663 Jean Paul ließ sich sein geliebtes bitteres Bier, von dem er abhängig war wie von einer Droge, in großen Mengen von Bayreuth erst nach Berlin (360 km) und dann nach Meiningen (150 km) liefern: de Bruyn, S. 190, 208 f.
664 Die »Kammermeierei« in einem abgelegenen Teil des Schlossparks von Schönbrunn, die beim Tod der Kaiserin 26 Rinder beherbergte, versorgte den Hof jahrzehntelang mit Milchprodukten und bestand bis 1960. War die Kaiserin auf Reisen, musste Franz Joseph nach den Kühen sehen, den Geschmack der Milch prüfen und seiner Gattin akribisch Bericht erstatten. Meist führte die Kaiserin auf ihren Reisen zwei Kühe und eine Ziege mit. Da Kühe nicht seetauglich sind, führte der Reisestress oft zum Versiegen der Milch, in diesem Fall musste dann die robustere Ziege einspringen (Hamann, S. 567, 579–581; Haderer, S. 153; Sztáray, S. 34, 113, 178). Im Sisi Museum in der Hofburg und im Wien Museum werden zwei spezielle Milchgläser der Kaiserin aufbewahrt, die sie auf alle ihre Reisen mitnahm.
665 Christomanos, S. 92, 161; s. a. Lindinger, S. 121. Ein *Raptus* (lat. ›Fortreißen‹) ist ein Zustand extremer Erregung.
666 Naifeh & White Smith, S. 228, 269, 568.
667 Herneck, S. 27; Plesch, S. 323. Einsteins Vorliebe für Spargel ist ungewöhnlich; die meisten Menschen mit Autismus mögen keine weichen, schleimigen Dinge.
668 Fitzgerald 2004, S. 87.
669 Hitchcocks Mittagessen: Chandler, S. 301, 310. Keine Mahlzeit ohne Kartoffeln: Spoto, S. 24. Als er im Alter Probleme mit den Zähnen hatte, gab es statt Kartoffeln oder Pommes frites auch einmal Kartoffelbrei.
670 Warhol hatte jahrzehntelang Campbell's-Dosensuppen zum Mittagessen: Bockris, S. 146. Bonbons und rohes Fleisch: Warhol & Hackett, S. 58.
671 Schroeder, S. 149, 347, 404, 499, 653–655 und Buffett im Dokumentarfilm *Becoming Warren Buffett* (2017), verfügbar auf YouTube. Buffett ordnet auch, ganz typisch für Autisten, alle Komponenten einer Mahlzeit der Größe nach, mag es nicht, wenn sie sich berühren, und isst sie getrennt nacheinander (Schroeder, S. 499 und Buffett im Dokumentarfilm *Inside Bill's Brain* von 2019, hier in Teil 2, verfügbar auf Netflix). Dieser Ordnungs-, Zähl-, Symmetrie-, Muster- und Systematisierungszwang ist weitverbreitet unter Autisten: Das Essen muss immer in gleich viele Stücke oder in bestimmte Formen geschnitten werden; nach einem bestimmten Muster oder symmetrisch angeordnet werden; mit einer bestimmten Anzahl von Bissen zerkaut werden. Bestimmte Nahrungsmittel dürfen nur an bestimmten Wochentagen gegessen werden; im Uhrzeigersinn; in alphabetischer Reihenfolge; der Teller muss so gedreht werden, dass das, was gerade gegessen wird, auf Position »zwölf Uhr« liegt. Gegessen werden nur Lebensmittel in einer bestimmten Farbe (was so weit gehen kann, dass alles mit Lebensmittelfarbe eingefärbt werden muss); nur mit einer bestimmten Temperatur; nur eine bestimmte Grammzahl; nur Nudeln mit einer bestimmten Anzahl von Rillen usw.
672 Thunberg (*Szenen*), S. 25. Im Dokumentarfilm *Ich bin Greta* (verfügbar in der ARD Mediathek) isst sie bei allen Gelegenheiten selbst zubereitete, mitgebrachte Fusilli (Spiralnudeln). Reist sie mit ihrem Vater im Elektroauto zu Vorträgen quer durch Europa, ist der Kofferraum mit Nudelpackungen vollgestopft.

673 Gerland, S. 15.
674 Blumenthal, S. 50; Isaacson (*Jobs*), S. 58 f.
675 https://www.cairn.info/revue-topique-2009-4-page-223.htm#no420 (dort französisch); s. a. Bazzana, S. 369.
676 Siehe z. B. Grandin (*Frohes Tier*), S. 34, 35, 61, 62 zur sogenannten *inattentional blindness*.
677 Elon Musk zum Beispiel fiel als Schüler immer durch Geistesabwesenheit auf. Man beschloss, dass es sich um ein Problem mit dem Gehör handeln musste, und entfernte ihm die Rachenmandeln – natürlich ohne Erfolg (Isaacson (*Musk*), S. 16).
678 Interview in der *FAZ*, 7.2.2009.
679 Isaacson (*Einstein*), S. 438 (dort englisch).
680 Warhol & Hackett, S. 62 f.
681 Schiff, S. 214. Nabokovs Frau übernahm also, zusätzlich zu allen anderen Pflichten des »echten« Lebens, auch noch das Autofahren. Auf Fahrten kreuz und quer durch die USA (hauptsächlich zum Zweck der Schmetterlingsjagd, Nabokovs lebenslangem autistischen Spezialinteresse) legten die beiden dann mehr als 250.000 km zurück. Nabokovs On-the-Road-Erfahrungen mit Highways, Motels, Sehenswürdigkeiten, Verkehrspolizisten, Autowerkstätten flossen in *Lolita* ein, wo Humbert mit seiner jungen Geliebten ein Jahr lang alle Staaten der USA im Uhrzeigersinn abfährt.
682 Allen, S. 96 f.
683 Bazzana, S. 264 f.
684 Boyd, S. 217.
685 Fitzgerald 2005, S. 197, 201; Ostwald, S. 62, 91; Stegemann, S. 227.
686 W. Harding (*Contemporaries*), S. 33 (dort englisch). Die Zeitgenossen erklärten es sich damit, dass der leidenschaftliche Heimatforscher Thoreau stets auf der Suche nach indianischen Artefakten war.
687 Gillies, S. 154.
688 Baum, S. 130; Budiansky, S. 100.
689 Budiansky, S. 159 (dort englisch).
690 Wilczek, S. 202.
691 Dziobek & Stoll, S. 20.
692 Saalfrank, S. 69, 248.
693 Pang, S. 80 (dort englisch).
694 Williams, S. 212. Auch Lewis Carroll gab Porträtfotografien nur ungern heraus, weil ihm die Vorstellung nicht gefiel, auf diesem Umweg von Fremden betrachtet zu werden. Auf allen existierenden Fotos blickt er demonstrativ zur Seite, vom Betrachter weg.
695 Brown, S. 96; Habegger, S. 517, 538–541, 548.
696 Elisabeth, S. 238; Hamann, S. 204. Zu Elisabeths Gedichten siehe auch S. 160. Michael Kunze, der seine Quellen gut kannte, hat im Musical *Elisabeth* (1992) diese Abneigung der Kaiserin gegen Blickkontakt in die Arie *Ich gehör nur mir* eingearbeitet: »Ich will nicht mit Fragen und Wünschen belastet sein / Vom Saum bis zum Kragen von Blicken betastet sein / Ich flieh', wenn ich fremde Augen spür' / Denn ich gehör nur mir«.
697 Hamann, S. 204, 298, 367; Lindinger, S. 90; Haderer, S. 49. Als Double musste Elisabeths Leibfriseurin Fanny Feifalik herhalten, die eine ähnliche Statur hatte, eine ähnliche Frisur trug und die Kaiserin ohnehin auf allen ihren Reisen begleitete.
698 Ostwald, S. 62, 91; Bazzana, S. 150.
699 Toeps, S. 15, 30, 44, 155. Als weitere autistenfreundliche Vorzüge der japanischen Kultur führt die Autorin an: Abneigung gegen Berührungen und Händeschüt-

teln, Abneigung gegen laute Gespräche in der Öffentlichkeit, hoher Anteil an leisen Elektroautos, stets pünktliche Züge, Nudeln dürfen geschlürft werden.

700 Bazzana, S. 39.

701 Page, S. 179f. (dort englisch).

702 O'Neill, S. 368. Zitat: Tesla, S. 42 (dort englisch).

703 Monk, S. 91 (dort englisch).

704 Ellis, S. 44 (dort englisch).

705 Ausführlich zu Jeffersons »textual presidency« (ohne Autismus-Bezug): Ellis, S. 227–230.

706 Pfotenhauer, S. 52.

707 Alleine in seinen letzten 35 Lebensjahren schrieb und empfing Carroll 98.721 Briefe (Cohen, S. xix). Zum Verzeichnis der Briefe: Cohen 1989, S. 11.

708 Schwilk (*Rilke*), S. 258f.

709 Schwilk (*Hesse*), S. 356; Reetz, S. 257

710 Kafka in einem Brief an Felice Bauer (Kafka Briefe, Bd. 2, S. 265f.), in dem er sie wieder einmal wegen ihrer Schreibfaulheit tadelt. Er erklärt sich das damit, dass ihr das Schreiben wohl widerstrebt und dass sie sich wohl lieber mündlich äußert – »Bei mir ist ganz das Gegenteil der Fall.«

711 Kafka an seinen Schwiegervater in spe, der diesen Brief glücklicherweise nie zu Gesicht bekam (Kafka Briefe, Bd. 2, S. 272; s.a. Stach, Bd. 2, S. 20, 362f.).

712 Prince-Hughes, S. 33.

713 Hübner, S. 129. Bei manchen Autisten führt die ständige Konversation mit Siri und Alexa kurioserweise sogar zu einer deutlichen Verbesserung der Kommunikationsfähigkeit und der sozialen Empathie, denn Künstliche Intelligenz ist geduldig und nie beleidigt (Newman, v.a. S. 158–170).

714 Zu Babbages Autismus-Symptomen: Fitzgerald & O'Brien, S. 69–79. Die Software (Lochkarten) zu seinen *Analytical Engines* wurde von Ada Lovelace geschrieben, einer Tochter von Lord Byron, der ersten Programmiererin der Welt. Die Maschinen funktionierten aber nicht, weil sie zu viele mechanische Komponenten enthielten (55.000 Teile, angetrieben von einer Dampfmaschine), ein Problem, das erst viel später mit der Erfindung elektronischer Transistoren gelöst werden konnte.

715 Greta Thunberg im Interview auf *Spiegel Online*, 2.2.2019 und im *The Guardian*, 26.11.2018 (dort englisch); s.a. Thunberg (*Panik*), S. 24.

716 Ein Leitmotiv, das sich durch alle Autobiografien von Autistinnen und Autisten und auch durch die psychologisch-psychiatrische Fachliteratur zieht: Eigentlich, so heißt es dort unisono, sind doch die Autisten die Rationalen, die »Normalen« – und werden ständig kritisiert. Die »normalen« Menschen dagegen tun ständig die merkwürdigsten Dinge – was aber niemanden stört, weil der Fehler in der Vertausendfachung zur Norm wurde.

Franz Kafkas hellsichtige Freundin (ohne jede Vorstellung von Autismus): »Das, was man auf [seine] Nicht-Normalität schiebt, gerade das ist sein Vorzug … Ich glaube eher, daß wir alle, die ganze Welt und alle Menschen krank sind und er der einzige Gesunde und richtig Auffassende und richtig Fühlende … Er hält ja immer sich für den, der schuldig ist und der schwach ist. Und dabei gibt es auf der ganzen Welt keinen zweiten Menschen, der seine ungeheuere Kraft hätte; diese absolut unumstößliche Notwendigkeit zur Vollkommenheit, zur Reinheit und Wahrheit.« (Jesenská, S. 47f.; s.a. Stach, Bd. 3, S. 410).

Greta Thunberg: »Ich glaube, dass wir Autisten in vielerlei Hinsicht die Normalen und die übrigen Menschen ziemlich seltsam sind.« (Thunberg (*Panik*) S. 25).

Aus einem Überlebensratgeber für Asperger-Autisten: »Wenn Sie dieses Buch gelesen haben, werden Sie den Unsinn der anderen besser verstehen.« (Segar, S. 4, dort englisch).

Maria Asperger-Felder, Hans Aspergers Tochter, selbst Kinder- und Jugendpsychiaterin, und wie ihr Vater auf Autismus spezialisiert: »Das ist eine Schwierigkeit in unserer Gesellschaft: Wieviel Besonderheit wird zugelassen? Normalität ist eine statistische Definition … Das Pech, das sie [die Asperger-Autisten] haben, besteht darin, dass sie eine Minderheit sind. Wenn *ihre* Art die häufige wäre, dann wären *wir* die nicht-normalen Menschen.« (Interview in der Filmdokumentation *Graustufen*, verfügbar auf YouTube).
Brit Wilczek, eine der erfahrensten Autismus-Therapeutinnen weltweit, nimmt in ihrem Buch *Wer ist hier eigentlich autistisch?* kein Blatt vor den Mund: »Warum sind neurotypische [nicht-autistische] Menschen oft so unflexibel und … aus sich heraus nicht bereit oder in der Lage, einmal eine andere Sichtweise einzunehmen? Warum halten sie an ihren Denkmustern und Erwartungen so sehr fest? Warum fällt es ihnen … so schwer, etwas ›Anderes‹ oder jemanden in seinem Anders-Sein zu tolerieren und zu respektieren? … Das oberste Gebot [für nicht-autistische Menschen] ist die reibungslose Herstellung und Erhaltung harmonischer Kontakte und Zugehörigkeit … Dies führt allerdings dazu, dass Meinungen und Sichtweisen … weitgehend unwillkürlich aneinander angeglichen werden, ja dass eigene Empfindungen, Bedürfnisse und ›Wirklichkeiten‹ unterdrückt werden. Wenn … die autopilotgesteuerte Harmonie die meiste Zeit über dadurch gelingt, dass … ständig Gemeinsamkeiten gesucht, betont oder notfalls suggeriert werden, dann kommt es selten zur Konfrontation mit einer wirklich anderen Sichtweise … Mit schlafwandlerischer Sicherheit steuert ihr Sozialer Autopilot sie [die nicht-autistischen Menschen] so, dass sie möglichst auf Gleichgesinnte treffen … Wenn von vorneherein kein Sozialer Autopilot – mit Wertungen und Emotionen – ›dazwischenpfuscht‹, dann findet eine Begegnung mit anderen Menschen auf Augenhöhe und ohne automatisch gesteuerte Schutzmechanismen statt … So wird … ein Mensch mit autistischer Grundstruktur einem anderen Menschen gegenüber offener begegnen … Dem ›großen Ganzen‹ wünsche ich, dass immer mehr Menschen die Möglichkeit für sich entdecken und nutzen, sich zumindest hin und wieder von der Steuerung ihres Autopiloten zu lösen.« (Wilczek, S. 311–335).

717 Thoreau, S. 114.

718 Die Extremsportlerin und Hungerkünstlerin Elisabeth wog bei einer Körpergröße von 172 cm nie mehr als 47 kg, war ausgesprochen hager, asketisch und durchtrainiert. Schon aus diesem Grund wurde mit der nur 161 cm großen, pausbäckigen Romy Schneider in der *Sissi*-Trilogie von 1955–57 ein falsches Bild im kollektiven Bewusstsein verankert.

719 Naifeh & White Smith, S. 154, 201, 228 f., 254, 269, 273, 277. Bei Van Gogh kam zur autistischen Askese noch der religiöse Aspekt der Jesus-Imitation hinzu.

720 È. Curie, S. 82.

721 Rilke, der sich selbst »unterstandslos« nannte, hatte nie einen festen Wohnsitz, zog alle paar Monate um, lebte drei Jahrzehnte ausschließlich in Mietwohnungen, in Hotels, als Gast wohlhabender Mäzene. Wo er hinkam, ließ er sich ein Stehpult nach seinen Maßen anfertigen, das war alles. Eine Liste seiner mindestens 300 Lebensstationen bei Leppmann, S. 470–474.

722 Kafkas asketischer und hypochondrischer Lebensstil: Stach, Bd. 1, S. 297–308; Bd. 2, S. 19 f. Kafka war ein Anhänger der damals populären »Naturheilbewegung«, wobei er in seinem autistischen Fanatismus weit übers Ziel hinausschoss: Er quälte sich mit endlosen Turnübungen, lebte bei Eiseskälte, aß fast nichts, als Vierundzwanzigjähriger wog er bei einer Körpergröße von 181 cm nur 61 kg.

723 Isaacson (*Jobs*), S. 64, 117, 132, 323. Auf Fotos von Jobs' Wohnungen sieht es immer so aus, als sei er gerade erst eingezogen: ein Stuhl, eine Lampe, er sitzt auf dem Boden.

724 Dieses Kapitel, das zum Zeitpunkt des Erscheinens dieses Buches in seinem missionarischen Eifer etwas überholt wirken mag, entstand im Jahr 2017, als der US-Präsident den Klimawandel leugnete und der brasilianische Präsident einen Krieg gegen den Regenwald führte, als der Ausbau der russisch-deutschen Gaspipelines in vollem Gange war, als es in Deutschland erst 30.000 Elektroautos gab, als niemand die Begriffe »Deutschlandticket«, »Wärmepumpe«, »Flugscham« verstanden hätte, und als Greta Thunberg eine Unbekannte war. In den vergangenen sechs Jahren hat sich mehr getan als in den 40 Jahren zuvor. Endlich muss nicht mehr in jedem Zeitungsartikel, in jeder Talkrunde, in jedem Klassenzimmer für Nachhaltigkeit und Energiewende gepredigt werden, endlich hat sich das Thema verselbstständigt und eine Eigendynamik entwickelt, und endlich sind Plädoyers wie das vorliegende obsolet – das hier als Dokument des historischen Wandels in seiner ursprünglichen Form stehenbleiben soll.

725 »This guy's a traitor, he's treasonous … And I'm not for the death penalty, so … there's only one way to do it: illegally shoot the son of a bitch!«: *Fox*-Journalist Bob Beckel im Dezember 2010. Alle Teilnehmer der Talkrunde stimmten ihm zu.

726 MELZER, Klappentext und passim.

727 https://www.computerweekly.com/news/252489508/Assange-has-Aspergers-syndrome-and-depression-court-hears.

728 ROBERTSON-LORANT, S. 530 f. Dass die Familie nicht verhungerte, ist Melvilles Schwiegervater zu verdanken, der immer nach Kräften aushalf.

729 VALLENTIN, S. 57–63. Zitat: Einstein in einem Brief, 1920 (CALAPRICE, S. 219).

730 Interview im *Harvard Business Review Magazine*, April 2013 (dort englisch).

731 VANCE, S. 308. Vielleicht ist darin auch eine bewusste Referenz an Musks Namenspatron Nikola Tesla zu sehen, der nur wenige seiner Erfindungen patentieren ließ.

732 ISAACSON (*Musk*), S. 367 (dort englisch). SpaceX soll es der Menschheit ermöglichen, im Falle einer irdischen Katastrophe im Weltall weiterzuleben. Tesla und SolarCity treiben die Technik der erneuerbaren Energien voran. Optimus und Neuralink haben das Ziel, ein »human-machine interface« zu erschaffen, um die Menschheit vor schädlicher KI zu schützen: ISAACSON (*Musk*), S. 457.

733 Greta Thunberg in einer Rede bei der UN-Klimakonferenz (THUNBERG *Panik*, S. 38) und auf Instagram, deutsche Übersetzung zitiert nach *Stern Online* vom 1.9.2019.

734 Assange, nachdem ihm ein befreundeter Journalist das Album in sein Botschaftsexil gebracht hatte (https://www.freitag.de/autoren/srecko-horvat/an-einem-ort-ohne-zeit).

735 W. HARDING (*Days*), S. 295.

736 CHENEY, S. 36; TESLA, S. 38 f. (dort englisch). Auch Vincent van Gogh musste, wenn ihm ein Buch gefallen hatte, so schnell wie möglich das komplette Werk dieses Autors lesen (NAIFEH & WHITE SMITH, S. 54).

737 CAEYERS, S. 566, dort auch ausführlich zum sogenannten »Neffenkonflikt« (S. 554–568, 700–714), um den in der Beethoven-Forschung viel Aufhebens gemacht wird. Neffe Karl überlebte den Suizidversuch mit Blessuren, diente dann in der Armee, stolperte von einer beruflichen Enttäuschung zur nächsten und lebte vom Erbe seines Onkels.

738 JOFFE, S. 90.

739 FÖLSING, S. 628. Einstein war ein passionierter Segler.

740 GERLAND, S. 224. Auch Bob Dylan betonte in Interviews immer wieder, ohne fremde Hilfe und ohne Entziehungskur vom Heroin losgekommen zu sein, was ihm nie so recht geglaubt wurde. Und nur dank seines autistischen Durchführmechanismus konnte Karl Lagerfeld im Jahr 2001 innerhalb von 13 Monaten unglaubliche 42 Kilo abnehmen.

741 Im Dokumentarfilm *Inside Bill's Brain* von 2019 (hier in Teil 3), verfügbar auf Netflix (dort englisch).
742 Vance, S. 53f., 66. Ohne vom autistischen Durchführmechanismus zu wissen, wählte der Interviewer genau das richtige Wort: *Terminator*, von lateinisch *terminare* = ›etwas beenden, zu einem finalen Abschluss bringen‹.
743 Greta Thunberg im Interview auf *Spiegel Online*, 2.2.2019 und im *The Guardian*, 26.11.2018 (dort englisch).
744 Greta Thunberg in einem ZDF-Interview, 6.2.2019.
745 In dem Film *Magnificent 7* spielt Bonham Carter eine Mutter autistischer Kinder. Als sie sich auf die Rolle vorbereitete, sich über Autismus informierte und mit Betroffenen sprach, erkannte sie, dass auch ihr Lebensgefährte auf dem autistischen Spektrum liegen muss: »Tim will kill me, but while making this drama I realised he actually has a bit of Asperger's in him. You start recognising the signs. We were watching a documentary about autism and he said that was how he felt as a child.« Bonham Carter in einem Interview von 2012 (https://www.standard.co.uk/showbiz/helena-s-secret-pain-7270905.html).
746 Z.B. in der *Daily Mail* vom 10.6.2017 (http://www.dailymail.co.uk/home/event/article-4587980/Anthony-Hopkins-Hannibal-Lecter-Transformers.html).
747 Z.B. in der *Mainzer Allgemeinen Zeitung* vom 9.3.2006.
748 Z.B. im *Vice Magazine*, 1.3.2010.
749 Z.B. im *Magazin der Süddeutschen Zeitung*, 22.7.2016.
750 Für Van Gogh wurden im Laufe der Zeit über 150 retrospektive Diagnosen gestellt. Siehe Lohmann, S. 246 und Carota et al., die eine alles dominierende Bipolare Störung herausarbeiten. Es gibt einen umfangreichen Wikipedia-Artikel: »Health of Vincent van Gogh«. Van Goghs gesamte Familie war psychisch auffällig (S. 159).
751 Kamp-Becker, S. 322. Das Argument, dass kein diagnostizierter Asperger-Autist je Millionär geworden wäre, ist nachweislich falsch. Es gibt mehrere Autobiografien diagnostizierter Asperger-Autisten (z.B. Plummer), die es dank ihrer Spezialbegabungen zu großem Reichtum gebracht haben. Von den in diesem Buch behandelten 56 Betroffenen wurden mindestens 21 aus eigener Kraft zu Millionären. Vier erhielten einen Nobelpreis, fünf mindestens einen Oscar.
752 Vance, S. 306f.

Bildnachweise

Abb. 1	Autor
Abb. 2	https://de.wikipedia.org/wiki/Datei:5._Sinfonie_%28Beethoven%29.png
Abb. 3	Meredith J. West & Andrew P. King: Mozart's Starling, in: American Scientist, vol. 78 (March–April 1990), pp. 106–114, hier S. 112 http://www.eebweb.arizona.edu/Courses/Ecol487/readings/Mozart's%20Starling.pdf
Abb. 4	Peter Schmidt: Ein Kaktus zum Valentinstag. Ein Autist und die Liebe, Ostfildern: Patmos, 2012, S. 74
Abb. 5	https://de.wikipedia.org/wiki/Walden#/media/Datei:Walden_Thoreau.jpg
Abb. 6	https://upload.wikimedia.org/wikipedia/commons/9/97/Thomas_Jefferson%27s_Monticello_%28cropped%29.JPG
Abb. 7 & 8	https://upload.wikimedia.org/wikipedia/commons/0/0c/Plate_depicting_emotions_of_grief_from_Charles_Darwin%27s_book_The_Expression_of_the_Emotions.jpg
Abb. 9	https://www.researchgate.net/figure/Screenshots-from-Mind-Reading-The-Interactive-Guide-to-Emotions-by-S-Baron-Cohen-O_fig1_7179841
Abb. 10	© picture alliance / abaca / Dessons Eric
Abb. 11	http://tile.loc.gov/storage-services/service/pnp/cph/3c00000/3c08000/3c08100/3c08151r.jpg
Abb. 12	https://anno.onb.ac.at/cgi-content/anno?aid=dib&datum=18861111&seite=1&zoom=33
Abb. 13	https://assets.vangoghmuseum.nl/67f716a8-ce12-45d8-b9ad-3b86f94d238a?w=1200&format=webp&c=4bcd153a5238383b41744dca92d5e741309115ba4ae70e81a7ba19a58c783dd6
Abb. 14	https://upload.wikimedia.org/wikipedia/commons/e/eb/Vincent_van_Gogh_January_1873.jpeg
Abb. 15	https://img.oldthing.net/7580/42871883/0/n/11049021/Fotografie-unbekannter-Fotograf-und-Ort-Portrait-Sissi-Kaiserin-Elisabeth-von-Oesterreich-Ungarn-Rueckenportrait.jpg
Abb. 16	https://upload.wikimedia.org/wikipedia/commons/thumb/e/ea/Van_Gogh_-_Starry_Night_-_Google_Art_Project.jpg/1024px-Van_Gogh_-_Starry_Night_-_Google_Art_Project.jpg
Abb. 17	https://upload.wikimedia.org/wikipedia/commons/f/fe/Airplane_vortex_edit.jpg
Abb. 18	https://upload.wikimedia.org/wikipedia/commons/2/2c/Vortex-street-1.jpg
Abb. 19	© iStock / Amelia Coffen
Abb. 20	https://upload.wikimedia.org/wikipedia/commons/thumb/4/4d/Curie_-_%C5%92uvres_de_Pierre_Curie%2C_1908_-_Pl._II_-_Vue_2.png/1024px-Curie_-_%C5%92uvres_de_Pierre_Curie%2C_1908_-_Pl._II_-_Vue_2.png
Abb. 21	Standbild von der DVD *Temple Grandin, Du gehst nicht allein* (2010), Home Box Office, Inc.
Abb. 22	Daniel Tammet: Elf ist freundlich und Fünf ist laut. Ein genialer Autist erklärt seine Welt, Düsseldorf: Patmos, 2007, S. 19

Abb. 23	https://en.wikipedia.org/wiki/Shavian_alphabet#cite_ref-Kingsley_Read_cover_2-0 https://de.wikipedia.org/wiki/Shaw-Alphabet#/media/Datei:Four_phrases_in_Shavian.svg
Abb. 24	https://aadl.org/files/documents/pdf/signal/SL_18421128.pdf
Abb. 25	Isa Bowman: The Story of Lewis Carroll, New York: E.P. Dutton & Co., 1899, S. 90 f.
Abb. 26	© getty images /Bettmann / Kontributor
Abb. 27	https://pbs.twimg.com/media/D2RipoZWwAEXxbC.jpg
Abb. 28	https://91classical.org/wp-content/uploads/sites/8/2020/05/nlc003956-v6.jpg
Abb. 29	© The Andy Warhol Foundation for the Visual Arts, Inc. / Licensed by Artists Rights Society (ARS), New York
Abb. 30	https://static.dw.com/image/16165627_303.jpg

Der Verlag hat sich bemüht, alle Rechteinhaber von Abbildungen zu ermitteln. Sollten dennoch Inhaber von Urheberrechten unberücksichtigt geblieben sein, bitten wir sie, sich mit dem Verlag in Verbindung zu setzen.

Zitierte Literatur

Adams, William Howard: The Paris Years of Thomas Jefferson, New Haven-London: Yale University Press, 1997

Allen, Woody: Ganz nebenbei. Autobiographie, Hamburg: Rowohlt, 2020 (Originalausgabe: Apropos of Nothing, New York: Skyhorse, 2020)

Andersen, Hans Christian: Lebensbuch, herausgegeben, übersetzt und mit einem Nachwort von Gisela Perlet, München: Diederichs, 1993 (Andersens erster Versuch einer Autobiografie von 1832, zu Lebzeiten unpubliziert, zitiert als Andersen I)

Andersen, Hans Christian: Meines Lebens Märchen, herausgegeben und mit einem Nachwort von Tove Fleischer, Leipzig-Weimar: Gustav Kiepenheuer, 1989 (Andersens zweite Autobiografie, publiziert 1847, mit einem Nachtrag von 1855, zitiert als Andersen II)

Asimov, Isaac: In Memory Yet Green – The Autobiography of Isaac Asimov 1920–1954, New York: Doubleday & Company, 1979 (zitiert als Asimov 1979)

Asimov, Isaac: I Asimov. A Memoir, New York etc.: Doubleday, 1994 (ich zitiere aus der Taschenbuchausgabe, New York: Bantam Books, 1995), zitiert als Asimov 1994

Asimov, Stanley (Hrsg.): Yours, Isaac Asimov. A Lifetime of Letters, New York etc.: Doubleday, 1995 (zitiert als Asimov 1995)

Asperger, Hans: Die »autistischen Psychopathen« im Kindesalter (Habilitationsschrift von 1943, eingereicht bei der medizinischen Fakultät der Wiener Universität), in: Archiv für Psychiatrie und Nervenkrankheiten, Band 117 (1944), S. 76–136

Aspies e. V. (Hrsg.): Risse im Universum, Berlin: Weidler, 2010

Attwood, Tony: Leben mit dem Asperger-Syndrom. Von Kindheit bis Erwachsensein – alles was weiterhilft, Stuttgart: Trias 2008 (ich zitiere aus der 3. Auflage von 2019) (Originalausgabe: The Complete Guide to Asperger's Syndrome, London: Jessica Kingsley Publ., 2007)

Bajorek, Angela: Wer fast nichts braucht, hat alles: Janosch – die Biographie, Berlin: Ullstein, 2016

Baron-Cohen, Simon: Vom ersten Tag an anders: Das weibliche und das männliche Gehirn, Düsseldorf: Patmos, 2004 (Originalausgabe: The Essential Difference: Men, Women and the Extreme Male Brain, Allen Lane – Penguin Books, 2003), zitiert als Baron-Cohen 2004

Baron-Cohen, Simon: The Pattern Seekers. A New Theory of Human Invention, Dublin: Penguin Random House/Allen Lane 2020 (zitiert als Baron-Cohen 2020)

Bartók, Peter: My Father, Homosassa (FL): Bartók Records, 2002

Baum, Wilhelm: Wittgenstein im Ersten Weltkrieg. Die »Geheimen Tagebücher« und die Erfahrungen an der Front (1914–1918), Klagenfurt-Wien: Kitab, 2014

Bazzana, Kevin: Glenn Gould – Die Biografie, Mainz: Schott Music, 2006 (Originalausgabe: Wondrous Strange: The Life and Art of Glenn Gould, Toronto: McClelland Stewart Ltd., 2003)

Begley, Louis: Die ungeheuere Welt, die ich im Kopfe habe. Über Franz Kafka, München: Deutsche Verlags-Anstalt, 2008 (Originalausgabe: The Tremendous World I Have Inside My Head. Franz Kafka: A Biographical Essay, New York: Atlas & Co., 2008)

Bentley, Katrin: Allein zu zweit. Mein Mann, das Asperger-Syndrom und ich, Gockhausen: Wörterseh, 2017

BLUMENTHAL, Karen: Steve Jobs. Think Different – Die Welt anders denken, Berlin: Bloomsbury, 2012 (Originalausgabe: Steve Jobs. The Man Who Thought Different, New York: Feiwel and Friends, 2012)

BOCKRIS, Victor: Andy Warhol, Düsseldorf: Claassen, 1989 (Originalausgabe: Warhol. The Biography, London: Frederick Muller/Century Hutchinson Ltd., 1988)

BOROWSKI, Ludwig Ernst: Darstellung des Lebens und Charakters Immanuel Kant's, Königsberg: Friedrich Nicolovius, 1804 (ich zitiere nach der Ausgabe: Rudolf Malter (Hrsg.): Immanuel Kant. Sein Leben in Darstellungen von Zeitgenossen. Die Biographien von Borowski, Jachmann und Wasianski, Darmstadt: Wissenschaftliche Buchgesellschaft, 2012, S. 3–102)

BOYD, Brian: Vladimir Nabokov. Die amerikanischen Jahre 1940–1977, Reinbek bei Hamburg: Rowohlt, 2005

BRAUNS, Axel: Buntschatten und Fledermäuse. Mein Leben in einer anderen Welt, München: Goldmann, 2002 (ich zitiere aus der 16. Auflage von 2004)

BROD, Max: Über Franz Kafka, Frankfurt/M.: S. Fischer, 1993

BROWN, Julie: Writers on the Spectrum. How Autism and Asperger Syndrome have Influenced Literary Writing, London-Philadelphia: Jessica Kingsley Publ., 2010

BUDIANSKY, Stephen: Journey to the Edge of Reason: The Life of Kurt Gödel, New York: W. W. Norton, 2021

BUSCHHOFF, Anne & STEIN, Detlef (Hrsg.): Hans Christian Andersen, Poet mit Feder und Schere, Katalog zur Ausstellung in der Kunsthalle Bremen, Köln: Wienand, 2018

CAEYERS, Jan: Beethoven – Der einsame Revolutionär, München: C.H. Beck, 2012

CALAPRICE, Alice (Hrsg.): Einstein sagt – Zitate, Einfälle, Gedanken, München: Piper, 1997 (ich zitiere aus der 7. Auflage von 2017) (Originalausgabe: The Quotable Einstein, Princeton: Princeton University Press, 1996)

CARLEY, Michael John: Asperger's from the Inside Out. A Supportive and Practical Guide for Anyone with Asperger's Syndrome, New York: Perigee/Penguin, 2008

CAROTA, Antonio & IARIA, Giuseppe & BERNEY, Alexandre & BOGOUSSLAVSKY, Julien: Understanding Van Gogh's Night: Bipolar Disorder, in: Julien Bogousslavsky & François Boller: Neurological Disorders in Famous Artists (Frontiers of Neurology and Neuroscience, vol. 19), Basel: Karger, 2005, S. 121–131

CHANDLER, Charlotte: It's Only a Movie. Alfred Hitchcock: A Personal Biography, London: Simon & Schuster, 2005 (ich zitiere aus der Taschenbuchausgabe von 2006)

CHENEY, Margaret: Nikola Tesla: Erfinder, Magier, Prophet, Aachen: Omega, 1995 (ich zitiere aus der 4. Auflage von 2001) (Originalausgabe: Tesla – Man Out of Time, Englewood Cliffs: Prentice Hall, 1981)

CHRISTOMANOS, Constantin: Elisabeth von Österreich, Die Tagebuchblätter von Constantin Christomanos, herausgegeben von Verena von der Heyden-Rynsch, Frankfurt/M.-Leipzig: Insel, 1993

COHEN, Morton N. (Hrsg.): Lewis Carroll. Interviews and Recollections, London: MacMillan, 1989 (zitiert als COHEN 1989)

COHEN, Morton N.: Lewis Carroll. A Biography, London: MacMillan, 1995 (ich zitiere aus der zweiten Auflage 2015), zitiert als COHEN 1995

CURIE, Ève: Madame Curie – Eine Biographie, Frankfurt/M.: S. Fischer, 1952 (ich zitiere aus der 26. Auflage von 2003), zitiert als È. CURIE

CURIE, Marie: Selbstbiographie, mit einem Vorwort von Tobias Wimbauer (Neuausgabe der Edition Leipzig: Teubner, 1962), Norderstedt: Books on Demand, 2016 (zitiert als M. CURIE)

CURREY, Mason: Musenküsse. Die täglichen Rituale berühmter Künstler, Zürich/Berlin: Kein & Aber, 2013

CUTLER, Tom: Keep clear: My Adventures with Asperger's, London: Scribe Publ., 2019
CZERNY, Carl: Erinnerungen aus meinem Leben, herausgegeben und mit Anmerkungen versehen von Walter Kolneder, Baden-Baden: Koerner, 1968
D'ALESSANDRO, Emilio: Stanley Kubrick and Me: Thirty Years at his Side, New York: Arcade Publishing, 2016
DAMROSCH, Leo: Jonathan Swift: His Life and his World, New Haven-London: Yale University Press, 2013 (ich zitiere aus der Taschenbuchausgabe)
DANIELS, Eva: Geliebter Fremder. Wie Frauen ihren Asperger-Mann lieben und verstehen, Stuttgart: Trias, 2015; 2. Auflage 2022 (ich zitiere aus der 1. Auflage)
DARWIN, Charles: Mein Leben, Frankfurt/M.-Leipzig: Insel, 2008 (zitiert als DARWIN)
DARWIN, Charles: The Life and Letters of Charles Darwin, including an autobiographic chapter, edited by bis son, Francis Darwin, vol. I, London: John Murray, 1887 (zitiert als DARWIN *Life and Letters*)
DAWSON, John W.: Kurt Gödel: Leben und Werk, Wien-New York: Springer, 1999 (Originalausgabe: Logical Dilemmas: The Life and Work of Kurt Gödel, Wellesley (MA): A K Peters, 1997)
DE BRUYN, Günter: Das Leben des Jean Paul Friedrich Richter, Frankfurt/M: S. Fischer, 2015 (überarbeitete und vermehrte Neufassung)
DELBANCO, Andrew: Melville. Biographie, München-Wien: Carl Hanser 2007 (ich zitiere aus der Taschenbuchausgabe, btb Verlag 2009) (Originalausgabe: Melville. His World and Work, New York: Alfred A. Knopf, 2005)
DICKINSON BIANCHI, Martha: Emily Dickinson Face to Face, edited and with a foreword by Anthony Madrid, New York: McNally Editions, 2023 (Reprint der Originalausgabe Boston: Houghton Mifflin, 1932)
DYER, Frank Lewis & COMMERFORD MARTIN, Thomas: Edison, His Life and Inventions, New York: Harper & Brothers Publ., 1910 (ich zitiere aus dem von Create-Space Independent Publishing Platform herausgegebenen Reprint, o. O., 2010)
DZIOBEK, Isabel & STOLL, Sandra: Hochfunktionaler Autismus bei Erwachsenen. Ein kognitiv-verhaltenstherapeutisches Manual, Stuttgart: W. Kohlhammer, 2019
EBNETER, Curdin & UNGLAUB, Erich (Hrsg.): Erinnerungen an Rainer Maria Rilke. Texte von Augenzeugen, Wädenswil: Nimbus Kunst und Bücher AG, 2022
EDISON, Thomas Alva: The Diary and Sundry Observations of Thomas Alva Edison, edited by Dagobert D. Runes, New York: Philosophical Library, 1948
EHRENPREIS, Irvin: The Personality of Jonathan Swift, London: Methuen and Co Ltd, 1958
ELISABETH von Österreich: Das poetische Tagebuch, herausgegeben und kommentiert von Brigitte Hamann, Wien: Österreichische Akademie der Wissenschaften, 1984 (ich zitiere aus der unveränderten 7. Auflage von 2017)
ELLIS, Joseph J.: American Sphinx: The character of Thomas Jefferson, New York: Alfred A. Knopf, 1997 (ich zitiere aus der Taschenbuchausgabe New York: Random House/Vintage Books, 1998)
FALK, Quentin: Anthony Hopkins, The Authorised Biography, London: Virgin Books, 2005
FESTETICS, Marie: Das Tagebuch der Gräfin Marie Festetics, Kaiserin Elisabeths intimste Freundin, herausgegeben von Gudula Walterskirchen und Beatrix Meyer, St. Pölten-Salzburg-Wien: Residenz Verlag, 4. Auflage 2014
FINCH, David: The Journal of Best Practices. A Memoir of Marriage, Asperger Syndrome, and One Man's Quest to Be a Better Husband, New York: Scribner, 2012 (ich zitiere aus der Taschenbuchausgabe, Oktober 2012)
FISCHER, Corinna & Bob: Ich liebe einen Asperger. Unsere Ehe, unsere Kinder – und das Asperger-Syndrom, Stuttgart: Trias, 2014

Fitzgerald, Michael: Autism and Creativity. Is there a link between autism in men and exceptional ability?, Hove-New York: Brunner-Routledge, 2004 (zitiert als Fitzgerald 2004)

Fitzgerald, Michael: The Genesis of Artistic Creativity. Asperger's Syndrome and the Arts, London-Philadelphia: Jessica Kingsley Publ., 2005 (zitiert als Fitzgerald 2005)

Fitzgerald, Michael: The Mind of the Artist. Attention Deficit Hyperactivity Disorder, Autism, Asperger Syndrome and Depression, New York: Nova Science Publ., 2015 (zitiert als Fitzgerald 2015)

Fitzgerald, Michael & O'Brien, Brendan: Genius Genes. How Asperger Talents Changed the World, Shawnee Mission/Kansas: Autism Asperger Publishing Company, 2007

Floros, Constantin: Anton Bruckner, Persönlichkeit und Werk, Hamburg: Europäische Verlagsanstalt, 2004

Fölsing, Albrecht: Albert Einstein. Eine Biographie, Frankfurt: Suhrkamp, 1993 (ich zitiere aus der Taschenbuchausgabe von 1999)

Ford, Henry: Edison as I Know Him, New York: Cosmopolitan Book Corporation, 1930 (ich zitiere aus dem von The best books publishing herausgegebenen Reprint, o. O., 2018)

Freeman, R. B.: Charles Darwin: A Companion, Folkestone: Dawson, 1978

Freiberger, Paul & Swain, Michael: Fire in the Valley. The Making of the Personal Computer (Collector's Edition with CD-ROM), New York etc.: McGraw-Hill, 2000

Fröhlich, Henning et al.: Gastrointestinal dysfunction in autism displayed by altered motility and achalasia in Foxp1$^{+/-}$ mice, in: Proceedings of the National Academy of Sciences of the United States of America, Oct. 29, 2019, vol. 116, no. 44, pp. 22237–22245

Gerland, Gunilla: Ein richtiger Mensch sein. Autismus – das Leben von der anderen Seite, Stuttgart: Verlag Freies Geistesleben, 1998 (Originalausgabe: En riktig människa, Stockholm: Cura, 1996)

Gillberg, Christopher: A Guide to Asperger Syndrome, Cambridge: Cambridge University Press, 2002 (ich zitiere aus der 4. Auflage von 2006)

Gillies, Malcolm: Béla Bartók im Spiegel seiner Zeit, portraitiert von Zeitgenossen, Zürich-St. Gallen: M&T Verlag, 1991 (Originalausgabe: Bartók remembered, London: Father and Father, 1990)

Girsberger, Thomas: Die vielen Farben des Autismus: Spektrum, Ursachen, Diagnose, Therapie und Beratung, Stuttgart: Kohlhammer, 2014 (ich zitiere aus der 3. Auflage von 2016)

Glendinning, Victoria: Jonathan Swift, London: Random House, 1998

Goldsmith, Barbara: Marie Curie, Die erste Frau der Wissenschaft, München: Piper, 2010 (ich zitiere aus der Taschenbuchausgabe von 2011) (Originalausgabe: Obsessive Genius, New York-London: W. W. Norton & Co., 2005)

Göllerich, August: Anton Bruckner: Ein Lebens- und Schaffens-Bild. Nach dessen Tod [ab Band II] ergänzt und herausgegeben von Max Auer, Regensburg: Gustav Bosse Verlag; Band I: 1922; Band II, 1. Teil: 1928; Band III, 1. Teil: 1932; Band IV, 1.–3. Teil: 1936

Grandin, Temple: Emergence: Labelled Autistic, Novato (CA): Arena Press, 1986. Deutsche Ausgabe: Durch die gläserne Tür: Lebensbericht einer Autistin, Hannover: Verlag Rad und Soziales, 2013 (zitiert als Grandin (*Emergence*))

Grandin, Temple: Thinking in Pictures and Other Reports from My Life with Autism, New York: Doubleday, 1995 (ich zitiere aus der erweiterten Taschenbuchausgabe London: Bloomsbury, 2006. Deutsche Ausgabe: Ich bin die Anthropologin auf dem Mars. Mein Leben als Autistin, München: Droemer Knaur, 1997; Neuauflage: Hannover: Verlag Rad und Soziales, 2021), zitiert als GRANDIN (*Thinking in Pictures*)

GRANDIN, Temple: Ich sehe die Welt wie ein frohes Tier. Wie ich als Autistin Menschen und Tiere einander näher bringen kann, Berlin: Ullstein, 2005; Neuauflage: Hannover: Verlag Rad und Soziales, 2013 (Originalausgabe: Animals in Translation. Using the Mysteries of Autism to Decode Animal Behavior, New York: Scribner, 2005), zitiert als GRANDIN (*Frohes Tier*)

GRANDIN, Temple (Hrsg.): Different ... Not Less. Inspiring Stories of Achievement and Successful Employment from Adults with Autism, Asperger's, and ADHD, Arlington/TX: Future Horizons, 2012 (zitiert als GRANDIN (*Different*))

GRANDIN, Temple & PANEK, Richard: The Autistic Brain. Exploring the Strength of a Different Kind of Mind, Houghton Mifflin Harcourt Publ., 2013 (ich zitiere aus der Taschenbuchausgabe Ebury Publ., 2014), zitiert als GRANDIN (*Autistic Brain*)

GUARD, Olivier & BOLLER, François: Immanuel Kant: Evolution from a Personality ›Disorder‹ to a Dementia, in: Julien Bogousslavsky & François Boller: Neurological Disorders in Famous Artists (Frontiers of Neurology and Neuroscience, vol. 19), Basel: Karger, 2005, pp. 76–84

GUILES, Fred Lawrence: Andy Warhol – Voyeur des Lebens, München: Paul List Verlag, 1989 (Originalausgabe: Andy Warhol – Loner at the Ball, London: Bantam Press, 1989)

GWINNER, Wilhelm: Arthur Schopenhauer aus persönlichem Umgang dargestellt. Ein Blick auf sein Leben, seinen Charakter und seine Lehre, Leipzig: Brockhaus, 1922 (ich zitiere aus dem fotomechanischen Nachdruck, London: Forgotten Books, 2015)

HABEGGER, Alfred: My wars are laid away in books: The life of Emily Dickinson, New York: Modern Library, 2002

HACKETT, Pat: The Andy Warhol Diaries, Warner Books, 1989 (ich zitiere aus der Taschenbuchausgabe London: Penguin Books, 2010)

HADAMARD, Jacques: An Essay on the Psychology of Invention in the Mathematical Field, Princeton University Press, New York: Dover Publications, 1945

HADERER, Stefan: Im Schatten Homers – Kaiserin Elisabeth in Griechenland, Wien: Selbstverlag, 2021

HAMANN, Brigitte: Elisabeth – Kaiserin wider Willen, Wien: Amalthea, 1982 (ich zitiere aus der Taschenbuchausgabe München-Berlin: Piper, 8. Auflage 2017)

HARDING, James: Erik Satie, London: Secker & Warburg, 1975 (zitiert als J. HARDING)

HARDING, Walter: The Days of Henry Thoreau. A Biography, New York: Dover Publ., 1982 (zitiert als W. HARDING (*Days*))

HARDING, Walter (ed.): Thoreau as Seen by His Contemporaries, New York, Dover Publ., 1989 (zitiert als W. HARDING (*Contemporaries*))

HAUPT, Lyanda Lynn: Mozart's Starling, New York-Boston-Toronto: Little, Brown and Company, 2017

HEIJDER, Walter: Beethoven: The Asperger Connection, Amsterdam: Ludwig Publishers, 2020

HERNECK, Friedrich: Einstein privat. Herta W. erinnert sich an die Jahre 1927 bis 1933, Berlin: Der Morgen, 1978 (ich zitiere aus der 4. Auflage von 1990)

HESSE, Hermann: Gesammelte Briefe, zweiter Band 1922–1935, herausgegeben von Heiner Hesse, Ursula und Volker Michels, Frankfurt/M.: Suhrkamp, 1979

HIGHFIELD, Roger & CARTER, Paul: The Private Lives of Albert Einstein, London: Faber and Faber, 1993

HIGHSMITH, Patricia: Patricia Highsmith: Tage- und Notizbücher, herausgegeben und kommentiert von Anna von Planta, Zürich: Diogenes, 2021

HIRVIKOSKI, T. & MITTENDORFER-RUTZ, E. & BOMAN, M. & LARSSON, H. & LICHTENSTEIN, P. & BÖLTE, S.: Premature mortality in autism spectrum disorder, in: British Journal of Psychiatry, vol. 208, issue 3, March 2016, pp. 232–238

HOLLIDAY WILLEY, Liane: Ich bin Autistin – aber ich zeige es nicht. Leben mit dem Asperger-Syndrom, Hannover: Verlag Rad und Soziales, 2014 (Originalausgabe: Pretending to be Normal: Living with Asperger's Syndrome, London: Jessica Kingsley Publ., 1999), zitiert als HOLLIDAY WILLEY (*Autistin*)

HOLLIDAY WILLEY, Liane: Asperger Syndrome in the Family – Redefining Normal, London: Jessica Kingsley Publ., 2001 (ich zitiere aus der 6. Auflage von 2006), zitiert als HOLLIDAY WILLEY (*Asperger*)

HOLROYD, Michael: Bernard Shaw. Magier der Vernunft. Eine Biographie, Frankfurt/M.: Suhrkamp, 1995 (Originalausgabe: Bernard Shaw: The Search of Love/The Pursuit of Power/The Lure of Fantasy, London: Chatto & Windus, 1988–91)

HÜBNER, Marlies: Verstörungstheorien: Die Memoiren einer Autistin, gefunden in der Badewanne, Berlin: Schwarzkopf & Schwarzkopf, erweiterte Neuausgabe 2018

ISAACSON, Walter: Einstein – His Life and Universe, London: Simon & Schuster, 2007 (ich zitiere aus der Taschenbuchausgabe von 2008), zitiert als ISAACSON (*Einstein*)

ISAACSON, Walter: Steve Jobs. Die autorisierte Biografie des Apple-Gründers, München: Bertelsmann, 2011 (zitiert als ISAACSON (*Jobs*))

ISAACSON, Walter: Elon Musk, NewYork/London: Simon & Schuster, 2023 (zitiert als ISAACSON (*Musk*))

JACHMANN, Reinhold Bernhard: Immanuel Kant geschildert in Briefen an einen Freund, Königsberg: Friedrich Nicolovius, 1804 (ich zitiere nach der Ausgabe: Rudolf Malter (Hrsg.): Immanuel Kant. Sein Leben in Darstellungen von Zeitgenossen. Die Biographien von Borowski, Jachmann und Wasianski, Darmstadt: Wissenschaftliche Buchgesellschaft, 2012, S. 105–187)

JACOBS, Barbara: Loving Mr Spock. Understanding an Aloof Lover – Could it Be Asperger's Syndrome?, London-Philadelphia: Jessica Kingsley Publ., 2006

JAMES, Ioan: Asperger's Syndrome and High Achievement. Some Very Remarkable People, London-Philadelphia: Jessica Kingsley Publ., 2005

JESENSKÁ, Milena: »Ich hätte zu antworten tage- und nächtelang«: Die Briefe von Milena, herausgegeben von Alena Wagnerová, Frankfurt/M.: Fischer Taschenbuch Verlag, 1999

JOFFE, A. F.: Begegnungen mit Physikern, Leipzig: Teubner, 1967

JOSEPHSON, Matthew: Thomas Alva Edison, Icking-München: Kreißelmeier Verlag, 1969 (Originalausgabe: Edison, New York: McGraw-Hill, 1959)

KAFKA, Franz: Briefe, herausgegeben und kommentiert von Hans-Gerd Koch, Frankfurt/M.: S. Fischer; Band 1 (1900–1912): 1999; Band 2 (1913–März 1914): 1999; Band 3 (April 1914–1917): 2005; Band 4 (1918–1920): 2013

KAFKA, Franz: Briefe, Frankfurt/M.: Zweitausendeins, 2005 (Da die Jahre 1921 bis 1924 in der wissenschaftlichen Gesamtausgabe der Briefe noch nicht vorliegen, wird hierfür diese Ausgabe herangezogen, zitiert als KAFKA Briefe (Zweitausendeins))

KALB, Claudia: Andy Warhol was a Hoarder. Inside the Minds of History's Great Personalities, Washington: National Geographic Society, 2016

KAMMER, Thomas: Mozart in the Neurological Department – Who has the Tic?, in: Julien Bogousslavsky & Michael G. Hennerici: Neurological Disorders in Famous Artists, part 2 (Frontiers of Neurology and Neuroscience, vol. 22), Basel: Karger, 2007, pp. 184–192

KAMP-BECKER, I.: War Albert Einstein ein Asperger-Autist?, in: Nervenheilkunde 2013, Heft 5, S. 319–324

Kang, Dae-Wook et al.: Long-term benefit of Microbiota Transfer Therapy on autism symptoms and gut microbiota, in: Scientific Reports, April 9, 2019, article number 5821

Kanner, Leo: Autistic Disturbances of Affective Contact, in: Nervous Child, vol. 2 (1943), pp. 217–250 (http://simonsfoundation.s3.amazonaws.com/share/071207-leo-kanner-autistic-affective-contact.pdf)

Kearns Miller, Jean (Hrsg.): Women from Another Planet? Our Lives in the Universe of Autism, AuthorHouse/1stBooks, 2003

Koch, Hans-Gerd (Hrsg.): »Als Kafka mir entgegenkam …« – Erinnerungen an Franz Kafka, herausgegeben von Hans-Gerd Koch, 2. Auflage der erweiterten Neuausgabe, Berlin: Klaus Wagenbach, 2013

Kopitz, Klaus Martin & Cadenbach, Rainer: Beethoven aus der Sicht seiner Zeitgenossen in Tagebüchern, Briefen, Gedichten und Erinnerungen (2 Bände), München: G. Henle Verlag, 2009

Kühn, Manfred: Kant – Eine Biographie, München: C.H. Beck, 2003 (ich zitiere aus der 4. Auflage von 2004)

Landgrebe, Christiane: Zurück zur Natur? Das wilde Leben des Jean-Jacques Rousseau, Weinheim-Basel: Beltz, 2012

Lange, Joseph: Biographie des Joseph Lange K. K. Hofschauspielers, Wien: Rehm, 1808

Langner, Beatrix: Jean Paul: Meister der zweiten Welt, München: C.H. Beck, 2013

Ledgin, Norm: Diagnosing Jefferson. Evidence of a Condition that Guided His Beliefs, Behavior, and Personal Associations, Arlington/TX: Future Horizons, 1998 (zitiert als Ledgin (*Jefferson*))

Ledgin, Norm: Asperger's and Self-Esteem. Insight and Hope Through Famous Role Models, Arlington/TX: Future Horizons, 2002 (zitiert als Ledgin (*Asperger's*))

Lehnhardt, Fritz-Georg et al.: Das psychosoziale Funktionsniveau spätdiagnostizierter Patienten mit Autismus-Spektrum-Störungen – eine retrospektive Untersuchung im Erwachsenenalter, in: Fortschritte der Neurologie, Psychiatrie 2012, 80(2), S. 88–97

Leppmann, Wolfgang: Rilke. Sein Leben, seine Welt, sein Werk, Wiesbaden: VMA-Verlag, 1996

Ley, Stephan: Beethoven. Sein Leben in Selbstzeugnissen, Briefen und Berichten, Berlin: Propyläen, 1939

Lindinger, Michaela: »Mein Herz ist aus Stein« – Die dunkle Seite der Kaiserin Elisabeth, Wien: Amalthea, 2013

Linke, Denise: Nicht normal, aber das richtig gut. Mein wunderbares Leben mit Autismus und ADHS, Berlin-München: Berlin Verlag, 2015

Lohmann, Malte (Hrsg.): Erinnerungen an Vincent van Gogh, Wädenswil: Nimbus Kunst und Bücher AG, 2009

Lyons, Viktoria & Fitzgerald, Michael: Asperger Syndrome: A Gift or a Curse?, New York: Nova Science Publishers, Inc., 2005

Magro, Kerry (Hrsg.): Autistics on Autism. Stories you need to hear about what helped them while growing up and pursuing their dreams, Selbstverlag 2022

Malter, Rudolf (Hrsg.): Immanuel Kant in Rede und Gespräch (Philosophische Bibliothek, Band 329), Hamburg: Felix Meiner Verlag, 1990

Mandersson, Sandra: Zwischen zwei Welten. Diagnose Asperger-Syndrom im Alter von 41 Jahren, Gelnhausen: Wagner Verlag, 2015

McLaughlin, Jack: Jefferson and Monticello – The Biography of a Builder, New York: Henry Holt, 2011

Melzer, Nils: Der Fall Julian Assange. Geschichte einer Verfolgung, München: Piper 2021

MENG-CHUAN, Lai & BARON-COHEN, Simon: Identifying the lost generation of adults with autism spectrum conditions, in: Lancet Psychiatry 2015, 2, S. 1013–1027

MICHAELIS, David: Schulz and Peanuts. A Biography, New York: HarperCollins 2007 (ich zitiere aus der Taschenbuchausgabe 2008)

MICHELS, Volker (Hrsg.): Hermann Hesse, Sein Leben in Bildern und Texten, Frankfurt/M.: Insel Verlag, 1987 (zitiert als MICHELS 1987)

MICHELS, Volker (Hrsg.): Hermann Hesse in Augenzeugenberichten, Frankfurt/M.: Suhrkamp, 1991 (zitiert als MICHELS 1991)

MONK, Ray: Ludwig Wittgenstein – The Duty of Genius, London: Jonathan Cape, 1990 (ich zitiere aus der Taschenbuchausgabe London: Random House/Vintage Books, 1991)

MOZART, Briefe und Aufzeichnungen, Gesamtausgabe, herausgegeben von der Internationalen Stiftung Mozarteum Salzburg, gesammelt und erläutert von Wilhelm A. Bauer und Otto Erich Deutsch, Kassel-Basel-London-New York: Bärenreiter Verlag; Band I (1755–1776): 1962; Band II (1777–1779): 1962; Band III (1780–1786): 1963; Band IV (1787–1857): 1963; Band VIII (Einführung und Ergänzungen, herausgegeben von Ulrich Konrad): 2005 (zitiert als MOZART Briefe)

MURRAY, Aífe: Maid as Muse: How Servants Changed Emily Dickinson's Life and Language, Lebanon (NH): University of New Hampshire Press, 2010

NABOKOV, Vladimir: Erinnerung, sprich. Wiedersehen mit einer Autobiographie, Reinbek bei Hamburg: Rowohlt, 1964 (ich zitiere aus der 4. Auflage 2009), zitiert als NABOKOV (*Erinnerung*)

NABOKOV, Vladimir: Briefe an Véra, herausgegeben von Brian Boyd und Olga Voronina, Reinbek bei Hamburg: Rowohlt, 2017 (zitiert als NABOKOV (*Briefe*))

NAIFEH, Steven & WHITE SMITH, Gregory: Van Gogh – Sein Leben, Frankfurt/M.: S. Fischer, 2012 (Originalausgabe: Van Gogh. The Life, New York: Random House, 2011)

NAPIAS, Jean-Christophe & GULBENKIAN, Sandrine (Hrsg.): Karl über die Welt und das Leben, Hamburg: Edel, 2014

NEFFE, Jürgen: Einstein. Eine Biographie, Reinbek bei Hamburg: Rowohlt, 2005

NEWMAN, Judith: Hey Siri, willst du mich heiraten? Die ungewöhnliche Freundschaft zwischen meinem autistischen Sohn und seinem Handy, Frankfurt/M.: S. Fischer, 2018

NIEMETSCHEK, Franz Xaver: Ich kannte Mozart. Die einzige Biografie von einem Augenzeugen, herausgegeben und kommentiert von Jost Perfahl, München: Langen-Müller, 3. Aufl. 2006 (basierend auf dem Erstdruck: Leben des K.K. Kapellmeisters Wolfgang Gottlieb Mozart, nach Originalquellen beschrieben von Franz Niemtschek, Prag 1798)

NISSEN, Georg Nikolaus von: Biographie W.A. Mozarts, Leipzig: Breitkopf & Härtel, 1828 (ich zitiere aus dem Reprint Hildesheim-Zürich-New York: Georg Olms, 1991)

NOVELLO, Vincent & Mary: Eine Wallfahrt zu Mozart. Die Reisetagebücher von Vincent und Mary Novello aus dem Jahre 1829, herausgegeben von Nerina Medici di Marignano und Rosemary Hughes, Bonn: Boosey & Hawkes, 1959

O'NEILL, John: Tesla. Die Biografie des genialen Erfinders Nikola Tesla aus der Sicht eines Zeitgenossen, Frankfurt/M.: Zweitausendeins, 1997 (Originalausgabe: Prodigal Genius – The Life of Nikola Tesla, Albuquerque: Brotherhood of Life, 1994)

ORLEDGE, Robert: Satie remembered, London: Faber and Faber, 1995

ORTIZ, John M.: The Myriad Gifts of Asperger's Syndrome, London-Philadelphia: Jessica Kingsley Publ., 2008

OSBORNE, Lawrence: American Normal – The Hidden World of Asperger Syndrome, New York: Copernicus Books, 2002

Ostwald, Peter F.: Glenn Gould: The Ecstasy and Tragedy of Genius, New York-London: W. W. Norton & Company, 1997 (ich zitiere aus der Taschenbuchausgabe 1998)

Page, Tim: Parallel Play: Growing up with undiagnosed Asperger's, New York: Anchor Books, 2010

Pang, Camilla: Explaining Humans: What Science Can Teach Us about Life, Love and Relationships, Penguin Random House/Viking 2020

Passarello, Elena: Berühmte Tiere der Menschheitsgeschichte, Berlin: Hanser, 2018

Pfotenhauer, Helmut: Jean Paul. Das Leben als Schreiben, München: Carl Hanser Verlag, 2013

Plesch, Janos: Some Reminiscences of Albert Einstein, in: Notes and Records of the Royal Society of London, vol. 49, no. 2 (July 1995), pp. 303–338 (https://royalsocietypublishing.org/doi/pdf/10.1098/rsnr.1995.0030)

Plummer, David William: Secrets of the Autistic Millionaire, Redmond/WA: Plummer's Software LLC, 2021

Praschl-Bichler, Gabriele: Unsere liebe Sisi. Die Wahrheit über Erzherzogin Sophie und Kaiserin Elisabeth, Wien: Amalthea, 2008

Prater, Donald A.: Ein klingendes Glas. Das Leben Rainer Maria Rilkes, Hamburg: Rowohlt, 1989 (Originalausgabe: A Ringing Glass, Oxford: Oxford University Press, 1986)

Preissmann, Christine: »Romane gehen gar nicht«, Interview in *brand eins* Nr. 4, 2014 (https://www.brandeins.de/magazine/brand-eins-wirtschaftsmagazin/2014/konzentration/romane-gehen-gar-nicht), zitiert als Preissmann (*Romane*)

Preissmann, Christine: Glück und Lebenszufriedenheit für Menschen mit Autismus, Stuttgart: Kohlhammer, 2016 (zitiert als Preissmann (*Glück*))

Preissmann, Christine: Mit Autismus leben. Eine Ermutigung, Stuttgart: Klett-Cotta, 2020 (zitiert als Preissmann (*Ermutigung*))

Prince-Hughes, Dawn: Heute singe ich mein Leben. Eine Autistin begreift sich und ihre Welt, Berlin: Ullstein, 2005 (ich zitiere aus der 3. Auflage von 2010) (Originalausgabe: Songs of the Gorilla Nation: My Journey through Autism, New York: Harmony Books, 2004)

Rebello, Stephen: Alfred Hitchcock and the Making of Psycho, New York: HarperCollins, 1991

Reetz, Bärbel: Hesses Frauen, Berlin: Insel Verlag 2012

Reichl, Thomas: »Mir vergeht das Lachen schon wenn ich ans Telephon nur denke« – Telefon und Telefonieren bei Franz Kafka, ungedruckte Diplomarbeit an der Universität Wien, 2013

Riedel, Andreas et al.: Überdurchschnittlich ausgebildete Arbeitslose – Bildung, Beschäftigungsverhältnisse und Komorbiditäten bei Erwachsenen mit hochfunktionalem Autismus in Deutschland, in: Psychiatrische Praxis 43.01 (2016), S. 38–44

Riedel, Andreas & Clausen, Jens Jürgen: Autismus-Spektrum-Störungen bei Erwachsenen, Köln: Psychiatrie Verlag, 2020

Rimer, Alexandra: Seduced by the Light – The Mina Miller Edison Story, Essex (CT): Lyons Press, 2023

Robertson-Lorant, Laurie: Melville. A Biography, New York: Clarkson Potter, 1995

Robison, John Elder: Schau mich an! Mein Leben mit Asperger, Köln: Fackelträger, 2008; Neuauflage: Hannover: Verlag Rad und Soziales, 2015 (Originalausgabe: Look me in the Eye. My Life with Asperger's, New York: Crown, 2007)

Rousseau, Jean-Jacques: Bekenntnisse, Frankfurt/M.-Leipzig: Insel, 1985 (Originalausgabe: Les Confessions, Genf, 1782, 1789)

SAALFRANK, Birgit: Ich, Birgit, Autistin und Psychotherapeutin, Ostfildern: Patmos, 2019

SACKS, Oliver: Eine Anthropologin auf dem Mars. Sieben paradoxe Geschichten, Reinbek bei Hamburg: Rowohlt, 1995 (ich zitiere aus der 10. Auflage von 2015) (Originalausgabe: An Anthropologist on Mars: Seven Paradoxical Tales, New York: Alfred A. Knopf, 1995)

SAHNER, Paul: Karl, München: mvg Verlag, 2017 (ich zitiere aus der 2. Auflage von 2018)

SAPERSTEIN, Jesse A.: Atypical. Life with Asperger's in 20 ⅓ Chapters, New York: Perigee/Penguin, 2010

SATIE, Erik: Schriften, herausgegeben von Ornella Volta, Hofheim: Wolke Verlag, 1988

SAYEN, Jamie: Einstein in America. The Scientist's Conscience in the Age of Hitler and Hiroshima, New York: Crown Publ., 1985

SCHÄFER, Frank: Henry David Thoreau, Waldgänger und Rebell, Berlin: Suhrkamp 2017 (zitiert als F. SCHÄFER)

SCHÄFER, Susanne: Sterne, Äpfel und rundes Glas. Mein Leben mit Autismus, Stuttgart: Verlag Freies Geistesleben, 1996 (ich zitiere aus der Taschenbuchausgabe, 5. Auflage, 2012) (Originalausgabe: Stjärnor, linser och äpplen, Stockholm: Cura, 1996), zitiert als S. SCHÄFER

SCHAPER, Michael (Hrsg.): Wir handeln mit Träumen. Von Woody Allen bis Steven Spielberg. 13 Interviews übers Filmemachen, Frankfurt: S. Fischer, 1988

SCHENKAR, Joan: Die talentierte Miss Highsmith, Zürich: Diogenes, 2015 (Originalausgabe: The Talented Miss Highsmith, New York: St. Martin's Press, 2009)

SCHIFF, Stacy: Véra. Ein Leben mit Vladimir Nabokov, Köln: Kiepenheuer & Witsch, 1999 (Originalausgabe: Véra (Mrs. Vladimir Nabokov), New York: Random House, 1999)

SCHMIDT, Peter: Ein Kaktus zum Valentinstag. Ein Autist und die Liebe, Ostfildern: Patmos, 2012 (zitiert als SCHMIDT (*Kaktus*))

SCHMIDT, Peter: Der Junge vom Saturn. Wie ein autistisches Kind die Welt sieht, Ostfildern: Patmos, 2013 (ich zitiere aus der Taschenbuchausgabe München: Goldmann, 2015), zitiert als SCHMIDT (*Junge vom Saturn*)

SCHMIDT, Peter: Kein Anschluss unter diesem Kollegen. Ein Autist im Job, Ostfildern: Patmos, 2014 (zitiert als SCHMIDT (*Kein Anschluss*))

SCHMIDT, Peter: Der Straßensammler, Ostfildern: Patmos, 2016 (zitiert als SCHMIDT (*Straßensammler*))

SCHMIDT, Peter: Aus dem Rahmen gefallen. Praktische Autismuskunde von einem, der es wissen muss, Ostfildern: Patmos, 2020 (zitiert als SCHMIDT (*Rahmen*))

SCHMIED, Wieland: Hundertwasser 1928–2000, Persönlichkeit, Leben, Werk, Augsburg: Weltbild, 2006 (Sonderausgabe der Originalausgabe Köln: Taschen, 2000)

SCHOVANEC, Josef: Durch den Wind. Savant und Autist: Ein einzigartiges Zeugnis, Zürich: sphères, 2015 (Originalausgabe: Je suis à L'Est! Savant et autiste: un témoignage unique, Paris: Plon, 2012)

SCHREITER, Daniela: Schattenspringer 2: Per Anhalter durch die Pubertät, Stuttgart: Panini, 2015

SCHROEDER, Alice: Warren Buffett – Das Leben ist wie ein Schneeball, München: Finanzbuchverlag 2009 (ich zitiere aus der 9. Auflage 2021) (Originalausgabe: The Snowball: Warren Buffett and the Business of Life, New York: Bantam Books 2009)

SCHUSTER, Nicole: Ein guter Tag ist ein Tag mit Wirsing. (M)ein Leben in Extremen: Das Asperger-Syndrom aus der Sicht einer Betroffenen, Berlin: Weidler, 2007

SCHWILK, Heimo: Hermann Hesse. Das Leben des Glasperlenspielers, München-Zürich: Piper, 2012 (zitiert als SCHWILK (*Hesse*))

Schwilk, Heimo: Rilke und die Frauen. Biografie eines Liebenden, München-Berlin: Piper, 2015 (ich zitiere aus der Taschenbuchausgabe von 2016), zitiert als Schwilk (*Rilke*)

Segar, Marc: Coping: A Survival Guide for People with Asperger Syndrome, Ravenshead: The Early Years Diagnostic Centre, 1997 (https://www-users.cs.york.ac.uk/~alistair/survival/; deutsche Übersetzung auf http://www.aspiana.de/neben/marcsegar.htm)

Sharon, Gil et al.: Human Gut Microbiota from Autism Spectrum Disorder Promote Behavioral Symptoms in Mice, in: Cell, May 30, 2019, vol. 177, issue 6, pp. 1600–1618

Shelton, Robert: Bob Dylan. No Direction Home. Sein Leben, seine Musik 1941–1978, Hamburg: Edel Germany GmbH, 2011

Silberman, Steve: Geniale Störung. Die geheime Geschichte des Autismus und warum wir Menschen brauchen, die anders denken, Köln: DuMont, 2016 (Originalausgabe: NeuroTribes. The Legacy of Autism, New York: Avery, 2015)

Sonar, Thomas: Die Geschichte des Prioritätsstreits zwischen Leibniz und Newton, Berlin-Heidelberg: Springer, 2016

Spoto, Donald: Alfred Hitchcock – Ein Leben, München-Zürich: Piper, 1984 (ich zitiere aus der Taschenbuchausgabe von 2005) (Originalausgabe: The Dark Side of Genius, New York: Little, Brown and Company, 1983)

Stach, Reiner: Kafka: Die frühen Jahre, Frankfurt/M.: S. Fischer, 2014 (ich zitiere aus der 4. Auflage von 2015)

Stach, Reiner: Kafka: Die Jahre der Entscheidungen, Frankfurt/M.: S. Fischer, 2002 (ich zitiere aus der 7. Auflage von 2017)

Stach, Reiner: Kafka: Die Jahre der Erkenntnis, Frankfurt/M.: S. Fischer, 2008 (ich zitiere aus der 4. Auflage von 2017)

Stegemann, Michael: Glenn Gould, Leben und Werk, München-Zürich: Piper, 2007 (ich zitiere aus der Taschenbuchausgabe von 2012)

Strätling, Uda (Hrsg.): Emily Dickinson: Wilde Nächte. Ein Leben in Briefen, Frankfurt/M.: S. Fischer, 2006

Stuger, Jerry: Kafka and Autism: The Undisclosed Logic Behind Kafka's Work, in: Journal of Autism and Developmental Disorders, August 2017, vol. 47, issue 8, pp. 2336–2347

Sucharewa, G. E.: Die schizoiden Psychopathien im Kindesalter, in: Monatsschrift für Psychiatrie und Neurologie, Band 60 (1926), S. 235–261 (https://archive.org/details/monatsschriftfur6019unse/page/234/mode/2up)

Sztáray, Irma: Aus den letzten Jahren der Kaiserin Elisabeth. Nachdruck der Originalausgabe Leipzig: Wilhelm Engelmann, 1909, mit einem Vorwort von Brigitte Hamann, Wien: Amalthea Signum, 2004

Tammet, Daniel: Elf ist freundlich und Fünf ist laut. Ein genialer Autist erklärt seine Welt, Düsseldorf: Patmos, 2007 (ich zitiere aus der Taschenbuchausgabe München: Heyne, 6. Auflage von 2008) (Originalausgabe: Born on a Blue Day. A Memoir of Asperger's and an Extraordinary Mind, London: Hodder & Stoughton, 2006), zitiert als Tammet (*Elf*)

Tammet, Daniel: Wolkenspringer. Von einem genialen Autisten lernen, Düsseldorf: Patmos, 2009 (Originalausgabe: Embracing the Wide Sky, New York-London-Toronto: Free Press, 2009), zitiert als Tammet (*Wolkenspringer*)

Tebartz van Elst, Ludger (Hrsg.): Das Asperger-Syndrom im Erwachsenenalter und andere hochfunktionale Autismus-Spektrum-Störungen, Berlin: Medizinisch Wissenschaftliche Verlagsgesellschaft, 2013 (ich zitiere aus der 2. Auflage von 2016)

Tesla, Nikola: My Inventions – The Autobiography of Nikola Tesla, Mansfield Centre, CT: Martino Publishing, 2011 (Reprint von sechs Artikeln, erschienen in der Zeitschrift *Electrical Experimenter*, Februar–Juni & Oktober 1919)

Thayer, Alexander Wheelock: Ludwig van Beethovens Leben, übersetzt und auf Grund der hinterlassenen Vorarbeiten und Materialien weitergeführt von Hermann Deiters, neu bearbeitet und ergänzt von Hugo Riemann, Leipzig: Breitkopf & Härtel; Band 2: 1910 (2. Auflage); Band 4: 1907

Theunissen, Georg: Menschen im Autismus-Spektrum – Verstehen, annehmen, unterstützen, Stuttgart: W. Kohlhammer, 2014

Theunissen, Georg & Kulig, Wolfram & Leuchte, Vico & Paetz, Henriette (Hrsg.): Handlexikon Autismus-Spektrum. Schlüsselbegriffe aus Forschung, Theorie, Praxis und Betroffenen-Sicht, Stuttgart: W. Kohlhammer, 2015 (zitiert als Theunissen et al.)

Thiele, Johannes: Elisabeth – Das Buch ihres Lebens, München: List, 1996 (ich zitiere aus der Neuausgabe 1998)

Thoreau, Henry David: Walden, oder Leben in den Wäldern, Hamburg: Nikol, 2016 (Nachdruck der Ausgabe Jena: Diederichs, 1922, in der Übersetzung von Wilhelm Nobbe) (Originalausgabe: Walden; or, Life in the Woods, Boston: Ticknor and Fields, 1854)

Thunberg, Greta und Svante & Ernman, Beata und Malena: Szenen aus dem Herzen. Unser Leben für das Klima, Frankfurt/M.: S. Fischer, 2019 (zitiert als Thunberg (*Szenen*))

Thunberg, Greta: Ich will, dass ihr in Panik geratet! Meine Reden zum Klimaschutz, Frankfurt/M.: S. Fischer, 2019 (zitiert als Thunberg (*Panik*))

Tiessen, Heinz: Musik der Natur – Über den Gesang der Vögel, insbesondere über Tonsprache und Form des Amselgesanges, Zürich-Freiburg: Atlantisverlag, 1953

Toeps, Bianca: aber du siehst gar nicht autistisch aus, Göttingen: Hogrefe Verlag, 2. Auflage 2018 (Originalausgabe: Maar je ziet er helemaal niet autistisch uit, Blossom Books, 2019)

Treffert, Darold A.: Islands of Genius. The Bountiful Mind of the Autistic, Acquired, and Sudden Savant, London: Jessica Kingsley Publ., 2010

Usher, Shaun: Lists of Note. Aufzeichnungen, die die Welt bedeuten, München: Heyne, 2015 (Originalausgabe: Lists of Note – Inventories Deserving of a Wider Audience, Edinburgh: Canongate Books, 2014)

Vallentin, Antonina: Das Drama Albert Einsteins. Eine Biographie, Stuttgart: Günther, 1955

Vance, Ashlee: Elon Musk – Tesla, PayPal, SpaceX – Wie Elon Musk die Welt verändert – Die Biografie, München: FinanzBuch Verlag, 2015 (ich zitiere aus der 11. Auflage 2017)

Vero, Gee: Autismus – (m)eine andere Wahrnehmung, FeedARead.com Publishing, 2014

Vines, Michelle: Asperger's on the Inside, Katy/TX: Grey Gecko Press, 2016

Vögtle, Fritz: Thomas Alva Edison, Reinbek bei Hamburg: Rowohlt, 1982 (ich zitiere aus der 5. Auflage von 2004)

Von Dingens, Lasse: Das Chaos da draußen. Wie du deinen autistischen Alltag besser bewältigen kannst, Norderstedt: Books on Demand, 2012

Wagner, Lorenz: Der Junge, der zu viel fühlte. Wie ein weltbekannter Hirnforscher und sein Sohn unser Bild von Autisten für immer verändern, München: Europa Verlag, 2018 (ich zitiere aus der 3. Auflage von 2018)

Wall, Richard: Wittgenstein in Irland, Klagenfurt & Wien: Ritter, 1999

Wallace, Amy: The Prodigy. A Biography of William James Sidis, the World's Greatest Child Prodigy, London: MacMillan, 1986

WARHOL, Andy: Die Philosophie des Andy Warhol von A bis B und zurück, München: Knaur, 1991 (Originalausgabe: The Philosophy of Andy Warhol from A to B and back again, New York: Harcourt Brace Jovanovich, 1975)

WARHOL, Andy & HACKETT, Pat: POPism. Meine 60er Jahre, München: Schirmer/Mosel, 2008 (Originalausgabe: POPism. The Warhol Sixties, New York: Harcourt Brace Jovanovich, 1980)

WASIANSKI, Ehregott: Immanuel Kant in seinen letzten Lebensjahren. Ein Beytrag zur Kenntniß seines Charakters und häuslichen Lebens aus dem täglichen Umgange mit ihm, Königsberg: Friedrich Nicolovius, 1804 (Ich zitiere aus der Originalausgabe mit den originalen Seitenzahlen, online z. B. auf www.archive.org. Die beste moderne Edition, mit anderen Seitenzahlen, ist: Rudolf Malter (Hrsg.): Immanuel Kant. Sein Leben in Darstellungen von Zeitgenossen. Die Biographien von Borowski, Jachmann und Wasianski, Darmstadt: Wissenschaftliche Buchgesellschaft, 2012, S. 191–271)

WERTHEIMER, Max: Productive Thinking, New York & London: Harper and Brothers, 1945

WEST, Meredith J. & KING, Andrew P.: Mozart's Starling, in: American Scientist, vol. 78 (March–April 1990), pp. 106–114

WESTFALL, Richard S.: The Life of Isaac Newton, Cambridge: Cambridge University Press, 1993 (ich zitiere aus der Taschenbuchausgabe von 2016)

WHITE, Michael: Isaac Newton: The Last Sorcerer, London: Fourth Estate, 1997 (ich zitiere aus der Taschenbuchausgabe 1998)

WILCZEK, Brit: Wer ist hier eigentlich autistisch? Ein Perspektivwechsel, 1. Auflage: Bruderholz/Bottmingen: Mad Man's Magic, 2018; 2., aktualisierte Auflage: Stuttgart: Kohlhammer, 2023 (ich zitiere aus der 1. Auflage)

WILLIAMS, Donna: Wenn du mich liebst, bleibst du mir fern: Eine Autistin überwindet ihre Angst vor anderen Menschen, Hamburg: Hoffmann und Campe, 1994 (Originalausgabe: Somebody Somewhere: Breaking Free from the World of Autism, London: Doubleday, 1994)

WILSON, Andrew: Schöner Schatten. Das Leben von Patricia Highsmith, Berliner Taschenbuch Verlag, 2005 (Originalausgabe: Beautiful Shadow. A Life of Patricia Highsmith, London: Bloomsbury, 2003)

WING, Lorna: Asperger's Syndrome – A clinical account, in: Psychological Medicine 11 (1981), pp. 115–129

WITTGENSTEIN, Hermine: Familienerinnerungen, herausgegeben von Ilse Somavilla, Innsbruck-Wien: Haymon Verlag, 2015 (ich zitiere aus der 4. Auflage von 2018)

ZIMMER, Robert: Arthur Schopenhauer: Ein philosophischer Weltbürger, München: Deutscher Taschenbuch Verlag, 2010

Besonders empfehlenswerte Bücher zum Thema Asperger-Autismus

Tony ATTWOOD: Leben mit dem Asperger-Syndrom. Von Kindheit bis Erwachsensein – alles was weiterhilft, Stuttgart: Trias 2008, 2019 (3. Auflage)

Axel BRAUNS: Buntschatten und Fledermäuse. Mein Leben in einer anderen Welt, München: Goldmann, 2002, 2004 (16. Auflage)

Gunilla GERLAND: Ein richtiger Mensch sein. Autismus – das Leben von der anderen Seite, Stuttgart: Verlag Freies Geistesleben, 1998

Thomas GIRSBERGER: Die vielen Farben des Autismus: Spektrum, Ursachen, Diagnose, Therapie und Beratung, Stuttgart: Kohlhammer, 2016 (3. Auflage)

Temple GRANDIN: Ich bin die Anthropologin auf dem Mars. Mein Leben als Autistin, München: Droemer Knaur, 1997 (Neuauflage: Hannover: Verlag Rad und Soziales, 2021)

Temple Grandin: Ich sehe die Welt wie ein frohes Tier. Wie ich als Autistin Menschen und Tiere einander näher bringen kann, Berlin: Ullstein, 2005 (Neuauflage: Hannover: Verlag Rad und Soziales, 2013)

Barbara Jacobs: Loving Mr Spock. Understanding an Aloof Lover – Could it Be Asperger's Syndrome?, London-Philadelphia: Jessica Kingsley Publishers, 2006

Denise Linke: Nicht normal, aber das richtig gut. Mein wunderbares Leben mit Autismus und ADHS, Berlin-München: Berlin Verlag, 2015

John Elder Robison: Schau mich an! Mein Leben mit Asperger, Köln: Fackelträger, 2008 (Neuauflage: Hannover: Verlag Rad und Soziales, 2015)

Susanne Schäfer: Sterne, Äpfel und rundes Glas. Mein Leben mit Autismus, Stuttgart: Verlag Freies Geistesleben, 1996, 2012 (5. Auflage)

Peter Schmidt: Ein Kaktus zum Valentinstag. Ein Autist und die Liebe, Ostfildern: Patmos, 2012

Peter Schmidt: Der Junge vom Saturn. Wie ein autistisches Kind die Welt sieht, Ostfildern: Patmos, 2013

Daniela Schreiter: Schattenspringer: Wie es ist, anders zu sein, Stuttgart: Panini, 2014

Nicole Schuster: Ein guter Tag ist ein Tag mit Wirsing. (M)ein Leben in Extremen: Das Asperger-Syndrom aus der Sicht einer Betroffenen, Berlin: Weidler, 2007

Daniel Tammet: Elf ist freundlich und Fünf ist laut. Ein genialer Autist erklärt seine Welt, Düsseldorf: Patmos, 2007

Brit Wilczek: Wer ist hier eigentlich autistisch? Ein Perspektivwechsel, Bruderholz/Bottmingen (CH): Mad Man's Magic, 2018, Stuttgart: Kohlhammer, 2023 (2., aktualisierte Auflage)

Viele hilfreiche Rezensionen zu Autismus-Büchern, laufend um Neuerscheinungen aktualisiert, finden sich auf http://www.autismus-buecher.de/autismusbuecher.htm

Danksagung

Ich danke Nicola Einsle als meiner Literaturagentin und ihrem damaligen Mitarbeiter Jan F. Hilgers als Erstlektor meines Manuskripts, weil sie beide an das Projekt geglaubt haben. Jan F. Hilgers hat mich auf den richtigen Weg gebracht und erste Kürzungen angeregt, Nicola Einsle hat den perfekten Verlag gefunden und den Prozess bis zur Veröffentlichung aktiv begleitet.

Meine Lektorin Heike Hermann im Patmos Verlag half mir, Wiederholungen zu vermeiden, noch stringenter und leserfreundlicher zu werden und die maximal komprimierte Essenz herauszufiltern, ohne die Substanz zu beschädigen.

Alle drei haben daran mitgewirkt, dass sich ein bibeldickes wissenschaftliches Pamphlet zu einem vernünftigen Buch mauserte.

Am allermeisten danke ich meiner Frau Petra dafür, dass sie meine geistigen Abwesenheiten geduldig ertrug und so viele Haushalts- und Kinderpflichten übernahm, die eigentlich meine gewesen wären. Nur im Schutz ihres Einkommens war es mir möglich, zu forschen und zu schreiben. Ihr verdanke ich auch die Anregung, mich über Autismus zu informieren, was schließlich zu meiner Diagnose und zu meiner Auseinandersetzung mit dem Thema führte. Ohne sie gäbe es dieses Buch nicht.